现代著名老中医名著重刊丛书·《第九辑》

疑难病证治

主　编　张学文

副主编　王景洪　李　军

编　者　（以姓氏笔画为序）

王景洪　刘冬霞　李会琪

李　军　张宏伟　张学文

周永学　炎继明　熊　陆

人民卫生出版社

图书在版编目（CIP）数据

疑难病证治/张学文主编 .—北京：人民卫生出版社，2013.1
（现代著名老中医名著重刊丛书 . 第 9 辑）
ISBN 978-7-117-16770-3

Ⅰ.①疑… Ⅱ.①张… Ⅲ.①疑难病-中医治疗法 Ⅳ.①R242

中国版本图书馆 CIP 数据核字（2012）第 290674 号

人卫社官网	**www. pmph. com**	**出版物查询，在线购书**
人卫医学网	**www. ipmph. com**	**医学考试辅导，医学数据库服务，医学教育资源，大众健康资讯**

现代著名老中医名著重刊丛书

第九辑

疑难病证治

主　　编：张学文
出版发行：人民卫生出版社（中继线 010-59780011）
地　　址：北京市朝阳区潘家园南里 19 号
邮　　编：100021
E - mail：pmph @ pmph. com
购书热线：010-67605754　010-65264830
010-59787586　010-59787592
印　　刷：三河市潮河印业有限公司
经　　销：新华书店
开　　本：850×1168　1/32　　**印张：**16.5
字　　数：428 千字
版　　次：2013 年 1 月第 1 版　　**2023 年 9 月第 1 版第 5 次印刷**
标准书号：ISBN 978-7-117-16770-3/R・16771
定　　价：37.00 元
打击盗版举报电话：010-59787491　E-mail：WQ @ pmph. com
（凡属印装质量问题请与本社销售中心联系退换）

出版说明

自20世纪60年代开始，我社先后组织出版了一些著名老中医经验整理著作，包括医案、医论、医话等。半个世纪过去了，这批著作对我国现代中医学术的发展发挥了积极的推动作用，整理出版著名老中医经验的重大意义正在日益彰显。这些著名老中医在我国近现代中医发展史上占有重要地位。他们当中的代表如秦伯未、施今墨、蒲辅周等著名医家，既熟通旧学，又勤修新知；既提倡继承传统中医，又不排斥西医诊疗技术的应用，在中医学发展过程中起到了承前启后的作用。他们的著作多成于他们的垂暮之年，有的甚至撰写于病榻之前。无论是亲自撰述，还是口传身授，或是由其弟子整理，都集中反映了他们毕生所学和临床经验之精华。诸位名老中医不吝秘术，广求传播，所秉承的正是力求为民除瘼的一片赤诚之心。诸位先贤治学严谨，厚积薄发，所述医案，辨证明晰，治必效验，具有很强的临床实用性，其中也不乏具有创造性的建树；医话著作则娓娓道来，深入浅出，是学习中医的难得佳作，为不可多得的传世之作。

由于原版书出版的时间已久，今已很难见到，部分著作甚至已成为中医读者的收藏珍品。为促进中医临床和中医学术水平的提高，我社决定将部分具有较大影响力的名医名著编为《现代著名老中医名著重刊丛书》并分辑出版，以飨读者。

第一辑　收录13种名著

《中医临证备要》　　《施今墨临床经验集》

《蒲辅周医案》　《蒲辅周医疗经验》
《岳美中论医集》　《岳美中医案集》
《郭士魁临床经验选集——杂病证治》
《钱伯煊妇科医案》　《朱小南妇科经验选》
《赵心波儿科临床经验选编》　《赵锡武医疗经验》
《朱仁康临床经验集——皮肤外科》
《张赞臣临床经验选编》

第二辑　收录 14 种名著

《中医入门》　《章太炎医论》
《冉雪峰医案》　《菊人医话》
《赵炳南临床经验集》　《刘奉五妇科经验》
《关幼波临床经验选》　《女科证治》
《从病例谈辨证论治》　《读古医书随笔》
《金寿山医论选集》　《刘寿山正骨经验》
《韦文贵眼科临床经验选》　《陆瘦燕针灸论著医案选》

第三辑　收录 20 种名著

《内经类证》　《金子久专辑》
《清代名医医案精华》　《陈良夫专辑》
《清代名医医话精华》　《杨志一医论医案集》
《中医对几种急性传染病的辨证论治》
《赵绍琴临证 400 法》　《潘澄濂医论集》
《叶熙春专辑》　《范文甫专辑》
《临诊一得录》　《妇科知要》
《中医儿科临床浅解》　《伤寒挈要》
《金匮要略简释》　《金匮要略浅述》

《温病纵横》
《临证会要》
《针灸临床经验辑要》

第四辑　收录 6 种名著

《辨证论治研究七讲》
《中医学基本理论通俗讲话》
《黄帝内经素问运气七篇讲解》
《温病条辨讲解》
《医学三字经浅说》
《医学承启集》

第五辑　收录 19 种名著

《现代医案选》
《泊庐医案》
《上海名医医案选粹》
《治验回忆录》
《内科纲要》
《六因条辨》
《马培之外科医案》
《中医外科证治经验》
《金厚如儿科临床经验集》
《小儿诊法要义》
《妇科心得》
《妇科经验良方》
《沈绍九医话》
《著园医话》
《医学特见记》
《验方类编》
《应用验方》
《中国针灸学》
《金针秘传》

第六辑　收录 11 种名著

《温病浅谈》
《杂病原旨》
《孟河马培之医案论精要》
《东垣学说论文集》
《中医临床常用对药配伍》
《潜厂医话》
《中医膏方经验选》
《医中百误歌浅说》
《中药炮制品古今演变评述》
《赵文魁医案选》
《诸病源候论养生方导引法研究》

第七辑　收录 15 种名著

《伤寒论今释》
《伤寒论类方汇参》

《金匮要略今释》
《杂病论方证捷咏》
《金匮篇解》
《中医实践经验录》
《罗元恺论医集》
《中药的配伍运用》
《中药临床生用与制用》
《针灸歌赋选解》
《清代宫廷医话》
《清宫代茶饮精华》
《常见病验方选编》
《中医验方汇编第一辑》
《新编经验方》

第八辑　收录11种名著

《龚志贤临床经验集》
《读书教学与临症》
《陆银华治伤经验》
《常见眼病针刺疗法》
《经外奇穴纂要》
《风火痰瘀论》
《现代针灸医案选》
《小儿推拿学概要》
《正骨经验汇萃》
《儿科针灸疗法》
《伤寒论针灸配穴选注》

第九辑　收录11种名著

《书种室歌诀二种》
《女科方萃》
《干祖望医话》
《名老中医带教录》
《班秀文妇科医论医案选》
《疑难病证治》
《清宫外治医方精华》
《清宫药引精华》
《祝谌予经验集》
《疑难病证思辨录》
《细辛与临床（附　疑难重奇案七十三例）》

这些名著大多于20世纪60年代前后至90年代后在我社出版，自发行以来一直受到广大读者的欢迎，其中多数品种的发行量达到数十万册，在中医界产生了很大的影响，对提高中医临床诊疗水平和促进中医事业发展起到了极大的推动作用。

为使读者能够原汁原味地阅读名老中医原著，我们在重刊时尽可能保持原书原貌，只对原著中有欠允当之处及疏漏等进行必要的修改。为不影响原书内容的准确性，避免因换算等造成的人为错误，对部分以往的药名、病名、医学术语、计量单位、现已淘汰的临床检测项目与方法等，均未改动，保留了原貌。对于原著中犀角、虎骨等现已禁止使用的药品，本次重刊也未予改动，希冀读者在临证时使用相应的代用品。

人民卫生出版社

2012年6月

序

中国医学博大精深，绵延两千余年。岐黄肇始，秦汉奠基，唐宋代有发展，明清名医辈出，不仅为中华民族的繁衍昌盛作出了巨大的贡献，也造就了大批医药学家。既有较系统的理论，又有极为丰富的宝贵医疗经验，特别是各种疑难病的辨治经验是中医学宝库中独具特色的精华之一。

随着疾病谱的转变，疑难病日渐增多。在中医学界，对疑难病的专门研究像雨后春笋般发展起来。中华中医药学会内科学会疑难病专业委员会召开过多次疑难病学术会议，不少杂志开辟了疑难病专栏，有关疑难病专著也不断涌现，充分说明疑难病的防治正成为医学家关注的一个热点。这是因为疑难病辨治水平集中反映出医者的理论造诣和学识水平，是衡量和鉴别医者业务能力优劣的标尺，也可能是中医药走向 21 世纪的突破口。

明代著名医家张景岳说过："医不贵能愈病，而贵能愈难病……病之难也，非常医所能疗。"它的实质是强调中医不仅要善治一般常见病、多发病，而且擅治一些疑难病，这才是中医赖以生存、发展，立于不败之地的关键所在。张学文教授从事医、教、研工作多年，特别是长期临床，对疑难病的辨治积有独到体验和不少医案。现由其弟子在继承发扬中医学辨治疑难病经验基础上，对张教授治疗疑难病学术思想和经验加以整理，经数年不懈努力，六易其稿，终于完成《疑难病证治》第 2 版。该书从疑难病的概念、治疗思路、常用治法，系统总结其治疗疑难病的经验和规律，重点论述了中医内科等疑难大病的辨治，以张教授独到的卓识为出发点，不求其全，但求其深，理论联系实际，着眼于辨疑解惑，确为近年来有关疑难病证治的一部佳作。

我与张教授相识多年，经常在一起探讨理论，交流学术，常为其执着追求的精神，严谨求实、谦逊好学的学风，勤于临证善于总结及关爱患者的诚心所感动。当其凝聚多年心血的大作问世之际，谨表祝贺，并乐而为之序。

路志正

2004年6月6日于北京怡养斋

前言

“中医疑难病”是近十余年来临床医家常常讨论的话题。所谓“疑难病”，就是对辨证和治疗两个方面提出的一大类难辨难治疾病的概括。“疑”主要是对病因病机错综复杂，辨证不清，疑惑难解而言；“难”主要是就疗效不佳，久治无效或缺少有效的治疗方法而言。

我等从事中医教学与临床数十年，临床所及疾病，易辨易治者在基层大多解决了，而难辨难治者很多，深感疑难病辨治乃是临床医家经常面临的课题，也是衡量医者学术造诣的重要标尺。中医治疗疑难病在许多方面很有特色，很有发展潜力，值得深入探索。多年来即有将诊治疑难病的心得加以总结探讨的夙愿，惜平时忙于教学和诊务，未得其便。今在弟子们同心协力下，历时多年，数易其稿，终于草成。不为他求，但欲抛砖引玉，以使大家都来探讨疑难病的辨治规律，以期从总体上提高中医学术水平，造福于患者，为中医药事业贡献微薄之力。

是书名“疑难病”者，与西医学“难治病”立意有所不同。疑难病主要在辨证之疑和治疗之难两方面。大部分病是可辨可治的，而医者由于受基本知识、临床阅历和辨证能力等因素的影响，未能达到预期治疗效果。只要打下坚实的中医知识基础，勤谨临床实践，精于总结探索，提高自己学术水平，是可以化解疑难之证的。故名《疑难病证治》。

此书编撰大意，主要总结自己及弟子们临床体会较深的一些中医内科常见疑难大病的辨证治疗体会，本着“体会深者多谈，浅者少谈，不求全面，但求实效”的宗旨，以求对后学者有所启迪，对医者辨治疑难病有参考价值，倘有不当之处，尚希医道同仁不吝指教。

全书共分上、中、下三篇。上篇为疑难病总论，阐述了疑难病的概念、研究疑难病的意义、疑难病辨证思路与方法、疑难病常用治法、疑难脑病生理病理证治探讨、疑难病中有关“毒”的理论及临床指导意义等。中篇为疑难病各论。选取了我们临床体会较深的 21 种中医疑难病和 20 种西医难治病。中医疑难病每病下，分有［概述］、［病因病机概要］、［辨疑思路］、［治难方药］、［效方览胜］、［疑难病案］、［名医经验］等栏目。西医难治病部分以病案和按语的形式，介绍了中医辨治经验与体会。下篇为疑难病方药应用体会，均以切身体会较深者书之，并进行归纳探讨。

本书承蒙北京中国中医研究院路志正教授作序，在此表示衷心的感谢。

医无止境要求索，疾有良方须寻觅。医不贵能治病，而贵能治疑难病。让我们共同为提高疑难病的疗效而努力。此书虽经多次修改，但仍不尽人意，错谬之处难免，切望中医同道海涵、指正。

张学文

2004 年 3 月

目录

上　　篇

中　篇

下　　篇

上　篇

第一章　疑难病概述

疑难病的概念

什么是疑难病？哪些病属于疑难病？古今论述虽多，但尚无比较公认的准确的概念。近年来随着中医科学的发展与进步，有关疑难病的概念及证治方面的讨论日渐增多。许多中医前贤和近代精英，从他们各自的实践认识和理解出发，提出了不少看法，但迄今为止，尚未取得共识。为了探讨有关疑难病的证治，首先有必要对疑难病的概念有一个明晰的认识。

“疑”之涵义，《辞源》、《辞海》皆解释为“迷惑”、“犹豫不定”、“是非不决”、“疑惑费解之事”；“难”则解释为“艰难”、“不容易”、“难为”等意。《庄子·说剑》：“瞋目而语难。”《经典释文》：“难，艰难也。”《素问·平人气象论》：“脉从阴阳，病易已。脉逆阴阳，病难已。”因此，从字面意义上讲，所谓疑难病，就是症状纷杂、证候疑似、辨证不易、诊断难明、疗效不佳的一大类疾病的总称。

“疑难病”一词，虽然是近代才广泛应用的一个概念，但古代医家在许多医籍中，已广泛应用了与此类似的概念。

《黄帝内经》、《伤寒论》、《金匮要略》等早期经典医籍中，对一些医家困惑不解、疗效不佳、预后不良的疾病，多断以“难治”、“难已”、“不可治”、“不治”、“死不治”、“死”等。如《素问·玉机真脏论》指出：“形气相得，谓之可治……形气相失，谓之难治。”《灵枢·九针十二原》曰：“疾虽久犹可毕也，言不可治者，未得其术也。”按此语很值得深思，所谓不可治，是“未得其术”，若得其术者，仍是可治愈的。其后历代医家，都从自己的认识水平出发，对疑难病的概念进行了广泛论述。尤其是明代医家张景岳曾明晰地论述到："医不贵能愈病，而贵能愈难病……病之难也，非常医所能疗。"指出了疑难病的辨证与治疗，是衡量一个医生水平高低的重要尺度。近年来，随着中医学术水平的进步和人们对医疗水平要求的提高，对疑难病的概念认识也日趋明确。

裘沛然先生认为疑难病应当是"各个系统中迁延不愈的疾病"。重庆市中医研究所认为"疑难病是病情复杂，易于误辨误治的病"。全国首届疑难病学术会议指出："疑是疑惑不解，认识不清，诊断上难于定论；难是治疗上有难度，缺乏有效的治疗方法。"有的学者认为："所谓疑，不清也，所谓难，不易也。疑与清，难与易，只是相对而言。疑难之中，必有奥秘。一旦认识奥秘，掌握奥秘，那就无所谓疑与难了……在一定时期内，被多数医家所公认，临床各科各系统中具有难辨、难治的病症。"《中医疑难证论治》一书前言认为："历代之名医，其载誉于世，常以善治疑难之疾而扬名。盖疑难之疾，多为症候错杂，病症重笃，变化剧速，脉证相矛盾，给准确辨证造成困难。因此临证处理，易于出现虚实失辨，寒热失别，标本失断，方药失选之误。"

著名中医专家罗元恺在《奇难杂症新编·序》中说："世所称之奇难杂症，主要由于这些病比较复杂，顽固难愈，又或较为少见，故名之曰奇、曰难。其实，奇与难乃相对而言，医者少接触这种病，对病情了解不多，故认为'奇'，但另一医者对此种病诊治较多，已理解其机理并掌握其变化规律，则不觉得其为奇矣。又或有对某种病诊治不多，对它没有深入认识，缺乏经验，治疗便没有把握，则感到其'难'了。但别的医者对该病积累了较多的经验，能掌握内在的规律，因而临证时处方用药，成竹在胸，自不觉其为难矣。"对"奇"与"难"的分析甚为透彻，有助于进一步理解疑难的概念。

由上可见，有关疑难病的记载早在春秋及两汉时期就有了，只是名称不同而已。近年来有关疑难病的论文、专著及专题学术会议逐渐增多，人们对疑难病的认识也日趋一致。不论哪位学者，说法有什么不同，都认识到疑难病广泛存在于临床实践中，是经常可以遇到的一大类疾病，它们分属于各科各个系统中，以症状疑似、难辨难治为主要特点。而且中医所谓的疑难病，绝大部分是可防可治的，或者经过治疗可以改善病情，减轻痛苦。疑难病的疗效易受理论水平、临床经验的影响，故而应当受到重视，值得专门研究讨论。

历代医家对疑难病的认识

《黄帝内经》认为在疾病的发展变化过程中，其病情复杂，治疗难以取效，预后不良的病证称为逆证、死证，与现代所称之疑难病类似。主张对疑难病应从色、脉、证、时等多方面进行判断。

《黄帝内经》所载疑难病，据初步统计有20余种。最主要的有真心痛、击仆偏枯、真头痛、积证等，还涉及到鼓胀、癫狂、消渴、厥、痉、痹、水肿、疝、膈、疠风、温热病等等，从不同角度论述了其诊治具有疑难特点。

《伤寒论》作为我国第一部论述多种外感疾病和内伤杂病辨证论治的典籍，在治疗疑难病方面奠定了一个新的里程碑。

在东汉以前，外感病对人民健康具有很大危害性，正如张仲景所说："余宗族素多，向余二百，建安纪年以来，犹未十稔，其死亡者，三分有二，伤寒十居其七。"可见其死亡率之高，危害性之大。在《伤寒论》成书以前，以当时的认识水平，外感病中相当大的部分，当属于疑难病无疑。从现代的认识看，广义的伤寒指一切外感病的总称，则其中的流行性脑脊髓膜炎、乙型脑炎、重症肺炎、流行性感冒、霍乱等疾病，在现代仍属于难治病，何况当时受诊治认识水平所限，疑难病的范围更多更广一些。《金匮要略》中所载之"杂病"，是指伤寒以外的内科病为主的多种病证。诸如"谷疸"、"痈脓"、"痉、湿、暍"、

“百合狐惑阴阳毒”、“疟病”、“脏结”、“中风历节病”、“胸痹心痛”、“消渴”等病中，即使现在仍有许多属于疑难病。值得指出的是，自《伤寒论》、《金匮要略》所开创的理论和经验问世以后，如辨证论治的治疗观和方法，白虎汤、承气汤、小柴胡汤、大柴胡汤、肾气丸、五苓散等等名方的辨证应用，可以认为是中医领域的一次划时代的变革，它们不仅使当时的疑难病为之消解，而且对后世疑难病的辨治奠定了基础，产生了深远的影响。也说明疑难病的概念有一定时限性，它常常随着新理论、新方法、新技术的诞生而变成易诊易治的疾病。

隋代巢元方《诸病源候论》记载的1700多种病证中，内科疾病占绝大多数，其中对消渴、水肿、黄疸、虚劳等疑难病均设专篇讨论，尤其对其产生的病因病机论述甚详。

唐代孙思邈的《备急千金要方》中记载的大量民间单验方，如黄连、白头翁、苦参治疗痢疾，常山、蜀漆治疟，槟榔驱绦虫，羊、鹿甲状腺治甲状腺肿大，牛羊肝治夜盲症，桂心、乌头、蜀椒、吴萸、干姜等治心痛等等，对于治疗疑难病启发良多。其有关养生长寿的理论和方法如气功、药食保健等，对于预防疑难病的发生有积极意义。

唐代王焘的《外台秘要》中记载的验尿（尿甜）对于诊断糖尿病和帛浸染验尿判断黄疸轻重，对于疑难病诊断有一定创新。其40卷的广博收载，对于检索唐代以前的疑难病资料很有价值。

宋金时代刘完素阐发火热论，把《素问》病机十九条中属于火热病证的范围予以扩大，而其中的许多病证如瘛疭、狂、躁等皆属疑难病；他所倡导的“六气皆从火化”及其治法，不仅为温病学的建立立下了不朽功勋，而且对发热性疑难病证治也有指导意义。

张从正的“攻邪论”，对于疑难病的证治颇多启发，特别是他对汗、吐、下三法的发挥和临床应用，给人们治疗疑难病以新的启迪。

朱震亨的“阳常有余，阴常不足论”，又为疑难病的证治开辟了一个新的领域。他所发明的“相火为元气之贼”和“阴常不足”，治宜养阴泻火滋阴等理论和治法，将一些当时内科疑难病的证治，提高到了一个新水平。

张元素以脏腑寒热虚实来分析疾病发生与演变，探讨脏腑虚实病机；又提出了性味归经及引经报使的理论，对于指导临床各科及疑难病的用药，甚有参考价值。

朱丹溪发展了痰郁学说，倡导治疑难之病要重视治痰治郁，为疑难病的研究提出了一条新的途径，至今仍为众多医家所应用，而且确实能解决不少疑难问题。

李杲创立的“内伤脾胃，百病由生”的论点及其发明的升阳泻火和甘温除热的用药法度，不但为脾胃理论奠定了基础，而且其理论和方药，解决了当时不少疑难杂证，时至今日在疑难病的证治中也很有进一步发掘的必要。其后，明代的张景岳、薛立斋等人，宗其学说又有不少创造，在不同的时代，都为疑难病的证治做出了不可磨灭的贡献。

宋代医家对疑难病的论述比较深入细腻，尤其专科研究和专著增多。陈自明的《妇人大全良方》对妇科学的进步和妇科疑难病多有贡献。钱乙的《小儿药证直诀》对儿科四大疑难病证（麻、痘、惊、疳）论述甚详，其所记载的六味地黄丸，是治疗不少疑难病症的有效良方。葛可久的《十药神书》中记载了不少治疗虚劳血证的有效方剂。

明代著名医家张景岳在《景岳全书》中根据阴阳互根观点提出的“善补阳者必先阴中求阳，则阳得阴助而生化无穷；善补阴者，必于阳中求阴，则阴得阳升而泉源不竭”，对于一部分疑难杂证的组方治疗，提出了重要的原则。他还专列“杂证谟”一篇，专述一些疑难杂证的证治。

清代医学发展较快，医学新理论不断产生，医学著作也甚丰富。温病大师叶天士有关温病理论的确立及薛生白、吴鞠通、王孟英等人对这一理论的丰富和发展，使长期困扰医师们的一些外感热病，有了新颖的理论指导和理想的疗效。叶天士所创的“久病入络”的理论和养胃阴的理论，使一些久病难愈之疾，有了新的治疗准则，增液汤、叶氏养胃汤等众多的方药，化解了不少当时的疑难之证，现在不少学者仍在《临证指南医案》等名著中寻找诊治疑难病证的理法方药，可见其影响之深远。

除此而外，清代的专科著作的问世，使各科疑难病证的治疗有了新的进步和发展，尤其是清代医家王清任的《医林改错》一书，对中医理论贡献良多。他有关气滞血瘀和气虚血瘀的理论较之前人，有不少发挥和开拓，他所创立的补阳还五汤、血府逐瘀汤、通窍活血汤等几个活血祛瘀方剂，使不少疑难病证在机理上有了新的认识，临床上确实提高了疗效，给人们留下深刻的启示。清代唐容川对血证方面造诣颇高，他在《血证论》一书中提出的治血四法，即止血、消瘀、宁血、补血，很有独到见解，对于血证中的疑难病证治疗，很有指导意义。

以上简单地回顾了在历史的长河中具有代表性的医家对疑难病的认识和贡献，还有大量埋藏在浩瀚医籍中治疗疑难病的经验有待整理发掘。这足以说明疑难病这个专用名词虽然是近年才受到重视并广泛应用的，但疑难病却并非现在才有的，而是从医学诞生之日起，医家就面临着不少疑似病和难治病。每一种从实践中产生的新理论、新技术、新方药，都对疑难病的诊治产生了积极的影响，使疑难病理论获得新解，疑难病的治疗获得突破，从而使医学向前迈进。有的疑难病可能至今仍无突破，或者已有宝贵经验已失传，等待我们去发掘。新时期又有可能产生新的疑难病。所以，我们要认真整理继承发掘研究疑难病的理论和经验，又要不断提出新理论，发明新技术和新方药，从而不断开拓进取，提高疑难病的防治水平。

疑难病与难治病等概念的异同

（一）疑难病与现代难治病

一般认为，疑难病是一个比较古老的概念，中医领域多用，它比较笼统，范围颇广，临床各科均有不少疑难病。从诊断和治疗两方面而言，“疑”主要是症状病机错综复杂，因而疑惑不解，认识不清，诊断和辨证上难以定论而言；“难”主要是治疗难，久治无效或缺少有效的治疗方法。

中医所谓疑难病，一般具有以下5个特点：

①症状疑似，身患多种疾病，症状交织，难于辨别。

②病机复杂，一人往往虚实互见、寒热错杂、外感内伤或痰饮瘀血同存。

③症状奇特、少见，难辨难治，无章可循，无法可依。

④病程漫长，邪盛正衰，或正邪俱衰，久治不愈。

⑤诊断易明，辨证也易，但目前尚无较好疗效。

疑难病与难治病既有联系，又有区别。二者均以难治为前提。疑难病主要指中医范畴内的疾病而言，除难治外，还有难于辨证和诊断之意，但不少疑难病是可辨可治的，所以疑难，是受到医者理论造诣、临床经验与阅历、医技水平等制约的。难治病是西医学领域中的一个概念，由于现代诊断手段的进步，诊断并不难，难在世界公认病因不清没有好疗法或疗效不佳。

（二）疑难病与奇病

奇病的主要特征是稀奇少见的奇病、怪证。如胃脘奇痒、鼻孔冒冷气、阴吹、奔豚气、奇恒痢、子午热以及一些症状古怪、古今医籍尚无记载的罕见病。这类病由于其罕见性和奇特性，临床上极易误诊误治，或者医者遇见而茫然无措。奇病中大部分具有疑难病的特点，可归为疑难病。但因其有稀奇少见的特点，与疑难病又有些不同。对于阅历丰富善于思考的老医师来说，奇病中的一些病并不难治，仅仅是少见而已。

（三）疑难病与杂病

杂病之名，最早见于《灵枢·杂病》，由于其论述范围较广，且病种众多，故名杂病。杂病在概念上，主要是与外感病相对而言，一般称为“内伤杂病”，如《金匮要略》一书，古人称之为“杂病论”，是以内科病为主的多科疾病。

元代太医院有杂病科，明代张景岳著有《杂证谟》，清代吴谦《医宗金鉴》中有《杂病心法要诀》。清代沈金鳌的《杂病源流犀烛》，是一部理法方药赅备的杂病专著。其内容包括中风、类中风、痉病等。因此，杂病中有属疑难病者，也有属于内科一般病证者。后世杂病的概念有一些变化，但与疑难病并不相同。杂病中具有疑难病特点者，可归属疑难病范畴，但多数仍属内科常见病范畴。妇科中常将不孕、崩漏、子宫脱垂等病称为“妇科杂病”，乃是与经带胎产病相对而言。

（四）疑难病与危重症

危重症是指病情危急重笃，或预后不良，治疗上需及时进行抢救的一类疾病。具有病情凶险重危和病势急迫的特征。如高热、抽风、昏迷、急黄、中毒、大出血等。危重症中的一部分疾病具有疑难病特点，但更重要的是所具有的危、急、重、险特点。

（五）疑难病与肿瘤

肿瘤特别是晚期癌症，是世界医学界公认的难治病，在中医界当属疑难病无疑。但癌症这个世界医学的难题具有的难治性尤其突出，其治疗方法、转归和预后与一般疑难病有本质的不同，因此，也有学者认为不能把癌症包括在疑难病范畴内。

（六）疑难病的范围及与各科疾病的关系

本书是从横的方面、从各科共性的角度探讨疾病证治规律与特点的一本书。临床凡具有“疑难”双重特点的疾病，均可归属于疑难病的范畴。因此各科均有不少疑难病，但以内科病种为最多。

需要指出的是，对疑难病的认识和看法分歧意见是比较大的，即使是大家比较认同的疑难病，也有的专家认为并非疑难，在这一方面不必强求一致，而应重在研讨用什么好的理论、方法解决这些疾病的治疗问题。有些当时认为属于疑难病，随着时间的推移和科学研究和诊疗技术的进展，很快会被攻破。

第二章　研究疑难病的意义

疑难病研究在中医学中的地位

近年来，有关疑难病的概念运用越来越多，疑难病的专著、论文呈直线上升的趋势。中医学术界也相继召开了多次疑难病专题学术会议，使疑难病在中医学中的地位更加受到瞩目。

疑难病本是一大类疾病。据有的学者统计，仅国内1950～1989年在公开刊物上发表的中医药治疗现代公认的难治病的文献就达到18 000余篇之多，涉及120余种病证。其中多数病证的文献报道量在100篇以上。

1978年以后，国内中医界有关疑难病经验总结报道的文章日渐增多，各中医杂志每期都可见到一些中医名家或有为青年中医治疗疑难病的病案报道和经验总结文章；有的刊物还开设了疑难病专栏；全国或省级中医学术会议已组织多次大型的或专科专病的疑难病学术会议；遍布全国各大中城市的“疑难病医院”、“疑难病专家门诊部”、“疑难病研究所”等专门机构已越来越多，形成了一股中医研究治疗疑难病的热潮。

近年所见的中医治疗疑难病的专著日渐问世，比较有影响的有：

董建华主编的《中医疑难病案分析》，由董老及其高足撰写，举凡疑难病案均对其深入细致地剖析了疑难之处，有分析有论述，尤其是病案后的讨论分析，短小精悍，极有见地。

熊廖笙所著《中医难证论治》，积作者60余年临床经验，既有平中出奇之验，还介绍了一些验方秘方，对治疗疑难病颇多启发。

巫君玉、白永波等编著的《现代难治病中医诊疗学》，洋洋100余万字，集现代医学界趋于公认的难治病108种，既汇集中西医研究治疗难治病的研究成果，又突出中医治疗特色，是难治病资料之集大成者，又是中医治疗疑难病之重要参考书。

宋祖敬主编的《当代名医证治汇粹》，共收集全国600多位专家上千篇稿件，涉及内、妇、儿、外、五官等科，计70个病种和病证。该书汇集诸家临床证治最精粹之点，简明扼要，突出实践。其中蕴藏着不少中医当代名家治疗疑难病的理论、经验和方药，是一本颇具参考价值的研讨疑难病的好书。

史宇广、单书健主编的《当代名医临证精华》，以专病大病成集，广撷精华，汇全国医林名宿治疗某病之独特经验于一帙，详尽透彻，巧取求精，汇粹众长，遇疑难病而阅之，有顿开茅塞之感，是辨治疑难病必阅之书。

方药中等主编的《实用中医内科学》，是一本出版较早，分科新颖，资料丰富，融古治今，广征博采，广度深度兼顾的内科学专著，也是研究疑难病常阅之书。它的作者大多是国内近代著名中医专家，其中融进了他们新颖的理论和丰富的经验，是中医内科领域最有影响的大作。

尚炽昌主编的《疑难病证名验方辑要》，分上下两册，收载65种疑难杂症古今验方和实用方剂，是疑难病专用方剂书。

《奇证治验》为广州越秀区中医杂病医院黄振鸣编著，所载114种病证治验及按语，显示了作者深厚的中医功底和辨治疑难杂病的经验。其后由邓铁涛教授主编的《奇难杂病新编》，汇集30多名名老中医87篇辨治疑难杂病的经验文章，对临床辨治疑难病甚有参考价值。

王琦主编的《危重疑难病中医治疗进展》一书，收载全国21名名老中医共25篇危重疑难病中医治疗研究进展的综述文章，从中可以窥视多种疑难病证研究进展和动态，是研究疑难病的重要参考书。

史大卓主编的《常见难治病中西医结合治疗》一书，汇集66种难治病中西医两法治疗概况，并收集大量近代研究进展，为人们研究治疗疑难病开拓了视野。

顾丕荣著的《疑难病诊治探幽》一书，展示了作者几十年治疗疑难病的心得体会，书中蕴藏着独到的真知灼见，值得临难一观。

钟孟良的《中医治疗急难病证十二讲》，介绍12种急难病症治疗经验，其中介绍了不少救急治难绝招。

陈熠等编著的《难病辨治》，辑选了名老中医治疗疑难病的经验34篇，介绍了内、外、妇、儿各科十余种病的治验体会及疑难病的辨证治疗规律，内容翔实，可供参考。

李昌达的《疑难杂病治验录》收载各科疑难杂病医案142例，辨治立法处方用药自成风格，可供学习。

值得重视的是近年来陆续出版了一些中西医结合以中医为主的专著，以西医诊断，中医辨治或中西医结合治疗，其内容丰富，观点新颖，资料可靠，是治疗中医疑难病的重要参考书。如：

裴正学主编的《中西医结合实用内科学》，集一大批国内知名的中西医结合专家，以“西医诊断、中医辨证、中药为主、西药为辅”的法则，对内科疾病系统而全面地进行了论述，全书14篇173章150万字，从一个新的角度和视野观察分析处理内科疾病，是中医辨治疑难病的重要参考书。

著名肾病专家张大宁主编的《实用中医肾病学》，以中医学基本理论和辨证论治为基础，继承历代医家的医疗经验，结合现代研究中出现的新学说、新经验、新认识，系统阐述了中医肾病辨证论治、理法方药，是中医有关肾病方面最完备的一本专著，是中医治疗肾病疑难的重要参考书。

李乾构、王自立主编的《中医胃肠病学》，全面系统地对脾胃学说的形成、发展及胃肠疾病的病因、病理、辨治、现代研究进行了阐述，纳百家之言，取各家之长，广度和深度兼顾，理论与实践结合，着重于临床运用，是中医辨治胃肠疾病的鼎新之作。

另外，著名中医学家任继学、路志正、焦树德、张琪、颜德馨、朱良春、吉良晨、王永炎等教授的许多著作，虽然不是治疗疑难病的专著，但资料之翔实，内容之丰富，归纳之系统，经验之宏丰，对疑难病辨治均甚有参考价值，临证医师可随时参考。

还有古今名医的大量医案和经验汇编，如《临证指南医案》、《清代名医医案精华》、《蒲辅周医案》、《岳美中论医集》、《黄文东医案》、《难治病的良方妙法》、《邓铁涛临床经验辑要》《周仲瑛临床经验辑要》等，均记载了大量翔实可靠的疑难病治疗经验，从辨证立法、处方用药、精思擅变等各个方面，均显示了作者们深厚的中医功底，娴熟的处方用药经验，是研究疑难病的宝贵参考资料。

综上所述，20 世纪 80 年代以来，中医研究辨治疑难病已成为一大热门领域。随着人们生活水平的提高，对一些困扰人们身体健康的疑难病的治疗效果的要求也越来越高，临床实际迫切要求当今中医学家们能解决一些长期疗效不佳的疑难病，特别是一些西医无法治疗或疗效不佳的难治病。现在已有的学者提出，把现代难治病作为中医临床的突破口，就像人们期望把危重急症作为中医科研的突破口一样。在疑难病防治中，对中药寄托希望尤高。在中医乏人矛盾日趋缓和的情况下，对医术的要求日高，对高水平的医者要求愈迫切，这是近年中医药界人所共知的事实。

特别值得一提的是，国内许多著名中医药专家，正逐渐把他们的诊治重点转移到疑难病防治上来，他们通过复习文献，研究发掘中医学中固有的中医理论，借鉴他人经验，凭借现代科学手段，融合已长，几十年潜心研究某几个疑难病证，力求有所突破，有所发现，慢慢积累经验，逐渐成为治疗疑难病的名家高手。凡是知名的中医药专家，莫不以善治疑难病而扬名。

因此可以认为，疑难病的辨证治疗水平的高低已成为衡量名医的重要指征，也是衡量一个医家或一个医院学术、医疗水平的标尺。对一个医院的社会效益和经济效益也有举足轻重的影响。

无可讳言，随着中医科学的发展与进步，疑难病的辨治水平，日益成为中医生存与发展的关键。研究它必将带来中医药科学的飞跃，并由此带动中医药走向世界。

研究中医治疗疑难病的意义

研究总结中医治疗疑难病的理论、经验，对发展中医学术，提高中医在医学临床中的地位，推进中医药走向世界等，有着重要的意义和作用。

（一）开展对疑难病的研究，可以推动中医学术进步

人们常说，“千方易得，一效难求”。明代名医张景岳曾说：“医不贵能愈病，而贵能愈难病；病不贵能延医，而贵能延真医。夫天下事，我能之，人亦能之，非难事也；天下病，我能愈之，人亦能愈之，非难病也。难其事之难也，斯非常人可知；病之难也，斯非常医所能疗，故必有非常之人，而后可为非常之事；必有非常之医，而后可疗非常之病。”明确指出诊治疑难病是中医学术水平、技术水平的一个较深层次，较高领域。中医历代在学术上有所建树者，不是理论上有所突破，就是对疑难病的治疗上有新方新法且疗效卓著。张仲景勤求古训，博采众方，不但奠定了外感病六经辨治的理论，而且依其丰富的临床经验将理法方药融为一体，使外感、内伤领域的多种疑难杂病迎刃而解，推动中医学术达到了一个新水平。孙思邈、叶天士、王清任等古代医家，不但在理论上对中医学术有新的贡献，而且都是治疗疑难病的高手。

中医在几千年的成长过程中，积累了丰富的经验，在疑难病的防治中，经验尤丰，若能组织中医界集中攻关，一个病一个病地研究、总结，必将使一批疑难病逐渐疑释难化，促使中医学术水平不断提高。

（二）开展对疑难病的研究，可以培养高水平高素质的中医人才

我国中医药高等教育，已将近50年了。各省的中医院校，培养了数十万计的毕业生，早期毕业而又毕生勤奋努力者，多已成为治疗疑难病的名家高手，成为全国或一地的名医。近20年来开展的中医硕士、博士研究生教育，使中医高层次教育达到了新的水平。从人们的医疗需求看，人们迫切需要的是高素质、高水平、服务好、能解难的临床经验丰富的医师。因此，今后临床研究生的培养，应更多注重临床治疗经验的传授，注重培养其分析问题、解决临床疑难病诊治方面问题的能力。开展疑难病的研究，结合带徒及研究生培养，可以出一批高素质中医人才。高素质中医人才又是解决疑难病人才的基础，如果整个中医教育的层次水平提高了，造就了一大批解决疑难病的行家高手，整个中医药事业也就有了发展的动力，中医整体水平也必将有较大的提高。

（三）提高社会效益和经济效益，保障广大人民的身体健康

临床疗效，是迄今为止一切医学的核心问题，也是中医学强大生命力之所在。中医学历经数千年而不衰，就是因为它具有显著的疗效。对现代一部分疑难病，中西医均苦无良法，或疗效不甚理想，若中医药能在某个病上有所突破，或疗效明显高于西医，其社会效益和经济效益就会明显提高。实际上，在我国一些公认的难治病如肝炎、肾炎、高血压、冠心病、脑血管疾病及一些奇难杂证，求治于中医药或用中西医结合方法治疗，已经是众所公认的常识，其多样的方法、理想的疗效，引起国内外广大医生和患者的关注，显示出中医药的强大生命力。中医治病时重视人的内在因素。中医药治疗疑难病可使众多患者减轻症状，解除痛苦，恢复生活能力和劳动能力，从而保障广大劳动人民的身体健康，因此具有重要意义。

（四）中医辨证治疗疑难病有助于推动中医药走向世界，从而推动世界医学的进步与发展

中医药学以其悠久的历史、独特的理论、特殊的思维方式、动态的治疗方法和运用自然药物，有着不可比拟的优势，在诸多方面弥补了现代医学理论观点和治疗手段的局限和不足，解决了一些世界性的医学难题，必将吸引国外的医生来华学习、进修，吸引国外难治病患者来华就医，推动中医药人才的对外交流，扩大中药材的对外贸易，从而使中医药成为全球人类的共同财富，为人人享有卫生保健的全球战略做出应有的贡献。因而中医辨治疑难病的研究，具有促使中医学走向世界及药物开发、外贸创汇、旅游增收等多种意义。

（五）中医药治疗疑难病的研究可以推动中西医结合，创造新的医学理论和模式

中医、西医互相配合，取长补短，努力发挥各自的优势，最容易从中医治疗疑难病的实践中逐步融合。不论中医、西医谁长谁短，临床疗效是判定的标准。面对各种疑难病，中西医各自均需下大功夫，深入研究其机制，探讨治疗方法，以期不断提高疗效。必要时，中西医必然相互为用，中西药联合应用，在这个过程中，中西医可以疑难病为突破口，形成新的理论，从而促进中西医在高层次上相互融合，推动中西医结合的步伐。

中医药治疗疑难病的优势

中医药治疗疑难病，是中医药界引以为自豪的一大优势。这种优势突出表现在以下几个方面：

（一）有独特的医学理论体系

中医学理论体系受到古代唯物论和辩证法思想——阴阳五行学说的影响，以整体观念为主导思想，以脏腑经络的生理和病理为基础，以辨证论治为诊疗特点。它强调人是一个有机的整体，人与自然界也有着密切的联系。而这一切，都是中医所具有的特色和优势，是中医学区别于其他医学体系的最大不同点。在此理论体系指导下的中医学，同样具有指导治疗疑难病的优势。

（二）中医治疗疑难病积累了丰富的经验

中医学具有数千年的悠久历史，在这历史的长河中，劳动人民和医学家们积累了丰富的与疾病作斗争的经验。这些经验既有记载于历朝历代浩瀚医学著作中的理论和经验，也有散在于民间家传口授的秘方和绝技等，这些都是战胜疑难病的宝贵财富。只要我们认真努力地去发掘和探索，在总结前人经验和教训的基础上，就一定会总结发掘出战胜疑难病证的新理论和良方妙法。

（三）中药材资源丰富，具有治疗疑难病的物质基础

我国地大物博，天然药材资源丰富。仅典籍记载，药材品种就达6000余种。如此众多的药材，是我们治疗疑难病的重要物质基础。从现代药理研究看来，每一味中药就含有相当多而复杂的药理成分，这其中蕴藏着极大的潜力，必将成为我们征服疑难病证的有力武器。

（四）中医人才辈出，具有治疗疑难病的人才优势

我国古代，名医辈出，留给我们大量宝贵的遗产。而现在，我们国家有几十所中医院、校和研究单位，每年培养出一大批品学兼优的中医人才，可以说现在全国中医人才济济，各科都有一大批老中青优秀中医，他们既懂中医理论，又富有临床经验，在治疗疑难病方面具有相当深厚的功底。在必要时，还可以发动同行合作攻关，相信可逐渐攻下部分疑难病证的难关。

（五）我们国家具有促进中医学发展的良好政策和环境

新中国成立50多年来，我们党和国家一直非常重视中医学的成长和发展，为此制定了许多许多优惠政策和法规，使我国的传统医学一直受到良好的保护，这些为我们研究治疗疑难病提供了良好的外部环境。因此，疑难病证的逐个突破是历史发展的必然趋势。

第三章　疑难病辨治思路与方法

疑难病的诊治是当今医学研究的热点之一。中医学对疑难病的诊治，既有悠久的历史，又有丰富的理论和经验，故在临床上具有一定特长和优势。我们在学习古今学者的经验基础上，结合我们的一些临证见解与同道共商，不妥之处，请批评指正。

由于疑难病的研究不是从纵的方面一个系统一个病证地去研究其证治规律，而是试图从横的方面去寻求众多难辨难治病证的共同规律，因此，了解其共同的病因病机特点是很重要的。

疑难病的病因病机往往有以下几个特点：

1. 病因互相交错　疑难病从发病学角度讲，属于单一病因者较少，大多是由综合因素作用而成的。如六淫中数淫同侵，痰饮瘀血水湿并见，或兼正虚，或夹情志所伤，或有饮食劳倦因素，或误辨误治，或新病引发宿疾，不一而足。医者在这种错综复杂的病机中，应用所学理论去辨证分析，其难度可想而知。

2. 病情多变化　疑难病中的不少疾病由于病因交错，医者辨证不清，用药不当或病情漫长，故而病情多变化。寒化为热，热证变寒，先实而后虚，瘀久夹痰，热盛成毒，医者当循蛛丝而细审，方不致误。

3. 病机相反　有的疑难病，虽为同一病人，却表现出相反的病机，如上热下寒、上寒下热，表寒里热、表热里寒，虚实并见、表虚里实，上实下虚、阴阳两虚等，给辨证带来困难。

4. 数病相合　有些老年病人，一身同患多种病，如高血压与冠心病同患，糖尿病风湿病相兼，肝炎、胆囊炎、胆石症并存，若再加之素体阴阳气血痰湿瘀血偏盛偏衰及相互并见，不仅在错综复杂的病因病机中难以理出头绪，而且治疗时易造成顾此失彼，或过于想兼顾全面而处方杂乱无章，面面俱到，反而影响疗效。

如上所述，疑难病由于其病情复杂错综，诊断不易，治疗更难。故要提高对疑难病的整体诊疗水平，除要有扎实深厚的中医基础理论知识外，辨证思路与方法的正确与否，将对诸多治疗环节产生重要的影响。本章重点阐述疑难病的辨治思路与方法。

关于疑难病的辨治思路与方法，几千年来前人已经积累了丰富的经验，近人也发表了一些颇有见地的新颖观点。诸如树立整体观念，反对孤立、片面、静止地看待疾病，确立内因是变化的根据，外因是变化的条件，外因通过内因而起作用的观点；贯彻三因制宜的治疗思想等。有的学者提出疑难病的证治要抓六点，即寻病因、定病位、核病情、审主次、察趋势、明缓急。

以上这些宝贵经验值得我们认真吸取并付诸实践。

作者据数十年的临床实践体会，认为疑难病的辨证思路、治疗方法是否正确，与提高疑难病诊断水平有很大关系。临床一些失误或无效病例，不少属于方法范畴的问题。在疑难病辨证思路与治疗方面应注意以下几方面的问题。

前车之鉴认真总结

疑难病证乍得者固有，久病者尤多。很多患者由于久病乏效，曾辗转求医于各大医院，或遍求名医，广搜良方，其中不乏具有真才实学及真知灼见的良医高手，或辨证精确、用药精当的疗法方药，然而终以疗效不佳或以失败告终。其病虽未愈，而前车之鉴却很宝贵。前医走过的道路，所用辨证思路和治则方药，值得我们认真借鉴和参考。当接诊一名疑难病患者后，首先应认真了解前医辨证思想、治法方药、治疗反应和结果，努力从中寻找失败原因或疗效不佳的教训，力求有所发现，以避免重蹈覆辙。若有一丝一点可用之理、可效之法、可用之药，均当吸取其合理部分，这对于提高辨治疑难病证的疗效是非常重要的。我们体会疑难病患者建立完整的病历非常重要。病人要妥善保存，医者要认真细微地参考，以便在前人的基础上有所发现、有所醒悟，避免再碰南墙。

辨证求精求深求细

疑难病之难不外两个方面：一是辨证难，许多疑难病证病因错综，证情复杂，使医者不易理出头绪或抓不住主要矛盾，思想犹豫徘徊，终难取效；二是治疗难，医者搜寻方药，竟无一对症者，临时拼凑，心中无数，终无显效。当此之时，笔者体会，不必贪多图快，要认真辨析患者的每一个症状，运用中医理论，努力探求其产生原因，准确判断其病位，抓住主要矛盾，分析各种症状的内在联系，务求找出症结所在，百思而力求其解，尽量使辨证精细入微，准确无误，避免一丝一毫差错，则有些疑难病的疗效是可以提高的。不少疑难病治疗乏效，是由于辨证粗疏草率。

筛方选药知药善任

在疑难病的治疗中，以选方不当、用药不准或组方不严、剂量失调等原因引起疗效不佳者不在少数。因中药和方剂太多，业医者虽然毕生勤奋，然对某些方药仍然认识不够深刻，或仅停于书本知识，或限于个人体会，在疑难病的选药组方上，往往所选的并非最佳方剂、最对症药物或最佳剂量，因而疗效不理想。这不是一曝十寒之功，而必须坚持毕生的不断学习钻研，才能达到较熟练的程度。作者认为治疗疑难病，首先要练好基本功，对常用的方剂和药物的性能作用、药力强弱要有纯熟深刻的认识，做到知药如知子，用药如用兵。在选方用药上应提倡优选法，一药多用，比如补气之高丽参、西洋参、党参、太子参、黄芪、白术、甘草等，它们的药力强弱，性质温平，谁更切合病情，用多少剂量为最佳，用何种煎法、服法最好，这都是需要认真下一番功夫研究摸索的，其间奥妙尤需深究。

创立新论另辟蹊径

对有些疑难病，当现阶段已被实践证明确无良法，或用固有理论指导治疗实难取效，则应广开思路，大胆创新，另辟蹊径方有出路。金元四大家的滋阴、攻邪、理脾、泻火等新理论产生后，使许多疑难病为之消解；叶天士、吴鞠通等人所倡导的温病学理论的建立，又使许多温病难证迎刃而解。现代仍有许多难治病苦无良法，如艾滋病、各种肿瘤等，即使辨证准确，用药精良，疗效仍然不佳，当此之时，更应创立新法，组新方找新药，才能有所作为。近年来在清热解毒、通里攻下、活血化瘀、祛痰补脾、滋阴补肾等理论治法方面都不断有新理论新学说产生，不同程度地推动了中医的进步，也使疑难病证的防治出现了新的曙光。

觅寻秘方出奇制胜

有的疑难病，至今仍无理想方药，然而民间流传的一些秘方、单方、偏方，有时却可取得意想不到的效果。俗话所说“单方一味，气死名医”，并不是没有道理。劳动人民是历史的创造者，也是医药的创造者，他们在长期的劳动实践和与疾病斗争中所创造积累的医药经验来自实践，其实可究，具有力专效宏的特点，值得认真地发掘和研究。有些病用传统理论方药疗效不佳，而往往一个简单的秘方却可药到病除。近年来出版了不少《秘方大全》之类的书，收载秘方、验方颇丰，其中不乏疗效特佳之方和出奇制胜之法，关键在我们去实践和推广。

当临床上遇到一些疑难病，用尽常法无取胜之望时，可以在秘方、单方、验方中去寻觅一线之光，对此绝不可忽视。

广开思路中西汇参

对疑难病的辨治，突出中医药优势和特色固然重要，但对于有些疑难病，在一定条件下则应兼取中西医之长才可解决疑难。在科学技术已相当发达的今天，对有些疑难病患者可借助现代科学仪器进行检查，一般可以得到正确的西医诊断，而这些检查、化验和诊断对提高中医辨证论治的精确度和水平，具有很好的参考价值。如对乙型肝炎患者进行“两对半”检查对于判断中药治疗效果，癌瘤的病理切片检查对指导中医辨病用药等，很有参考价值。因此，我们认为凡是一切对中医辨证论治有一定参考价值的现代科学检查或诊断，均不必排斥，且应尽量为我所用。诸如 B 超、CT、磁共振以及各种化验检查等，都应该为我所用。当然疑难病中也有难于检出阳性体征者或虽经多方检查仍然诊断不清者，这种情况下就当突出中医辨证论治的优势了，大胆辨治往往收效亦佳。值得注意的是，临床辨证用药，虽可参考西医检查结果，但切勿受其束缚，应掌握以我为主、为我所用的原则，突出中医特色方不致误。不少医者一旦经检查证实患有病毒感染者，动辄大剂量找寻应用中药具有抗病毒作用的药物如大青叶、板蓝根、贯众、蚤休等，以求达到速效以及有效浓度，实践证明，这种失于辨证的方法不完全可取。

另外，中西医汇参还体现在对中药、方剂的现代研究成果的充分利用上。如人参、黄芪可提高机体免疫力，川芎嗪可扩张心脑血管，六味地黄丸具有护肝、降血脂、防癌功效，丹参及其制剂可降低心肌耗氧量、降血脂等，在疑难病的治疗中，在辨证论治前提下，若能合理地利用这些现代研究结果，可望提高辨证论治水平和临床疗效。

汇集众长协同作战

疑难病往往病机复杂，互相交错，加之治疗过程中的某些偏差和失误，使病情淹滞难解。在临床中，许多医家多偏重于用传统丸剂为主加减化裁，以一法一方治疗复杂病证，有时不免力不从心。笔者认为，治疗疑难病应取各种中医疗法之长，协同作战，如内治外治结合，针灸药物并举，气功按摩皆可为病者所用，只要能互相配合，发挥协同作用者，均可一试。当然，各种疗法应有主有从，而不是盲目应用，一切皆视病情之需要而定，似这样从各个角度去分解病邪，往往可使疑难病证之治疗获得意想不到的疗效。

持久战略守方徐图

疑难病中，有相当部分病程很长，其病有一个缓慢的发生发展过程，如冠心病、高血压、脑血管疾病等。这类病的病情一般变化不大，诊断不难，但收效不易。对这些久治不愈的疾病，只要辨证准确，用药无误，在治疗方法上要有打持久战的思想准备，坚持守方徐图，切不可动辄改弦易辙，或大方重剂以图良效。即使在治疗过程中又有新病，只要病机无大的变化，仍然要守法守方，坚持治疗。俗话说："治病如抽丝剥茧，去了一层还有一层。"对于那些慢性难治病证，守方徐图的确是经验之谈。

总之，疑难病的辨证与治疗，实际上是中医多学科多种理论方药的综合应用，是一项系统工程，某一个环节考虑不周，都会给整个治疗带来不利的影响。医者由于受理论基础扎实与否、临床阅历丰富与否、辨证思维方法正确与否、处方用药及剂量得当与否等多因素的影响，可能会使一些本可以治愈的疾病延误或加重。这其中有的属于学术造诣问题，有的属于思想方法问题，有的属于临床经验不足的问题。因此，对疑难病证的辨证与治疗，常能显示出一个医者中医水平的高低和临床功力的浅深。以上所述的八点，是从理论上论述治疗疑难病应遵循的一些原则，至于具体到每一个病证，每一种治法，又当具体病证具体分析。

第四章　疑难病常用治法

疑难病诊断不易，治疗更难。许多疑难病证因治疗效果不佳，一直是困惑医家的世界性难题。中医几千年以来在同各种疾病作斗争中积累了丰富的经验，创造了系统的理论，发明了众多的治法方药，更有埋藏于古医籍中的璞玉和散失于民间的单方土法，这些宝贵经验的发掘整理，必将成为我们战胜疑难病证的有力武器。

要解决医学家们面临的难题，除医者要具有坚实的理论基础，丰富的临证经验、正确的辨证方法和思路外，还要有正确的治疗方法。根据古今医家的经验和笔者的体会，初步认为，治疗疑难病证除了那些众人皆知的常规常法外，还可以从以下几个方面重点进行思考。

启思路活血化瘀

中医学早就有“久病多瘀”之说。《素问·调经论》中说：“病久入深，营卫为之行涩，经络时疏，故不通。”在治疗中提出“疏其血气，令其条达”、“血实者宜决之，气虚者应掣引之”。张仲景在《伤寒论》中不但提出了“蓄血、瘀血、干血”等概念，而且创制了桃核承气汤、大黄䗪虫丸、抵当汤（丸）等方，古今一直是治疗疑难杂病的常用良方。清代名医叶天士明确指出：“初气结在经，久则血伤入络。”笔者在治疗疑难病证的实践中也深深体会到“久病顽疾，多有瘀血阻滞之势”。近代众多的医家在临床实践中均认识到“久病血瘀，瘀生怪病”。有人对 30 例“怪病”患者进行了血液流变学测量，发现与正常组有明显差异。经用活血化瘀法治疗后，血液流变学异常得到改善，病情亦好转或痊愈。由此可见，血瘀是重要的致病因子，“血气不和，百病变化而生”（《素问·至真要大论》），在疑难病证中尤其如此。由于久病，正气日衰，气衰无力推动血行，血液最易成瘀，瘀成水湿亦停，是以酿成瘀、痰、湿交混而生，久之酿成顽病痼疾。笔者经多年临床体会到，凡疑难病证久治不愈者，应考虑应用活血化瘀之法。正如《普济方》中所说：“人之一身不离乎气血，凡病经多日治疗不愈，须当为之调血。”因此活血化瘀法是针对瘀血内停，脉络瘀阻，血行失常而采取的以改善血液循环，化除体内瘀滞为基点的一种治法，也是调整机体功能，增强抗病能力的行之有效的常用法则。

大凡在疑难病中如果见到久痛或痛点不移，舌上有瘀斑瘀点，舌下脉络曲张或怒张、瘀紫、瘀点、脉涩等症者，或久病顽疾而病情变化不大者，均可视为有程度不同的瘀血存在。方药中认为在辨别瘀血证的同时，对出血、动静失调、久病、午后病情加重、经前症状加重，辨证为瘀血，诸瘀血证的表现不必悉具。对有瘀血形征的疑难病，适时恰当地运用活血祛瘀药，往往可收到较好的疗效。

我们治疗过的常见的疑难病证中，与瘀血有关或多见瘀血的病证有：各种顽固性头痛、积聚、癥瘕、肿胀、胁痛、厥证、痹证、痉证、顽固性失眠、癫痫、狂证、喘证、胸痹、中风、消渴、久热不退、夜游症、脱发、黄褐斑等。以上所列病证中，当然并非皆属瘀血证，而是在其病程中有些可按瘀血辨治。

在疑难病的治疗中，有瘀血表现者，应用活血化瘀法当属无疑。但也有部分久病顽疾，用他法久治不愈，瘀血形征不明显者，活血化瘀法也可适当考虑。只不过在应用时，要分清主次，注意兼夹，严格掌握好活血药量的多寡，由小到大慎重行事，坚持用药，密切观察。

活血化瘀药较多，临床应用时应根据其药力强弱峻缓择优选择。一般依其作用强弱可大致分为三类：第一类为性质平和的养血化瘀药，如丹参、山楂、当归、川牛膝、丹皮、赤芍、益母草、泽兰等；第二类为活血祛瘀之力较强者，如桃仁、红花、三棱、莪术、乳香、没药等；第三类为药力峻猛的破血消癥药，如水蛭、虻虫、䗪虫等。笔者从几十年临床实践中体会到，丹参、生山楂、川牛膝等药物，活血化瘀之力可靠，药力平和，常服久服而不伤正气，可广泛应用于各种瘀血之证，用量也可稍大些；三棱、莪术祛瘀又兼止痛之功，前人认为其药力峻猛破血，实则不然，其活血止痛之功甚好，尤其对胃脘痛（如慢性胃炎）、胸胁诸痛有较好的疗效；水蛭破血消癥之力较猛，有人多畏其力峻而不敢用，现在临床常把它研末冲服或水煎服，治疗瘀血阻滞之脑出血和一些血栓性疾患等收效甚好，未见明显副作用。

祛痰浊可愈怪疾

众所周知，中医所说的痰，有广义、狭义之分。狭义的痰，咯吐而出，或黄或白，有形质可见，一般称之为有形之痰。广义的痰，是指机体气机郁滞，气不化液，津液凝聚，或阳气衰微，无力蒸化敷布津液，或由于火热煎熬，瘀血阻滞、湿浊壅塞而生，或淫秽浊之气积聚，从而阻滞清窍、脉络，由于其乃病理变化而生，外无形征可察，故其“变幻百端”，得病后无一定规律，症状表现离奇古怪，临床辨证疑惑难定，用药也颇感棘手。元代王履、朱震亨都说过痰之为病，有如无端弄鬼，“病似邪鬼，导去滞痰，病乃可安”，故有“百病兼痰”之说。由于无形之痰常随气而行，内而脏腑，外而肌肤，无处不到，难以觉察，因而临床许多疑病、奇病、怪病多责之于痰者。《类证治裁》曰：“痰则随气升降，遍身皆到，在肺则咳，在胃则呕，在心则悸，在头则眩，在背则冷，在胸则痞，在胁则胀，在肠则泻，在经络则肿，在四肢则痹，变幻百端，昔人所谓怪症多属痰……”

善治疑难杂病的黄振鸣先生对痰证的临床表现概括为12

类，对辨治痰证很有参考价值，故录于后。①神志恍惚或抑郁；②厌油腻厚味，喜素食或热食；③形体日趋肥胖或肌肉松软如绵，掌厚指短，手足作胀；④头眩而痛，头痛如裹；⑤呕恶或呕吐痰涎，或口黏口腻，口干不欲饮水；⑥咽喉中似有物梗塞，吞吐不利，时消时现；⑦神疲乏力，嗜睡困顿；⑧大便油腻溏泄或大便不畅；⑨低热身困或自觉身热，但体温并不明显升高；⑩溃疡、糜烂、渗水或渗液流黏稠液体，久不收口，也可有局部皮肤增厚或生肿物；⑪肿块、结节，或结于皮下，或凝于腹内，也可发生在其他脏器之中，皮肤表面无变化或有微冷感，或肤色黯晦；⑫舌体较正常人胖大，舌上时而有津，滑润，脉象滑或濡缓。

许多疑难病证，在诊察辨证时如有上述痰证特点者，可从痰证中寻求应治之法。如哮喘、眩晕、呕吐、胸痹、积聚、梅核气、痰饮、阴疽、癫狂、痫证、原因不明之发热、瘰疬、痰核、痃癖、乳癖、骨痨及一部分不孕症、皮肤病、疮疡等，从痰着手，常有效验。

关于治痰之法《医学准绳大要》说：“痰饮变生诸症，形似种种杂病，不当为诸杂病前制作名，且以治痰为先，痰饮消，则自愈。”清代医家喻昌说：“治痰之法，曰祛、曰导、曰涤、曰化、曰涌、曰理、曰降火、曰行气。”可谓治痰法之大要。但用之临床，当视具体病人而异，分别选用燥湿化痰、清热化痰、温阳化痰、理气化痰、软坚化痰、搜风化痰、逐瘀化痰等方法。

痰与饮同为病理性产物，又都是致病因素。由于气滞血瘀，可致津液为痰，痰瘀胶结，深入隧络，终成痼疾，治疗颇为棘手。故有“瘀痰同源”的说法。《丹溪心法》云：“肺胀而咳，或左或右，不得眠，此痰夹瘀血，碍气而病。”《血证论》亦云：“血积既久，亦传化为痰水。”痰瘀同见，可见于多种疑难病证，如胸痹、中风、痹病、积聚、神志异常、痰血、带下、崩漏、顽固性疼痛等。因此痰瘀同治是治疗疑难病证的一个重要方法。如对于关节肿大疼痛、曲伸不利的痹病，在治疗时除按其属性选方用药外，既要选用川牛膝、桃仁、红花、当归、路路通、穿山甲等活血通络之品，又要选用白芥子、南星、全蝎、僵蚕等化痰剔邪之品。三者结合疗效更好。

顽病痼疾施虫剂

应用虫类药物治疗疑难痼疾，已成为古今医家较多运用的一种方法。疑难病中凡久治无效、百方无功、医者乏术之时，利用虫类药之药性猛烈入络搜邪的特点，往往可起沉疴痼疾，得到较好的疗效。

所谓虫类药，常用者如全蝎、蜈蚣、僵蚕、地龙、水蛭、虻虫、蝉蜕、白花蛇、乌梢蛇、蟾酥、斑蝥、䗪虫、蜣螂、穿山甲、蛴螬、蝼蛄、蟋蟀等。

此类药的共同特点是，大多性燥而有毒，药性猛烈。对一些疑难痼疾，正是利用虫类药的这一特点来达到通络剔邪、化瘀止痛之目的而取效的。

据统计，用虫类药治疗顽痹、坐骨神经痛、血管神经性头痛、中风偏瘫、颜面神经麻痹、脑外伤后遗症、癫痫、血栓闭塞性脉管炎、慢性骨髓炎、肿瘤、慢性活动性肝炎、百日咳、荨麻疹、肾小球疾病、高脂血症、心绞痛、高热惊厥等疾病，均曾取得理想疗效。

笔者在用水蛭粉治疗缺血性中风，用全蝎、蜈蚣等治疗疑难杂病方面也有不少获良效的案例。近代善用虫类药治疗疑难病证的南通朱良春先生，在应用虫类药方面积累了丰富经验。经他苦心研制的以全蝎、蜈蚣、乌梢蛇、地鳖虫等虫类药为主的“益肾蠲痹丸”，治疗类风湿性关节炎和脊柱骨质增生，能获得满意的疗效。除此以外，他还擅长运用虫类药治疗内科一些顽证，如血管神经性头痛、慢性肝炎、阳痿等。

应用虫类药治疗疑难病证虽然每获良效，但也不能盲目乱用。而应根据病人的病情、证候、体形等情况，在辨证后酌情使用。由于虫类药多性燥而力猛，不少药有毒，祛邪虽有力，而伤正亦不容忽视，故必须适当配合扶正养阴之品，如补气之党参、白术，养阴补血之当归、生地、麦冬之类，以纠其偏性和烈性。虫类药多有一定毒性，有些毒力甚强，故应用时多要依法炮制。且用法上一般去头足，不宜用煎剂，多研末冲服或装入胶囊吞服。用量上应严格掌握，一般先从小量开始，逐渐加大剂量，不要图速图快而孟浪从事。只要辨证正确，选药精当，用量准确，虫类药往往是治疗疑难病证的一个有力武器。

疑难久病须扶正

疑难病证大多病程较长，缠绵难愈。有的本身发病即由于正气不足，抵抗力差，邪气乘虚而入，即所谓“邪之所凑，其气必虚”。邪入以后，由于自身不能抗邪外出，邪气留恋，正虚邪恋，致成慢性病况；有的则因为病程长，正气日耗，加之调养失当、治疗失误等原因，日渐形成正虚邪盛正邪胶着的复杂局面。在各种疑难病证中，适量恰时地运用扶正之法，是非常重要的一着。

虚证是人体正气虚弱的总称。其形成有先天不足和后天失养等原因。虚证的常见类型有气虚、血虚、气血两虚、阴虚、阳虚、阴阳两虚以及津、液、精、各脏腑虚损等。在众多的疑难病证中，或多或少或主或次地存在着虚证表现和虚证病理病机。常见的如胸痹、不寐、中风、眩晕、消渴、虚劳、阳痿、鼓胀等病证，大多以虚证为主或虚实夹杂。在各种类型的虚证中，以气血阴阳虚损最为多见。其临床表现虽各不相同，然其常见症状有面色淡白或萎黄，精神委靡，身疲乏力，少气懒言，心悸气短，形寒肢冷，大便滑脱，小便失禁，舌淡胖嫩，脉虚弱或沉迟无力等。若与瘀血、痰湿、寒凝、湿热相兼，则除虚证表现外，又可兼见其他证候。如中风病，除兼偏瘫、麻木、语言謇涩、功能障碍、舌歪神迷、脉涩等症状外，常见患者纳差、肢体萎软、倦怠乏力、少气懒言、舌淡脉弱等症，表现为气虚血瘀的症状。当此之时，用王清任之补阳还五汤并随证加减且重用黄芪，以补气活血，常可取得较好疗效。再如肝硬化合并腹水患者，常见神疲气短、形体消瘦，腹大如鼓、腹壁脉络暴露、小便涩少等症，中医辨证多为正虚为主，虚实夹杂，气虚兼有血瘀、气滞等证。用强力利尿，虽可暂缓一时之急，收一时之效，但有时容易鼓胀如故。中医治此等证候，扶正祛邪是最基本治法。如属气虚证候者，常用人参、黄芪、白术补气，佐以活血软坚、利水、消癥之品，攻补兼施，疗效比较理想。

扶正之法在众多疑难病证之中应用十分广泛，人皆尽知。然用补的时机、用补的多少、补药的选择、剂量的大小、攻补的结合、攻补的比例，及其峻补、平补、温补、清补、补消结合、阴阳双补、气血双补等方面，均与疗效密切相关。全在临床根据实际病情，灵活决定补法的实施。如果补法用得适时、准确，攻补之间关系处理得好，那么不少疑难病证是可以转危为安的。

益中焦疑难可解

脾胃位处中焦，职司运化，为后天之本，气血生化之源，古今医家对中焦脾胃在生老病死中的重要作用认识尤为深刻。《素问》云："人以水谷为本，故人绝水谷则死。"李东垣《脾胃论》说："胃虚则五脏六腑、十二经、十五络、四肢皆不得营运之气而百病生焉。"临床上许多疑难病证都与脾胃有密切关系。或因疑难病证迁延不愈日久累及脾胃，或由脾胃薄弱，日久气血化源不足，正气日衰，难病更难，或由误诊误治（如过燥伤阴，过苦败胃，过腻碍运，使脾胃一伤再伤）；或因病中食积痰饮停积中焦，升降失常，气机阻滞，呕吐泻利致脾胃受伤。不论何种原因，由脾胃先病累及他脏，或由他脏病而后再伤脾胃者，均不应忽视脾胃在疑难病防治中的重要作用。因为不论何病，凡内治者均要通过脾胃受纳吸收运化，药物才能发挥疗效。如脾胃虚弱或失健，任何灵丹妙药不能吸收转输脏腑经络，也无法发挥理想疗效。

疑难病证中其病位在中焦脾胃及其所连属经络者，表现出与脾胃相关的症状者调理脾胃自不待言。若他脏有病日久不愈，病属疑难者，亦当兼顾脾胃；有的疑难病久治无功，属脾胃虚弱无力运药者，健运脾胃又为首选之法。

临证中人们对恢复脾胃功能常局限于益气健脾、升阳行气、消积化滞几法，实则凡一切影响中焦脾胃功能的种种因素，或脾胃功能本虚者，均属调理脾胃范畴。诸如益气、温中、清热、消积、健脾、行气、升陷、降逆、燥湿、祛痰、芳化、养阴、生津、泻下、固涩等法，均直接或间接地有助于恢复中焦功能，对消除一些疑难病证有益，应注意合理、恰当地选用。

饮食调理一法在疑难病证治法中应引起足够的重视。人们常说的慢性疾病应“三分治，七分养”是很有道理的。人体由疾病状态转化到正常状态有一个过程，在这个过程中，凡正虚邪微者不需要大剂克伐攻邪，而应主要应用饮食调理，促其自己恢复，正如俗语说的“药补不如食补”。如在糖尿病病情稳定期间，亦需要饮食调理一法，忌食糖，控制饮食，而宜选用苦荞面、南瓜、山药、鸡内金、银耳、木耳、魔芋、玉米须等食品或中草药长期食用，其他肝病、胃病、肾病等疾患中莫不如此。

通二便可释疑难

大便是人体排除体内糟粕和毒素等代谢产物的重要途径。通大便可以排除肠内积滞、荡涤实热、攻逐水饮寒积瘀血等。正如古今所说的“要得长生，肠中常清”。由于肺与大肠相表里，对某些肺部病变可通过利大便而获效。通下药大黄还有很好的控制胃肠出血的作用。因此，下法在疑难病证中是一个常用方法。

金元时代张从正对下法颇有研究，他认为下法可以使壅碍既夺，重积得减，则气血流通，而自身体健，胜于服补药。于是他不但主张用攻下疗法治脾胃方面的疾病，而且认为伤寒大汗之后，重复劳热，热气不尽者，可下；杂病腹中满痛者，此为内实，可下；目黄九疸食劳，可下；落马坠井，跌仆损伤，肿发焮痛日夜号泣不止者，可下；杖疮发作，肿红焮及上下，语言错乱，时时呕吐者，可下。温病大家吴又可提出："大凡客邪，贵乎早逐，乘人气血未乱，肌肉未消，津液未耗，病人不致危殆，投剂不致掣肘，愈后亦易平复，欲为万全之策者。不过知邪之所在，早拔病根为要。"虽然针对温疫病而言，但对于各种疑难杂症均有启发。

现已研究证实，下法可刺激胃肠道蠕动，排除胃肠积滞以及肠内异常代谢产物、细菌和毒素；可以改善胃肠道血液循环，降低毛细血管通透性，也有一定的减轻肺瘀血、脑充血等作用，运用得当，对某些疑难病证有较好的疗效。

泻下药中常用的大黄、芒硝、番泻叶等其用途已广为熟知。其他如当归、肉苁蓉、麻子仁、桃仁、杏仁、柏子仁、郁李仁、蜂蜜等，用量较大时，也可起到缓泻作用。笔者临床体会大黄是一味通便泻下活血止血的良药，在疑难病证中有着广泛的用途，对于慢性肾炎尿毒症、上消化道出血、高血压病、中风先兆、出血性中风、癫痫狂、黄疸、痢疾、胆石症、食积、顽固性呕吐、习惯性便秘等，只要辨证准确，剂量使用得当，炮制如法，均可大胆使用。

决明子一般常用于眼科的风热目赤、羞明多泪等症，但现在已知其有消炎和泻下、降血压、降血脂等作用。故在一些心脑血管疾病如高脂血症、动脉硬化、高血压及中风先兆症中，如病人有便秘、头昏、目赤等热症表现时，用较大量（20～

30g）以取润肠缓下之功，可较好地改善症状。

小便是排出体内病邪的又一重要通道。除了膀胱、肾本身的一些疾病，如肾炎、肾盂肾炎、膀胱炎等常用利小便方法外，其他一些疑难杂病治疗时也常用此法。如泄泻（利小便以实大便）、癃闭、失眠（导热下行）、高血压（降低血容量）、痰饮、水肿、心脏病、口舌溃疡等病的治疗时，通利小便之法均为常用，不失为某些疑难病证的重要治法。

治疑难莫忘解毒

中医理论认为“毒邪”致病者不在少数，内伤杂病中不少，外感热病中尤多。很多病都兼有“毒邪”或以“毒”为主要致病因素。从毒邪的来路讲，有外毒、内毒之分。外毒即外受毒气或毒邪，内毒系机体在有害因子作用下所化生的对人体的有害物质。如“血毒”、“溺毒”、“痰毒”、“火毒”、“热毒”、“便毒”等，很多毒邪所致疾病即属疑难病证，如“阴阳毒”、“疫毒痢”、“水毒”、“痉厥”等，也可见于血小板减少性紫癜、过敏性紫癜、痢疾、尿毒症、乙脑、流脑等疾病。

由于毒可致热，又可伤阴耗气，动血腐肉，损伤脏腑，故对某些因素所致的疑难病证，正确应用解毒疗法，的确可以提高疗效。

解毒的方法甚多，举凡宣透外毒、通下解毒、疏利解毒、清热解毒、化浊解毒、化痰解毒、扶正解毒、活血解毒等，均可酌情应用。本书有专篇讨论，可参阅之。

有人认为解毒法主要针对温热病而言，此说固然不错，但在内伤杂病中，亦有不少毒邪所致之疾病，所谓“物之能害人者皆曰毒”，“万病成毒”，即说明了毒邪致病的广泛性。近年来有人治疗中风病、萎缩性胃炎应用化瘀解毒法，取得了理想疗效，引起了国内外关注；对慢性肾炎、肾病综合征，也有用攻下解毒法治疗取得良好疗效的报道。

补肾活血疑难寻

疑难病患者大多患病日久，或素体先天不足，或久病后天失养，或年老肾气先衰，初病在经在腑，久病及脾累肾，故疑难病证久治无效者，不妨从肾立论辨证施治，多可收理想疗效。张景岳对此早有明论。他说："凡水火之功，缺一不可。五液充，则形体赖而强壮；五气治，则营卫赖以和调。此命门之水火，即十二脏之化源。故心赖觉察，则君主以明；肺赖之，则治节以行，脾胃赖之，济仓廪之富；肝胆赖之，资谋虑之本；膀胱赖之，则三焦气化；大小肠赖之，则传导自分……水亏其源，阴虚之病迭出；火衰其本，则阳虚之证丛生。故五脏为人身之本，肾为五脏之本，命门为肾之本，阴精为命门之本。"我们在临床也体会到，"五脏之伤，穷必及肾"，"难病无着，肾中求之"，在疑难病证治中如早佐补肾之品，先安未受邪之地，或补肾为主，缓图治本，兼顾他邪，每每振废起颓，喜收殊功。

补肾方药极其丰富，峻补缓补，力强力弱，偏温偏凉，补泻相兼，自当临证权衡病情而仔细斟酌。但我们以为，除危急重症需大剂峻补外，疑难病证中以慢性病居多，选药多侧重于性平力缓、不过于温凉之中庸之品，如山萸肉、枸杞子、菟丝子、杜仲、桑寄生、牛膝、覆盆子、沙苑子等；组方多重用阴阳水火互济之剂，如杞菊地黄丸、金匮肾气丸、济生肾气丸等，以图守方徐图，日久见功。

肾虚是疑难病证常见病机，而血瘀也常伴肾虚而生。我们长期观察发现，肾虚血瘀是众多疑难病病机关键所在。肾虚脾弱，阳衰阴凝，气滞血瘀，湿阻痰生，均可导致肾虚血瘀之证。行气健脾化痰利湿诸法自不可缺，但尤应抓住根本，补肾与活血相兼，常于六味地黄丸、肾气丸诸方中加入丹参、川牛膝、川芎、赤芍、生山楂、益母草、桃仁、红花、三七等平和的活血化瘀药二三味，暂用或略加较峻猛的虫类破血药，久用可见其效。

第五章　脑脏生理病理证治探讨

对脑生理病理的再认识

（一）脑当为脏论

中医学传统理论认为，脑为“奇恒之腑”，主管精神、意识、思维和运动感觉等功能，但又将其生理功能和病理变化归于心，即心主神明论。这种以五脏为中心，心为五脏六腑之大主的理论，一直是中医学的理论核心之一，在当时对人体认识水平的条件下，这种较粗略地将人体分为五大系统的认识，将脑的主要功能归属于心的做法，起到了执简驭繁的作用，在临床上也有积极的指导意义。但随着医学的进步，这一理论多年来一直使后学者甚感迷惑，并与西医理论难于结合。我们在长期研究中医经典理论的基础上，结合自己的长期临床实践，认为应当倡导“脑当为脏论”，主张建立中医独特的脑脏系统，以完善中医脑病证治学理论，并用以指导脑脏系统的疑难病证的辨证与治疗。我们认为这个问题很值得讨论。

限于历史条件，在藏象学说形成之初，古人把人体内脏用心、肝、脾、肺、肾五大系统进行分类，把脑的生理功能和病理变化归属于心，是可以理解的。但将脑列在奇恒之腑中，却显系不妥。《素问·五脏别论》曰：“所谓五脏者，藏精气而不泻也，故满而不能实。六腑者，传化物而不藏，故实而不能满也。”脑具有藏精气而不泻，满而不能实的生理特性，显然理应为脏。正如《素问·五脏生成》所谓：“诸髓者皆属于脑……诸血者皆属于心；诸气者皆属于肺，”言及脑贮藏精气功同心、肺等脏的功能。且“十二经脉，三百六十五络，其血气皆上注于面而走空窍”（《灵枢·邪气脏腑病形》）。更何况“人始生，先成精，精成而脑髓生”（《灵枢·海论》）。这说明不论是从先天或后天来看，脑皆具有藏精气而不泻的脏器之特性。

至于《素问·五脏别论》中将脑与髓、骨、脉、胆、女子胞统命之为“奇恒之腑”，言其异于一般的六腑，似较勉强，这也说明当时人们对脑的重要生理功能的认识还不全面。《灵枢·海论》曰：“脑为髓之海，诸髓皆属于脑，”可见脑为贮藏精气之脏，岂能将贮藏之器与被藏之物同列为“奇恒之腑”？再者“肾主骨，骨生髓”，“夫脉者，血之府也”，胆者贮存清净之汁，女子胞主孕育，其皆具有藏精气而不化物的特点，同时又具有通行、排泄之作用（但其排泄物却非全是糟粕，而是有用的精微物质）。然而脑只具有“藏精气而不泻”的功能，却无通行排泄之作用。显然，将脑与其他五者同属奇恒之腑，实属牵强，将其视为一个独立的脏，方显合理。

由于受到古代哲学、政治、伦理、科技水平等因素的影响，虽然心主神明的观点千百年来在中医传统理论中一直占有主导地位，但前贤仍不乏倡导脑为脏而主神明的观点。虽然《黄帝内经》中未明确提出脑主神明的观点，但已初步认识到脑具有听觉、视觉、思维、情感等神志活动的功能。如《素问·脉要精微论》说：“头者，精明之府，头倾视深，精神将夺矣。”精明指眼目而言，而眼目所以能精“明”，是因其以脑为内脏。头倾视深，因其神夺，表明头与神有着内在联系。并指出：“夫精明者，所以视万物，别白黑，审短长。以长为短，以白为黑，如是则精衰也。”《灵枢·海论》又谓：“脑为髓之海……髓海有余，则轻劲多力，自过其度；髓海不足，则脑转耳鸣，胫酸眩冒，目无所见，懈怠安卧。”这些论述从病理和临床角度说明了脑髓有主精神、运动和感觉的功能。《金匮玉函经》则进一步认识到：“头者，身之元神，人神所注。”指出了头是人体最重要的器官，是神志汇聚之处。至晋时的道家著作《黄庭内景经》则极力倡导“脑神说”，并将脑分为九宫，其中一宫名曰泥丸，谓“脑神精根于泥丸”，“泥丸百节皆有神”。因其具有独特的理论价值和临床指导意义，遂被诸多医家认可并发扬光大。如隋代杨上善的《黄帝内经太素》谓："头者，心神所居"，说明了神虽统于心而宅于脑。宋代陈无择《三因极一病证方论·头痛证治》曰："头者诸阳之会，上丹产于泥丸宫，百神所居。"已经明确认识到头为人神注聚之处，气血诸阳上奉而养之，至为重要；"百神"泛指各种神志活动，其皆聚积于脑中泥丸宫。明清以后，诸多医家更清楚地认识到，人的神志活动是人脑的产物，脑是神志活动的重要器官。李时珍说："脑为元神之府。"汪昂在《本草备要》中曰："人之记性皆在脑中。小儿善忘者，脑未满也；老人健忘者，脑渐空也。"而王清任则明确提出："灵机记忆不在心而在脑。"随着人们认识的不断深化，诸多医家不但认识到了脑为脏而主神志的生理功能，还认识到了脑有主宰生命，其性清灵不可受邪侵袭之重要性。如王肯堂《证治准绳》曰："盖髓海真气之所聚，卒不受邪，受邪则死不可治。"

综上所述，我们认为传统的藏象学说对脑的论述有明显的不足之处，尤其是对"心主神明论"有进一步深入探讨的必要。既然中医学是一门自然科学，就应当不断地吸取当代一切自然科学的研究成果来充实自己的理论体系，以期在继承的基础上加以提高，从而发展中医学术，振兴中医事业。为此，突破传统理论，建立中医的脑脏系统，无论对理论研究或对指导临床实践，尤其对研究探讨脑部疑难病的辨证与治疗，都具有非常重要的现实意义和深远的历史意义。

（二）脑的生理功能

脑位于颅内，其位最高，为元神之官，生命之主宰。脑藏髓，主神志，智能出焉。脑协调于五脏六腑，统辖四肢百骸。脑开窍于五官，灵机现于瞳子，应于语言。脑之经脉为督脉而统帅诸阳。

神志是对人的思维意识等精神活动的总的概括，即脑对外界事物的反映。神的起源与生命俱来。脑是神的物质基础，神是脑功能活动的外在表现。人的一切精神、意识、思维、情感、记忆等神志活动都受脑的支配，脑为人体生命活动的主宰，故文献中对心记述的"主明则下安……主不明则十二官危"（《素问·灵兰秘典论》）

的论点放在脑上较为合适。脑在人体诸脏中居主导地位，正如《灵枢·本脏》所谓："志意和则精神专直，魂魄不散，悔怒不起，五脏不受邪矣。"因此，脑之阴阳调和，气血充沛，则脑主神明，动静有序，内可调协五脏六腑吐纳化藏，外能统辖四肢百骸灵敏动觉。如此处事则精神振奋，思维敏捷，耳聪目明，博学强记，反之则精神委靡，反应迟钝，视昏耳聋，健忘失聪，神志昏迷等。

脑主神志为生命之主宰，全赖脑藏之髓。《灵枢·海论》云："脑者髓之海。"《素问·五脏生成》曰："诸髓者，皆属于脑。"髓为精气所化，髓海充足，则脑主神志，进而协调五脏六腑和统辖四肢百骸的功能才能正常行使。如此，则精神振奋，机体康健，反之则病。

脑主神志，除表现为支配人的思维、意识、精神活动之外，还具有对内协调五脏六腑的吐纳化藏功能，对外统辖四肢百骸的灵敏动作的作用。关于脑对各脏腑功能活动的调节作用，前人早有认识。《黄帝内经》中虽未明言脑有此作用，但对神志由此作用的表述颇为深刻。《素问·六节藏象论》云："凡十一脏，取决于胆也。"此胆者，意指胆量勇气，即是说五脏六腑的功能正常与否取决于人的精神意志决断状态如何。正如《素问·经脉别论》所说："凡人之惊恐恚恼动静，皆为变也……当是之时，勇者气行则矣，怯者则着而为病也。"《锦囊秘录》则曰："脑为元神之府，主持五神，以调节脏腑阴阳，四肢百骸之用。"脑统辖四肢百骸之用，在于通过汇聚于头颅的三阳经脉和督脉展运神机。如《灵枢·经筋》曰："足少阳之筋……从左至右，右目不开，上过右角，并跷脉而行，左络于右，故伤左角，右足不用，命曰维筋相交。"可见在《黄帝内经》时代，前人不仅认识到了脑司筋脉之功能，而且还认识到了筋脉具有左右交叉支配的特性，即脑左角受伤，则右足不用，反之亦然，这一"维筋相交"的理论，早已被现代医学所证实。故疑难病中风后常出现脑部病灶对侧的半身不遂、口眼㖞斜、肢体麻木无力等运动感觉的障碍。至明代，刘思敬又说："脑散动觉之气，厥用在筋……导气于五官，或令之动，或令之觉……导气入肤，充满全身，无弗达矣……（筋）以脑与周身联系之要约。”（刘思敏《内镜》）熊数凌的《中风论》说：“夫居元首之内，贯腰脊中，统领关骸，联络百节，为动魂魄之窟宅，性命之枢机者，脑髓是也。”这些论述，较为全面、细致地阐述了脑主神志、协调脏腑功能、统辖全身的生理功能。

五官诸窍，为脑之外窍，是脑的动感觉功能的重要表现。故杨上善说：“七窍者，精神之户牖。”（《太素·厥头痛》）七窍皆与脑密切相关，由脑主司其运动和感觉功能。《灵枢·大惑论》曰：“五脏六腑之精气，皆上注于目而为之精……裹撷筋骨血气之精而与脉并为系，上属于脑，后出于项中。”可见古人已认识到双目与脑直接相连。后世医家王清任在《医林改错》中明确指出了脑对眼目的支配作用：“两目系如线，长于脑，所见之物归于脑。”他还指出：“两耳通脑，所听之声归于脑”，“鼻通于脑，所闻香臭归于脑。”他亦认识到口之能言，舌尝五味，皆脑所主。据此可知，五官诸窍虽各有脏腑所主，但总统于脑，正如明代医家王惠源在《医学原始》中所说的：“人之一身，五脏藏于身内，止为生长之具；五官居于身上，为知觉之具。而目口鼻聚于首，最近于脑，必以脑先受其象而觉之，而寄之，而有之也。”通过多年观察患者眼神我们体会到，脑神之灵机现于瞳子，应于语言，故凡病而眼神炯炯，反应迅速，语言清晰者均有神而病轻，反之则病重难疗矣。传统藏象学说中将舌喻为心之苗，其实将舌喻为脑神之苗更为恰当。

关于脑与经脉的关系，我们认为脑的经脉应为督脉，并统帅诸阳。从理论上讲，头为诸阳之会，手三阳与足三阳经皆汇聚于头，并在督脉参与主管下进行活动。而且督脉又入属于脑。正如《难经·二十八难》说：“督脉者，起于下极之俞，并于脊里，上至风府，入属于脑。”此即言明，诸阳经脉上会于头，在督脉监督下，以接受脑的支配，进而主导调节全身的功能活动。另外，督脉在肾与脑之间起着输布精髓的作用，如李梴《医学入门》说：“脑者髓之海，诸髓皆属于脑，故上至脑，下至尾骶，皆精髓升降之道路也。”从督脉的主病来看，常有脊强反折、头重、头痛等表现，这是由于督脉循行脊里，直贯头脑的缘故。由于脑与督脉在生理病理上具有密切的联系，故“督为脑之经脉”之说不但有充分的理论根据，更重要的在于具有非常实用的临床指导意义，尤其对于辨治脑部疑难病，更具指导意义。

（三）脑与五脏的关系

我们倡导脑当为脏论，并非将脑与五脏割裂开来，孤立地看待，而是强调脑作为人体的一个十分重要的器官，应该给它以相应的地位，强调它在主导全身功能方面的重要性，并深入探讨脑的生理病理关系及其与其他脏腑的联系，从而为脑部疑难病的证治开拓一个新的领域。

脑要进行意识思维并协调全身各脏腑的活动，全赖五脏精华之灌注，六腑清阳之气以濡养。脑中气血阴阳津液精等物质充足，方能髓海充盈，神机敏锐，协调五脏六腑及统辖四肢百骸的功能健旺。

脑病的病机特点

根据脑的生理病理方面的特异性和治疗脑部疑难病的临床体会，我们认为脑部疾病有以下几个特点：

（一）“诸阳之会”阳易亢

头为诸阳之会，手足三阳经均循行于头面，“诸阳之督”的督脉也入于脑。因为头为诸阳会聚之处，阳者炎热，火性炎上，阳气易亢，故脑病以阳亢、火热证较多。诸如阳明腑实，热结肠腑引起的躁扰不宁、谵语，甚则昏不知人等；少阳火郁，胆热痰扰所致的头晕目眩、耳聋易怒、少寐多梦等；肝火上炎、风阳妄动以及肝阳上亢所致的昏厥、痉挛、震颤、麻木、眩晕、头痛、耳鸣耳聋、烦躁易怒，甚则癫狂等；阴虚火旺所致的颧红唇赤、虚烦不寐、健忘耳鸣、眩晕盗汗等；六淫之邪侵扰清空所致的头痛、头胀、头闷、眩晕、项强、肢体拘急挛痛诸症。

因此，我们在治疗脑病过程中，要注意运用清热泻火、平肝潜阳、通腑化痰、滋阴降火等法，以制易亢之阳。

（二）“元神之府”神易伤

脑为元神之府，主宰人的精神、意识、思维及一切生命活动，故脑病常以神志异常和神机失运为主要表现。

神志异常，因痰火上扰而元神逆乱者，可见性情急躁，头痛失眠，两目怒视，甚则狂乱无知，逾垣上屋，骂詈号叫，不避亲疏，或毁物伤人，气力逾常等；因元神被痰湿所蒙扰者，可见精神抑郁、神志时清时寐、表情淡漠、神识呆痴，或喃喃独语、喜怒无常等症；七情过极，均可导致元神失常，如突受惊吓，“惊则气乱”，脑气聚结不行，元神失其所司，则可突发昏厥倒地、神识不清等症，或遭受恐吓，惊恐不宁，以至“恐则气下”，脑气虚陷；或因汗吐下太过，元气暴脱，导致元神无所依附，出现昏愦不省人事、面色苍白、呼吸微弱、目合口开、汗出肢冷、手撒遗尿等症；或因颅脑外伤，伤络损络或络破血溢，侵扰脑神，可见头痛眩晕，神识昏迷，恶心呕吐，甚则昏愦如尸等。

神机失常的病变，常见于中风、痉证、痫证、脑肿瘤、脑外伤、脑积水等多种颅脑疾病中。在伴有神志异常的同时，还多伴有神机运行受阻，所主司的肢体、五官的运动感觉功能严重障碍，如肢体拘急痉挛，甚或角弓反张；或表现为肢体麻木、肿胀、重滞无力，筋惕肉瞤；或手足颤摇不已，或肢体偏废失用，甚或半身不遂；或七窍失司，则表现为言语謇涩甚或失语、舌根强硬、饮水呛咳、口角流涎、目多流泪、鼻多流涕、目光呆滞、视物昏花或视歧、口眼㖞斜、耳鸣耳聋等症。

凡此元神之病，由痰、湿、火、瘀、惊、恐而致者，治宜祛邪调神，采用相应的涤痰、祛湿、清火、化瘀、镇惊、补虚等法，力求使邪去则神自安。

（三）“清灵之窍”窍易闭

《素问·阴阳应象大论》曰：“清阳出上窍，浊阴出下窍。”《灵枢·邪气脏腑病形》曰：“十二经脉，三百六十五络，其血气皆上于面而走空窍。”此处所说的“上窍”、“空窍”皆即脑窍而言。脑窍贵在清灵通利，一旦闭阻，则脑神失养，神机不运而变证丛生。如因痰火瘀热闭阻清窍，火扰元神者，可见神识昏迷、烦躁谵语、抽搐肢厥等；因痰湿痰浊闭阻清窍元神被扰者，则可见神志模糊，语言不清，甚则昏不知人等症；或卒冒秽浊之气，浊邪害清，清窍闭塞，元神闷乱，则可见卒然昏不知人、口噤或妄言、面青肢冷等症；因气滞血瘀，或痰瘀交阻，或脑络破裂而血溢，最终可导致瘀血内停，水津外渗，水瘀互结于颅内，闭塞脑窍，可形成颅内水瘀证，临床表现为神明失主、肢体失用、七窍失司等各症，在幼儿可见到头颅膨大畸形、颅囟增宽、头面青筋暴露、双目下视、叩头犹有破壶之声等。

凡此脑窍闭阻之证，治宜祛邪开窍醒脑，酌情采用清热涤痰开窍、芳香辟秽开窍、活血利水开窍诸法，以使邪去窍开。

（四）“诸髓之海”髓易虚

《灵枢·海论》曰：“脑为髓之海。”《素问·五脏生成》说：“诸髓者皆属于脑。”髓为先天精气所化生，赖后天精血以濡养。髓海不足之源有如下三因：一为先天禀赋不足，肾亏精气化源不足，加之后天脾胃失调，精血难以为继，故而髓海空虚不满，可致幼儿“五迟”、“五软”；二因年老精亏，肝肾虚损，精气化源日竭，以致髓海渐空，故常出现头晕目眩，耳鸣耳聋，神疲健忘，肢倦嗜卧，甚或目光呆滞，向隅独语，傻哭傻笑，失认失算诸症；三则因为精髓升降出入之道壅塞失畅，或为瘀血阻遏，或因痰浊黏滞，或为癥积压迫，以至精血阴阳难于上奉于头，日久必致髓海不足，临床上此种因实邪导致虚象的脑病更为多见。

临证之时，对于髓海不足者，要注重补精益髓，益脑养神。对于实邪阻遏者还必须注意“大实有羸状”，酌情采用活血化瘀、涤痰通络、消癥化积之法，既祛其邪，又养其脑，方可取得较好疗效。此为脑病证治的另一大特点。

第六章 疑难病中有关“毒”的理论及临床指导意义

中医学“毒”的理论及古今各家的论述

中医学对“毒”的论述，最早见于《黄帝内经》。《素问·五常政大论》就有“寒毒”、“热毒”、“湿毒”、“燥毒”的记载。虽然《黄帝内经》主要是以异常的气候变化解释温疫病的发生，但它已经提到了“毒”的类别，注意到六淫以外的致病因素，提出了“不相染者，正气存内，邪不可干，避其毒气”的见解。东汉张仲景《伤寒杂病论》虽未提出解毒治法的概念，但书中所载的栀子豉汤、麻杏石甘汤、白虎汤、承气汤、大黄黄连泻心汤、白头翁汤、茵陈蒿汤、升麻鳖甲汤诸方，却为后世宣透、通利、清热、化浊、化瘀等解毒法奠定了基础。

晋代葛洪《肘后备急方》肯定了《黄帝内经》毒气致病的观点，明确指出：“某年岁中，有厉气兼夹鬼毒相注，名为温病。”在治疗上已经提出了“透毒”、“吐毒”、“解毒”等概念。书中黄连解毒汤、黑膏汤诸方已经形成了解毒法的雏形。

至隋代，《诸病源候论》认为外感热病的发生，是六淫夹毒所致。书中还对自然界中毒的产生、致病机理及临床表现做了简略论述。并认识到，六淫侵袭人体后可以化毒。如“风热温气，搏于皮肤，使血气涩不行，蕴积毒气”。“寒气客于皮肤，搏于气血，腠理闭塞，气不得宣泄，蕴积毒气”。

唐代《备急千金要方》、《外台秘要》博采诸家之长，收载了许多解毒名方，如犀角汤、犀角地黄汤、苦参汤、石膏汤等。为解毒法的运用积累了丰富的经验。

金元四大家之一的刘河间，通过长期观察研究和临床总结，认为治疗外感病要重视清热泻火解毒，主张药用寒凉，以解热毒。为解毒法的应用开辟了蹊径。

明代吴又可在《温疫论》中提出“温疫之为病，非风、非寒、非暑、非湿，乃天地间别有一种异气所感”。所谓异气，即异于六淫之气，吴氏又称之为“疫气”、“戾气”。他说：“疫气者，乃天地之毒气。”可见，疫气属于毒气之类，是引起温疫发生的主要物质。吴氏对疫气的特性及致病特点做了客观的论述，使温病病因学说发展到一个新的阶段。在治疗上提出了宜泻而去其邪，勿补而裹其毒的观点，强调祛邪解毒为温病治疗的基本法则。

清代，随着温病学理论的日趋成熟，毒与解毒法的理论已得到了更大发展。大多数医家都承认毒的存在，对其产生条件、致病机理及临床特征做了广泛的讨论，并对病理化生之毒有所阐发，解毒治法日臻完善。如喻嘉言《尚论篇》首先提出：“未病前先服芳香正气药，则邪不能入，此为上也。邪既入，则以逐秽为第一要义，上焦如雾，升而逐之，兼以解毒；中焦如沤，疏而逐之，兼以解毒；下焦如渎，决而逐之，兼以解毒。”这种三焦分治，逐秽解毒的法则，已得温病治法之肯綮。温病大家叶天士在《临证指南医案》中指出：“阳明血热，久蕴成毒。”治疗上提出“毒甚化之”的观点，对“毒不化而转陷”之证，主张“藉芳香以搜逐”，“使蕴伏之毒透发为主”，“毒伏于阴，亦有下夺之法”。对气衰毒陷，亦有温阳以“救里托毒”的先例，充分体现了叶氏辨证论治强调解毒的临床经验。余师愚著《疫疹一得》，通篇以毒为因，以清瘟败毒为治，并盛赞刘河间“清热解毒之论出，有高人之见，异人之识，其旨既微，其意甚远”。清末何廉臣在其所辑的《重订广温热论》、《重订全国名医验案类编》等著作中，对毒邪致病机理、解毒治法及方药运用均有重要发挥。其他如杨栗山、雷丰、刘松峰、王清任、刘复民等为解毒法的发展亦做出了杰出的贡献。

新中国成立后，中医界对邪毒致病说有了进一步阐发，使之成为温病学理论研究的一个重要组成部分。1964 年，南京中医学院主编的《温病学讲义》认为“温病的致病主因是感受温热病毒”，分为“风热病毒”、“暑热病毒”、“湿热病毒”、“燥热病毒”四类。

1981 年，我们在《中医杂志》上撰文，对温病中毒的概念及临床意义做了专题讨论，提出“六淫邪盛化火成毒”的论点，并对毒的致病特征做了探讨（中医杂志，1981，〈8〉：5）。同年，黄星垣研究员亦提出了“毒寓于邪”、“毒随邪入”、“热由毒生”、“变由毒起”的论点（中医杂志，1981〈7〉：5），在中医界产生了很大的反响。1982 年，周泽泉以“温病解毒治法之探讨”为题，将解毒法归结为宣透解毒法、清里解毒法、避秽解毒法、通利解毒法四类（湖南中医学院院报，1982〈3〉：110），较系统地论证了解毒法的范围和具体运用。

毒的涵义及其在病因学中的地位

（一）毒是一个病因概念，是一类致病物质的总称

“毒”的含义比较广，《辞海》记载：“物之能害人者皆曰毒。”在温病学中的“毒”是一个病因概念，是一类致病物质的总称。此类物质体积微小，多混杂于其他物体之中，难以用肉眼直接观察，但具有较强的致病作用，对人体危害甚大，因而古人称之为毒。毒有内外之分，外毒是自然界产生的能对人产生毒害作用的致病物质，内毒是人体在病理状态下化生的有害物质，二者在温病的发生、发展、变化中均起着重要作用。

外毒又叫“毒气”或“病毒”，类似于现代生物性致病物质。《诸病源候论》说：“四时之间，忽有非节之气，如春时应暖而反寒，夏时应热而反冷，秋时应凉而反热，冬时应寒而反温。非其节而有其气，一气之至，无人不伤，长少虽殊，病皆

相似者，多夹于毒。”并说：“毒者，鬼毒之气。”“鬼毒”二字说明其致病乖戾，变化多端，形体细微，难以观察。现代学者大多认为毒是一类客观存在的致病物质。许多人在解释某些传染性疾病的病机时，均以毒作为致病主因。现行的温病学统编教材中，虽以温热病邪作为温病的致病主因，但是明确指出，这种温热病邪并非单纯的物理性致病因素，亦包括致病微生物在内。这些致病微生物实际上就是古人所说的“毒气”或“病毒”。

《肘后方》认为：“毒有差别，致病各异。”吴又可《温疫论》明确指出：“一气自成一病。”温病病种的多样性证实了毒有种种不一，但是对毒的分类，古人尚无统一的提法，有的按影响外毒产生的气候条件不同分为“风毒”、“热毒”、“湿毒”、“燥毒”等。亦有按病证特征分为“斑毒”、“疹毒”、“痘毒”、“麻毒”等。对外毒进行种类划分，主要目的是为了阐发各种温病特殊的病理变化，并指导临床“审因论治”。但是按四时气候突变划分成“风毒”、“热毒”、“湿毒”、“燥毒”，容易混淆毒与六淫的概念，且无主语解释各种温病的特殊性。而按病证特征划分则有利于病因理论的深化，有利于阐明各种温病发生、发展、变化的机理，为辨病、辨证求因、审因论治提供重要的理论依据。因而有主张以各种温病病名来标毒名（江苏中医，1964，〈7〉：封二），这样既符合吴又可“一气自成一病”的观点，且切合实际，接近于现代医学对病因的认识。

内毒不同于外毒，它是外邪作用于人体，病理及代谢产物积聚郁滞所化生的一类有害物质。因其产生部位不同，对人体造成的损伤各异，古人将它分为“血毒”、“溺毒”（《重订通俗伤寒论》）、“便毒”（《重订广温热论》）、“痰毒”（《沈氏尊生书》）等。内毒同样具有较强的致病作用，可使已患之温病进一步加重。

毒的概念，在温病学中出现很多，除病因外，在病名、治法、方剂中亦可大量见到。如“温毒”、“阴阳毒”“疫毒痢”、“化毒”、“泄毒”、“拔毒”、“解毒汤”、“败毒饮”、“消毒丹”等。但就毒来说，它是一个病因概念，是指一类致病物质。“疫毒痢”、“阴阳毒”等病名中的毒，是导致这些疾病的病因。这些病就是以这种致病原因而命名的。治法和方名中用到毒字，无非是强调该法或该方是以祛除病因、解除病毒为治疗目的，这里的毒，仍然含有祛除病因之意。

（二）外毒与外邪的关系

温病的外邪是指引起温病发生的外界致病原因，包括外毒和气候变化两方面因素。外毒隶属于外邪，是外邪中的主要致病物质。

外毒是温病的致病因素，毋庸置疑。但气候变化亦是引起温病发生的因素之一。它不仅是外毒产生和传播的重要条件，而且能降低人体防御能力，从而影响温病的发生、发展、变化。所以我们认为，温病外邪应该包括外毒和气候变化对人体影响两个方面。

（三）外毒是温病的致病主因

温病外邪包括外毒和气候变化两方面因素。那么，孰为致病主因？弄清这个问题，对温病的预防和治疗都有重要意义。

在《黄帝内经》时代，人们虽已认识到疫病的发生与毒气有关，但仍以六淫作为温病的致病主因。嗣后，经过历代医家的长期观察和实践，逐渐认识到温病的发生，主要是因感染毒气所致，毒是温病的主要致病物质。

吴又可《温疫论》说：“春温、夏热、秋凉、冬寒乃四时之常，风、雨、阴、晴稍为损益。假令春应暖而反多寒，其时必多雨；秋应凉而反热，此季必多晴。夫阴晴旱涝之不测，寒暑损益安可以为拘，此天地四时之常事，未必多疫。”沈氏进一步说：“事实亦是如此，在气候反常的季节未必见有疫病，而现今所看到的热性传染病，又不一定在气候反常情况下才会发生、扩展……因此温病的致病原因，不是外感六淫，而是属于生物性的病毒为患。所以，温病具有传染性。”（江苏中医，1964，〈7〉：封二）临床实践和现代科学均已证实，外毒是温病的致病主因，有外毒的侵入，才有罹患温病的可能。避其毒气，就不会发生温病。气候变化只是影响温病发生、发展、变化的一种条件，而不是能决定温病能否发生和发展的主因。

毒有种种不一，致病理由强弱不等，侵入途径和损害脏腑经络各异，因而表现出各具特征的温病。而这病种的多样性很难用单纯的气候变化来解释。譬如同是在春季风热气候下发病，有的发为痄腮，有的发为麻疹，发病时间、病变部位、病程经过、轻重程度、临床表现有着显著的差异，这说明温病的病种，并非决定于单纯气候变化的物理性因素，而是由毒这类物质所左右。感受的外毒不同，发生的温病亦不相同。即吴又可所说的“一气自成一病”。

自古以来，温病病因学说主要有六淫、毒气、戾气三种。六淫学说虽能指导临床辨证施治，但在阐发温病病因病机诸方面尚有许多难以解释之处，孟澍江教授曾经指出：“六淫病因学说，在很大程度上是一种病机概念，它与现代医学早已弄清楚的生物性致病因素存在着显著的差别。目前之所以还要沿用六淫病因说，是因为温病学和其他学科一样，因证脉自成体系……但是，不能长此以往，必须进行改革才能适应时代发展的需要。因此，如何找出六淫病因学说的客观规律，使它得到合理的解释，并与现代医学的病原微生物说获得合理的统一，这实是今后研究温病学的一大任务。”（江苏中医杂志，1981，〈5〉：1）

毒的产生

（一）外毒的产生

外毒是自然界气候变化作用于某些物质而形成的。气候变化是外毒孳生繁殖的条件，一定的物质则是毒孳生繁殖的基础。提供外毒孳生繁殖的物质很多，有动物、植物、饮食物等，尤其是动物死亡和植物腐烂变质，最容易孳生繁殖外毒。

自然界各种物质的产生和变化，都离不开一定的温度、湿度、气体流通、气压、日光照射等条件。我国古代劳动人民通过长期的生活实践和观察，把这些复杂的变化概括为风、寒、暑、湿、燥、火六气，它是宇宙万物生长存在必不可少的条件。毒是一类致病物质，它的孳生、繁殖自然受六气变化的制约。古人对此早有认识。刘复民在《时疫解惑论》中说："《素问》遗编归纳木、火、水、金、土五疫。此五疫者，实即风、暑、燥、寒、湿五气郁酿之秽毒。"外毒的孳生、繁殖过程非常复杂，有时是数气综合作用的结果。《诸病源候论》中就有"杂毒因暖而生"的论述。清代叶霖又曰："盖旱涝兵火之余，烈日郁蒸尸骸之气，与亢盛之气混合化为渗历之毒，散漫于天地之间，沿门阖境最易沾染。"近代学者瞿秋云亦说"长夏秋初雨湿较盛，酷热蒸发湿气上腾，污浊之物最易腐烂成毒"。这些客观的论述，充分说明了外毒生成的基本条件。

没有风、寒、暑、湿、燥、火六气，就没有外毒的生成。但是六气变化必须作用于某些物质后才可生毒。生毒的物质存在于地面，因而古人认为，邪毒是天气作用于地气而生的。如张石顽说："时疫之邪，皆从湿土郁蒸而发。土为受感之区，平时污秽之物，无所不容，适当邪气蒸腾，不异瘴雾之毒，或发于山川、原陆、河井沟渠。"古人还有"阴水蕴毒，岚瘴蒸毒"及"大旱之一年，水涸日烈，河水每多热毒"的说法。自然界各种动植物的代谢产物、尸体都要归于土地，各种污秽之物亦都要落于地面，此类物质都可为毒的孳生、繁殖、产生致病力提供重要的物质基础。如遇气候变化，即可成毒。

封建社会，兵荒马乱，战争连绵，尸体载道，污浊遍地，使毒的孳生、繁殖具备了有利条件，因而温疫流行，造成"家家有僵尸之痛，室室有号泣之哀，或合门而殪，或复族而丧"的悲惨局面。这对古代医家认识温病致病原因是一个重要启示，许多人由此悟出温病的致病之因并非单纯的气候变化，从而产生了毒气、戾气致病的学说。邵步清说："疫病感天地之疠气，故有大毒，盖疫起兵荒之后，道路死亡无虚日，以致千百一家埋藏不深，阴天之阴雨不时，地之湿浊蒸动，致使死气、尸气、秽气随地气上升，混入苍天清净之气，而天地生物之气变成杀厉之气。”（《温毒病论·疫重解毒》）

人体营养的食品，如果存放不妥，腐败变质，亦可繁殖外毒。《诸病源候论》所说的“郁肉毒者，谓生肉及熟肉，内器中密闭头，其气壅积不泄，即为郁肉有毒”。另外，有一部分外毒，存在于某些动物体内，如射工毒虫所带的“射工毒”，沙虱带的“沙虱毒”等，这类动物体内的毒大多是动物在饮食时吸入体内，这些带毒的动物通过一定的途径，可以将毒传染于人，而导致温病发生。

总之，外毒是气候变化作用于动植杂物而孳生、繁殖的。它广泛地分布于自然界之中。当人体抵抗力降低时，外毒与气候的变异共同作用，引起温病的传染流行。了解外毒的生成，对预防和治疗温病具有重要的指导作用，亦进一步证实了外毒是客观存在的一类生物性致病物质。

（二）内毒的化生

内毒是温热毒邪作用于人体后化生的，温热毒邪及病理及代谢产物是基本物质。病理及代谢产物大量积聚不泄，邪热郁蒸即化为内毒。

1. 瘀热生毒　血液中含有组织器官的代谢产物，在病理状态下，大量的病理产物亦涌于血液之中。血脉通畅，则纳者纳，泄者泄，各归其所。若络损血瘀，则阻塞不通，各种病理及代谢产物停滞淤积即变为毒。何廉臣概括为“瘀热生毒”。徐德先亦指出：“离经之血，像散兵游勇一样，或聚或窜，可化为毒质。”（江苏中医，1980，〈4〉：27）

2. 水蓄成毒　水是体内各种津液的总称，既有对人体有营养作用的液态物质，亦包含一些有害的代谢废物。脏腑功能异常，三焦水道不畅，水液常因排泄障碍而蓄积。这样，代谢废物不得排泄，留蓄即可化生内毒。何廉臣把小便闭塞、尿液潴留化生的毒称作“溺毒”。日本汉方医家对水毒的产生和致病很有研究，他们认为“水血痞涩而郁蓄成毒”，“精郁则为毒”。

3. 痰热化毒　痰是水液代谢障碍而引起的病理产物。温病过程中的痰是热炼津液而成的。形成的痰在邪热的进一步作用下，可化生痰毒。沈金鳌说：“郁火凝结，久成痰毒。”（《沈氏尊生书》）痰毒与痰有所区别，它致病力强，具有火热的特性，是温病发生变证的因素之一。

4. 便结成毒　粪便是人体新陈代谢的终末产物，内含各种有害物质。若因内热而不能顺利排泄，燥热不通，即可化毒以加重病变。何廉臣称之为“便毒”。其实早在秦汉时期，人们已经认识到这一点。张仲景在《伤寒论》中就将燥屎作为病理性致病物质，并对其致病机理及临床表现有过精辟的论述。

血毒、水毒、痰毒、便毒四者虽然有异，但其形成都是邪热与病理产物及代谢产物相互作用的结果。邪毒侵入人体引起热证的病理变化，从而导致血瘀、水蓄、痰凝、便结化生内毒。

毒的特性

（一）毒性具有火热性质

温病中外毒和内毒的生成均以热为条件。在郁热条件下所生之毒，必具有火热的特性，毒的火热特性在临床上最为常见。

各种温病的临床表现均以发热为特征。这种共同特征是，各种病邪都有毒，在病变过程又不断化生内毒，内毒外毒的作用，就表现出这种发热的特征。温病发热的特征，反证了毒具火热的特性。

从临床治疗来看，对温病具有显著疗效的解毒类药物，多属寒凉之品，寒凉可以解毒，证明毒有火热之性。

清代医家余师愚在《疫疹一得》中对毒具火热特性有过明确揭示。他认为其行属火，“土遇之而焦，金遇之而熔，木遇之而焚”。“毒既入胃，势必敷布于十二经，戕害百骸，使不有以杀其炎炎之势，则百骸受其煎熬，不危何待”。王清任在说明毒可致瘀时亦说：“温毒在内，烧炼其血。”毒非火热之性，何具“煎熬”、“烧炼”之能。

（二）毒具有秽浊特点

外毒多由六气作用于动植物尸体及腐烂变质的物质所孳生、繁殖，内毒为体内病理及代谢产物在邪热蒸化下所生，其中又有一定的湿气参与，因此，毒又具有秽浊的特性。这种秽浊的特性，导致温病的临床表现大多具有秽浊的症状，如目赤多眵，舌苔黏腻，口臭，出气喷人，分泌物、排泄物臭秽难闻，毒害部位易腐烂成脓等。《诸病源候论》说：“热毒甚者，伤于肠胃，故下脓血如鱼脑，或如烂肉汁。”余师愚亦曰：“口中臭气，令人难近，使非毒火熏蒸于内，何以口秽喷人乃尔耶。”吴鞠通亦说：“温毒者，秽毒也。”

古代劳动人民常用芳香之品预防温病的传染流行。即喻嘉言所说的“未病前，预服芳香正气药则邪气不能入”。治疗温病除逐秽解毒外，亦多用气味芳香药物。叶天士常于清热之中加菖蒲、金银花、郁金等芳香之品。何廉臣曾曰：“毒非芳香不除”，芳香逐秽可以解毒，从而预防和治疗温病。临床实践验证了毒有秽浊的特性。

（三）致病性强

外毒、内毒具有火热、秽浊之性，因而有较强的致病性。人体感受外毒后，正气稍弱，就可能发病。若毒力强，体质强健之人感后亦可发病。正如吴又可所说：“若其年气来之厉，不论强弱，正气稍衰者，触之即病，则不拘于此矣，其感之深者，中而即发。”感受邪毒所发之温病，大多病变迅速，病情危重。有的一病即进入气分而无卫分过程，以致初起即见壮热、汗多、烦渴、脉洪大等阳明气分证候；有的经由卫分逆转心包，而出现神昏谵妄等神志见症；还有些发病即见气营血分同病之象，如高热、斑疹、肿痛、神昏等；更有甚者，邪毒可直中心包、肝经猝然引起昏迷或痉厥之变。《伤寒指掌》曰：“温疫阳毒发斑，面如涂朱，眼如喷火，六脉洪大，燥热欲死。”其他如毒伤脉络之衄血、吐血、便血，热毒内陷之厥脱，损伤肾络之尿闭等病情危重的程度，足以证明邪毒致病性之强。

（四）致病有特异性

外毒侵入和致病大多具有特异性，感染的外毒不同，则病变部位、病程经过及临床表现亦不同。

侵入途径的特异性：外毒的侵入，有一定的途径。大凡人体与外界相通的管道都是外毒入侵的途径。如口腔、鼻咽、皮肤腠理、尿道等。杜树明在《四川中医》1983 年第 9 期报道过对 1300 例高热病人做的调查：“由外而入，首先犯肺者占 47%；直走中道者占 22.3%；下注膀胱占 18.4%；其他占 12.3%。”就某一种外毒来说，其侵入途径则有其特殊性，如诸感冒、麻疹、痄腮等均随呼吸而入；疫黄、伤寒、绞肠痧、痢疾等随饮食由消化道侵入；疟疾、稻田热等则由皮肤腠理而入。

病变部位的特异性：每种温病在不同个体之间，具有相同的脏腑经络的病理变化。如痄腮以两腮病变为主；麻疹以肺、胃和肌表的病变为主；伤寒、痢疾以胃肠为主；疫黄以肝为主。这种相同的脏腑经络的病理变化是由相同的毒所致的，说明外毒侵入人体后，有特异性的病变部位。某种毒与人体某个脏腑经络有着特殊的亲和力。这种特殊性的定位，是温病种类不同的根本原因。吴又可曰：“当其时，适有某气专入某脏腑经络，专发为某病。”从而肯定了邪毒对人体的特异性损伤。

临床表现的特异性：每种毒的致病都有各自特殊的病程经过。如感冒的病程多局限于卫分和气分。麻疹的病程可概括为肺卫表证期、出疹期、肺肾阴伤期；疫斑则分为气营两燔期、正气虚脱期、肾阴枯涸期、肾虚不固期、邪退正虚期；伤寒可分为湿遏卫分期、湿热毒盛期、气随血脱期。这种特殊的病程经过，是由外毒对人体脏腑经络的特异性损伤导致的。

每种外毒侵犯人体后，临床表现也有特异性。如麻疹初起发热恶寒、鼻流清涕，嗣后依次从头面到躯干、四肢出现疹子；疫斑以壮热、肌肤斑疹、出血、厥逆、尿闭后继而尿频、尿多为特征；痢疾以腹泻、里急后重、下利脓血为特征；痄腮以两腮肿胀热痛为特征。这些特殊的临床表现，是由特殊的毒引起的，是诊断温病和“辨证求因”的重要依据。

发病季节的特异性：各种温病的发生，多有一定的季节性。如痄腮、烂喉痧、麻疹好发于冬春季；痢疾、疟疾夏秋季多发。有些温病虽四季都可发生，但仍有好发季节。这一是由于人体功能受四季气候影响，而外毒孳生、繁殖及其毒力的强弱随着四季变化亦是重要原因之一。

外毒致病有潜伏期：外毒侵入人体，一般需要一个隐藏、潜伏过程，而后发病。这个隐藏、潜伏的过程就叫潜伏期。

侵入人体之毒，能否引起发病，决定于正邪力量的对比。外毒侵入人体之后，正气即与之抗争。毒力强，超越人体防御能力，感而即发；毒力较弱，人体反应性低下，邪毒即潜伏体内，继续孳生、繁殖并化生内毒，加强毒力，不断改变邪正力量的对比。一旦冲破机体防卫能力，即引起相应脏腑组织的功能障碍或器质损伤，导致温病的发生。正如吴又可所说：“感之深者，中而即发；感之浅者，邪不胜正，未能顿发。或遇饥饱劳碌，忧思气怒，正气被伤，邪气始得张益。”

有传染性、流行性：温病大多有不同程度的传染性，早在《黄帝内经》时代人们已经认识到这一点。如《素问遗篇·刺法论》按曰：“五疫之至，皆相染易，无问大小，病状相似。”清代医家何秀山在《重订通俗伤寒论》中认为“疫必有毒，毒必传染”。肯定了毒与温疫之间内在的必然联系。外毒若遇适宜于生长繁殖的环境条件和气候变化，则可以在人群中引起程度不等的流行。邵仙根在《伤寒指掌》中说：“温疫大病，别有一种厉毒之气，极易传染，故每病一家，长幼相似，甚则沿门阖境，传染不休也。”

毒的致病机理及解毒的原则

温病的病理变化主要表现为人体卫气营血及三焦所属脏腑的功能或实质损害。造成这种病理变化的主要原因是外毒和内毒。毒主要通过发热、耗气伤阴、瘀血动血腐肉、损伤脏腑经络四个方面而导致温病的发生、发展和变化。

（一）毒可生热

发热是温病的主要病理变化。引起发热的因素很多，但感染外邪和化生内毒则是温病发热的根本原因。

毒多火热，侵入脏腑器官之后，人体阳气与之抗争，使阴阳相对平衡紊乱，二阳一并热由内生。此外，邪毒可致腠理闭塞不通、气机升降失常、血脉郁滞不畅，使阳气郁闭，不能散发，形成“火郁”状态，其热必甚。正如吴又可所说：“阳气通行，温养百骸，阳气壅闭，郁而为热。且夫人身之火，无处不有，无时不在，但喜通达耳。不论脏腑经络表里上下、血分、气分，一有所阻，即便发热。”温病过程中的阳气亢盛和郁闭是发热的主要机理。造成阳亢和火郁的原因，主要是外邪和内毒。近人黄星垣先生提出了“热由毒生”的观点，肯定了毒与热的因果关系。

温病的发热，是毒与正气相互作用的结果。是温病临床表现的基本特征。有的温病患者没有发热或热势不甚，主要因为患者素体阳气虚弱，反应能力低下，正气无力与毒抗争，不可能达到亢盛的程度。有的患者在温病过程中，突然体温下降，此乃阳气虚脱，热毒内陷之象，属于危候。故不能以发热与否判断毒的有无，亦不能单纯以发热的甚微判断病情的轻重。

发热是正气与邪毒交争的现象，标志着人体尚有一定的抗毒能力。机体也只能通过阳气生发才能祛除病邪。所以，发热在一定的程度上，是人体的一种防御反应。但是邪毒亢盛，热势过高，即损阳气，更耗阴液。各脏腑器官与阴阳严重失衡的状态下，必然遭到戕害。代谢旺盛引起大量的病理及代谢产物堆积，使内毒增多，毒力加强，这种恶性循环必然使病变进一步加重。因此，高热又是加重病变的因素之一。

（二）毒易伤阴耗气

阴液元气均是人体重要的物质之一。毒性火热，易伤阴液。阴液充足，毒易消解，毒性热炽，迫津外泄，邪毒内陷营血，更易灼营耗血。阴伤则抵抗力降低，邪毒不仅难解，且易内陷深入。肺胃阴伤者，汗源不足，不能透毒外出；腑实燥结者，不能祛毒下泄；肝肾阴亏者，正不胜邪，则不能托毒外出，均可使病深难解。

毒易伤阴，且易耗气。毒性火热，每易引起发热的病理反应。热则代谢旺盛，必然耗伤元气，即所谓“壮火食气”。热则腠理开，汗大泄，气随汗泄，此即《素问》所说的“壮火散气”。毒能耗气，气胜毒则毒消，毒胜气则气竭，正如《医宗金鉴》所云：“气胜毒则毒为气驭，其毒解矣；毒胜气则气为毒蚀，其气竭矣。”

（三）毒伤血动血腐肉

王清任说：“瘟毒巢穴在血。”血为阴，血中有毒，则易受其煎熬。毒在血脉，更易损伤脉络而致血行瘀阻或动血、出血。《医宗金鉴》曰：“血胜毒，则毒为血载，其毒化矣；毒胜血则毒为血滞，其血凋矣。”

毒入于血，与血相搏，伤津耗液，煎炼营血，而致血少黏稠，瘀阻经脉。《读医随笔》曰：“津液为火灼竭，则血行愈滞。”王清任亦说：“瘟毒在内，烧炼其血，血受烧炼，其血必凝。”毒行于血，每易损伤脉络，脉络受损，则阻碍血行，亦可造成血瘀。毒可致瘀，瘀可生毒，瘀阻毒胜，病情必重。

（四）损伤脏腑器官

脏腑活动以气血为本。气血消耗，内脏功能焉能无恙？倘若毒胜热炽，直接损伤脏腑的血脉肌肉，就会造成实质性的损害，而发生各种危急证候。王清任说：“瘟疫之毒，外不得由皮肤而出，内必攻脏腑，脏腑受毒火煎熬，遂变生各脏逆证。”

肺为五脏华盖，又为娇脏，毒邪最易损伤于肺。邪毒壅遏肺窍，毒火熏蒸，灼伤肺络，轻则痰中带血，重则咯血不止。

邪毒随饮食而直走中道。热毒伤胃则吐血，灼伤肠络则大便带血。

脑为元神之府，心为君主之官，共同主宰人之神明活动。毒热灼伤心脑，可出现神昏谵语，甚或头痛如劈、发狂或意识丧失。何廉臣对此有过明确论述：“脑为元神之府，心为藏神之脏，心之神明所得乎脑，而虚灵不昧，开智识而省人事，具众理而应万机。但为邪热所蒸、痰湿所迷、瘀热所蔽、血毒所攻，则心灵有时而昏，甚则昏狂、昏癫、昏蒙、昏闭、昏痉、昏厥，而全无不省人事矣。”（《重订广温热论》）

心主血脉，邪毒逆传心包，损伤脉络，心之推动血液运行的功能不能正常发挥，气血运行严重障碍，甚则阻塞不通，脏腑组织失却气血津液的温煦濡养，功能低下，气机紊乱，气化失常，以致阴阳不能相互维系，阳失其固，阴失其守，阴阳离决而厥脱。

肾主二便，司膀胱气化。热毒伤肾，络脉瘀阻，气化失司，则小便隆闭。闭则毒失排泄，溺毒复生，诸毒熏蒸于脏腑则出血，昏、狂、痉、厥、脱证更为加重。

（五）解毒的主要原则

正气与邪毒抗争，是温病的基本矛盾。这一矛盾的运动决定着温病的发生、发展和变化。治疗温病的关键在于解决这一基本矛盾。邪毒乃致病之因，有毒才会发生温病。因此，解决矛盾应从解毒入手。解毒主要从两个方面考虑：一是用针对邪毒的药物直接解除之，使正气免遭损伤；二是增强或调节机体清除邪毒的能力，以达到解毒的目的。

泄毒及排毒：泄毒及祛毒外泄，这是中医解毒的主要大法。亦是中医学治疗外感热病的特长。多采用开泄腠理、宣通气血、通导大便、疏利小便等方法，为毒外泄打开通道，以排毒于外。

适用于正气不衰，毒有外泄之机的证候。

吴又可说："大凡客邪贵乎早逐，乘人血气未乱，肌肉未消，津液未耗，病人不致危殆，投剂不致掣肘，愈后亦易平复，欲为万全之策者，不过知邪之所在，早拔去病根为要耳。"这是对泄毒的重要性和时机最透彻的说明。至于逐邪泄毒的具体方法，他又说："导引其邪从门户而出，""诸窍乃人身之户牖，邪自窍而入，未有不由窍而出。"吴鞠通对此又补充道："逐邪者，随其性而宣泄之，就其近而引导之。"可见，泄毒主要是顺应邪毒火热张扬之性；顺应病势向表向外的趋势；顺应脏腑气机升降的功能，促使邪毒由与外界相通的汗腺、口鼻、大肠、尿道等器官排泄。

温病早期，邪毒初入，病位比较表浅，病变比较局限，人体尚有充足的抗病能力，此时及早采用各种方法，使毒排泄，确实是治疗的一条捷径。泄毒须根据邪毒侵入的途径、病变部位、病变趋势而采用不同方法。邪毒在上焦卫分或已入里而有外泄之机，宜宣散而泄之；在中焦胃肠气分者，涌吐或通下而泄之；下焦不通者，疏利而泄之。

扶正以解毒：抗毒是扶助正气，提高人体自身解毒能力，以抵御毒对人体的损伤，即扶正以解毒。主要适用于正气虚弱、解毒无力的病变阶段。

毒性火热，必伤气阴，尤以伤阴为甚。气阴亏损，抵抗邪毒之力亦随之减弱。对直接解毒的药剂的适应性亦降低。因此，单纯泄毒很难达到解毒的目的，有时甚至造成弊病。正确的治疗方法是扶助正气，益气养阴，调动机体固有的抗病功能，增强人体的抗毒能力，则可达到扶正解毒的双重目的。

直接解毒和间接解毒是温病解毒法的两个方面。直接解毒须借正气之力，有些方药还兼有扶正的作用，扶正解毒方药中亦有泄毒的功能。临证时要将直接解毒与间接解毒有机地结合起来，把握矛盾的主要方面。当热毒炽盛，正气未伤或伤之不甚时，应以直接解毒为主；对正气亏损甚者，又当以扶正解毒为主。

解毒法是温病的主要治法：温病是温热毒邪作用于人体而引起的热象偏重、易化燥伤阴的一类外感热病。温热毒邪是致病之主因，热由毒生，毒能耗气伤阴、迫血妄行、损络瘀血，进而损伤脏腑经络、组织器官，甚至死亡。毒不除则热不去，气阴难救，损伤难复，变证必生。根据“治病求本”、“审因论治”的基本原则，温病治疗的关键在于解除邪毒对人体的损伤。抓住这个根本，就可扭转病势，截断病变的传变深入，促使病体愈复。

以解毒法为主治疗温病，前贤已有丰富经验。《温病毒论》专列“疫重解毒”一节曰：“古人治疫全以解毒为要。尝考古方以解毒、消毒、败毒名，及以人中黄、生犀、大青、青黛、元参、黄连立方者，凡几十首，皆解毒之品。”邵仙根说：“天行时疫必以解毒为先，治疫之法当分清上中下焦，用芳香逐秽开泄之剂是第一要旨。”（《伤寒指掌》）

有的医家在长期实践中，总结出了具有特殊疗效的解毒方剂，以此作为基本方加减治疗一切温病。如余师愚清瘟败毒饮、杨栗山升降散、刘松峰金豆解毒煎等，均为屡获捷效之方，至今仍为临床医生所习用。清末顾祖庚总结前人经验，提出治疫要言：“治疗之法，总以‘毒’字为提纲，凭它如妖似怪，自能体会无疑。君如不信，试观古今治疫之方，何莫非以解毒为主。吴又可之专用大黄，非解毒乎？张路玉之酷喜人中黄，而童便配葱豉为起手方，非解毒乎？叶天士之金花、金汁必同用，十方九用，非解毒乎？喻嘉言有要言不繁曰：上焦如雾，升而逐之，兼以解毒；中焦如沤，疏而逐之，兼以解毒；下焦如渎，决而逐之，兼以解毒。观其旨，上中下有升、疏、决之异。而独于解毒一言叠叠紧连不分彼此，岂非反复叮咛，示人以真谛也哉！”顾氏之言是对古人治疗温病临床经验的高度概括，是对解毒法重要性的最晓畅的说明。

现代临床治疗温病仍然重视解毒。各地运用清热解毒、宣透通下、活血化瘀、养阴扶正等法为主治疗各种温病均取得了显著的疗效。随着引进现代科学技术，改革中药剂型，解毒法在治疗温病方面，显示出明显的优越性，在防病保健事业中发挥了极为重要的作用。如欧阳中兴等用银翘散、桑菊饮、荆防败毒饮等方，治疗487例上呼吸道感染、大叶性肺炎等外感发热性疾病，全部治愈（湖北中医杂志，1982，〈4〉：21）；重庆中医研究所杜树明等以解毒清热法为主，与同期西药组（对照组）作疗效比较，结果表明：中药组687例，痊愈加有效627例，西药组422例，痊愈加有效395例，经统计学处理，$P>0.05$，无明显差异（四川中医，1983，〈2〉：8）；徐德先用出血热导泄汤（鲜生地、鲜茅根、广角粉、赤芍、丹皮、丹参、栀子、桃仁、大黄、元明粉、车前子、木通、枳实、麦冬、玄参）结合西药治疗流行性出血热（疫斑）456例，病死率仅为1.97%，比单用西药组的4.11%明显降低（浙江中医杂志，1982，〈6〉：267）；王怀义用宣表、通下、清热化瘀、养阴之剂治疗流行性乙型脑炎（暑风）130例，治愈率和基本治愈率达89.2%（中医杂志，1983，〈8〉：598）。此类报道，在近年文献中枚不胜举，充分证实了解毒法是温病的主要治法，治疗温病就是要通过各种办法来解除毒对人体的损害。

解毒的主要方法及方药

（一）宣透解毒法

宣透解毒法是以辛凉宣散之品引毒外解的一种方法。它具有疏泄腠理、宣通气血，使毒由深出浅，透达于外的作用。临床主要用于温病初起，邪毒在表或毒已入里而有外泄之机的证候。

温病初起，邪毒侵袭肺卫，郁于肌表，应根据邪毒与病种之不同，选用不同的方药以宣透邪毒外出。属风热邪毒者，用桑菊饮、银翘散宣透之，风热邪毒上壅、头面咽喉肿痛者，又可予以普济消毒饮，疹毒郁于肌表不能透发者，则宜宣毒发表汤（升麻、葛根、前胡、桔梗、枳壳、荆芥、防风、薄荷、木通、连翘、牛蒡子、淡竹叶、生甘草、芫荽）；属暑湿邪毒者，宜藿香正气散、新加香薷饮之类宣泄之；燥热邪毒者，以桑杏汤宣散之。兼寒者，可用荆防败毒散以散寒解毒。总之，治疗表证应以表散开达为原则。

邪毒入里，郁于上焦气分，病位尚浅，病势偏于肌表，仍有外泄之机，应根据毒害部位的不同而区别对待。症见身热口渴、心烦懊侬、舌苔薄黄者，为邪毒初入气分，病在胸膈，宜用栀子豉汤、凉膈散之类以宣透邪毒；若病位在肺，症见身热、咳喘、脉数、舌苔黄等，则应以麻杏石甘汤清透邪毒。

若肺卫邪毒不解，陷于营分，卫营同病，临床上除表证外，又见心烦，甚至神昏、舌绛等，须泄卫透营同用，可予银翘散加细生地、丹皮、大青叶倍玄参方；邪毒由气入营，则宜以黑膏汤加金银花、连翘、竹叶、丹皮等。

凡温病目赤面青、昏厥如尸、四肢厥冷、六脉沉浮者，何廉臣谓此为邪毒深伏于内之“闷疫”危证。急救之法：先刺少商、中冲、曲池、委中等穴，以宣泄血毒，再灌以紫雪合玉枢丹，清透伏邪，使其外达，庶可挽回。

斑疹是温毒过程中常见的体征，总以透发为顺。“凡遇烦躁而不渴，目赤而舌白，即是将发斑疹之候，预服以清凉解表透毒之药治之，使邪毒易出易净”。痧毒透发不尽，毒邪干肺，喘急昏闷者，吴坤安主张以麻杏石甘汤加牛蒡子、连翘、黄芩、象贝母、薄荷、桔梗、犀角尖、通草、芦根治之，意在宣透痧毒。对脉静身凉、舌心灰黑、神志不清或郑声作笑，邪毒陷于阴分之“伏斑”证，吴坤安指出：“发宜宣通气血、透提斑毒，以实证治之。”用药如连翘、赤芍、金银花、紫草、生楂肉、槟榔、刺蒺藜、犀角尖、皂角刺之类。斑疹外达，自然毒透神清。

若因里实壅滞，致斑毒透发不畅者，又宜微予通下，俾使腑气通畅，气机疏透，以开斑疹外达之路径，往往收到表气宣畅、斑疹毒泄之效果。吴又可曰："邪留血分，里气壅闭，则伏邪不得外透而为斑，若下之，内壅一通，则卫气亦从而疏畅，或出表为疹，则毒邪亦从外解矣。"此处用下法之意不在下，而在于通畅气机，透毒外出。

除内服药物宣透解毒之外，古人还很重视外治以泄毒的方法，如穴位放血、刮痧、提泡（发泡）、刺斑等，目的在于疏通路径，泄毒外出，方法简便，容易掌握，见效特快。倘若内外合治，无疑会相得益彰，疗效倍增。

宣透解毒法在温病中应用非常广泛，因而受到古今医家的高度重视。如《医宗金鉴》曰："凡麻疹出，贵透彻，宜先用表发，使毒尽达于肌表。若过用寒凉，冰伏毒热，则必不能出透，多致毒气内攻，喘闷而毙。"人体体表面积最大，汗腺丰富，使用宣散之品或外治法，保证机体祛毒外出途径通畅，迫毒透达于外，确实是解毒首要大法。

（二）通下解毒法

通下解毒法是攻导里实，祛毒下泄的一种治疗方法。它具有荡涤毒滞、通腑泄热等作用。主要适用于邪毒蓄积于大肠，壅滞不通的证候。

邪毒由卫入气，郁于大肠，胃肠气机不通，糟粕积滞不行，又可化生粪毒。积滞愈久，化毒愈多，病情愈重。常见腑满硬痛、大便秘结或不通或腥臭难闻、舌苔黄燥等症。吴又可说："大肠失职，正粪尚自不行，又何能与胃载毒而出。毒气既不前，留于胃，则坏真气。在胃一日，有一日之害，一时有一时之害，耗气搏血，神脱气尽而死。"毒在肠腑，以下行为近为顺。因此，治疗此类病证，贵在通便泄毒。

临床应用通下解毒法，应根据病之轻重，选用三承气汤治之。因外毒不泄，粪毒又生，热毒炽盛，必然影响其他脏腑而并发他证，选方用药亦应随之而变通。肺肠同病，伴见喘促不宁、痰涎壅盛、右寸脉实大者，宜宣白承气汤主之；热毒内闭心包，出现神昏谵语，宜牛黄承气汤或拔萃犀角地黄汤（犀角、生地、大黄、黄连、黄芪）加元明粉主之；邪实正虚，大便不通，则宜新加黄龙汤或增液汤主之。

若属温热邪毒与胃肠积滞互结，阻于中焦，症见脘腑痞满、口苦呕恶、便溏不爽、色黄如酱、舌苔黄腻等，可用枳实导滞汤。

温病毒瘀互结，蓄于下焦，症见少腹硬满急痛、大便秘结、小便自利、其人如狂、漱水不欲咽、脉沉实等，宜用吴又可桃仁承气汤以破瘀散结，借攻下以逐瘀毒。

通下解毒法是温病中运用较多、奏效迅速的一个治法。其目的主要在于逐邪泄毒，并非单纯为了通便。吴又可曾说："承气本为逐邪，而非为结粪设也。如必俟其粪结，血液为热所搏，变证迭起，是犹养虎患，医之过也。况多有粪结失下，但蒸作极臭如败浆或如藕泥，临死不结者，但得秽恶一去，邪毒从此而消，证脉从此而退。岂徒孜孜粪结而后行哉？要知因邪热致燥结，非燥结而致邪热也……总之，邪为本，热为标，结粪为标中之标，能早去其邪何患燥乎？"邪毒生热，热致燥结，去其邪毒，则断燥结之源，免致燥结之害。已成燥结，更须急下，使邪毒与燥屎一并下泄，则诸症向愈，转危为安。

（三）疏利解毒法

疏利解毒法是以渗利之品，疏利邪毒自小便而出的一种方法。具有疏通气机、通利小便、渗湿泄毒的作用。临床多用于病在下焦、小便不畅之实证。

人体多种代谢产物及毒物都要通过小便而排出体外。若小便不畅，甚至不通，毒物蓄积，无疑会对人体造成严重的损害。所以，疏利小便是泄毒的又一重要方法。

温热邪毒蕴于小肠，心烦口渴、舌赤或溃烂、小便短赤者，可用导赤散清心利小便，使热毒下泄。温热邪毒下注膀胱，身热口渴，小便频数热痛，或淋漓不畅，宜利湿泄毒以解热，方如八正散等。

温热邪毒每易损伤肾脏、小肠和膀胱，可导致小便减少或不通，秽浊邪毒无从排泄，又可继而引起其他病证，如头胀头痛、神昏谵语等。何廉臣说："溺毒入血，血毒攻心，甚或血毒入脑，其证极危，急宜通窍开闭，利溺逐毒。"他常用导赤泻心汤（黄连、黄芪、栀子、知母、西洋参、茯苓、益元散、麦冬、犀角、灯心草）调入犀珀至宝丹治疗。吴鞠通又善用安宫牛黄丸、茯苓皮汤治下焦湿毒弥漫，"热蒸头胀、身痛呕逆、小便不通、神识昏迷"之证。这些体现了医家们运用疏利解毒法的实践经验。

疏利解毒法主要适用于热毒炽盛、损伤脏腑的小便不利。对阴液枯竭之小便不利不可运用此法，用之小便不惟不利，阴液将为之耗尽。

（四）清热解毒法

清热解毒法是集寒凉之品直清里热，以折毒性的一种治法。用后常收到清气、清营、凉血，毒解热退的效果。临床主要用于邪毒入里，热炽火盛之候。

毒性火热，热由毒生。由于发热，代谢旺盛，又易化生内毒，变证丛生。因此用寒凉之品以清热，既能对抗毒之特异性致病作用，又可阻止内毒化生，不失为化毒防变的一项重要措施。寒凉药物有辛凉、苦寒、甘寒、咸寒之不同。辛凉之品清热之力较弱，主要在于透散；咸寒药物多为滋腻之品，功效主要在于滋阴扶正。因此，清热解毒法以苦寒、甘寒之品为主，尤以苦寒为常用。临床运用须辨明何病、属气、属营、属血，根据不同病变选择不同方药。

邪毒入气，正气奋起抗争，症见壮热、大汗、心烦面赤、口渴、脉洪大，宜白虎汤加味清泄里热。热毒炽盛，郁而不解而见身热、烦躁不安、口苦而渴、小便黄赤、舌红苔黄，宜苦寒直折，方如黄连解毒汤；肺胃热毒下移大肠，而现身热下利、肛门灼热、苔黄、脉数等肠热下利之证，又宜葛根芩连汤治疗；里急后重、红白痢下者，又须用白头翁汤或芍药汤加减。

毒陷营血，往往病情复杂，证候多变，须以清热解毒与其他治法配伍应用。营血热毒炽盛，气分之邪未解，三焦弥漫、气营（血）两燔，其证壮热、口渴、烦躁或谵狂、肌肤斑疹，甚或吐血衄血，非余氏清瘟败毒饮则气血热毒难消；热毒内陷心包，须大剂清热解毒配合凉营开窍，方如安宫牛黄丸、神犀丹、清宫汤之类；对毒深在血，耗血动血，煎熬成瘀，毒瘀互结，阴血亏耗者，在清热解毒之外还须加入活血化瘀、咸寒增液等药物，方为合拍。

对温病的发热，应有正确的认识，不可一见发热即用寒凉直折。因为发热是正气抗邪的一种反应，人体防御系统只有通过与毒抗争，才能祛毒外出而解之。早用大寒之品遏其热势，有碍于毒的排泄。正如刘松峰所说："未有祛邪之能，而先受寒凉之祸，受寒则表里凝滞，欲求其邪之解也难矣。"因此，临床运用清热解毒法要准确辨证，掌握时机，不可早用或过用，以免邪毒冰伏不解，不得其利，反逞其害，更不能单纯依靠清热解毒法来治一切温病。

（五）化浊解毒法

化浊解毒法是用芳香之品驱解秽浊之毒的一种治法。具有祛湿化痰、透络醒脾、开闭通窍等作用，尤多用于暑温、湿温之类温病。

毒有秽浊的特性，致病多恶秽、腐肉败血。芳香之品可以化浊逐秽，是化毒的重要措施。古今解毒方药之中，大多具有气味芳香的特点，芳香解毒在温病治疗中发挥着不可低估的作用，特别是在湿温病中。古今名医多以芳香逐秽、化浊解毒作为治疗大法。

湿热邪毒秽浊之性颇重，侵入人体多伏于膜原。发病则见寒热起伏、脘痞腹胀、舌苔白腻如积粉等，宜以芳香开达膜原为法，方如达原饮、雷氏宣透膜原法；邪毒发于肌表，症见恶寒少汗，身热不扬，午后热甚，头重如裹，舌苔白腻，宜芳香宣化，方如藿朴夏苓汤、三仁汤等；邪毒郁遏中焦脾胃，而见脘痞腹胀、恶心欲吐、大便溏泄等，又宜燥湿化浊，可用雷氏芳香化浊法或王氏连朴饮；浊热并盛，毒气上壅，发热口渴、咽肿溺赤、舌苔黄腻，可用甘露消毒丹化浊清热，解毒利咽。

温病邪毒不解，酿生痰浊，蒙蔽心包，导致神识昏蒙，时清时昧，甚或谵语、舌苔黄腻，轻则用苏合香丸或菖蒲郁金汤芳香解毒、豁痰开窍；重则痰浊热毒交混，宜至宝丹、安宫牛黄丸，以避秽化浊解毒开窍。吴鞠通治疗此证善用四香（郁金、梅片、麝香、雄黄）等药物。他说："四香以为用，使闭固之邪热温毒深在厥阴之分者，一齐从内透出，而邪秽自消，神明可复也。"

化浊解毒法是针对毒之秽浊特性的治法，不仅适用于治疗湿温、暑温类温病，对其他温热病兼夹湿热秽浊者也可酌情使用。

（六）化瘀解毒法

化瘀解毒法是以活血通络之品解散热毒的一种治法。具有疏通血络、透毒外出、防毒再生、凉血止血等作用，主要用于营血分瘀热成毒之证。

热毒入里，损血络煎熬血液，致血行瘀阻，血瘀则热毒壅聚不散，进而化生内毒。内毒壅结愈甚，血脉损伤瘀滞愈重。毒为瘀阻，毒瘀交结，宣透难以解结，通利药不达所，清化无济于事。此时使用活血通络之剂，不但能使血瘀得化，且可阻断内毒化生，更利于解毒药物直达病所和邪毒向外排泄。

邪毒侵袭卫气，未损血脉，一般不用化瘀之品，但有些发斑疹的疾病，邪毒最易扰其肌表血络，应予寒凉透散之中佐以化瘀之品，以通血络，便于邪毒外泄。何廉臣治疗痘疹初期就提出"宜宣气活血解肌透毒为先"的治疗原则，说明病在早期就须考虑运用化瘀解毒之法。

毒陷营血，毒瘀互结，阻滞络脉，伤阴耗血为共有病变。因此治疗温病营血分证应以化瘀解毒为主要治法之一。温热邪毒内陷心包，瘀塞心窍，为营血分证的常见证候。何廉臣首推犀珀至宝丹（犀角、羚羊角、广郁金、琥珀、炒山甲、连翘心、石菖蒲、蟾酥、飞辰砂、珍珠、玳瑁、当门子、血竭、红花、桂枝尖、丹皮、猪心血）。认为此方乃治疗瘀塞心窍的“先锋”。亦可用通窍活血汤调入珠黄散或犀地清络饮。诸方均以化瘀通络解毒为宗旨。热毒深入厥阴、血瘀气闭而见六脉沉细数、面色青惨、昏愦如迷、四肢逆冷、头痛如劈，为闷疫血瘀毒伏之证。戴麟郊主张化瘀解毒为治，非犀角、黄连、桃仁、丹皮、赤芍不可。何廉臣指出：宜急刺少商、曲池、委中三穴，以泄营分之毒，用活血通络之新加绛覆汤（旋覆花、新绛、桃仁、柏子仁、青葱管、当归须、乌贼骨、延胡索、川楝子、茜草根）和局方来复丹（太阴元精石、舶上硫黄、硝石、橘红、青皮、五灵脂）以通阴络，或可救逆。

温病的各种血证如吐血、衄血、咯血、便血等多为热毒损络所致，其中必有瘀滞形成，故治宜清热凉血止血与化瘀解毒并举，方能扭转毒瘀交结迫血外溢之势。

（七）扶正解毒法

扶正解毒法是以养阴或益气之剂扶助正气，加强人体自身抗毒能力的一种治法。具有滋阴生津、补益元气、制邪抗毒等作用。一般用于气阴耗伤抗毒无力的证候。

病在上焦卫分，邪毒渐盛，但阴液未伤或伤之不甚，一般无需扶正滋阴。毒入气分，阴液渐伤，须根据阴伤的程度于其他治法之中佐以养阴之品，加强人体抗毒能力。

病入营分时，伤阴逐渐加重，治疗应注意养阴扶正解毒，常用生地、玄参、麦冬、芍药等清营养阴。毒入血分，耗血动血，治宜滋阴凉血散血，方如犀角地黄汤。

温病后期，阴虚邪恋，余毒深伏阴分，症见夜热早凉、热退无汗，当以鳖甲、生地、知母等滋阴扶正，佐青蒿、竹叶等轻透邪毒。若肝肾阴伤，热毒难退，甚或虚风内动，必以咸寒养阴，以冀“壮水之主，以制阳光”，如大、小定风珠及加减复脉辈。

热毒易伤阴液，亦易耗气。气虚则人体脏腑功能、抗病能力低下。温病中的气虚多伴有阴伤，所以治疗多益气、养阴并用，甘温之剂用得较少。

一般的气阴两亏证候，可选用三才汤、救逆汤加人参或人参乌梅汤等，以益气养阴，扶正解毒。若系津气大虚，汗多，脉散大，喘喝欲脱，或化源欲竭，阴不敛阳，脉伏而芤，时时欲脱之重症，宜急以大剂生脉散或独参汤回阳敛阴。热毒内闭，瘀塞心窍，阴液消灼，阴阳偏颇，甚至真阴耗竭，阳无依附而脱（内闭外脱），症见汗出如水、肢冷如冰、脉伏难以触知，当用王清任急救回阳汤，以桃仁、红花通气血之道路，人参、白术、附子、生姜、炙甘草回阳救逆，则内闭之热毒易透易解，外脱之阳气易回易固。

上述七种解毒法均是针对比较典型的证型而言。但在治疗过程中，更多见的是多法并用。如病在气分常宣透、通下、疏利并施，病在营血分常清热、化瘀、扶正合投。临床运用解毒法，既要审查病机变化，坚持辨证施治，根据毒力轻重、病位深浅、证候虚实而选用解毒治法和方药，又要进行辨证施治，准确诊断，明确病因，选择对某些毒邪有特异性治疗作用的方药。如治疫黄的茵陈蒿汤、治大头瘟的普济消毒饮、治痢的白头翁汤、芍药汤等。从临床角度讲，辨病与辨证相结合，更能适应复杂多变的病情，也才能显著地提高治疗效果。

中　篇

第七章 中医疑难病证辨治

中 风

【概述】

中风病，是以猝发昏仆，不省人事，伴口舌㖞斜、半身不遂、语言不利，或不经昏仆而突发口舌㖞斜、半身不遂为主要临床特征的一种病证。

因本病起病急骤，变化迅速，见症多端，与自然界善行数变的风邪特征相似，故名“中风”。多属气血逆乱，内脏功能失调所产生的“内风”。与中风病记载类似的病证，最早见于《黄帝内经》，其中，把有半身不遂表现者称为“偏枯”、“偏风”、“身偏不用”、“痱”，把中风突发昏迷称为“大厥”、“薄厥”、“击仆”。东汉张仲景首提“中风”之名，但其含义却有邪在经、在络、在腑、在脏的不同。单以口眼㖞斜为主要表现的病证也称为中风，又叫“口僻”，实属另一类疾病。历代文献中还有“真中风”、“类中风”、“卒中”、“风痱”、“风痹”等病名，其内涵与中风病有相同者，也有相异的。为规范中医病名，现今大多数专家趋向于统称“中风病”，不包括伤寒论桂枝汤证之“中风”和属于西医面神经麻痹的“口僻”。西医的脑血栓形成、脑栓塞、脑出血等均按中风病论治。

由于此病发病率、病残率、死亡率和复发率均较高，病因繁多，病机复杂，辨证类型多，治疗时间长，疗效慢，后遗症多，康复较为困难，在古代即被列为风、痨、鼓、膈四大内科病证之首，故属于疑难病。

西医学认为急性脑血管病是一种急性非外伤性局部脑供血

障碍引起的局灶性神经损害，分为缺血性（脑血栓形成，约占50%；脑栓塞，约占7%）和出血性（脑出血，约占28%；蛛网膜下腔出血，约占15%）两大类，与中医的中风病临床特征极为相似。故中西医可互相联系和参考。但西医学之面神经炎、多发性神经根炎、癔病性瘫痪等疾病，虽也有突发瘫痪或口舌㖞斜等症状，但没有半身不遂之主症，故不属于中风病范畴。

【病因病机概要】

中风病之发生虽较突然，但其形成却有一个较长的渐进的过程。医家将其病因主要归纳为虚、火、风、痰、气、血六端。由于养生不慎，正气渐亏，心、肝、肾等内脏阴阳失调，精、气、神日渐不足，加之情志抑郁或亢奋、嗜酒过度、房室不节、劳倦过度、气候变化剧烈等作为诱因，致气虚精亏，气滞血瘀，筋脉肌肉失养，或肝肾不足，肝阳暴张，血随气逆，夹痰夹火，上闭清窍，横窜经隧，气血逆乱，病发于一旦，遂成本病。

1. 阴精日亏，积损正衰　由于年老体弱，肝肾渐虚，肾精日耗，不能制阳，致肝阳偏亢；或长期劳倦过度，气血日亏，元气不足；或房室过度，阴精暗耗，使阴精亏于下，肝阳鸱张，阳亢风动，虚阳上越，气血上逆于脑，脑脉破裂，血液离经，故突然昏仆，中风偏瘫。此即《景岳全书》所说之“卒倒多由昏愦，本皆内伤积损颓败然”。脑溢血多属此病机。

2. 阳气虚衰，气虚血瘀　由于平素养慎失宜，阳气日衰，无力推动血液运行，血运日渐不利，不能畅达于脑，致使脑脉阻滞，髓海少气缺血，神机失运，四肢百骸失荣，轻则肢麻语謇，重则偏枯失语。此即王清任所说“中风半身不遂，偏身麻木”，属“气虚血瘀”所致。许多脑血栓形成多属此病机。

3. 饮食不节，痰阻脉络　平素嗜酒和过食肥甘，加之安逸过度，缺乏锻炼，日久形盛气弱，湿重体丰。由于中气亏虚，脾失健运，聚湿生痰，痰瘀日久，化热阻滞经络，上蒙清窍；

或肝阳素旺，横逆犯脾，脾失健运，内生痰浊，或肝火素旺，炼津成痰，肝风夹痰，横窜经络，蒙蔽清窍，致使突然昏仆，㖞僻不遂，此即《临证指南医案》中所说之“风阳上僭，痰火阻窍，神识不清”。此多为中风兼夹证之因素。

4. 五志过极，心火暴盛　素体肝肾阴虚，水不涵木，复因情志所伤，肝阳暴动，引动心火，心火暴盛，风火相煽，气血上逆，心神昏冒；或七情过极，致气血顷刻逆乱上涌，闭塞清窍。此即刘完素所说：“由乎将息失宜，而心火暴盛，肾水虚衰不能制之……多因喜怒思悲恐有所过极而卒中者，由五志过极皆为热甚故也。”此多为中风病之诱因。

5. 诸因成瘀，阻闭脑窍　各种原因形成的瘀血阻闭脑窍，气血不荣，清窍失养。如暴怒血菀于上，或脑脉因脆而破裂，溢血成瘀，阻闭脑窍，神机失运，四肢失主；或气滞而血不畅行；或气虚而血运无力；或寒侵经脉，血运迟滞；或热灼阴伤，阴耗血稠，血运黏滞；或痰水阻滞，血脉壅滞而不利。以上诸多因素，均可形成程度不同的瘀血证，使脑脉不通，脑窍不利，神机失运，肢体失主，从而形成中风。

中风病的病因，虽然大体可分为以上5类，但在实际中，5种病因可交织发生，互为因果，痰瘀互结、风火相煽、痰火上扰、气虚血瘀、出血与瘀血同在……不一而足，这就是中风病病机的特点。

中风病虽然是突然发作的，但此前它已有一个病理形成和演变的过程，在各种诱因作用下，病理过程可以发生从量变到质变的飞跃。故我们多年来仔细研究中风的发生发展过程，参照古人论述，发现“中风先兆症”的确存在。中风病发病大致可分为3个阶段，即脏腑阴阳失调和气血紊乱阶段、中风先兆阶段和中风发作阶段。其共同的病理基础为脏腑、气血、阴阳失调，风火痰瘀相互为患。而中风先兆期是中风由量变到质变的过程，诱发因素往往是促其质变的重要原因。

与中风相关的因素主要有：①情志因素：古今论述很多，

我们过去统计了350例中风先兆症患者，其中性格急躁者248人（70.9％），抑郁者42人（12％），胆怯者3人（0.9％），活泼开朗者57人（16.1％）。临床表现，性格急躁者或抑郁者症状表现重，用药见效慢；情绪乐观者则症状表现轻，用药起效快。而且当情志异常时症状明显加重。②遗传因素：据统计，上述350例患者中，有家族遗传史者108人，其中脑出血37人，脑血栓形成44人，高血压27人，占总数的30.86％（现在比例有急骤上升的趋势）。有的患者出现的症状与前一代中风前驱症状完全一样。③饮食习惯因素：经过对病人偏嗜肥腻、烟酒情况的统计得知，偏嗜肥腻者有118人（34.2％）；嗜酒者51人（14.5％）；嗜烟者75人（21.4％），反映出偏嗜肥腻、烟、酒确为中风先兆重要原因之一。④劳逸因素：350例患者中，40～55岁者187人（53.2％），其中工作繁忙、生活少有规律者占32.85％，说明劳累和生活不规律确实为中风先兆的成因之一。⑤肥胖因素：350例中，体型肥胖者168人（48％）。⑥大便秘结因素：350例中有137例（39.14％）。另外，与季节也有关系：冬春季节发病者151例（43.1％）。

以上情况说明，中风病的形成，是多种因素综合作用的结果，内因外因相互影响，素体、情志、饮食、劳逸、遗传、气候等，均可成为病因或诱发中风，只不过有人是以一两种或两三种因素为主因而已。

【疑难剖析】

中风病之所以被众多医家称为疑难病，主要在于它涉及病种多、辨证类型多、兼夹证杂乱、治疗难收速效、后遗症难以恢复、危急症多、病死率高等几个方面。

（一）涉及病种多

中风，古代即被称作风、痨、臌、膈四大难病之首，汉代张仲景即有“中风”之名，并分为中经络、中脏腑两大类型，但唐宋以前多与一般伤风、风痱、风痹合在一起，病因多认为是脉络空虚，外风入中。唐宋以后倡立“内风”、“真中”、“类中”、“内伤积损”，由此中风病分类及病因病机才比较科学和准确。尽管如此，中风病现在一般分为中经络、中脏腑两大类型，每个类型下又分为多个证型，还有一些后遗症的辨证分型，相对而言，证型多，不易掌握。结合西医学而言，蛛网膜下腔出血的一部分证型，也可按中风病论治。可见它涉及病种较多，而统由中风理论指导辨证分型论治，由于范围广，证型多，相对就难一些。更有一些初学者。内风外风尚不能分清，真中、类中常混而论治，其偏差就更大。

（二）疑似证、兼夹证多

中风病之病因辨证虽可分为情志郁怒、饮食不节、劳累过度、气候变化等原因，但大多数情况下多是作为诱因，导致中风病发于一旦。临床上常因多种因素共同导致发病，如既有劳累过度，又因情志郁怒等。从病机辨析上看，现多分为内风萌动、五志化火、痰阻脉络、血脉瘀滞、气血逆乱等类型，而其临床上多为诸多病机同时存在，不过有时以某一种病机占主导而已。在辨析证候类型方面，虽可从中经络、中脏腑分为两大类，而其每类型中常须进一步辨析为风中脉络、风阳上扰、瘀热腑实、风痰阻络或闭证、脱证等，才能更准确地分证论治。这些证型从理论上还比较好分，而在实际中由于证候繁杂，症状交错，并不是一下子能分辨得很清楚、很准确的，这就给辨证带来相当的难度。

（三）治疗难收速效

中风病难以治疗的原因很多，由于中风病类型杂、分型细，形成时间长，加之病情轻重差异大，兼证各不相同，所以，辨证分型治疗，很难用一方而统治之，即使按常法拟定相对稳定的数方作基础，对每一个具体病人来说，也有很大的变化。尤其是迁延一年以上未恢复者，昏迷时间较长而不能清醒者，后遗症久治不愈者，中风与消渴、胸痹、喘证、肾病等同时并存者，治疗上要取得较理想的疗效均甚困难。这是将中风病归为疑难病的一个重要原因。

（四）中脏腑的闭证、脱证，救治方法单一，疗效不佳，病死率较高

中脏腑的闭证、脱证，由于发病突然，病情危重，而传统的中医救治方法缓不济急，往往病人一闭一脱而亡，虽然也有救治成功的报道，但抢救疗效有些不佳。诸如脑出血重症，抑或出血部位在脑干，出血量又多，治疗不及时，中风又合并有糖尿病、冠心病、心肌梗死者，单凭一方一法救治较难。目前许多单位搞的剂型改革、多法救治取得了一定疗效，但许多药剂还属于医院制剂，不能市场供应，已获得准字号的药品数量还少，尚不能满足临床需求，故中风病的病死率仍然较高。

【辨疑思路】

一、证候辨疑思路

中风的基本证候，主要为风、火、痰、瘀、虚、脱六大证。如在辨证中以中经络、中脏腑为纲，以六大证候为目，再辨其主次及兼夹，并对主要症状一一辨析，就能纲举目张，抓住要害，分清疑似。

（一）辨风，首分内风外风

1. 外风　发病多突然，单纯口眼㖞斜，无半身不遂症状，或伴有恶寒、发热、身痛、脉浮等表证，多为风中肌表，或与中风同时存在。若外风发为面瘫，此非中风病，而叫癖、面瘫。俗称“歪嘴风”。

2. 内风　急性期多有风阳妄动之象，除半身不遂，口舌㖞斜外，常有眩晕、头胀痛、面红目赤、不省人事，牙关紧闭，口噤不开，肢体强痉，甚则四肢抽搐。如夹痰湿，可见面白或黄，唇黯，四肢不温，静而不烦，舌胖苔腻。中医所称内风，是因肝风内动，病发突然，如风之动摇（眩晕）或数变，具有风邪的特点，与自然界之外风不同，必须明确。

（二）辨痰，要分清有形无形

中风患者常有痰证表现，而且表现形式各异，既可阻于气道，表现为痰声辘辘、舌苔腻、脉滑等的有形之痰；也可阻于经络、经隧、清窍等处，成为外无形征可辨的痰浊之气等的无形之痰。辨中风痰证主要依据为舌苔腻、脉滑。若痰火相兼，多见舌质红、苔黄腻，脉弦数或滑数；若属痰湿则多无热象，舌体胖而有齿痕，舌面水滑湿润，脉濡或滑；若外风引动痰浊，则兼见外感症状，同时有舌苔腻、脉滑等。

（三）辨火，宜分肝火心火

火证并非中风之必见症，多与风、痰等兼见。中风火盛常见于腑实便结之证，同时有面红、目赤、喜怒多躁、舌红苔黄、脉数实之症。若心火盛者常见失眠、口舌生疮、狂躁、心胸烦热、舌尖红绛等；或属肝火盛者多头晕头胀头痛，口苦易怒，胁肋灼痛，脉弦数等，当仔细分辨。

（四）辨瘀，细辨致瘀之因

中风一病，多有不同程度的瘀滞，然其表现形式各异。有气虚致瘀者，有痰湿水饮阻闭而瘀者，也有因血溢、血寒、血热、血稠致瘀者，当以舌象为辨：中风兼瘀或因瘀致中风者，舌质黯红或紫黯，或舌下有瘀点、瘀丝、瘀斑，或舌下络脉曲（粗）张。同时有寒热表现及出血症可资区别。另外也可参考血液流变学、CT及微循环等项检查。

（五）辨虚，宜分气虚阴虚

中风一证，大多虚实夹杂，虚象中以气虚、阴虚最为常见。气虚者舌质淡而胖，或有齿痕，脉沉细无力、缓细或弦细，瘫痪肢体萎软无力、肿胀，并有气短、纳差、乏力、神疲、自汗、便溏等症。阴虚者舌质嫩红或黯红、少苔或无苔，脉弦细或沉细而数，常有腰膝酸软、虚烦失眠、耳鸣头晕、手足心热等症状。也有部分病人兼阳虚者，必有肢冷、尿频、便溏之症。

（六）辨脱，首分闭脱，再分阴阳

脱为阴阳离绝或阳气暴脱之证，为中风重险之证，多发生于脑溢血病人。其证以突然昏倒，目合口张，鼻鼾息微，手撒肢冷，汗多，二便自遗，舌痿，脉微欲绝为特征。往往阳脱又兼阴脱，并应与闭证区别。闭证常见突然昏倒，不省人事，牙关紧闭，口噤不开，两手握固，大小便闭，肢体强痉，脉多有力等。有时也可见到闭、脱互兼，尤宜慎重。

二、症状辨疑思路

中风的常见症状很多，但我们可以从对常见症状的分析中，达到认识疾病、区别证候、确定类型的目的。因而症状分析也是解决辨证疑点的重要方法之一。

（一）辨头晕

头晕是中风病常见症状之一，可用虚实两类分类辨析。

实证：①风火上扰头晕：或由肝郁化火，风阳内动，风火相煽，上扰清窍所致。症状特点为晕而兼胀，面红心烦易怒，烦躁少寐，舌红苔黄，脉弦数；②痰浊中阻头晕：多湿聚生痰，痰湿中阻，上蒙清阳所致。此种头晕特点为头晕多兼头重，身体肥胖而多困倦，胸闷恶心，纳呆，或嗜睡少动，苔白腻或黄腻，脉濡滑或弦滑。

虚证：①肾精不足头晕：多因年老肾虚，肾精不足，髓海空虚所致。其头晕特点为头晕而善忘，或兼耳鸣，精神不振，腰膝酸软，阳痿早泄，舌质淡红，脉沉细弱；②阴虚阳亢头晕：多因阴虚于下，阳亢于上，下虚上实，阴不敛阳所致。头晕特点为头晕眼胀目涩，心悸失眠，手足心热或有盗汗，口干，腰酸，舌红少苔，脉细或弦细；③中气不足头晕：多由脾胃虚弱，气血化源不足，或中风日久，久卧伤气，年事已高气血衰败所致。症状为头晕而倦怠乏力，面色㿠白，神疲纳减，汗多便溏，舌质淡，脉虚弱等；④心脾两虚头晕：多由心脾气虚，气不生血或久病失养，心血亏损所致。头晕特点为头晕眼花，心悸怔忡，健忘失眠，面色不华，唇甲色淡，脉细弱。

以上各种类型头晕，其中风火上扰证、阴虚阳亢证、痰浊中阻证多见于中风急性期；肾精不足证、中气不足证、心脾两虚证多见于中风恢复期及中风后遗症期。

（二）辨半身麻木

中医认为半身麻木多由中气虚弱，营血亏虚，肝风内动，血瘀痰滞，经络不利所引起。常是中风先兆主要症状之一，也常见于中风病恢复期及后遗症期，临床应详加辨析。①营血亏虚半身麻木：可由年老体弱，血脉日衰而失养，或房劳过度，阴精损伤以至精血不足，筋脉失荣。其特点为半身麻木，兼头晕目眩，腰膝酸软，心悸失眠，舌淡嫩、苔少，脉细弱。②中气虚弱半身麻木：多由劳力过度，饮食不节，或药物攻伐太过，以至中气受损，元气不充。其特点为半身麻木，兼肢软无力，饮食减少，气短心慌，畏风自汗，舌淡，苔薄白，脉弱等。③肝风内动半身麻木：多因素体肝旺，阳亢生风，或夹痰瘀，风痰流窜经络，经络失荣或阻塞。其特点为半身麻木多兼手指颤抖，头眩晕，头痛，烦躁易怒，失眠多梦，舌质黯红、苔薄黄而干，脉弦有力。④痰湿阻滞经络半身麻木：多由脾不化津，湿聚成痰，或素体肥胖，痰湿夹风，痰阻气滞，经脉不利。其特点是半身麻木，肢体沉重，头重，呕恶，胸闷，舌体胖苔腻，脉弦滑等。

古人云“麻为气虚，木为血少”，故麻木病机多为局部气血衰少失荣，引起的原因不外年老体衰，精血气阴自然衰退，或因气滞、血瘀、痰阻、风动相因为患。由于麻木多为中风先兆，轻则先从指端，继则手、脚一侧麻木，应引起高度重视，及早预防或治疗。按临床经验来看，麻比木轻，痛比麻轻。

（三）辨半身不遂

半身不遂表现形式有弛张性和痉挛性两种，是中风病的主要症状之一。中医文献中对中风偏瘫有“偏枯”、“偏风”、“身偏不用”、“痱风”等不同名称。引起半身不遂的原因很多，临床治疗中须详加鉴别。①风中经络与肝阳化风半身不遂：前者由于正气不足，脉络空虚，腠理疏松，风邪乘袭，风中经络，气血痹阻，肌肤筋脉失于濡养，或患者素体痰浊内盛，外风引起痰湿流窜经络，而引起半身不遂，其特点：肌肤不仁，手足麻木，突然口眼㖞斜，言语謇涩，多兼见恶寒发热，肢体拘急，舌苔白腻，脉浮弦等。后者由于肝肾阴虚，肝阳偏亢，水不涵木，风阳内动，上扰清窍，夹痰走窜经络而致半身不遂；其特点：既素有肝肾阴虚，肝阳偏亢之症状，又有气血上逆的现症，如头痛目眩，面红目赤，心烦易怒，舌红脉数等。②痰火内闭与痰湿内闭半身不遂：二者均属痰涎壅盛阻滞经络，其病理特点都以“痰闭”为中心。多因饮食不节，劳倦内伤，脾失健运，聚湿生痰，痰郁化热，阻滞经络，或肝阳素旺，横逆犯脾，脾失健运，内生痰浊，或肝火内炽，炼津成痰，以致内风夹痰湿，横窜经络，形成半身不遂之症。其特点：除共有痰涎壅盛，喉中痰鸣外，因痰火内闭者，多见面红气粗，舌红苔黄腻，脉弦滑而数；因痰湿内闭者，多见面白唇紫，四肢不温，苔白滑腻，脉沉滑等。③阳气虚脱与阴脱阳浮半身不遂：二者皆属脱证，前者多因元气衰微而致阴阳离绝；其特点：神昏，半身不遂，兼见四肢逆冷，面色苍白，额出冷汗，脉细微。后者多由阴竭于下而孤阳上越；其特点：神昏，半身不遂，兼见面赤如妆，舌红，脉浮大无根或沉细欲绝。④气虚血瘀与肝肾亏虚半身不遂：二者常见于中风的恢复期和后遗症期。气虚血瘀者，由于气虚无力推动血液循行而瘀阻经络，其症状特点为：自汗神疲，肢体倦怠，小便频数或遗尿不禁，舌淡黯或有瘀斑，脉细涩。由肝肾不足者，多因年老体衰，或病后体虚，阴阳失调，气血不足所致，其症状特点为心悸气短，腰膝酸软，五心烦热，舌红少苔，脉细数等。

半身不遂是中风病必见症状，由于引起中风的原因不同，半身不遂的表现也有很大差异。临床应仔细辨析瘫侧的温度、感觉、握力、色泽、肿胀与否等，并结合其他症状与体征一起分析。

（四）辨头痛

头痛是中风病常见症状之一。凡患者出现头痛，均应仔细辨析。引起头痛的主要类型有：

①瘀血头痛：多因久病入络，血瘀气滞，不通则痛，或由败血阻滞络脉所致。特点为疼痛如针刺，痛点较固定，舌质紫黯，或有舌下脉络曲（粗）张，或有瘀丝、瘀点，脉细涩或沉涩。②肝阳上亢头痛：多因怒气伤肝，肝火上冲，或肝阴不足，肝阳上亢，扰乱清空所致。特点为头痛兼胀，伴眩晕面色如醉，烦躁易怒，胁痛耳鸣，舌红少苔或苔黄，脉弦长有力。③痰浊头痛：多因素有痰湿，复因肝风内动，夹痰上扰。特点为头昏沉作痛，伴眩晕，胸脘痞满，呕恶或吐痰涎，舌苔厚腻，脉弦滑。以上 3 种头痛，多见于中风初发作的急性期。④阴虚血亏头痛：由营血不足，阴血不能上荣所致。特点为头部隐隐作痛，多兼头晕，目涩昏花，面色㿠白，心悸失眠，爪甲不荣，舌淡苔白，脉细涩。⑤气虚头晕：绵绵不已，身倦乏力，饮食减少，气短懒言，大便常稀，舌质淡、苔薄白，脉虚无力。后两种头痛多见于中风恢复期或后遗症期。

（五）辨语言障碍

中风病人的语言障碍十分常见，多表现为舌体强硬、活动不灵导致言语謇涩，吐字不清，或发音不准，声音嘶哑，失语等。其临床可从以下 3 个方面鉴别：①风痰阻塞失语：多因中风后风痰阻塞窍道所致。特点为失语兼眩晕，头重如蒙，胸闷，恶心，口角涎多，舌苔白腻，脉濡滑。②肝阳上亢，痰浊阻窍失语：多因素体阳亢痰多，中风发作后，痰热上蒙阻窍。特点为失语兼眩晕耳鸣，头痛且胀，面色潮红，急躁易怒，少寐多梦，口苦，舌质红，苔黄，脉弦滑。③肾精亏虚失语：由于患者年老肾亏或素体肾精不足，清窍失养，或夹风痰。其症状特点为失语兼有腰膝酸软，五心烦热，多梦少寐，遗精耳鸣，舌质红，脉弦细数。阴阳两虚者往往兼有四肢不温，形寒怯冷，尿频遗尿，舌质淡，脉细弱。

（六）辨其他症状

中风病人中，部分病人还可见到神昏，当以闭证神昏、脱证神昏两类证候分类，当以神昏兼闭、脱症状为辨。如有谵语者，多见于出血性中风患者，当分肝阳亢盛、痰热蒙蔽、阳明腑实三类辨析。呕吐一症多发于中风急性期，多由肝阳上亢冲逆犯胃引起。小便失禁多在中风病急性期，当分闭证失禁、脱证失禁论治。小便余沥不禁或失禁，多在中风后遗症期，肾气不足，下元不固常为病因。大便失调以便秘多见，一般有肠胃积热和血虚津亏两种证候。手足肿胀多见于中风后遗症期和恢复期，常由痰湿壅滞、气虚血瘀引起经脉不利而致，须结合全身症状辨别。

【治难方药】

一、先兆期

中风先兆症的辨别：对年龄在40岁以上，经常眩晕，肢体麻木、震颤，头痛，或短暂语言不利，或发生过小中风（突然意识障碍，数指或一侧肢体失灵，或语言不利，口舌㖞斜持续时间短暂，可为数分、数秒或数小时不等，一般在24小时内可完全恢复）者，应高度重视，应考虑到发生中风的可能性。如能及时诊治，服用“清脑通络汤（片）”（见本书末章）等，可大大减少发生中风的危险性，或即使发生也较轻微。因此，进行中风先兆症的预报和早期防治，比已成中风病的治疗更具有积极意义。

中风先兆症的证治一般分为以下几种类型：

1. 肝肾阴虚，肝阳上亢

证候：眩晕，头痛，烦躁易怒，失眠，或五心烦热，腰酸腿软，肢体麻木或震颤，或有小中风症状，舌红、苔少或有薄黄苔，脉细数。

治法：滋阴平肝潜阳。

方药：阴亏阳亢者用镇肝熄风汤加减，即：川牛膝15g，白芍15g，天冬15g，代赭石30g（先煎），玄参10g，龟甲15g（先煎），生龙骨30g，生牡蛎30g（先煎），茵陈6g，甘草3g，炒麦芽12g。此方镇潜之力甚强，不可久服。若阴盛阳亢兼肝热扰神者，可用变通天麻钩藤饮：天麻10g，钩藤10g，磁石

30g（先煎），菊花10g，川牛膝15g，地龙10g，川芎10g，生龙骨30g（先煎），草决明20g，杜仲12g，桑寄生15g，栀子10g，炒麦芽10g。

2. 血行不畅，瘀血阻滞

证候：眩晕头痛，肢体麻木或震颤，或有小中风发生，舌质紫黯，或有瘀点、瘀斑，舌下静脉曲（粗）张，脉沉涩。临床又有气虚血瘀、阴虚血瘀、痰瘀并见等类型。气虚血瘀者兼有神疲气短，肢体沉重，食少乏力，自汗便溏，舌黯较胖，脉沉缓等。阴虚血瘀者兼有心烦失眠，口干舌燥，腰酸腿软，舌质红少苔，脉细数。同时兼阳亢者可见易怒，面红，脉弦有力。痰瘀同病者，往往有头重如蒙，胸闷，少食多寐，舌苔腻，脉滑等。

治法：活血化瘀为主。兼气虚者，补气活血；兼阴亏者，活血滋阴；兼瘀痰者，痰瘀同治。

方药：桃红四物汤加减。桃仁10g，红花6g，生地15g，当归10g，赤芍15g，川芎10g，三七3g（冲服），丹参15g，豨莶草20g，天麻10g。气虚血瘀者，用补阳还五汤化裁：黄芪30～60g，当归10g，川芎10g，赤芍10g，桃仁10g，红花6g，丹参15g，地龙10g，川牛膝15g。阴虚血瘀者，用六味地黄汤加丹参、赤芍、川芎、桃仁、红花等二三味；肝阳偏亢者，可再加钩藤、菊花、磁石、川牛膝等；痰瘀同病者，加天麻、川贝母、胆南星、天竺黄等味。

平时可服清脑通络片、复方丹参片等。

中风先兆症的早发现、早预防、早治疗，可防止中风的发作，是中风防治的关键一环。临床所见，很多人对中风先兆症的预防重视不够，也未采取积极的预防治疗措施，若发生中风为时已晚，虽可治疗，但部分功能难以恢复，个别人会留下终生瘫痪。中风先兆症治疗易收良效，但减轻或好转后仍需坚持巩固治疗一个阶段，以防止再度发作，同时对饮食、起居、情绪等都应相应调整，改变不良习惯，坚持科学养生，才能从根本上杜绝中风病的发生。

二、急性期

（一）中经络

1. 肝阳暴亢，风火上扰

证候：半身不遂，偏身麻木，口舌㖞斜，舌强语謇，面红如醉，脑中热痛，口苦咽干，心烦易怒，尿赤便干，舌质红或兼绛、苔薄黄，脉弦长有力。

治法：平肝息风，滋阴潜阳。

方药：镇肝熄风汤加减。此方药重力猛，重症可用，欲缓其力，可小制其量。临床体会可加用磁石，或酌加豨莶草、草决明、生山楂，久服不致伤胃，并加大黄适量以通腑泻肝。

2. 气虚血瘀，脑脉不通

证候：半身不遂，偏身麻木，口舌㖞斜、言语謇涩，面色㿠白，气短乏力，口角流涎，常自汗出，纳差，便溏，患肢肿胀，舌质黯淡，舌体胖或有齿痕，舌苔薄白或白腻，脉细缓无力。此证为中经络常见证候。

治法：益气活血通络。

方药：补阳还五汤加减。此方在中风病中甚为常用，对脑血栓形成属气虚血瘀者，疗效较好。但对其方的剂量要做些调整，黄芪可先从 30g 开始，不效再逐渐加大其量，且要防止其温补生热，可佐川牛膝 20g 左右，一则入肝肾，强筋骨，次可引热、引血下行，其余活血药量不可太轻，并可酌加丹参，甚或水蛭等，加强化瘀之力。另外要早治，坚持用药，1 年以上未恢复者，治疗颇难。

3. 风痰相阻，痰瘀滞络

证候：半身不遂，头晕目眩，指趾麻木，口舌㖞斜，舌强语謇，体丰舌胖，舌质黯红、苔薄白而腻，脉弦滑。

治法：活血涤痰，息风通络。

方药：丹参桃红四物汤合涤痰汤加减，即：丹参 15g，桃仁 10g，红花 10g，生地 15g，当归 12g，赤芍 15g，川芎 10g，天麻 10g，僵蚕 12g，全蝎 6g，胆南星 10g。一般用丹参桃红四物汤养血活血，涤痰汤化痰行气，其中酌加天麻、僵蚕、全蝎、胆南星等以祛风化痰、剔邪通络。中风偏瘫救治不愈者也可用之。

4. 阴虚风动，阳亢血瘀

证候：半身不遂，偏体麻木，口眼㖞斜，舌强语謇，烦躁失眠，眩晕耳鸣，手足心热，舌红少苔或无苔，脉细弦或细数。

治法：育阴息风，潜阳化瘀。

方药：三甲复脉汤加减，即：鳖甲 15g，龟甲 15g，牡蛎 20g，阿胶 10g，火麻仁 15g，生地 15g，赤芍 15g，麦冬 10g，丹参 15g，桃仁 10g，红花 10g，伸筋草 15g。此方原治温热病热伤肝肾之阴的阴虚风动，有较强的滋阴息风之效，若用治中风属阴虚风动者，可酌加丹参、桃仁、红花、伸筋草等活血舒筋之品。

5. 痰热腑实，风痰阻窍

证候：突然半身不遂，偏身麻木，口舌㖞斜，舌强语謇，并伴腹胀便秘，痰多，头目眩晕，舌质黯红、苔黄或黄腻，脉弦滑。

治法：化痰通腑，祛风开窍。

方药：星蒌承气汤加减。此方由胆南星、瓜蒌、生大黄、芒硝组成。头晕重者可加天麻、钩藤、菊花、磁石等以镇肝息风，加丹参、赤芍、川芎、桃仁等以活血化瘀；神昏窍闭者可酌加石菖蒲、郁金、远志、胆南星、天竺黄等以开窍化痰。临床体会，通大便对防治中风病有重要意义，故中风病前后一定要保持大便通畅，原则是宁稀勿干，对便秘重者，硝、黄同用，便干者只用大黄 10g 左右即可。也可用草决明 30g 以清肝利便。

中经络各型中，以气虚血瘀者为多见，而肝阳暴亢、风火上扰和痰热腑实在急性期较多。其重证者，内风萌动上越之势较难平息，常在第 1 周内病情逐渐恶化，不仅偏瘫加重而且神志不清，终成中脏腑之证。以上各证中，均有程度不同的瘀、痰存在，丹参、赤芍、生山楂及半夏、僵蚕、胆南星、远志等可多选二三味，长期应用，自然效佳。

中经络常因情志不畅而引发，也可因情志所激而加重，故病人需调畅情志，尽量避免情绪波动。中风与心病有时可同时存在，心脑同病是常见病理，治疗时要通盘考虑，不要顾此失彼。

（二）中脏腑

1. 闭证

闭证共同的证候是：突然昏倒，不省人事，牙关紧闭，口噤不开，两手握固，大小便闭，肢体强痉。

（1）阳闭（痰热内闭心窍）

证候：除上述表现外，兼见颜面潮红，呼吸短粗，大便干燥，口臭身热，躁动不安，唇舌红，舌苔黄腻，脉弦滑数。

治法：辛凉开窍，清肝息风。

方药：首先灌服（或鼻饲）至宝丹或安宫牛黄丸，用羚羊角汤加减，并用清开灵静脉滴注。

（2）阴闭（痰湿蒙蔽心神）

证候：除闭证共同证候外，兼见面白唇黯，痰涎壅盛，静而不烦，四肢欠温，舌苔白腻，脉沉缓。

治法：辛温开窍，祛痰息风。

方药：急用苏合香丸灌服或鼻饲，并用涤痰汤加减。并可用蒲金丹加减：石菖蒲 12g，郁金 10g，丹参 15g，半夏 10g，陈皮 10g，钩藤 10g，僵蚕 15g，天麻 10g。

2. 脱证

证候：多为元气败脱，心神逆乱。症状为突然昏倒，不省人事，目合口开，鼻鼾息微，手撒肢冷，汗多不止，二便失禁，肢体软瘫，舌萎，脉微欲绝。

治法：益气回阳，扶正固脱。

方药：参附龙牡汤加减。此证极危，可中西医结合救治，以图拯危救脱，本章效方览胜中“两救固脱汤”可供选用。

3. 闭脱并见

即闭证与脱证的症状同时出现，但有主次和兼夹的不同。①闭兼脱：除闭证症状外，兼见大汗不止，二便自遗，脉微弱。治宜开闭固脱，一般可在治闭证方药中加入西洋参、生龙骨、生牡蛎、山萸肉等。②脱兼闭：除脱证症状外，兼见气短痰鸣、口噤不开、两手握固或二便闭结。治宜固脱开闭，可用西洋参、生龙骨、生牡蛎、竹沥、羚羊角、天竺黄等煎汤送服至宝丹。

中风的闭脱二证，一般以闭证多见，脱证较少，闭证又以阳闭多见。辨证时要根据具体病情，辨清主次，治疗上标本兼顾。闭脱二证还可以互相转化，闭转脱为病情加重，脱转闭为病情转轻。但闭脱一旦出现，均说明病情危重，随时有正气败亡，阴阳决离的可能，必须辨证准确，方药得当，救治及时，综合运用各种措施。

三、恢复期

本病转入恢复期后，多以瘀、虚表现为主，常见有气虚血瘀与阴虚血瘀，尤以气虚血瘀为多见，即使痰热腑实和风痰上扰型患者转入恢复期后，也多见气虚血瘀。肝阳暴亢，风阳上扰者，如风阳渐息，则虚象暴露，多为气阴两虚。

1. 气虚血瘀

证候、治法、方药同上述中经络之气虚血瘀证。

2. 阴虚血瘀

证候：半身不遂，偏身麻木，口舌稍㖞斜，语言不利，烦躁失眠，眩晕耳鸣，手足心热，舌质黯红，或有瘀斑瘀点，少苔或无苔，舌下静脉曲张，或有瘀点瘀丝，脉弦细或有数象。或久治无功，或仅存手指麻木、活动不灵、下肢稍瘫而不利等。

治法：育阴活血通络。

方药：可用生地、麦冬、玄参、赤芍、丹参、桃仁、川芎、牛膝、地龙、水蛭等加减。兼有气虚者可用生脉散加活血药。若夹痰夹食者，可分别加入相应药物。

四、后遗症期

病历半年以上，恢复极为缓慢或不再恢复，即进入后遗症期。如有半身不遂、口舌㖞斜、语言不力、痴呆抽搐、厥脱遗尿等症，则辨治思路和基本方法如下。

（一）半身不遂

1. 气虚血瘀

证候：半身不遂，瘫软无力，或肢体麻木，口舌㖞斜，语言不利，或手足肿胀，气短乏力，自汗心悸，食少便溏，脉细缓，舌黯淡或紫黯，或有瘀点瘀斑，舌下静脉曲张色黯等。

治法：益气活血，化瘀通络。

方药：补阳还五汤加土鳖、水蛭、全蝎、路路通等。

2. 阳虚血瘀

证候：除气虚血瘀症状外，还有肢冷畏寒、关节冷痛、便溏腰酸、脉沉迟或沉细等。

治法：益气活血，助阳化瘀。

方药：补阳还五汤加桂枝、淫羊藿、巴戟天、徐长卿、怀牛膝、水蛭、全蝎等。

3. 阴虚血瘀

证候：半身不遂，可兼患侧肢体强痉，屈伸不利，或偏身麻木，或口舌㖞斜，言语不利，眩晕耳鸣，心烦失眠，手足心热，腰痛腿软，舌质黯红或有瘀斑瘀点，脉弦细数。

治法：养阴补肾化瘀。

方药：地黄饮子去桂、附，加丹参、红花、路路通、伸筋草、五加皮等。

（二）言语不利

1. 浊痰阻络

证候：语言不利，吐字不清，反应迟钝，舌苔腻，脉弦滑或沉滑。

治法：化浊涤痰，宣窍通络。

方药：神仙解语丹加减。由白附子、石菖蒲、远志、天麻、全蝎、羌活、胆南星、木香、薄荷组成。临证可酌情减味并加郁金、半夏、茯苓、丹参、琥珀、麝香等。

2. 肾虚精亏

证候：语言不利或不清，腰酸腿软，眩晕耳鸣，舌红少苔，脉弦细或沉细等。

治法：益肾利窍。

方药：地黄饮子去桂、附，酌加丹参、川芎、磁石、蝉蜕、水蛭等。

3. 瘀血阻窍

证候：语言不利，吐字不清，舌体活动不灵，舌质紫黯，舌下脉络曲（粗）张，或见瘀点瘀丝，脉多细或沉涩。

治法：活血通窍。

方药：通窍活血汤加减。由桃仁、红花、川芎、赤芍、麝香、葱白、生姜、大枣组成。临证可酌加菖蒲、远志、郁金、姜半夏、天竺黄等味，加强开窍化痰之力。至于黄酒为引则可酌情选取，方中有麝香效佳，然药缺而贵，可用冰片代替。

总之，后遗症期以虚（气虚、肾虚）、瘀、痰为主，而虚益甚，瘀更重，痰更顽，变化较慢，取效较难。也有患者可虚与痰、瘀相兼为病，也有的患者数年之内复发中风，成为不治之症。治疗时要有信心，坚持长期用药，病情变化不大时可用基本方做成丸剂常服，并辅以针灸、气功、按摩、药浴、香疗等综合治疗，注意生活起居，调理饮食，畅其情志，可望逐渐有所恢复。

五、四期六证皆兼瘀

由于中风病证型多，其病机既有个性又有共性。通过数十年的临床笔者体会到治疗中风病必须坚持辨证论治，坚持各证型均要兼顾瘀血并将其概括为四期（即中风先兆期、急性发作期、恢复期、后遗症期）六证（肝热血瘀、气虚血瘀、痰瘀阻窍、瘀热腑实、颅脑水瘀、肾虚血瘀）来论治，即：

1. 肝热血瘀证　系指肝经郁热，或肝肾阴虚，水不涵木，肝阳上亢，热灼津血为瘀；或肾精亏乏，肝血不足，血瘀所致的一种中风早期证候（中风先兆症）。其临床表现为头痛眩晕或目胀面赤，肢体麻木，或短暂性言语謇涩或一过性肢瘫无力，大便秘结，或排便不爽，舌质黯红，舌下散布瘀丝或瘀点，脉象弦滑或细涩、或弦硬。此证为中风早期常见的病理表现，治宜清肝化瘀通络，自拟清脑通络汤，基本药物有菊花、葛根、草决明、川芎、地龙、赤芍、胆南星、山楂、磁石、鸡血藤、丹参、川牛膝等，可随证加减。

2. 气虚血瘀证　系因元气亏虚，中气不足而致气无力行血、血行缓慢为瘀的一种证候，症见半身不遂，或肢体麻木，神疲乏力，语言不利，面色㿠白，舌质淡黯、苔白或白腻，脉细涩等。可见于中风初期或缺血性中风发作期及中风恢复期。气滞可致血瘀，而气虚无力推动血液，血液不能畅行于脉道，同样可致血凝成瘀，阻滞脉络，这是因虚致瘀，也是本证的主要病机，根据益气活血的宗旨，早在1978年，笔者就研究成功了“通脉舒络液”（黄芪、丹参、川芎、赤芍等）作为静脉滴注加辨证口服，至今仍效验不减，用于缺血性中风，总有效率为98.2%。

3. 瘀痰闭窍证　指因瘀滞脉络，脉络不行，气不行津，津聚为痰；或因脾失健运，水湿内生，聚而成痰，痰滞脉络，血行不利而为瘀；或火热灼津耗血而为痰的一类证候。症见突然昏仆，神志不清，肢体偏瘫，喉中痰鸣，语言不利或失语，脉弦滑或弦硬，舌体胖大或偏歪，舌质黯，或有瘀点、瘀丝，常见于中风急性期的闭证或康复初期。因津血同源、痰瘀相关，由此而决定瘀血或痰浊为本病发展的一般结果，久则痰瘀交夹，遂成窠囊，盘踞脑窍，压抑脑髓，急则为神昏窍闭，缓则经络失养而为瘫萎之疾。治宜涤痰开窍，活血化瘀。笔者曾研制了“蒲金丹”（郁金、菖蒲、丹参等）针剂，收效甚佳。

4. 瘀热腑实证　因精亏血瘀，胃肠乏液，传导失司而致腑气不通，上闭下实，或因肝肾阴虚，肝阳暴亢，气血上逆，以致络破血溢；肝阳化火，燔灼中焦，传导失司而致大便不通。症见神志昏蒙，偏身不遂，舌强语謇，口眼㖞斜，面红气粗，痰声漉漉，呕恶便闭，舌质红、苔黄腻或黑，脉弦滑。常见于中风急性期。治宜通腑化痰，活血化瘀，方用三化汤加减：生大黄、芒硝、羌活、丹参、川牛膝、桃仁、石菖蒲、胆南星、瓜蒌等。此方用大黄伍牛膝活血化瘀，引血下行，菖蒲配胆南星开窍化浊；瓜蒌与芒硝同用，宣通气机，助其下行之力。诸药合用，以达上下通利之效。

5. 颅脑水瘀证　颅脑水瘀系指瘀血与水湿痰浊互阻于脑络，致神明失主，肢体失用，七窍失司为主要表现的一类证候。症见：

（1）神明失主：神志不清，昏愦不语，痰涎壅盛，烦躁不安，行为怪异，呆滞迟钝，失眠健忘，言语错乱。

（2）九窍失司：口眼㖞斜，视物昏矇，鼻流浊涕，口角流涎，目光呆滞，或二便自遗，或头痛甚剧，呕吐等，小儿可见头颅膨大，囟张不合，头面青筋怒张等症。

（3）肢体失用：肢体麻木，或偏身不遂，重滞无力而肿胀，或筋惕肉瞤，手足震颤等症。

脉象弦滑，舌质黯红，舌下络脉迂曲。或舌体胖大边有齿印等。皆为颅脑水瘀之形于外的客观指征。

颅脑水瘀证为“血不利则为水”所致，为诸多脑病之病理关键。常见于中风急性期或恢复期以及其他脑病中。本证急则可因瘀血水浊之病理产物压抑脑髓而致病危，缓则致脑髓失养而“脑髓消”。

治以通窍活血利水为大法，常仿王清任之通窍活血汤加丹参、川牛膝、白茅根、茯苓等，并在此基础上研制了“脑窍通口服液”治疗中风失语，降低颅内压，配合早期康复等，收到了明显效果，对小儿脑积水甚效，对一些颅脑肿瘤也有效。

6. 肾虚血瘀证　系因肾精不足，血亏液乏，血脉不充为瘀，液亏不能上承清窍所致。症见音瘖失语，心悸，腰膝酸软，半身不遂，舌质红或黯红，脉沉细等。因肝肾同源，精血相生，中风之病本为肝肾阴虚，精血涩少，加之肝阳上逆致中风病发，乃致中风后期，肝肾之精血更衰，脉络之瘀不去，使清窍失濡，肢体失用。治宜补肾益精，活血化瘀，常用地黄饮子去桂、附加丹参、鹿衔草、肉苁蓉、桃仁、红花等，或稍佐黄芪以益气生精。

【效方览胜】

古今医籍中记载的中风方剂相当多，良莠难分，非经反复实践者不可轻信。尤其唐代以前以外风所中为治者，方中常用羌活、防风、荆芥等辛散疏风之品者，除兼外风证候者可用外，一般不多用。而民间散见一些治中风验方，虽不好说无效，但难以断定其疗效，往往含有毒之品，用量也较大。中风乃大病，分型甚多，常非一方所能奏效，也非一方贯彻始终。故本节所选秘方、验方，一为精选古代组方严谨、资料翔实可信者，二为近代杂志或著作中报道的资料，病例较多，疗效较高者，供临床医师参考。

1. 铁弹丸

组成：五灵脂 60g，川乌 30g，乳香、没药各 15g，麝香 3g。做成水丸，弹子大。每次 1 丸，薄荷酒下。

功能：散寒开窍，活血通络。

主治：此方专治中风㖞斜，瘫痪，涎潮语謇，筋挛骨痛。（摘自《杂病源流犀烛》）

2. 竹沥汤

组成：竹沥 120ml，生葛汁 60ml，生姜汁 20ml。上相合，分 2 次温开水送服。

功能：化痰开窍。

主治：中风，舌强不语，半身不遂。（摘自《医学从众录》）

3. 两救固脱汤

组成：赤人参 15g，附子 10g，龟甲胶 15g，山萸肉 20g，玳瑁15g，鹿胶10g，阿胶15g，鸡子黄1个，胆南星5g。

功能：摄纳真阴，固护元气。

主治：中风之阴阳两脱证。（任继学方，载于《吉林中医药》1983〈4〉：14）

4. 通脉汤

组成：黄芪30g，当归15g，白芍15g，桃仁10g，生地10g，川芎10g，丹皮10g，桂枝10g，茯苓10g，水煎服。

功能：益气活血，逐瘀通络。

主治：中风半身不遂，口眼㖞斜，言语謇涩，口角流涎，脉迟缓或浮弱，舌苔薄白。（杨百弗方，载于《中国中医药报》1990-2-9第3版）

5. 偏瘫汤

组成：当归9g，川芎6g，红花6g，桃仁9g，竹沥、半夏各9g，胆南星9g，豨莶草30g，伸筋草10g。

功能：活血化瘀通络。

主治：中风、偏瘫（万希文方，载于《江西中医药》1987〈5〉：18）

6. 化痰开窍汤

组成：青蒿12g，黄芩12g，陈皮12g，半夏15g，茯苓15g，竹茹12g，枳壳12g，青黛3g，滑石15g，菖蒲15g，白芷12g。

功能：化痰开窍，清热利湿。

主治：中风，肝胆湿热，蒙蔽清窍。（方和谦方，载于《北京中医杂志》1985〈6〉：9）

7. 通腑化痰饮

组成：全瓜蒌30～40g，胆南星6～10g，生大黄10～15g（后下），芒硝10～15g（分冲）。

功能：通腑化痰。

主治：中风病急性期或有腑实便秘者。（王永炎方，载于《近代中医名家论治中风病荟萃》）

8. 桑钩温胆汤

组成：法半夏9g，陈皮9g，茯苓15g，甘草6g，竹茹12g，炒枳壳9g，桑寄生15g，钩藤9g。

功能：除湿化痰，平肝息风。

主治：中风先兆、中风发作、中风后遗症（赵金铎方，《中医杂志》1984〈1〉：16～17）

9. 马海活痰丸

组成：制马钱子、当归、水蛭各30g，海风藤50g，黄芪100g，千年健80g，川大黄60g。上药烘干，共为细末，炼蜜为丸，每丸重6g含生药3g。每服1丸，日服2～3次，黄酒或温开水送服，一日量不得超过3丸。

功能：补气活血，祛风除湿，化痰通络。

主治：中风后遗症。（范淑惠方，载于《中医杂志》1985〈5〉：33）

10. 通经活络汤

组成：黄芪、地龙、全蝎、木耳、川断、桃仁。水煎服每日1剂。

功能：通经活络。

主治：脑血管意外所遗的瘫痪。（高奎贤方，载于《中医药学报》1989〈5〉：35）

11. 补脑镇痿汤

组成：生芪60g，当归24g，龙眼肉24g，山萸肉15g，胡桃仁15g，䗪虫3g，地龙9g，乳香9g，生没药9g，鹿角胶12g，制马钱子末0.9g。

功能：益气补脑振痿。

主治：肢体痿废偏枯，脉象极细无力，服药久治不愈者。（摘自《医学衷中参西录》）

【疑难病案】

例1：王某，男，63岁，西安市人。1993年4月10日初诊。

患者因左半身麻木3个月，在西安某医院住院治疗1个月，诊断为“脑梗塞”、“颈椎病”、“高血压”，经西医治疗有改善而半身麻木不除。刻诊：左半身麻木、无力，神疲气短，头部麻木，颈项不舒，精神差，记忆力减退，语言不利，左手功能差，握力弱，纳食可，舌质淡、苔薄，脉弦缓。

辨证：气虚血虚络阻，肾亏风动痰生。

治法：补气活血，益肾息风，兼化痰浊。

处方：炙黄芪30g，当归10g，赤芍10g，川芎10g，桃仁10g，红花10g，地龙10g，丹参15g，生山楂15g，天麻10g，远志10g，水蛭5g，路路通15g，桑寄生15g，川牛膝15g，天竺黄10g，6剂，水煎服。

1993年10月16日三诊：患者诉诸症已愈。嘱其注意生活起居，常服清脑通络片或丹参片，宜防再发。

按：此案之治以补阳还五汤为基础，补元气通瘀阻，补气以活血不伤正气；加丹参、生山楂、水蛭、路路通，以加强活血化瘀通络之力；桑寄生、川牛膝补益肝肾；天麻、远志、天竺黄化痰祛风。一方中具有补气养血活血益肾化痰祛风等多种功能，用药弃重剂而求平稳，坚持服药而无化燥伤阴之弊，故历经6个月终获良效。

例2：王某，男，63岁，农民。1975年6月28日初诊。

以左半身瘫痪7天就诊。患者头昏晕，面部发烧发麻，肢体沉重，痿软无力，舌强语謇，右侧肢体不能自主运动。BP 140/90mmHg，心肺未见异常。患侧肢体轻度肿胀，舌黯苔薄白，舌下静脉明显曲张，脉沉弦细。西医诊断“脑血栓形成”，中医辨证为风中经络，气虚血瘀。

治法：益气活血，化瘀通络。

处方：炙黄芪30g，丹参30g，赤芍10g，地龙10g，桃仁10g，红花10g，川牛膝15g，僵蚕10g，钩藤12g（后下），天麻10g，丝瓜络12g，菖蒲10g，茯苓12g，山楂12g，当归10g，3付，水煎服。后又加入胆南星10g、竹沥1匙，6剂。

服9剂后，肢体已能运动。继用上方稍加化裁，服至同年7月28日诸症大减，手肿消退，可独立行走，脉象和缓。至11月随访时患侧肢体功能恢复，行走无障碍，惟手指感觉稍迟钝，可做家务劳动。后处以益肾健脾之剂以巩固疗效。

按：此病属中风中经络之证，以气虚血瘀，痰湿阻滞，兼有肝风为主要病机，故始终以益气活血，化瘀通络，开窍息风为主法。由于病出入不大，始终守方服用，终获良效。临床实践证明，对脑血栓形成这种病情变化不大的病人，只要辨证准确，一定要坚持守方，不可因短期无效而改弦易辙。其次，要及时治疗，一般对发病在3个月以内甚或半年之内的病人效果较好，若超过1年以上，治愈甚为困难。

【名医经验】

中风八法：一曰天关，二曰固脱，三曰泻大邪，四曰转大气，五曰逐瘫痪，六曰除热气，七曰通窍髓，八曰灸俞穴。（《金匮翼·中风统论》）

肝为风脏，因精血衰耗，水不涵木，木少滋养，故肝阳偏亢，内风时起。治以滋液熄风，濡养营络，补阴潜阳……或风阳上僭，痰火阻窍，神识不清，则有至宝丹芳香宣窍，或辛凉清上痰火。（《临证指南医案·中风》华岫云按）

中脏开窍为先，火盛通腑为要，化痰要贯穿始终，治风首当治血，中气尤需调气。（王履秋，见：《当代名医证治荟萃·中风证治》）

中风总须重佐以活血，因为阳虚必凝，不活血无以拨其机；阴虚血必滞，不活血无以通其气。这是中风病最吃紧处。

余常用豨莶至阳汤，以治中风之阳虚证，方药为：九制豨莶草50g，黄芪15g，天南星10g，白附子10g，川附子10g，川芎5g，红花5g，细辛2.5g，防风10g，牛膝10g，僵蚕5g，苏木10g。（任应秋，见：《名老中医医话》）

笔者用本院自制验方“通腑醒脑散”（生大黄、巴豆霜、牛黄、朱砂、石菖蒲油等）治疗中脏阳闭证，多见卓效。其中生大黄通降下行，巴豆霜畅利肠道，两者配伍，一寒一温，共奏通导开下之功；牛黄、菖蒲、朱砂等品镇惊安神、清热化痰及辟浊开窍，诸药协同，以达到通腑醒脑的目的。（奚凤霖，见：《当代名医证治汇粹·中风证治》）

本病的治法是“柔肝熄风，清利肝胆，解郁化痰，凉血泻热，益气活血，清心开窍，回阳固脱诸法为主”。“缺血性脑病，治以柔肝熄风，活血通络为要；出血性脑病，治以清肝利胆、凉血散血为先的治疗纲领”。自拟“柔肝熄风汤（枸杞子、菊花、夏枯草、桑寄生、白蒺藜、制首乌、当归、白芍、怀牛膝、玄参、钩藤、地龙、珍珠母）、活血通脉汤（当归、赤芍、丹皮、桃仁、红花、柴胡、桔梗、枳壳、鸡血藤、台乌药）、凉血清脑汤（生地、丹皮、白芍、羚羊角、蝉蜕、僵蚕、桑叶、菊花、枳实、菖蒲、竹沥）三首方剂，疗效甚佳。（中国中医研究院广安门医院《医话医论荟要》）

中经络重虚实之辨。实证平素有高血压史，素体健壮，或湿痰亦盛，适值肝热风动，或因肝郁化热，灼热化痰，阻塞络道，乃至半身不遂，口眼㖞斜，言语謇涩，脉象弦滑而数。对此中经络实证，宜平肝豁痰，活血通络。常用通络活血汤治疗。自拟通络活血汤：生石决明 30g，黛蛤粉 30g，旋覆花 9g，代赭石 9g，桑寄生 30g，威灵仙 10g，地龙 10g，生穿山甲 9g，僵蚕 9g，豨莶草 12g，竹茹 12g，鸡血藤 20g，知母 9g，黄柏 9g，僵虫 3g，全蝎 3～5g。

虚证体质素虚，气血不足，血虚不能养筋，则筋缓纵，气虚则活动乏力，肌肉松弛，半身不遂，四肢麻木，脉弦软无力或濡滑。常用通络益气汤治疗：黄芪 18～30g，党参 18～30g，鸡血藤 18～30g，桑寄生 30g，威灵仙 10g，豨莶草 12g，当归 9g，白术 9g，地龙 9g，僵蚕 9g，熟地 12g，杭芍 12g，全蝎 3g，白附子 2g。（王季儒，见：《当代名医临证精华·中风专辑》）

中风偏瘫，肝阳亢盛者，宜平肝熄风，用羚羊角骨汤（自拟)：羚羊角骨 25g，钩藤 15g，白芍 12g，地龙 12g，石决明 30g，天竺黄 10g，云苓 10g，杜仲 12g，牛膝 15g。(邓铁涛，见：《当代名医临证精华·中风专辑》)

现在医生诊治出血性中风，在治疗上一是止血，二是脱水，三是控制感染。而真正的中医学者，必须遵循“活血止血”和“医风者，先医血，血行风自灭”为急救法则。故急救投清开灵注射液 40～60ml，加入 10%葡萄糖液 350ml 静滴。而症见昏迷鼾声，遗尿，手撒，颜面红赤，身热汗出，喉间鸣，大便不通，舌红赤、苔黄黑，口干，脉弦数而紧者，此为外闭内脱之候，急配与安宫牛黄丸 1 粒，汤剂药用羚羊角、玳瑁、酒军、厚朴、枳实、炒水蛭、虻虫、白薇、羌活、蒲黄水煎服。给药途径，一是鼻饲，二是肛门高位灌肠，病情危重者，汤丸 2～3 小时给药 1 次，服药后大便得通，则停服。

若症见口眼歪斜，半身不遂，神志昏迷，二便失禁，口干鼾睡，身热，颜面红赤，舌红干，苔黄厚有裂，脉沉弦而数者，汤药用羚羊角、玳瑁、郁金、白薇、石菖蒲、炒水蛭、虻虫、蒲黄、黄连、生地、川芎、豨莶草、水煎服，仍送安宫牛黄丸，给药时间不变，仍用上法。(任继学，见：《中国名老中医经验集粹》)

鼻　渊

【概述】

鼻渊，是指鼻流浊涕，如泉下渗，量多不止为主要特征的鼻病。常伴头痛、鼻塞、嗅觉减退，鼻窦区疼痛，久则虚眩不已。是鼻科常见病、多发病之一。亦有“脑漏”、“脑砂”、“脑崩”、“脑渊”之称。

鼻渊病名，首见于《黄帝内经》。如《素问·至真要大论》云：“少阴之复，郁热内作……甚则入肺，咳而鼻渊”；《素问·气厥论》亦谓：“胆移热于脑，则辛頞鼻渊，鼻渊者，浊涕下不止也。”指出其病情属热，责之于胆，为后世治疗本病从热立论开辟了先河。唐代《备急千金要方·窍病·鼻病》中记载了内服、外治治疗鼻渊的方法，多为后世所用。宋代《圣济总录》宗《黄帝内经》之说并又发挥，指出本病多责之肺热、胆热，治疗以清热泻火为主，佐以辛散透脑，颇有见地。金元四大家河间主“火”，东垣主“虚”，丹溪主“痰”于本病各有建树。迨至明代亦有创见，明代《证治准绳》指出鼻渊病久可形成控脑砂，并提出本病病因病机有肺热、胆热、湿热痰积、肾虚痰积、肾虚诸多方面，《景岳全书·杂证谟·鼻证》又以气虚阴虚立论，谓“其有漏泄既多，伤其髓海则气虚于上”，“此炎上之火……莫若但清阴火而兼以滋阴”，主张温补和滋阴降火为治。对临床有重要指导意义。及至清代，有以寒热立论的，亦有从标本区分者，对本病认识日趋完善。

本病相当于现代医学的急、慢性鼻窦炎。发病率高，临证有虚实之分。实证起病急，若治疗及时，多可短期治愈；而病久多虚或虚实夹杂，病程较长，病情缠绵难愈，甚至可引起严重的并发症，导致不良后果，故将本病亦列为疑难病之一。

【病因病机概要】

本病多因外感风热和风寒之邪引发，此为外因。由于七情不遂，饮食不节，嗜酒肥甘，导致脏腑功能失调为内因。因于外感者多起病急，属于内伤者多起病较缓，反复发作。

1. 风寒伏肺　风寒外袭，肺失宣肃，肺窍不利则鼻窍不通而鼻塞，嗅觉减退，津液失布则鼻流清涕，常伴发热恶寒，无汗，头痛，舌苔薄白，脉浮紧。

2. 肺经风热　风热邪毒，袭表犯肺，肺失清肃，终致热邪循经上犯，壅滞鼻窍，灼伤鼻窦肌肤而发本病。

3. 胆腑郁热　邪热犯胆，胆经郁热，上蒸于脑，迫津下渗，或七情不遂，肝郁化火，移热胆腑，胆火循经上犯于脑，灼伤及鼻窦，燔灼气血，腐灼肌膜，灼津为涕以致本病。

4. 脾胃湿热　嗜食辛辣肥甘之味或饮酒无度，脾胃湿热内盛，循经上蒸鼻窍，则出现鼻流黄浊臭涕，淋漓不断，舌苔黄厚腻，脉滑数之症状。

5. 肺气虚寒　久病体虚或肺气素虚，卫表不固，易犯风寒，乃伤肺损气，虚寒相搏，上结鼻窍则鼻塞涕多，反复发作，遇寒易诱发或加重。

6. 脾胃气虚　每因劳倦过度或思虑伤脾，脾虚清阳不升，气血生化不足，鼻窍失养，脾失健运则湿浊内生，上贮于肺，侵蚀鼻窍，发为鼻渊。

7. 肾阳亏虚　肺热日久，伤及肾阳，或素体肾虚阴亏，复因肺经郁热伤阴，金水不能相互滋生，虚热灼伤鼻窍，出现鼻流浊涕、嗅觉减退、头晕耳鸣、五心烦热等症，使病情缠绵难愈，变证丛生。

综上所述，本病病位在鼻窍，主在于肺，与胆、脾、胃、肾关系密切，属肺者多属外感，属胆、脾胃、肾者多为内伤所致。属外感风寒、风热、胆经郁热、脾胃湿热者多实、多热，肺气虚寒、脾胃气虚、肾阴亏损则多虚。

【疑难剖析】

鼻渊初起，因于外感属实者易治，因于内伤者，虚中夹实或虚实夹杂者，难收速效，且愈后容易复发。笔者体会主要有以下原因：

1. 平素嗜酒肥甘，脾胃湿热蕴盛者，湿性黏滞与邪热胶固难解，清热则虑苦寒助湿，利湿则易化燥伤阴而助火，即或病情好转，湿热伏邪又易复发。况湿热久羁，化火成毒，侵入鼻窦，灼伤肌膜，致肌膜腐败，流涕臭秽，迁延日久，正虚邪实，易成顽疾。此为难治原因之一。

2. 本病以鼻流浊涕，量多不止为主要特征。然鼻为肺之窍，涕流日久则耗气伤阴，损伤肺脾，病久及肾或入血络，正虚与邪实并存，正气益损，邪毒益深，迁延不愈，反复发作，扶正则恐留邪，祛邪则易伤正，治疗颇为棘手。此为其二。

3. 鼻窍为手足阳明、太阳经脉所过，即使外感风邪致病，亦易从阳化热。鼻为肺窍，肺为娇脏，不耐邪热熏灼，肺阴易伤。本病发则为浊涕不止更伤气阴，故患者常感阴液不足。辨证用药考虑到鼻窍位于头面高巅，须赖辛散上浮之品引诸药上达，然辛散之品用之不当最易耗伤正气，往往病邪未去，气阴先伤，致正虚邪恋，难以速愈。此为其三。

【辨疑思路】

鼻渊病，病因有外感内伤之分，病机有虚实之别，起病有缓急，病程有久暂。因于外感则多实、多热，起病较急。因于内伤则起病较缓，病程较久，久病者多虚，或虚实夹杂。外感与内伤有时可相互影响，互为因果。外感鼻渊，迁延失治，邪伤肺肾可转化为内伤鼻渊，内伤鼻渊又可因感外邪引发或加重。临证治疗尤宜详辨。

（一）察病因，有外感、内伤之分

鼻渊由脏腑功能失调，外感风热和风寒之邪所致者最为常见。因于外感者当有表证可察，患者除了有鼻渊主症之外，因于风热者当有发热恶风、咽痛、口干等郁热征象。而风热之邪犯肺，郁久可以化毒，患者鼻涕由黄浊变为金黄腥臭，甚或流出大量脓性分泌物，头痛加重，变生他症。

（二）辨虚实，宜分气虚、阴虚之别

本病初病多实，久病多虚，病程日久，多可致虚。外邪侵袭、胆腑郁热、脾经实热者为实；肺气虚寒、脾胃气弱、肾阴亏损者为虚。肺气虚寒、脾胃气弱、肾阴亏损者又因正气亏虚，易复感外邪，致虚中夹实。外邪入里化热，胆腑郁热，脾胃湿热则易化火，而伤阴耗气，使病机趋于复杂化。然气虚者多责之于肺、脾；阴虚者多责之于肺、肾。肺气虚又有头昏目眩，肢困乏力，气短腹胀，面色萎黄，或便溏，舌质淡胖，脉虚无力之表现。肺阴虚可兼干咳少痰，潮热盗汗，舌质红，少苔，脉细数。肾阴虚可兼头晕耳鸣，手足心热，腰酸腿软，口干，舌红少苔，脉细弱，尺部尤甚。亦有气虚、阴虚兼见者，又当明辨。

总之，本病多以实证、热证居多，但虚实夹杂者亦不少见。因为本病无关乎性命，患者常忍而不治，日久遂成难治之疾。加之时治时断，或用药不得法度，治疗上难收速效，故尤应当重视虚证的辨治。

【治难方药】

1. 风寒伏肺

证候：涕薄清稀，鼻塞，嗅觉减退，头痛头胀，恶寒发热，无汗，口不渴，舌苔薄白，脉浮紧。

治法：疏散风寒，宣肺通窍。

方药：苍耳子散化裁。苍耳子 10g，香白芷 15g，薄荷 10g，荆芥 10g，防风 12g，连翘 15g，辛夷花 10g。

方中苍耳子、辛夷花、香白芷疏风通窍；薄荷、荆芥清利头目，疏风解表；防风辛润上行，散头面风邪；连翘散结解毒兼制诸药辛燥。头痛甚者加藁本 10g、川芎 12g；恶寒较重者加细辛 3g。

本证属鼻渊初起，然治疗不可过用辛散发表之品，以防化燥伤阴。方中苍耳子有小毒，治疗量 9～12g 为宜，量多偶见口干、咽燥之不良反应，30g 以上或误食苍耳子幼苗者，可致中毒，务慎之。另外此药多为辛香疏散之品，不宜久煎，煮开约 10 分钟即可。如在煎药时，让患者闻其气，可达事半功倍之效。

2. 肺经风热

证候：涕黄或质黏而量多，鼻塞，嗅觉减退，头胀痛，鼻黏膜充血红肿，中鼻道有脓性分泌物，上颌区皮肤可有压痛；全身症状可见发热、恶风或咳嗽，口苦咽干或咽痛，小便黄，舌红、苔薄白少津，脉浮数。

治法：清热解毒，疏风通窍。

方药：银翘散合苍耳子散化裁。金银花 15g，连翘 15g，荆芥 10g，防风 10g，薄荷 10g，苍耳子 10g，辛夷花 10g，黄芩 12g，菊花 12g，鱼腥草 30g。

方中金银花、连翘、薄荷、菊花疏风清热通窍；黄芩、鱼腥草清解肺经风热。巅顶痛者加蔓荆子 12g、藁本 10g；前额、眉棱骨痛者加蔓荆子 12g、白芷 10g；太阳穴胀痛者加夏枯草 12g、龙胆草 10g；鼻流黄浊、腥臭，量多不止者，加入玄参 15g、败酱草 30g、野菊花 15g；鼻塞甚者重用苍耳子 15g、辛夷花 10～15g；咽干、咽痛、咳嗽者，合用玄麦甘桔汤；高烧、胃热口臭者加石膏 30～60g。

本证肺经风热，辛温之苍耳子、辛夷不可久用且用量宜小。若风热之邪未去，而有伤阴之症者，可重用玄参 20～30g，以清热解毒，养肺肾之阴，消散浮游之火。笔者临证用之，疗效尚佳。

3. 胆腑郁热

证候：鼻涕黄浊黏稠如脓样，量多，鼻塞，嗅觉减退，鼻黏膜充血红肿，中鼻道有脓液，伴寒热往来，口苦咽干，胸胁苦满，耳鸣，耳聋，急躁易怒，舌质红、苔黄厚，脉弦数。

治疗：清泻肝胆郁热，解毒利湿通窍。

方药：龙胆泻肝汤化裁。柴胡 10g，龙胆草 12g，栀子 10g，黄芩 12g，野菊花 15g，车前子 15g，泽泻 15g，当归 10g，川芎 10g。

方中柴胡清解少阳郁热；龙胆草、黄芩、栀子、车前子、泽泻、野菊花清利肝胆湿热；当归养血柔肝，防苦寒伤及肝阴。热毒较甚者加金银花 15g、连翘 15g、蒲公英 15g、鱼腥草 30g。鼻塞重者加苍耳子 10g、辛夷花 10g，头两侧痛甚者加入蔓荆子 15g、白芷 10g。

肝胆火盛而见头痛剧烈、急躁易怒、大便秘结者，可用当归龙荟丸加减，或在上方中加入大黄 10g（后下）、决明子 30g，以通腑泻热，清肝利目。见肝胆郁火之胸满烦惊、口苦、呕恶、舌苔黄腻之症，可用黄连温胆汤加减治之。此证亦不可滥用苦寒燥湿之剂，以防化燥伤阴。

4. 脾胃湿热

证候：鼻流黄浊，如脓如髓，量多不已，头胀痛，鼻黏膜充血肿胀，或以肿胀为甚，伴胸脘痞闷，呕恶，纳呆，口气臭秽，身困肢倦，午后发热，舌苔黄腻，脉滑数或濡数。

治法：清利湿热，化浊通窍。

方药：黄芩 12g，滑石 30g，川木通 10g，土茯苓 15g，泽泻 10g，大腹皮 12g，白蔻仁 6g，苍耳子 10g，辛夷花 10g，白芷 15g。

方中黄芩、滑石、木通清热利湿，土茯苓、大腹皮、白蔻仁利湿化湿浊以醒脾，白芷活血止痛，苍耳子、辛夷花疏风通窍。若热重加黄连 6g、石膏 30g（先煎）、大黄 6g（后下）清泻脾胃湿热；鼻塞重者加薄荷 10g、细辛 3g；恶心、呕吐者加竹茹 12g、枇杷叶 12g；湿热化毒者加金银花 15g、连翘 15g、土茯苓 20～30g、白花蛇舌草 30g、紫花地丁 15g。

此证湿热黏滞胶着，治疗难取速效。宜采用清热化湿之品，如泽泻、川木通、车前子、滑石等，使湿热去，而无留邪之患，还需徐缓图之。亦可随证选用加味四苓散或甘露消毒丹化裁。

5. 肺气虚寒

证候：鼻流清涕，腥臭不甚，量多不止，鼻塞时作，嗅觉减退，鼻黏膜淡红、粉红或色黯且肿胀，鼻甲肥大，遇冷风刺激则诸症加重。可伴见头昏脑胀，形寒肢冷，气短乏力，舌质淡，舌苔薄白，脉弱。

治法：温补肺气。

方药：《辨证录》温肺止流丹化裁。诃子 3g，甘草 3g，桔梗 9g，石首鱼脑骨 15g，荆芥 3g，细辛 3g，人参 6g，干姜 6g。

方中人参与诃子同用，一补一敛，收耗散之肺气以补之；荆芥、细辛、干姜温肺散寒收涕；桔梗、甘草载诸药上行达鼻窍；石首鱼脑骨善治寒热鼻渊。体虚易感冒者，加玉屏风散，重用黄芪 30～60g；头痛重者加川芎、白芷、藁本；鼻寒甚者加苍耳子 10g、辛夷花 10g；郁久化热者，鼻出浊涕黏稠者加黄连 6g、桑白皮 10g、地骨皮 10g；气血两虚者加黄芪 30g、当归 12g、鹿角胶 10g（烊化）以益气生血；兼外感者重用荆芥 15g、细辛 3g。

此证肺气虚寒，卫外不固，每易感受风寒，诱发或加重本病。平素宜常服补中益气丸、玉屏风散或归脾丸之类，以扶正固本，预防感冒。

6. 肾阴亏虚

证候：鼻流浊涕，腥臭不甚，嗅觉减退，鼻黏膜淡红或黯红。伴手足心热，两颧潮红，头晕耳鸣，两目干涩，腰膝酸软，舌红少苔，脉细数。

治法：滋阴降火。

方药：知柏地黄汤化裁。知母 12g，黄柏 6g，熟地 15g，山萸肉 12g，茯苓 10g，泽泻 10g，丹皮 10g，苍耳子 10g，白芷 10g，辛夷花 10g，薄荷 6g，山药 15g。

方中熟地、山萸肉、山药补肝、脾、肾之阴，丹皮、茯苓、泽泻清泻肝、脾、肾三脏虚热，苍耳子、辛夷花、白芷、薄荷宣通鼻窍。骨蒸潮热者加地骨皮 12g、鳖甲 12g（先煎）、秦艽 10g；腰膝酸软者加当归 15g、猪脊髓 30g；咽干者加玄参 15g、麦冬 15g；兼外感者加柴胡 6g。

此证鼻渊日久，肾阴亏耗，虚火上炎，治宜滋阴降火，慎用苦寒；选用《景岳全书》清化饮（白芷、麦冬、茯苓、黄芩、生地、石斛、白蒺藜、苍耳子）治疗本证亦效。

7. 脾胃气虚

证候：鼻涕黏色白，鼻塞不通，嗅觉减退，日久不愈，鼻黏膜水肿、色淡，纳差，神疲，乏力，舌淡胖、苔薄白，脉沉缓无力。

治法：健脾益气化浊。

方药：参苓白术散合补中益气汤化裁。党参 12g，黄芪 24g，茯苓 12g，生白术 15g，升麻 6g，柴胡 6g，陈皮 10g，扁豆 12g，山药 15g，薏苡仁 15g，当归 15g，桔梗 10g。

方中参、芪、术益气健脾，茯苓、扁豆、薏苡仁、陈皮健脾化湿，升麻、柴胡、桔梗升阳宣肺，当归、山药滋补脾肺之阴。湿欲化热者加黄连6g、车前子15g、川木通10g以清热利湿；鼻塞甚者加辛夷花10g、苍耳子10g、路路通15g、石菖蒲10g；头痛昏蒙加川芎12g、天麻12g；气血亏虚者可用十全大补汤化裁治之。

笔者数十年探索，组成一方：黄芪30g，白芷15g，细辛3g，苍耳子10g，桔梗6g，薄荷6g，连翘15g，鱼腥草30g，乳香、没药各6g，共为极细末，白开水冲服，每次6g。对于慢性虚实夹杂者甚效。本方集扶正、开窍、清利、活血、解毒为一炉，用散者取其辛散走窜开窍之用，水煎则辛味易散失而降低疗效。思苍耳子散用散即寓此理。另外要坚持服用，直至痊愈，不可朝三暮四，或总欲求速效而难达。

【其他治疗】

（一）针灸

肺经风热证宜选取手太阴、阳明经穴为主，采用泻法。穴取列缺、合谷、迎香、鼻通、印堂、风池；耳针区内鼻、肺、章门、下屏尖。

肾阴亏虚证，可针迎香、上星、足三里、三阴交、太溪、照海、鱼际、肾俞。迎香、上星用泻法，余穴用补法；耳针可取内鼻、肾上腺、肾、肺。

其余证候可针取迎香、印堂、鼻通、太阳、合谷、风池、足三里，每次选2～3个穴位。耳针取内鼻、内分泌、神门、章门、肺、脾。

（二）水针

肺经风热证，以鱼腥草注射液0.5ml，取肺俞穴，进针3～5分，分次注入，隔日1次。

其余各型可以复合维生素B注射液，每穴0.2～0.5ml，每次选用一两穴，隔日1次。

（三）外治法

1. 滴鼻灵、葱白滴鼻液或1%麻黄滴鼻液滴鼻，各证类均可选用。

2. 肺气虚寒证，除用上药滴鼻外，亦可配合：①鱼脑石散吹鼻，每日2～3次；②孩儿茶60g，鹅不食草30g，冰片15g，细研，用香油调成稠浆，纳内，每日2～3次，以通为度。

3. 风寒伏肺证，可用辛夷花粉吹鼻，或用西月石6g、冰片3g、马蹄粉30g，共研粉，吹鼻，每日2～3次。

【效方览胜】

1. 脑漏秘方

丝瓜藤近根处3～5尺许，烧存性，为细末，酒调服之即愈。

主治：鼻中时时流黄水，甚者脑亦时痛。（《景岳全书·因阵》引《医学正传》方）

2. 防风汤

防风45g，人参30g，麦冬30g，炙甘草30g，川芎30g，黄芩30g。共研细末，每服6g，沸汤调服，食后服，每日3次。

主治：鼻渊脑热，渗下浊涕不止，久而不已必成衄血之证。（《景岳全书·因阵》引《宣明方论》方）

3. 荆芥连翘汤

荆芥10g，柴胡10g，川芎10g，当归10g，生地10g，芍药10g，白芷10g，防风10g，薄荷10g，栀子10g，黄芩10g，桔梗10g，连翘10g，甘草10g。上剉粉，水煎服。

主治：鼻渊。风热犯肺之证。（《万病回春·鼻病》）

4. 奇授藿香丸

藿香连枝叶240g。研细末，雄猪胆汁和丸，如梧桐子大，每服15g，食后，苍耳子汤或黄酒送下。

功能：芳香行气，辟秽通窍。

主治：鼻渊之胆腑郁热证。（《医宗金鉴·外科心法要诀·鼻渊》）

5. 取渊汤

辛夷花6g，当归6g，柴胡3g，炒栀子9g，玄参30g，贝母3g。水煎服。

功能：滋阴养血，清肝解毒通窍。

主治：鼻渊，证见病久则流涕黄浊，如脓如髓，腥臭不堪者。(《辨证录·鼻渊门》)

6. 治鼻渊方

犀角 3g（现多用水牛角 20g），苍耳子 6g，黄芩 12g，郁金 12g，杏仁 10g，芦根 15g，辛夷花 6g。

主治：风热结于脑髓，发为鼻渊之证。(《柳选四家医案·评选静香楼医案·诸窍门》)

7. 治脑漏方

生石膏 45g，龙胆草 12g，生杭菊 12g，玄参 12g、知母 12g，天花粉 12g，连翘 6g，金银花 6g，薄荷叶 3g。水煎服。

主治：鼻渊。风热外袭，病久肝胃移热于脑，鼻中浊涕腥臭，心热，神昏，眩晕，大便干燥，脉左右皆弦而有力。(《医学衷中参西录·石膏解》)

8. 辛白滴鼻液

辛夷花、防风、白芷各 200g，苍耳子 15g。以蒸馏法制 100ml 滴鼻液，每次 3～5 滴，每日 3 次。

主治：急慢性鼻窦炎，鼻炎。（《中药现代研究与临床应用·辛夷》)

【疑难病案】

王某，男，16 岁，学生。1997 年 6 月 8 日初诊。

主诉：鼻塞，时流黄浊涕伴头昏，嗅觉减退一年余。患者一年前，因反复感冒出现上症，经咸阳市多家医院诊断为“鼻窦炎”，经用抗生素治疗效果不明显，外用“滴鼻净”，症状稍缓，停药后复作。一年来反复感冒，气短，纳差，头昏沉重，服用“千柏鼻炎片”疗效不显，来门诊求治。诊见面色㿠白，消瘦，眼睑结膜苍白，舌质淡胖，舌苔薄黄，脉沉细弱。

辨证：中气亏虚，肺经郁热。

治法：补益脾肺，解郁通窍。

方药：玄参 15g，麦冬 10g，桔梗 10g，甘草 10g，辛夷花

6g，黄芪15g，当归10g，黄芩10g，太子参6g，鱼腥草15g，山楂10g，蔓荆子5g，7剂，水煎服。

1997年6月15日二诊：述服上方，鼻窍已通，浊涕明显减少，头昏缓解，纳食较佳，大便稍稀，继以上方去蔓荆子、山楂，减黄芩为5g，鱼腥草为10g，加丹参10g、焦三仙各10g。守方服14剂，诸症痊愈。

按：此案鼻渊历时一年有余。《难经》曰："肺热甚则出涕。"肺经郁火不宣，鼻流浊涕终年不止。然鼻中之涕，究属气血所化，涕为鼻之液，久流不止则损伤脾肺之气，气血生化乏源。故遇此证不可妄用辛散之品以伤正，而宜以参、芪、当归等补益气血，玄、麦、甘、桔等清宣肺经郁热，鱼腥草、黄芩解毒排脓、辛夷、蔓荆子清宣鼻窍，引诸药上达头面，山楂健胃消瘀，酸甘敛阴，是为正治。

【名医经验】

鼻渊总由太阳督脉之火甚者，上连于脑而津津不已，故又名为脑漏。此证多因酒醴肥甘，或久用热物，或火由寒郁，以至湿热上熏，津汁溶溢而下……古法有苍耳散治之者，然余之见：谓此炎上之火而治兼辛散有所不宜，故多不见效。莫若但清阴火而兼以滋阴，久之自宁……故常以清化饮加白蒺藜五钱至一两，苍耳子二三钱；若火之甚者，再以清凉等剂加减用之，每获痊愈。(《景岳全书·杂证谟·鼻证》)

一男子，百日鼻流清涕，不闻香臭，三年矣。余以为肺气虚，用补中益气加麦冬、山柏而愈。(《万病回春·鼻病》)

若肠胃素有痰火积热，则其平常上升之气，皆氲而为浊矣。金职司降，喜清而恶浊，今受浊气熏蒸凝聚，既久壅遏郁结而为涎涕。又曰：有不因伤冷而涕多或黄或白，或时带血，如脑髓状，此肾虚所生。不可过用凉剂，宜补脑散，仍以黑锡丹、紫灵丹、灵砂丹。(《证治准绳·杂病》)

鼻渊服药罔效者，唯灸上星穴……服八味地黄丸，以资化源。(祁坤《外科大成·鼻衄》)

脑漏者，鼻如渊泉，涓涓流涕。治病有三：曰风也，火也，寒也……致病不同，施治各异。（《医醇賸义·卷二》）

如脑热鼻渊，用羚羊角、山栀、石膏、滑石、夏枯草、青菊叶、苦丁茶等类，若辛凉散邪之法也。久则当用咸降滋填，如虎潜减辛，再加镇摄之品。其有精气不足、脑髓不固、淋下无腥秽之气者，此劳怯根萌，以天真丸主之。（《临证指南医案·鼻病》华玉堂按）

或谓石首鱼脑骨，古人以治内热之鼻渊是为寒物，何用之以寒证之鼻渊耶？不知鼻渊实有寒热二证。石首脑骨，寒热二证皆能治之，但热证之涕通于脑，寒证之涕出于肺。（《辨证录·鼻渊门》）

鼻渊者，若见其脉象洪而有力，宜用药清其胃腑之热，若生石膏、知母诸药；亦宜加连翘、薄荷、菊花诸药辅之。且浊涕常流，则含有毒性，若金银花、甘草、花粉诸药皆可酌加也。若病久伤阴，脉有数象者，一切滋阴退热之药皆可酌用也。（《医学衷中参西录·论鼻渊治法》）

吴浮先治一人，患鼻渊十载，乃脾肺气虚下陷，须用补中益气汤百剂方愈。不信，用白芷、防风、辛夷、川芎等味，病转甚，复求治，与前方百帖而愈。（《续名医类案·卷十七》）

颤　证

【概述】

颤证是指以头部或肢体摇动、颤抖为主要临床表现的一种病证。轻者仅有头摇或限于手足或单一肢体的轻微颤动，尚能坚持工作，生活自理；重者全身颤动、头部震摇大动，甚则扭转痉挛，手足及四肢颤动不止，筋肉僵硬，颈项强直，四肢拘急，甚者卧床不起。本病多发于中老年人，男性多于女性。

《素问·至真要大论》云："诸风掉眩，皆属于肝。"《素问·脉要精微论》谓："骨者，髓之府，不能久立，行则振掉，骨将惫矣。”虽无颤证之名，而其症状描述与本病颇相类似。迨至明代对本病始有了较系统的认识。《赤水玄珠》首次提出“颤振证”之病名，认为“颤振者，人病手足摇动，如抖擞之状，筋脉约束不住而莫能任持，风之象也。”《证治准绳·杂病》亦云“颤，摇也；振，动也”，并指出该病“壮年鲜有，中年以后乃有之，老年尤多。夫老年阴血不足，水少不能制壮火，极为难治，前哲略不治之”。《医学纲目》中亦认为本病病因：“多风热相合，亦有风夹湿痰者。”清代张璐在《张氏医通》中总结前贤经验及个人临证心得强调本病主要由风、火、虚为患，分立脾胃虚弱、心气虚热、心虚夹痰、肾虚及实热积滞之证治之。《医宗已任编·颤振》强调气血虚是颤证的重要原因，创立大补气血法治疗颤证，使本病辨证论治及理法方药日趋完善。1991年11月第三届全国中医学会老年脑病学术研讨会，制定并通过了《中医老年颤证诊断和疗效评定标准》，为中医对本病标准化、客观化研究奠定了基础。

本病相当于现代医学某些锥体外系疾病所致不随意运动，如震颤麻痹、舞蹈病、手足徐动症等，凡出现以头部及四肢震颤、抖动为主要特征的病证，均可按本病论治。

【病因病机概要】

1. 风痰阻络、气血不通　素体肝肾阴虚，郁怒伤肝，肝风内动，风痰瘀血阻滞经络，气血不通，筋脉失养，头部动摇，肢体拘急僵硬或颤摇不已；风痰瘀血阻滞脑络，则见头晕、视物模糊之证。

2. 气血亏虚，筋脉失荣　饮食不节，内伤脾胃，或肝郁脾虚，气血生化乏源；或房劳、思虑过度，精血亏耗，筋脉失养，则肢体颤抖、倦怠、乏力，头晕眼花。正如《医宗已任编·颤证》所云：“大抵气血俱虚，不能荣养筋骨，故为之振摇。”

3. 肾精亏耗，髓海不足　年老体衰，或先天禀赋不足或房室不节，肝肾之精血亏耗，髓海空虚，神明失养，筋脉失约，则肢体麻木、拘挛，甚则颤抖不已，久则痴呆健忘。

4. 痰热动风，扰动筋脉　七情不遂，肝火炽盛，阳化风动，风火痰热，扰动筋脉，筋脉失司，发为肢颤动摇，胸脘痞闷，头晕口干，舌苔黄腻，脉滑数之证。

综上所述，本病多由年老体衰，或先天禀赋不足，加之七情不遂，饮食不节，房劳过度，致肝、脾、肾三脏功能受损，气血乏源，髓海空虚，筋脉失司所致。病位在脑髓、筋脉，病理性质当属本虚标实，本于肝肾、气血亏虚，标属风（内风）、火（肝火）、痰（湿痰、热痰）、瘀（瘀血）四端为患。临床多见虚实夹杂之证。发病之初，以肝风、痰浊、瘀血等标实相互兼见；病久则肝、脾、肾三脏亏损、正虚与邪实并见，此时病势转重，缠绵难愈，且易变生他证。因此，以预防为主，并积极防止中毒、中风、颅脑外伤等的发生，对颤证防治有重要意义。

【疑难剖析】

（一）治疗难取速效，且易于复发

本病起病缓慢，呈渐进性加重，且好发于中老年人，初病正气不衰，邪气尚浅，治疗及时，疗效尚佳，然每因劳累，情志不遂等因再次复发。每次复发则症状较前加重，治疗难度也相应增加。若起病即见肾精亏损，真阴亏耗之表现，或先天禀赋不足而在青壮年发病者，多难根治，且预后亦差。此为本病难治原因之一。

（二）病机转化错综复杂

颤证在风、火、痰、瘀、虚诸因素相互作用下形成并渐进加重。初病以肝风、痰浊、瘀血为主，正虚不著。痰浊、瘀血与肝风可同时相兼为患，亦可以风、痰为主，兼见瘀血；又可以风、瘀为主，兼见痰浊；风痰可以致瘀，瘀血可以化痰，痰热即可动风，瘀血亦可以生风而相互转化。若病情迁延，风盛于内，痰瘀为患，气血阴精亏损，邪气渐深，转化为痴呆、健忘之病证，进一步发展为气血衰败，肝脾肾益损，终成不治。由于其病机变化及其复杂，不同病变阶段，各种病理因素兼见错杂，临证则较难准确辨治，为本病被称为疑难病的重要原因之一。

（三）涉及病种较多

本病原发者涉及西医学的锥体外系疾病，如帕金森综合征等一大类疾病。继发者，可由温病、中风、中毒、颅脑外伤等而致，病情轻重不一，病因及病机差异较大，很难统而治之，必须针对其特殊性，灵活地辨证施治，方切于临床，行之有效。这样就相应增加了临证施治的难度。

【辨疑思路】

本病好发于中老年人，起病较缓，成渐进性发展，不能自行缓解，严重者可导致痴呆。凭典型临床表现鉴别诊断并非难事。然由于其病机复杂，风、火、痰、瘀、虚常相互兼见，相互影响，错杂为患，临证若非详辨病候，精选方药，则难以取效。

（一）辨标实，当重内风、瘀血

《素问·至真要大论》谓“诸风掉眩，皆属于肝”，说明本病与肝风关系尤为密切。从临床来看，内风（肝风）为患常常贯穿于本病之始终。而导致“内风”之病机各异。如肝肾阴虚，水不涵木；气血亏损，血虚生风；肝火内盛，阳化风动；痰热动风等。应根据其兼证表现，详加分辨。

其次，颤证亦多兼瘀血。源其因有肾虚致瘀，肝郁致瘀、气虚致瘀、气滞致瘀、痰阻血瘀之别。瘀血证候当有面色黯黑、舌质紫偯或有瘀斑，舌底或有瘀丝、瘀点、舌下脉络粗张，脉细涩，或肢体疼痛，痛处固定不移，或肢体麻木不仁等。

（二）察本虚，当分阴虚（血虚）、气虚

颤证多属虚实夹杂，本虚则以气血亏虚与肝肾阴虚最为常见。其血亏虚者，有气虚导致血虚，或阴血暗耗，气失所附，气血同病；肝肾阴虚者多由年老体衰，房劳过度，或先天禀赋不足所致。如先天禀赋不足，年轻时发病，其症状较重，预后较差。

（三）辨痰，当分湿痰、热痰

痰为本病病理因素之一。辨痰尤以脉舌为凭。湿痰者，多有痰色发白、肢体麻木酸、舌苔白腻、脉滑等见症；兼见黄腻苔、脉滑数者属实；阴虚火旺，虚火灼津为痰者，痰多色灰，质黏难咯，舌绛少苔，脉弦细数。又有瘀血阻络，致瘀痰为患者，亦应详辨。

【治难方药】

1. 风痰阻络

证候：头部、手足或单个肢体轻微摇动，时有震颤，活动欠灵活，兼见头晕，视物模糊，耳鸣，舌质淡黯，舌苔薄白或白腻，脉弦滑。

治法：平肝息风，化痰通络。

方药：眩晕宁方化裁。橘红10g，茯苓15g，姜半夏12g，磁石30g（先煎），丹参15g，川牛膝15g，桑寄生15g，菊花10g，钩藤12g（后下），天麻10g，女贞子10g，地龙12g。

方中橘红、茯苓、姜半夏、地龙燥湿化痰通络；天麻、钩藤、磁石、菊花清肝平肝，潜阳息风；川牛膝、寄生、女贞子滋补肝肾。若肝风偏盛、震颤较重者加乌梢蛇10g、僵蚕10g、全蝎6g以息风止颤；痰浊壅盛者加竹沥10g、胆南星12g、全瓜蒌15g；血瘀重者丹参用至30g，加穿山甲10g、水蛭6g；耳鸣者加蝉蜕6g、菖蒲10g。

此证主病在肝，以肝风为主，治疗重平肝息风，兼化痰通络，余常选用乌梢蛇10g、僵蚕6～15g、全蝎6g，取其虫类药入络剔邪之功。正如叶天士所言，久则邪正混处其间，草木不能见效，当以虫蚁疏通。事实上虫类药对各类颤证均有较好的疗效。病情缓解则宜选用六味地黄丸或三甲复脉汤之类滋补肝肾，或以八珍汤益气养血，以巩固疗效，防止复发。

2. 气血亏虚

证候：肢体及头部震颤较甚，或见口唇、舌体微微颤动，步态迟缓或慌张，表情呆板，伴见面色不华，头晕心悸，气短懒言，倦怠，乏力，自汗，舌体胖边有齿痕，舌质黯淡或淡白，舌苔薄白，脉细弱。

治法：益气养血，息风活络。

方药：人参养荣汤合天麻钩藤汤化裁。熟地 12g，白芍 15g，当归 15g，人参 10g，白术 12g，茯苓 12g，炙甘草 6g，黄芪 30g，丹参 15g，天麻 12g，钩藤 20g，鸡血藤 15g，鹿角胶 6g（烊化）。

方中熟地、白芍、当归、丹参、鸡血藤养血柔肝活络；人参、白术、黄芪、茯苓、炙甘草健脾益气；天麻、钩藤平息肝风而止颤，鹿角胶填精补血。心悸失眠、健忘者重用鸡血藤 30～45g，加合欢花 12g、夜交藤 30g；气虚夹痰者可采用补中益气汤合天麻钩藤汤加减；血瘀甚者加桃仁 10g、红花 10g、水蛭 6g；震颤较甚者可加羚羊角 3g 入煎剂，或以羚羊角粉 2～3g，每日 2 次用药汁冲服；表情呆钝者加菖蒲 10g、远志 10g、益智仁 12g。

此证气血亏虚，筋脉失荣，故宜益气养血为主兼息风活络为治。笔者常用鸡血藤 30g、鹿角胶 6g（烊化）、黄精 12g、山萸肉 10g 配合人参养荣汤佐以平肝息风之品，如羚羊角 2～3g 入煎剂或冲服，多获良效。其中羚羊角一味，功擅息风止颤，于各证中均可加入使用，止颤甚效。

3. 肾虚髓亏

证候：颤证日久，震颤较重，幅度较大，亦可见四肢、躯干、头部、口唇、舌体颤动不已，重者痴呆、项强、肢体拘急，伴见头晕、耳鸣、脑鸣、失眠、健忘，腰膝酸软、盗汗，舌体瘦小，舌质红绛或黯红、少苔，舌下络脉紫黯曲张，或舌底瘀斑、瘀点，少苔或剥苔，脉细弦。

治法：补肾益髓，活血化瘀，息风止颤。

方药：颤复宁化裁。熟地 12g，白芍 15g，黄芪 30g，磁石 30g（先煎），丹参 30g，钩藤 20g（后下），天麻 12g，地龙 12g，山萸肉 12g，女贞子 15g，鹿角胶 6g（烊化），鹿衔草 15g。

方中熟地、山萸肉、鹿角胶、女贞子滋肾填精补髓，白芍、钩藤、天麻、磁石平肝柔肝潜阳息风，黄芪、地龙、丹参、鹿衔草益气化瘀，活血通络。诸药共达补肾益髓，活血化瘀，息风止颤之功。偏于阴虚有热者加知母、黄柏；偏于阳虚有寒者重用鹿角胶加附子、淫羊藿、巴戟天；肢颤较甚者加入龟甲12g（先煎）、鳖甲 15g（先煎）、牡蛎 30g（先煎）、羚羊角 3g以加强滋阴息风之功。痴呆愚笨，口角流涎者加菖蒲、远志、胆南星，必要时可加用麝香每次 0.1g 冲服，每日 1～2 次，以醒脑开窍。

本证肾精亏虚，髓海不足，虚风内动，故以味厚填补之品，益肾补髓，佐以活血化瘀，息风止颤。久服恐有碍胃之虑，可适量加入芳香开胃之品，如佛手、木香之类，亦可用本方 3～4 倍剂量，加佛手 30g、木香 15g 共研为末，炼蜜为丸，每丸10g，每服 1 丸，每日 3 次，如伴有糖尿病者可做成水泛丸，每日 2 次，每次 10g，长服亦佳。磁石一味尤为平肝之良药，且其色黑入肾，具益肾潜阳、镇静安神之功，《名医别录》称其“养肾脏，强骨气，益肾，除烦”，《本草衍义》称“肾虚耳聋目昏者皆用之”。常用剂量 30g 入煎剂。本药治疗肝肾阴亏，肝阳上亢之眩晕、颤证等尤为适宜，功胜龙牡，当然也不宜久用。

4. 痰热动风

证候：头部及肢体振颤，项背强急，神情呆滞，兼见胸脘痞闷，口干头晕，口苦，咯痰色黄，便干或尿赤，舌红苔黄腻，脉滑数。

治法：清化痰热，息风通络。

方药：黄连温胆汤合羚角钩藤汤化裁。胆南星 12g，橘红12g，茯苓 15g，竹茹 12g，石菖蒲 12g，钩藤 20g（后下），远志 10g，羚羊角 3g，全瓜蒌 15g，丹参 15g，黄连 6g。

方中胆南星、橘红、竹茹、钩藤清热平肝，息风止颤。肝火炽盛者加龙胆草 10g、夏枯草 10g；痰热内盛者加黄芩 12g、竹沥12g；便干便秘者加大黄10g（后下）；神情呆滞、健忘者酌加天竺黄12g、冰片0.1g，每日分2次冲服。若属湿痰内蕴，出现胸闷、呕恶、呕吐痰涎，舌体胖，舌边有齿痕，苔厚腻，脉滑者，宜用二陈汤加煨皂角1g、白芥子10g、法半夏10g、天南星6g以燥湿化痰开窍。

此证属风火交炽，痰热互阻，以颤证实证为主，应以清化热痰，凉肝息风通络为治。其中冰片一味，善清热开窍醒神，采用冰片0.1g与天竺黄、远志、菖蒲相伍，疗效较佳，可代麝香，久服慎用。

总之，本病系由风、火、痰、瘀交互相兼为患，尤当重视内风及瘀血辨治，用药当重视血肉有情之品的应用。辨治内风当以羚羊角、乌梢蛇、全蝎、僵蚕等入络制邪等虫类药为常用。若无羚羊角亦可用羚羊骨、羊角代替，用量适当增大，取效亦佳。活血化瘀常以桃仁、红花、丹参等为首选，重视水蛭、穿山甲、地龙等虫类药的应用。用之得当，常能缩短病程，收到较好疗效。

【效方览胜】

1. 摧肝丸

组成：牛胆南星10g，钩藤20g（后下），黄连6g，滑石30g，铁滑粉30g，青黛10g，僵蚕12g，天麻12g，辰砂3g（冲服），炙甘草6g，竹沥12g，姜汁3g（冲服）。

功能：清心安神，化痰息风。

主治：颤证，风火交盛者。（何梦瑶方，录自《医碥·颤振》）

2. 滋生青阳汤

组成：生地12g，石决明30g（先煎），磁石30g（先煎），石斛12g，麦冬15g，丹皮10g，白芍30g，甘菊花12g，薄荷10g，柴胡10g，天麻12g，桑叶10g。

功能：滋阴潜阳，息风除颤。

主治：颤证属风阳内动者。眩晕头胀，面红，口干舌燥，

腰膝酸软，兼见头摇肢颤，不能自主，舌红，苔薄或少苔，脉弦。(《中医内科学》方，上海科学技术出版社，1997)

3. 益脑强神丸

组成：鹿角胶 50g，麝香 4g，海马 50g，龟板胶 50g，韭菜子 50g，西红花 50g，熟地 75g，玳瑁 10g，枸杞子 100g，菖蒲 50g，山萸肉 75g，桃仁 25g，黄精 100g，何首乌 100g，五味子 50g，生槐米 100g，豨莶草 100g。研细，制成大蜜丸，每服 1 丸，每日 3 次，淡盐水送下。

功能：益脑强神。

主治：颤证，髓海不足。(《中医内科学》方，上海科学技术出版社，1997)

4. 加减炙甘草汤

组成：炙甘草 15g，人参 10g，桂枝 10g，生姜 3 片，麦冬 15g，火麻仁 12g，生地 12g，阿胶 12g（烊化），大枣 6 枚，百合 15g，鹿角胶 6g（烊化），琥珀 6g（冲服），石菖蒲 12g，五加皮 15g。

功能：滋阴益气，养血息风。

主治：颤证，心虚血少证。(任继学方，录自《江苏中医杂志》，1982〈3〉：11)

5. 化痰熄风方

组成：生熟地各 12g，何首乌 30g，玄参 15g，钩藤 20g（后下），白蒺藜 12g，羚羊角粉 6g（冲服），生牡蛎 30g（先煎），丹参 15g，赤芍 12g，杜仲 15g。

功能：活血化瘀，息风止颤。

主治：颤证，属血瘀动风者。（王永炎方，录自《中医杂志》1986〈8〉：22）

6. 治手颤方

组成：羚羊骨 18g（先煎），钩藤 18g（后下），僵蚕 15g，全蝎 6g，蜈蚣 3 条，桑椹子 18g，熟地 18g，珍珠母 30g（先煎），地龙 12g。

功能：育阴潜阳，平肝息风。

主治：双手震颤不已，体质尚强，舌红目赤，肌张力低，舌红而干，苔少，脉弦而数。（黄振明方，录自《奇难杂证·手颤》）

7. 五虫散

组成：蝉蜕 12g，地龙 12g，僵蚕 12g，土鳖虫 6g，全蝎 6g，研细，每服 6g，每日 2 次。

功能：息风化痰，通络止颤。

主治：颤证，风痰阻络而体壮者。（王素娥方，录自《中级医刊》1992〈11〉：59）

8. 化痰透脑丸

组成：九制南星 25g，天竺黄 100g，煨皂角 5g，麝香 4g，琥珀 50g，郁金 50g，半夏 50g，蛇胆陈皮 50g，远志肉 100g，珍珠 10g，沉香 50g，石花菜 100g，海胆 50g。研细，制大蜜丸，每服 1 丸，每日 3 次，白开水送服。

功能：清热涤痰，息风开窍。

主治：颤证，痰热动风证。（王永炎方，录自《中医内科学·颤证》）

【疑难病案】

例 1：阎某，男，28 岁，户县大王公社某大队队员。1976 年 3 月 12 日初诊。

述 1975 年 7 月因与人发生争执后，当即昏倒，不省人事，左上肢抖动不已。当地医院按“癔病性震颤”，经针灸、中药治疗稍效。每因劳累、情志刺激诱发，且逐渐加重。因左腿强直麻木，左手颤抖不能自已，烦躁，失眠，头痛，项强，纳差，胸腹胀闷，泛吐酸水，来门诊求治，舌黯苔白，脉沉弦。

辨证：肝郁气滞，络阻风动。

治法：疏肝潜镇，活血化瘀。

方药：白芍 12g，木香 6g，川芎 10g，郁金 12g，香附 10g，生龙骨 15g（先煎），红花 10g，甘草 3g，丹参 30g，川牛膝

10g，葛根 12g，鳖甲 15g（先煎）。

服法：每日 1 剂，水煎 2 次，混匀后服。

同时配合针刺外关（左侧）穴。

复诊（1976 年 4 月 5 日）：述服上方 1 剂后，震颤麻木已除，余症减轻。惟觉头重胃脘胀闷，纳差，脉沉缓，舌稍黯苔白，舌下脉络曲张。

处方：赤芍 10g，地龙 12g，鸡血藤 30g，郁金 12g，丝瓜络 12g，生地 10g，白芍 12g，当归 10g，丹参 10g，山楂 15g，生龙骨 15g（先煎），龟板 15g（先煎）。6 剂，服法同上。

按：《医学纲目·震颤》云："颤，摇。振，动也。风火相乘，动摇，风之象"。故颤证多从肝风论治。本例颤证，究其原因乃由素体阴血亏虚，复因郁怒伤肝，气瘀化火伤阴，引动肝风发为本病。烦躁、失眠、头痛、目赤、颈项强痛，左侧肢体颤抖、麻木，脉沉弦，乃气郁化火，肝风内动之明证。气滞则血瘀，故见舌黯，舌下脉络曲张，舌底瘀斑等瘀血见证。方中郁金、白芍、木香、川芎、香附疏肝解郁，丹参、红花活血化瘀安神，川牛膝、鳖甲、龟板、龙骨平肝潜镇，甘草缓急，山楂化瘀消食，鸡血藤、生地、当归滋阴养血，以固其本。针刺配合，内外合治，故收效甚速。

例 2：由某，男，69 岁，咸阳市人。1998 年 3 月 22 日初诊。

半年前因情志刺激出现双手震颤，进行性加重伴头晕，右下肢外侧麻木、疼痛，眠差，梦多，劳累或情绪激动，上症加重。颜面潮红，记忆力减退，口苦，痰多质黏，舌质黯红，舌底瘀斑，舌体胖，脉细涩，双尺弱。

辨证：肝风上扰，痰瘀互结。

治法：镇肝息风，祛瘀化痰，滋补肝肾。

处方：羚羊角 1.0g（研末冲服），钩藤 12g（后下），天麻 12g，杜仲 12g，桑寄生 15g，川牛膝 20g，葛根 15g，龟板 12g（先煎），代赭石 15g（先煎），生龙牡各 30g（先煎），玄参

15g，白芍 15g，山楂 15g。

服法：每日 1 剂，水煎 2 次混匀，早、晚分服。

二诊（1998 年 3 月 29 日）：药后，手颤减轻，痰量减少，头晕，项强消失，睡眠改善，夜尿减少，惟右下肢麻木如前。舌质淡黯，舌底瘀斑减少，舌体胖，舌苔右半边黄厚，脉细弦。于前方加丹参 15g、路路通 15g，7 剂，服法同前。配合外洗方：艾叶 30g，桂枝 30g，川椒 10g，路路通 30g，同上服药渣再同煎汤外洗上肢及右下肢患处。

三诊（1998 年 10 月 19 日）：药后诸症明显减轻。一周前因情绪激动，稍事劳累出现右手颤动，不能自止，语言謇涩，腰膝酸软，步行时身体前倾，步态不稳，口干不欲饮，舌黯红少苔，脉沉弦无力。

辨证：气虚血瘀，肝风内动。

治法：益气化瘀，息风通络。

方药：黄芪 30g，地龙 10g，川芎 12g，乌梢蛇 12g，天麻 15g，红花 10g，寄生 15g，川牛膝 30g，鳖甲 15g（先煎），龟板 12g（先煎），羚羊角 2g（磨水服），杜仲 15g，焦三仙各 15g。14 剂，服法同前。

再诊述诸症明显缓解，以三甲复脉汤善后处理。

按：本例患者年事已高，肝肾亏虚，髓海不足，复因情志过激，引动肝风致颤，出现腰膝酸软、记忆力减退、颜面潮红、口干不欲饮等真阴亏损见证。患者痰多质黏，舌黯，舌底瘀斑，脉涩，乃痰瘀互结所致，治宜镇肝息风、化瘀祛痰、补益肝肾。方中以羚羊角、钩藤、天麻、龟板、代赭石、生龙牡镇肝息风，杜仲、桑寄生、川牛膝、玄参滋补肝肾，白芍柔肝缓急，山楂化瘀消食，标本同治，取效尚捷。

由于患者未能坚持善后调理，调养失宜，复因恼怒诱发，右侧手颤不能自止，言语謇涩，身体向前倾斜，步态不稳，中风先兆已现。辨证属气虚血瘀、肝风内动、痰瘀阻络之证，治宜益气活血，息风通络，方选黄芪、川芎、红花、川牛膝、地龙益气化瘀，祛痰通络，乌梢蛇、天麻、羚羊角、鳖甲、龟板平肝息风通络，桑寄生、杜仲培补肝肾，焦三仙醒脾开胃，又防厚味伤胃。药证合拍，诸症向愈。复以三甲复脉汤化裁善后，以填补下元，杜绝后患。方中羚羊角，《本草纲目》言其善治“中风筋挛，善平肝疏筋，定风安魂”，于颤证病机颇为相宜，余每以本品1～3g，入煎剂或锉末冲服，或磨汁冲服，治疗颤证，作为必用之品，每获良效。

【名医经验】

盖木盛则生火生风，上冲于头为颤震，若散于四末，则手足动而头不动也……若肝木实热，六味丸；肝木虚弱，逍遥散加参、术、钩藤；夹痰，导痰汤加竹沥；脾胃虚弱，六君子汤加当归、钩藤；卫虚多汗恶寒，加黄芪、附子；脾虚，补中益气汤加钩藤；心血虚少而振，平补正心丹；心气虚热而振，本方去龙齿、肉桂、山药、麦冬、五味加琥珀、川芎、胆星、麝香、甘草为秘方补心丹；心虚夹血而振，龙齿清魂散；肾虚而步行振掉者，八味丸、十补丸选用；实热积滞可用汗、吐、下法。（《张氏医通·颤振》）

颤，摇也；振，动也；筋脉约束不住而莫能任持，风之象也……此病壮年鲜有，中年后乃有之，老年尤多。老年阴血不足，少水不能制盛火，极为难治……摧肝丸，镇火平肝，消痰定颤，有热者寒之；气虚而振参术汤补之；心虚而振，补心丸养之；痰，导痰汤加竹沥；老人战振宜定振丸。（《证治准绳·杂病·颤振》）

大抵气血俱虚、不能荣养筋脉，故为之振摇，而不能主持也。须大补气血、人参养荣汤或加味人参养荣汤。（《医宗己任编·颤振》）

本病……治疗上以填精补髓、益气化痰为大法。对风阳内动者，治宜滋阴潜阳；髓海不足者，以填精益髓；气血亏虚者，以补中益气；痰热动风者，宜豁痰熄风……除药物治疗外，重视调摄与预防是不可忽视的问题。（王永炎主编《中医内科学·

颤证》）

怪病不仅多痰，怪病亦可多瘀。余对癔病、阳痿、严重恶寒、惊厥、抽搐、翻甲等诸多疑难病证，凡见舌质紫黯或舌下有瘀点或舌下脉络粗张等瘀血见症，并经用多法治疗效不著者，每从活血化瘀着手论治，往往可收卓效。（王景洪、李军等《张学文医学求索集》）

【研究进展】

老年性震颤麻痹，多在老年期或老年前期发病，又称帕金森病或帕金森综合征。病因尚不十分清楚，西医应用左旋多巴治疗为主，尚不能阻止本病的自然进程，且常因副作用大而被迫停药。1991 年 11 月第三届中华全国中医学会老年脑病学术研讨会制定并通过“中老年颤证诊断与疗效评定标准”，统一病名为老年颤证，向本病标准化、规范化研究迈进了一步。近年来，随着我国人口的逐渐老龄化，本病的发病率呈逐年上升趋势，本病亦受到医家的广泛关注，在理论、临床研究方面取得了相当的进展。

（一）理论研究

震颤麻痹的病因病机较为复杂。大多数学者认为其病因病机多为七情所伤、饮食不节、房劳过度、年老体衰、先天禀赋等诸多因素作用下，导致肝肾阴虚，气血不足，筋脉失养，虚风内动或风夹痰、夹瘀阻滞脉络而成。如王氏认为本病属本虚标实，肝肾不足，脑髓不充为发病基础，死血顽痰阻滞脑窍、筋脉失养为其发病依据，而内风则贯穿于整个疾病过程的始终，为震颤、强直发作的主要因素（《北京中医药大学学报》1996〈4〉：5）。任氏则强调本病形成以肾为本，以脾为根，以肝为标；病因以肾气不足、肾精亏耗，为七情所伤，饥劳伤气致心血不足或心气虚弱，痰饮为患（《江苏中医杂志》1982〈4〉：11）。周氏认为其病理性质总属虚实夹杂，本在肝肾亏虚，标属内风、痰瘀，强调内风暗动、痰瘀交阻为本病重要病理因素。另有学者认为本病之病机以“气滞”、“阳虚”、“沉寒”、“郁火”、“外邪致病”为主之说。

（二）临床研究

北京中医药大学东直门医院内科辨证治疗本病35例，认为本病属本虚标实，以虚为主。本于肝、脾、肾三脏亏虚，标属风、火、痰、瘀为患。以气血两虚、肝肾不足、血瘀风动、痰热生风最为多见。临证采用益气健脾、养血育阴、息风活络、清热化痰为治，结果：有效率达86.8%，基本治愈与显著好转33.2%（《北京中医学院学报》1980〈2〉：25）。任氏将本病分为风阳内动、髓海不足、阳虚气弱、心虚血少、痰涎壅滞之五证，分别选用滋生青阳汤、延寿翁头春、补中益气汤、天王补心丹或炙甘草汤加鹿角胶、琥珀、石菖蒲、五加皮、百合，二陈汤加煨皂角、硼砂、胆南星等。王氏立三证：气血两虚、血瘀动风证用黄芪、党参、当归、白芍、天麻、钩藤、珍珠母、丹参、鸡血藤、羚羊角粉；肝肾不足，血瘀动风证选用生熟地、何首乌、玄参、钩藤、鸡血藤、羚羊角粉、生牡蛎、丹参、赤芍、杜仲；痰热动风证以全瓜蒌、胆南星、竹沥、钩藤、天麻、羚羊角粉、珍珠母、丹参、赤芍为治。辨治本病35例，结果：痊愈1例，显著进步11例，进步5例，无进步8例，总有效率77%。并强调羚羊角为治颤主药，不论各型均需应用，否则疗效较差或易反复（《中医杂志》1986〈8〉：22）。总结用药规律，提出平肝潜阳宜重用珍珠母，其次生龙齿、生牡蛎、生赭石等可随证选用；滋阴息风宜选重用地黄，其次可选用枸杞子、山萸肉、龟板、制首乌等；养血通络、缓急止颤宜首选重用白芍，亦宜配伍当归、鸡血藤、丹参、蜈蚣、全蝎等；息风解痉宜首选重用钩藤，可重用达30g，后煎；扶正补气重用黄芪30～120g，四君子汤可随证选用；助阳温经药制附子为治因寒致颤之主药，用量亦在30g以上。

近年来，新剂型普遍试用于临床治疗本病。陈氏采用蝮蛇抗栓酶静脉给药，治疗本病10例，采用webster积分法，评价：治疗显效率达50%，且无任何毒副作用（《浙江中医学院学报》1990〈1〉：30)。李氏采用复方白芷注射液，肌内注射治疗33例，震颤均显著减轻，最长观察治疗时间为4年，未见毒性（《湖南医药杂志》1975〈2〉：229)。赵氏用清开灵静脉注射治疗本病1例，1周后诸症完全消失（《中医杂志》1989〈7〉：13)。

（三）实验研究

近年来，国内中药复方治疗震颤麻痹实验研究报道较少。单味药药理研究亦不多见。刘氏通过实验发现泽泻煎剂和当归中的正烯酰内酯有较强的抗乙酰胆碱作用。桑寄生中的广寄生苷、白芍中的白芍苷、钩藤中的钩藤碱及全蝎中的有效成分，对实验小鼠有明显镇静作用。

日本伊藤实喜等通过实验发现黄连解毒汤具有较强的精神镇静和中枢性肌肉松弛作用，患者经治疗后，精神症状改善明显。今后积极开展单味中药复方动物实验研究，对于筛选有效方药，明确药效机制，指导临床实践，均有一定的现实意义。

心 悸

【概述】

心悸是病人自觉心中悸动，惊惕不安，不能自主或脉象参差不齐的一种病证，临床一般多呈阵发性，其中有惊悸和怔忡两种类型，且常伴有失眠、眩晕、健忘、浮肿、耳鸣等症状。

汉张仲景在《伤寒杂病论》中，正式提出了悸与惊悸的病名，并对其发病原因作了扼要的叙述，认为主要原因是由惊扰、水饮、虚劳及汗后受邪等因素引发的。《金匮要略·惊悸吐衄下血胸满瘀血病》还对惊悸的发病原因以及审证求因的方法，作了专门论述，指出："寸口脉动而弱，动则为惊，弱则为悸。"《济生方》不仅对惊悸有所载述，还提出了怔忡的病名，"夫怔忡者，此心血不足也"。《济生方·怔忡论治》指出，怔忡发病的原因，在于"真血虚耗，心常失辅，渐成怔忡"；另外"冒风寒暑湿，闭塞诸经”，“五饮停蓄，湮塞中脘”，亦往往令人怔忡，《丹溪心法》提出了“责之虚与痰”的见解，认为血虚与痰火是怔忡致病的根本原因。《医林改错·心慌》则认为瘀血内阻亦能导致心悸怔忡。

惊悸与怔忡的病因和病情程度都有区别。怔忡每由内因引起，并无外惊，自觉心中惕惕，稍劳即发，病来虽渐，但全身情况较差，病情较为深重；惊悸则相反，常由外因而成，偶受外来刺激，或因惊恐，或因恼怒，均可发病，发则心悸，时作时止，病来虽速，但全身情况较好，病势浅而短暂。故《红炉点雪·惊悸怔忡健忘》指出：“惊者心卒动而不宁也；悸者，心跳动而怕惊也；怔忡者，心中躁动不安，惕惕然如人将捕之也。”惊悸与怔忡也有一定的联系，惊悸日久可以发展为怔忡，怔忡患者，又易受外惊所扰，而使动悸加重。

心悸包括西医多种疾病，如心动过速、心动过缓、过早搏动、心房颤动扑动、房室传导阻滞、束支传导阻滞、病态窦房结综合征、预激综合征等多种病因引起的心律失常、心力衰竭、高血压、心肌炎、心包炎、“肺心病”、“风心病”、“甲亢”、神经官能症等多种疾病，在这些疾病的某一阶段，可表现出心悸的症状，可参考心悸的理论和方药进行辨证论治。

由于心悸一证所包括的病种甚多，病情轻重比较悬殊，故其辨证不易，诊治甚难，有些证型治疗颇难，故多数属疑难病范畴。

【病因病机概要】

心悸的病因十分复杂，历代论述和今人认识内容十分丰富，概括起来主要有：

1. 心阴心血不足，心失所养　心阴心血因久病失养，或劳欲过度，伤脾损肾，或各种原因的出血未复，或先天不足、禀赋衰弱等原因，久而久之，心阴心血乏源或亏虚，导致心之气血两亏，不能奉养于心，致心失所养而发生心悸。正如《丹溪心法》所说：“人之所主者心，心之所养者血，心血一虚，神气不守，此惊悸之所肇端。”

2. 肝肾阴虚，虚火扰主　因年老体衰、久病失养、房劳过度等原因导致肝阴不足或肾阴亏虚，一则肝阴不足，肝火内炽；一则肾阴亏虚，水亏火旺，均可因虚火扰动而成心悸。如《石室秘录》说：“怔忡之证，躁扰不宁，心神恍惚，惊悸不宁，此肝肾之虚而心气之弱也。”

3. 心血瘀阻，气滞络阻　因心气不足，心阳不振，不能鼓动血液运行，致心血瘀阻，或寒邪入侵心脉，血寒而凝滞不通；或因痹证日久，致心脉痹阻；或年老气血日衰，痰湿痹阻脉络；或外邪内侵于心，气滞络阻等原因，使心失主血脉功能而悸动不安。如姜春华所说：“临床上，某些器质性心脏病，如冠心病、风湿性心脏病、病态窦房结综合征等引起的心律失常，症见心悸、心痛、舌紫、脉迟涩或结代，不论寒热虚实，必有心血鼓动不畅，血脉运行障碍或瘀血搏击脉络的病理，此时为主要矛盾，治宜活血化瘀，舒心通脉。”

4. 痰饮凌心，痰火扰心　由于脾失健运，湿聚成痰，或肺失宣降，津凝成痰，或脾肾阳虚，气化失司，水气内停等，均可致痰饮内停，日久凌心射肺，致心悸不安。或痰郁化热，或夹肝火，则痰热内盛，上扰心神，亦可致心悸之证。如《血证论》中说：“心中有痰者，痰入心中，阻其心气，是以心跳不安。”凡痰饮内生者，病多日久，虚实夹杂，不仅心病，还涉及到肺、脾、肝、肾等脏，故证情错综复杂，辨证甚难。

5. 心阳不振，阳虚作悸　由于心阳虚弱，缺乏锻炼，或久病失养，或年老阳虚，或阴损及阳，或阴湿伤阳，或误服寒凉伤阳，久而久之，则可导致心阳虚弱，振奋无力，或心失温养，则可见心悸、胸闷、汗出、肢凉等症。正如刘渡舟所说：“凡是由于各种原因，而伤及心之阳气，诸如治疗上发汗过多，或者过服苦寒之品，而内伐阳气，或因年老阳虚以及禀赋素弱等，皆可发生心阳虚的悸证。”

6. 气阴两虚，心虚胆怯　若素体心阳不足，复感温热邪毒，日久最易耗气伤阴而成气阴两伤，心气虚无以贯心脉而周行全身，心阳虚心失所养致成心悸、心慌、胸闷等症。也有因心胆气虚而心失所主，胆气虚怯，而决断失常，则遇事易惊恐不安而致心悸。如突受惊吓，突遇巨响，突见异物，或登高涉险，心惊神摇，不能自主，并逐渐加剧，而时时心悸不已。如《济生方》所说："惊悸者，心虚胆怯之所致也。"

【疑难剖析】

心悸的病因很多，临床上以心律失常为主，除冲动传导和形成本身异常之外，许多疾病也可导致，合并心律失常，这给中医辨证用药带来很大困难，特别是搏动起源异常的心律失常，中医辨证用药往往缺乏针对性。辨证论治是中医的基本原则之一，当然也可辨证与辨病相结合。不论是中医的证，还是西医的病，中西医都有比较清楚的认识，但单纯应用中医药治疗心律失常，特别是一些复杂的心律失常，尚未取得质的突破，疗效尚不稳定，主要原因是该病病因多样，机制复杂，分类繁多，合并症状多等原因，所以治疗时相当棘手。

其次，心悸，尤其是怔忡，多继发于一些器质性病变，如二尖瓣关闭不全，二尖瓣狭窄，高血压性心脏病引起心界扩大，单靠中医药难以改变其器质性变化，因此易辨而难治是常见现象。

第三，治疗心悸方药比较少，尤其是能经得起反复验证确有显效的方药较少。比较常用的炙甘草汤、生脉散、补血丹、归脾汤以及一些益肾、活血、强心类方药等，虽然运用得当可有显效，但难以适应复杂的各种类型心悸证型。若加之医者辨证不精、选药失当、用量不准等因素，使得心悸疗效更难预料。

【辨疑思路】

心悸一病，病虽在心，五脏皆可波及，心虚失养虽为本病，痰饮瘀血常可扰及；中医虽为一个病证，而实则涉及到许多西医疾病，虚实兼夹颇多，轻重缓急差异很大，故辨证颇难。

尤其是虚实并见，痰瘀相兼，气血阴阳皆不足，主次难分之证，辨证更难。据我们体会，可以从以下几个方面去辨析：

（一）辨虚实

心悸一病，虚证常有心气虚、心阳虚、心阴虚、气阴两虚、心血虚及肝肾阴虚等。实证有痰饮、瘀血、火扰、水气等。临床辨证虽可分为以上各种虚证、实证，但多诸虚并见，而以一两种虚证为主。如心气虚日久，常有心阳不振；又如张仲景的炙甘草汤所治“心动悸，脉结代”以心气、心阳虚为主，同时辅以补心血、养心阴之品，因此辨证时，切勿只顾一点，不计其余。

心悸一病，虚实夹杂尤为多见，虚证因可直接导致心悸，如心气心血不足，但兼痰饮、瘀血者亦不少。临证需要仔细辨别虚实的主次和兼证的多寡。

（二）分惊悸、怔忡

惊悸、怔忡虽是指的同一类疾病，但二者证候轻重、治疗效果及预后有较大差异。惊悸较轻，怔忡较重；惊悸多呈阵发性，多属功能失常，怔忡则有自觉胸中空虚而动，不惊也发，持续时间较长，发作频繁，劳累加剧，继发于器质性改变者多见，治疗亦较棘手。

（三）察缓速

心悸之脉象无定数，临证可以见多种脉象，以缓、涩、数、疾、虚、细沉较为常见。一般脉见缓者多心阳不振，涩者多为瘀滞，数疾者属热，虚则气弱，细则阴亏血少，多数脉兼沉象，此为常规。另有结代脉象较为常见，大多阴阳气血俱虚而脉力不能接续，或兼瘀阻。

临证体会，心悸一证，分辨脉象缓速有一定辨证意义。凡脉缓、迟而细弦，兼舌苔白、胸闷者，多因痰饮上犯，心血瘀阻；若沉细或无力而缓者，多为心气不足；若脉细数或无力，舌质嫩红少苔，或兼有梦多、盗汗、心烦者，多为肝肾阴亏，水不制火，或心阴心血不足，心失所养之证。

（四）审主次

心悸一病虚实夹杂，兼证较多，临证有多种证型、多个脏腑同病。如无心脏本身病变而属其他邪气影响者，一般病情较轻，治疗容易奏效。若兼有肝肾阴虚、肝郁化火、痰火扰心、痰瘀同病等兼证者，病情较重。初病心悸时间短暂，常可自行缓解者病轻，久病、年老体衰、日久不愈者，病情较重。

由于心悸为一症状，而导致心悸的原因众多，常伴有不少其他症状，故辨证时，必须认真分辨其主次夹杂。以心悸为主症者，从心悸论治，若心悸仅为他病一兼症时，当从他病考虑。

【治难方药】

心悸的治疗原则，在于辨清证候虚实的前提下，一般可按虚证实证两大类分别论治。虚者如心之气血阴阳诸虚，实者如痰饮凌心、瘀血阻滞。但临床属疑难证候者，多诸虚同见，或虚实夹杂。如心气虚与心阳不振同见，心阴虚与心血虚同见，或气阴两虚，或气血阴阳俱虚而以一种虚证为主，既有各种虚证见症，又兼痰饮、瘀血、火扰等。但总的治法不外补虚、祛痰、化瘀、宁心或数法同用。

1. 心气不足，心阳不振

证候：心悸，气短，动则加剧，头晕，疲乏无力，自汗，苔薄白，舌质淡红，脉细弱。若心阳不振者，除上症外，常兼胸闷，甚者喘促难卧，怯寒肢冷，且面色苍白，舌质胖而淡紫，脉沉细无力或沉迟。

治法：心气不足为主者，补益心气；心阳不振者，温阳益气。由于心气虚者，心血也常不足，心阳不振者，心阴常兼不足，且心气虚、心阳不振者，又多心神不安，故常须配伍养血养阴安神之品。

方药：心气虚者可用张景岳的五味汤加减；心阳不振者可用保元汤或桂枝甘草龙骨牡蛎汤加减，甚者可加参附汤；心气心血虚兼心阴心阳不足者可用炙甘草汤加减。其基本方药为红人参10g，炙黄芪15g，麦冬15g，五味子10g，炒枣仁15g，桂枝 8g，炙甘草 10g，龙骨 15g。

五味汤用人参、黄芪、甘草补益心气，麦冬、五味子养阴敛阳。心神不安者可酌加炒枣仁、柏子仁、夜交藤等。

保元汤用人参、黄芪、甘草甘温益心气，肉桂温阳振奋心阳。

桂枝甘草龙骨牡蛎汤用桂枝振奋心阳，甘草益心气，龙、牡镇心神，若加参、附则益心气补心阳之力更强。

炙甘草汤用炙甘草、人参、大枣补心气，生地、麦冬、阿胶、麻仁益心阴养心血，桂枝、酒、生姜温心脉。此方气血阴阳皆补，比较常用，但要注意方中药物的剂量，一般甘草、生地用量要大一些，炙甘草可用 6～9g，生地可用 15～20g。且须加酒以贯通心脉。

2. 心阴虚

证候：心阴虚常见心悸不安，心烦失眠，口干，低热，头晕，目眩，面赤，舌红少津，脉细数。若属气阴两虚者常见自汗，乏力，神倦，脉虚或数大。

治法：心阴虚者补养心阴，兼以降火安神；气阴两虚者，气阴双补。

方药：心阴虚不甚，心火较旺者，用朱砂安神丸；气阴两虚者，用生脉散加减或四参安心汤。

朱砂安神丸用生地、当归滋养心之阴血，黄连、朱砂清心火镇心神，甘草调和药性。

生脉散用人参（或西洋参）益气，麦冬、五味子敛阳养阴。我们据此方意，加减出“四参安心汤”，（详见本书第 10 章）用治心气心阴不足，心血不畅之心悸脉结代。其方用西洋参益气养阴，玄参滋阴泻火，丹参养血活血，苦参清热调整心率，酸枣仁、夜交藤养血安神，桂枝温振心阳，通心脉。桑寄生、鹿衔草益寿活络。此方用于心肌炎后期气阴两虚，脉率不整甚效。

3. 肝肾阴虚

证候：心悸，眩晕，失眠多梦，腰膝酸软，耳鸣遗精，兼阴虚火旺者可见五心烦热、急躁易怒，舌红少津，盗汗，脉细数。

治法：滋养肝肾，养血安神。

方药：阴虚偏火旺热扰者，可用酸枣仁汤加减；偏心肾阴亏有热者，可用天王补心丹加减。

基本方为：炒枣仁 30g，川芎 6g，知母 10g，茯苓 15g，生地 15g，玄参 10g，麦冬 15g，龙骨 15g，甘草 3g。

酸枣仁汤重用炒酸枣仁养肝血安心神，少佐川芎与酸枣仁相配，补散结合，补而不滞。知母轻清虚火，茯苓宁心安神。若肾阴不足明显者，可加生地、玄参等滋阴补肾，五心烦热者可加地骨皮、白薇清透虚热，心肝火旺者可加栀子清心肝之火，心悸重者可加磁石，龙齿潜镇。方中炒酸枣仁一般要重用 30g 左右。

天王补心丹是一个滋补心肾之阴，兼养心安神的良方，现代研究证实其有营养心肌，调节心肌血流供应，提高缺血心肌对乏氧的耐受性等作用。临床应用后体会到，此方对属阴虚有热者的心肌炎、慢性心肌病及神经衰弱等引起的心悸有较好的作用。但此方偏于阴柔，脾胃薄弱者须虑其碍胃，若作汤剂可酌加麦芽、陈皮，若用丸剂久服，用陈皮泡水冲服可以避免。

4. 心脾两虚

证候：心悸，甚则怔忡，健忘不眠，盗汗发热，食少体倦，面色萎黄，舌质淡，舌苔薄白，脉细缓。妇女可见崩漏或月经提前，量多色淡，或淋漓不止或带下等。

治法：益气补血，健脾养心。

方药：归脾汤加减。人参 10g，白术 10g，炙黄芪 15g，当归 10g，茯神 10g，远志 6g，炒枣仁 20g，桂圆肉 10g，木香 6g，甘草 3g。

归脾汤是补益心脾的良方。方用人参、黄芪、白术、甘草补养心脾之气，以化生气血；当归、桂圆肉、酸枣仁补养心阴心血，远志、茯神宁心安神，木香理气使补而不滞，姜、枣开胃健脾，调和营卫。临床凡辨证属心脾两虚者，如西医学之神经衰弱、贫血、失血、风心病等，用之均可治愈或改善症状。此方与补心丹相比，药性偏温，若用丸剂久服可用麦冬泡水冲服，以避免此弊。

5. 心脉瘀阻

证候：心悸，胸闷或胸痛，面部及舌质颜色多黯紫，舌上或有瘀斑瘀点，舌下静脉粗张或曲张，脉涩或结代等。

治法：活血化瘀，行气通络。

方药：血府逐瘀汤加减。生地 15g，桃仁 10g，红花 6g，柴胡 6g，枳壳 6g，川牛膝 15g，川芎 10g，丹参 15g，琥珀 3g，甘草 3g。

血府逐瘀汤用桃红四物汤与四逆散合方加减而成，前者养血活血化瘀止痛，后者行气宽胸，对确属于心脉瘀阻之心悸，有较好效果。若瘀阻较重，可加丹参、三七；心悸明显者，可加琥珀、绛香；兼有痰浊者，可加瓜蒌、薤白、半夏；心悸兼心神不安明显者，加远志、菖蒲、夜交藤等品。本方偏重于血瘀气滞实证，然亦有血虚的一面，有的还可兼气虚、阳虚。故必要时可去柴胡、枳壳、桔梗之耗气、升散之品，加补气的党参、黄芪，或温肾通阳的桂枝、细辛、鹿衔草等。

6. 痰浊阻蔽

证候：心悸，眩晕，心胸痞满胀闷，短气而咳，痰多，或不眠，或恶心，苔白腻或滑腻，脉弦滑等。

治法：理气健脾，化痰宁心。

方药：偏寒饮凌心所致者，用苓桂术甘汤：茯苓 20g，桂枝 10g，白术 15g，甘草 3g，细辛 3g，丹参 15g，益母草 20g。痰热内扰者，用温胆汤加减：清半夏 10g，茯苓 15g，陈皮 10g，枳实 10g，竹茹 15g，黄连 5g，琥珀 3g。

苓桂术甘汤用桂枝配甘草辛甘助心阳，桂枝配茯苓利水通阳化气，茯苓配白术利水消饮，茯苓配甘草健脾宁心。此方药味虽少，但对饮邪凌心之心悸，效果明显。具有温阳补虚、化饮祛邪的作用，必要时可加附子、当归、丹参等品。

若气郁化火为热，素体有痰，痰热上犯，阻扰心脏，则心悸而兼见口苦、呕吐、烦躁、失眠等。温胆汤中竹茹、枳实清胆下气消痰，二陈汤燥湿化痰，行气利水宁心，故对痰热所致胆胃不和之心悸失眠有良效。若痰火较重可加黄连、栀子、瓜蒌、大黄等以泻火涤痰，亦可加入牡蛎、龙齿、珍珠母、朱砂等一二味，以镇心安神。

7. 心虚胆怯

证候：心悸，遇惊恐加剧，坐卧不宁，多梦易醒，食少纳呆，舌淡红少苔，脉细略数或弦细。

治法：益气养心，镇惊安神。

方药：平补镇心丹加减。人参 10g，茯苓 15g，山药 15g，五味子 10g，天冬 10g，生地 15g，肉桂 3g，远志 6g，酸枣仁 5g，龙齿 15g，车前子 10g。

此方用人参、茯苓、山药、五味子补益心脾之虚，天冬、生熟地滋补心阴心血，肉桂温补气血，远志、茯神、酸枣仁安神，龙齿、朱砂镇心安神，车前子利湿使补而不留湿邪。

【效方览胜】

1. 二陈汤

有其惊悸恒发于夜间，每当交睫于甫睡之时，其心即惊悸而醒。此多因心下停有痰饮。心脏属火，痰饮属水，火畏水迫，故作惊悸也。宜清痰之药与养心之药并用。方用二陈汤加当归、菖蒲、远志煎汤送服朱砂细末三分，有热者加玄参数钱，自能安枕稳睡而无惊悸矣。（张锡纯方，录自《医学衷中参西录》）

2. 温阳益气复脉汤

组成：人参 15g，黄芪 20g，北细辛 6～9g，制附片 10g，炙麻黄 6g，麦冬 12g，丹参 18g，五味子 12g，桂枝 10g，甘草 6g。

功能：温阳益气，和络复脉。

主治：心肾阳虚，心阳不运所致脉象沉迟结代、心悸怔忡、胸憋气短等症。

用法：每日1剂，水煎服。

加减：有房颤者加珍珠母、百合、琥珀末安神，去附子、麻黄、桂枝，减细辛用量；心痛者加延胡索、生蒲黄、檀香活血理气；胸憋者加瓜蒌、薤白宣痹通阳，或用菖蒲、郁金解郁理气；头晕者加石菖蒲、磁石开窍通阳；气喘者加重人参用量，补元固脱。（李介鸣方，录自《首批国家级名老中医经验秘方精选》）

3. 四合一方

组成：党参15g，麦冬10g，五味子6g，桂枝10g，炙甘草5g，附子10g，黄芪15g，当归10g。

功能：温通血脉，强心助阳。

主治：心阳虚衰，心血不足所致的胸闷不舒，心悸怔忡，气短汗出，喘息乏力，动则加甚，面白肢冷，脉象细涩或结代。包括现代医学风心病、室性期前收缩、房性期前收缩、心动过速、心房纤颤等各种心律失常。

用法：每日1剂，水煎温服。

加减：若阳虚肢冷较甚者可加淫羊藿15g；若心阳虚，血脉流阻，舌质有瘀点，唇紫者，加丹参12g；痰热痹阻，心痛彻背，背痛彻心者，合瓜蒌薤白半夏汤；病后调理宜加生姜10g、大枣12g以调和营卫。（秦家泰方，录自《首批国家级名老中医经验秘方精选》）

4. 三参稳律汤

组成：红参6g，丹参30g，苦参15～30g，当归30g，麦冬12g，五味子12g，薤白9g，茯苓15g，炒枣仁30g，琥珀3g（分3次冲服）。

功能：益气养阴复脉，活血散瘀。

主治：早搏。（周云霄方，《中医杂志》1991〈11〉：20）

5. 升率汤

组成：麻黄15g，附子（先煎）20g，细辛5g，红参20g，丹参25g，麦冬15g，当归15g，郁金12g。

功能：温阳散寒，通经祛滞。

主治：慢性心律失常。症见心悸不安，体倦乏力，少气懒言，腰膝酸软，畏寒肢冷等。（邓德明方，《中医杂志》1987〈2〉：38）

【疑难病案】

例1：张某，男，19岁，陕西中医学院学生。1993年10月18日初诊。

心悸、心慌、低热半月，伴疲乏无力，自汗不止，动则加剧，失眠烦躁。该生平素体健，爱好体育。半月前劳累过度致感冒，数日后，心悸发作，低热，经检查诊为“病毒性心肌炎”，曾服用清热解毒中药及打青霉素等，发热减轻，但心悸不除，近来加重，不能跑步、打球。查舌体胀大，舌边尖黯红，舌苔薄黄，脉虚大，偶有结代脉出现。患者思想负担较重，怕影响学习，要求服中药。

辨证：气阴两虚，兼有瘀热。

治法：补益气阴，化瘀清热。

处方：太子参12g，丹参15g，玄参10g，苦参10g，麦冬12g，五味子6g，连翘15g，生地12g，赤芍10g，丹皮10g，炒麦芽10g，生甘草3g，黄连5g，7付，清水煎服。

二诊（1993年10月25日）：心悸心慌稍减，发热烦躁已减，脉舌同前。继用上方去黄连，加酸枣仁15g。

三诊（1993年11月16日）：患感冒自觉服后症状减轻，尤其心悸减，不剧烈活动不感心悸，但脉象仍虚大，舌红少苔，纳食不多。故仍以前方加焦三仙、陈皮、茯苓、三七等，继续服药一个月，平素用生脉冲剂。一边学习，一边治疗。两月后诸症大减，心悸不发，脉无结象，心情愉快。此后坚持服用生脉冲剂或补心丹，半年后已如常人。

按：心动悸脉结代是心肌炎中后期的主要症状之一。此病初诊时即表现为气阴两虚，兼有虚热症状。方中太子参、玄参、麦冬、生地益气养阴，苦参、连翘、黄连清心解毒，丹参、丹皮、赤芍等活血化瘀，五味子、甘草酸甘化阴，炒麦芽护胃消食。基本以此方为基础加减，后因恐其过于阴柔碍胃，故加焦三仙、陈皮、茯苓等健胃消导，故久服之气阴得补，心体得养，热毒得清，收效明显。

例 2：边某，女，35 岁，咸阳服务楼旅社职工。1991 年 12 月 21 日初诊。

心悸、胸闷，严重时心前区疼痛，身体浮肿，腰痛，下肢尤其明显，胸胁胀满，月经量少，患者 1988 年曾患“心肌炎”，住院 43 天，症状减轻后出院。此后常感心悸、胸闷。心功能检查示“心肌损害”、“心肌缺血”，最近增加浮肿、尿少、发胖，舌质黯胖，脉沉细，故求治。

辨证：水瘀互结，肾虚气化不行。

治法：活血、利水、益肾。

处方：当归 10g，川芎 10g，赤芍 10g，丹参 15g，桃仁 10g，红花 10g，桑寄生 15g，川牛膝 12g，鹿衔草 15g，桂枝 10g，益母草 30g，泽泻 10g，山楂 15g，12 剂。

二诊（1992 年 1 月 25 日）：上方共服 18 剂后，肿消，气短已除，胸胁胀满、腰痛诸症锐减，心悸也大为减轻，舌质黯红，舌边尖红赤，脉沉细。

处以桃红四物汤加益母草、桂枝、丹参、桑寄生、瓜蒌、香附等味。后诊治 6 次至 4 月 1 日症状痊愈。

按：此为陈旧性心肌病导致心功能不全，出现以心悸、水肿、腰痛为主症的病证。病证明显有水瘀互结、肾虚气化失常表现，故以当归、川芎、赤芍、桃仁、红花、丹参、山楂等活血化瘀兼以养血，益母草、泽泻消肿利湿，桑寄生、川牛膝、鹿衔草益肾强腰，桂枝协助膀胱气化。益母草利水活血，对水瘀互结者疗效甚佳，鹿衔草补肾扩冠，生山楂活血消瘀，久服不伤正气，临证可资参考。用药紧扣病机，以祛除心悸形成之根源。故效验显著。

【名医经验】

惊悸为心虚胆怯之所致，治宜宁其心壮胆气，选用温胆汤、远志丸作为治疗方剂。(《济生方·惊悸怔忡健忘门》)

由于本病的病变部位主要在心，证候特点是虚实相兼，心虚为主，故补虚是治疗本病的基本法则。当视脏腑亏虚情况的不同，或则补益气血之不足，或者调理阴阳之盛衰，以求阴平阳秘，脏腑功能恢复正常，气血运行通畅。本病的邪实，以痰饮内停及瘀血阻络最为常见，故化痰涤饮、活血化瘀为治疗本病的常用治则。又因惊悸怔忡以心中悸动不安为主要临床症状，故常在补虚及祛邪的基础上，酌情配伍养心安神或镇心安神的方药。(方药中等《实用中医内科学》)

脉络瘀阻是导致心动悸、脉结代的关键，故治疗采用温通心阳、益气养心、化痰顺气的同时，更注重活血化瘀，通利血脉。主张用药当以灵动流通为宜，灵动入络，流通祛滞，血脉通利，则心阳易复，心悸能除。常用处方：炙甘草6～9g，桂枝4.5g，全瓜蒌12g，旋覆花9g，郁金9g，降香6g，紫丹参12g，当归12g，赤芍12g，茶树根30g。(黄文东，见：《当代名医临证精华·心悸怔忡专辑》)

血虚心悸，余常用阳病治阴，养血宁心方法，并拟定一个基本方，随证加减，用于心动过速、房颤等心悸，屡获疗效。养血宁心汤组成：熟地黄10～15g，当归10g，麦冬20～30g，炒枣仁10g，炙甘草4～7g，远志肉10g，茯苓10g，太子参15g，合欢皮30g，制半夏10g，独活10g。(丁光迪，见：《当代名医临证精华·心悸怔忡专辑》)

风湿性心脏病常为脾病及心。治疗原则：如心闷、心慌、气促持续发作，应急则治标，曾自拟益气镇心汤，以制水气凌心，每收良效。药用：生黄芪、丹参、降香片、辰茯苓、瓜蒌皮、薤白、羌活、独活、防己、石菖蒲、赤芍、生龙骨、生牡蛎。(薛盟，见：《当代名医临证精华·心悸怔忡专辑》)

病毒性心肌炎方：玄参15～30g，生地15～30g，沙参9～

12g，蒲公英9～12g，麦冬9～15g，黄芩9～15g，大青叶6～9g，炙甘草9g，水煎30分钟，每日服1剂。治疗20例，19例基本痊愈。对于病毒性心肌炎的早、中期疗效确切，是不可多得的良方。（徐承秋，见：《中国当代名医秘验方精粹·心悸》）

心房纤颤方：党参30g，玉竹30g，麦冬9g，枣仁15g，五味子6g，白芍9g，炙甘草9g，丹参30g，赤芍6g，龙齿9g，琥珀3g，水煎服，每日1剂。本方有强心、镇静、改善心脏血流的作用。治疗心房纤颤属于气阴不足，心血瘀阻，肝阳偏亢的患者，有较好疗效。（万文谟，见：《中国当代名医秘验方精粹·心悸》）

心律失常方：生黄芪30g，玉竹30g，苦参15g，丹参12g，炙甘草2g，灵磁石60g（先煎），水煎服，每日1剂。此方有补气养阴、改善心肌营养、增强心肌收缩力等多种作用。（翟惟凯，见：《中国当代名医秘验方精粹·心悸》）

【研究进展】

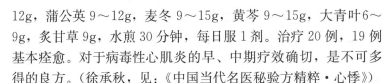

中医对心悸的认识以前主要从自觉症状和脉象上体会，如“心动悸、脉结代”就是比较典型的例子，自从结合心电图诊断心律失常以后，对心悸的认识有了质的飞跃，针对心律失常的不同类型和原因进行辨证诊治，辨病与辨证相结合，取得了较好的疗效。如对于缓慢型心律失常，认为其病机为本虚标实，多为阴证、虚证，辨证时多以益气、温阳、养阴、活血化瘀、通脉等为治疗大法。张学文教授运用补阳通气汤、四参安心汤等治疗此类心律失常，均疗效满意。而对快速性心律失常从脉诊观察，一般多属阳证、热证。心律失常的辨证报道很多，目前国内尚不统一，根据病因病机的不同，有学者将其分为气虚血瘀、气阴两虚、气血两虚、心阳亏损、阴阳两虚、痰浊凌心等六型，也有学者将其分为气血两虚、气阴两虚、心阴不足、心脾两虚、脾肾阳虚、心血瘀阻、心肾阳虚等七型，可谓仁者见仁，智者见智。也有学者根据心悸（心律失常）患者脉象的不同，将其分为快率、慢率和不齐三大型，其中快率型以数脉为主要表现，慢率型以迟脉为主要表现，不齐型以促结代脉为主要表现。对于心悸（心律失常）的治疗，常用的古方有炙甘草汤、生脉散、补阳还五汤，由于辨证分型尚未统一，因而自拟方多以自己的经验而定，在此不再赘述。现代药理研究证实，一些单味中草药也有纠正心律失常的作用，如冬虫夏草、青皮、延胡索、葛根、人参、苦参、丹参、桂枝、炙甘草、鹿衔草。

心痛

【概述】

心痛是以左胸部憋闷，甚则刺痛为主症的一种病证。《黄帝内经》中有“心痛”、“卒心痛”、“真心痛”、“厥心痛”之名，并对其产生机理及主要表现有较详论述。《灵枢·五邪》曾经指出：“邪在心，则病心痛。”《素向·藏气法时论》亦说：“心痛者，胸中痛，胁支满，胁下痛，肩背肩胛间痛，两臂内痛。”《灵枢·厥论》还说：“真心痛，手足青至节，心痛甚，旦发夕死。”根据临床表现“心痛”、“卒心痛”、“真心痛”、“厥心痛”均属心痛，只不过轻重程度不同而已，但其病因病机基本相似。张仲景《金匮要略》首载“胸痹”之名，然其症候实包括心痛在内。心痛与胸痹含义略有不同，胸痹含义较广，心痛则突出心前区疼痛之主症。心痛轻者以胸闷为主，重者闷痛兼作，甚或心痛彻背，背痛彻心。但古今著作中，以胸痹为名者多，其症包括心痛在内。由于心痛之名早于胸痹，且其病古今认识比较一致，故以“心痛”命名。

由于本病发病率高，起病急骤，“真心痛”、“厥心痛”之发作如救治不当，有猝死的可能，故对其辨证治疗均有相当难度，许多医家及著作视之为疑难病或难治病。

心痛与西医的冠状动脉粥样硬化性心脏病之心绞痛、心肌梗死等相似。胸痹则有时包括一部分心肌病、肺气肿、慢性支气管炎及某些神经症有胸痹之症状者。冠心病多发生于 40 岁以后，男性多于女性，脑力劳动者较多。在我国，本病引起的死亡人数约占心脏病死亡人数的10%～20%，近年有增多的趋势。

【病因病机概要】

心痛之发作虽较突然，但其形成却有一个较长的过程。前人对其病因病机的认识，实有寒凝、气滞、血瘀、痰阻之论，虚有心、脾、肝、肾亏虚之说，验之临床，均有一定道理，但最多见的却是虚实夹杂之证，最难辨治的也是它。其虚实夹杂或者因阳虚寒生痰阻，或肾亏体弱气滞血瘀等等，往往几种病因和病机并存或互相交错，给辨证和治疗带来一定的困难。

1. 寒凝心脉，痹阻胸阳　由于素体阳虚，或脾阳亏虚，或老年肾阳虚衰，致胸阳不足，加之阴寒之邪入侵，寒凝气滞，寒生蔽阳，使胸阳痹阻而成本病。

2. 饮食不当，痰浊痹阻　由于长期过食肥甘、恣食生冷、嗜酒过量或缺乏锻炼而过度肥胖等因素，致使脾胃受损，运化失健，聚湿成痰，痰浊痹阻，胸阳失展，终致痰阻气滞血瘀于胸而成本病。

3. 情志失调，气滞血瘀　郁怒伤肝，肝失疏泄之职，或郁而化火，灼津成痰；或忧思脾伤，或劳心过度，伏案少动等，使气结津凝痰阻，致使气滞血瘀，心脉不利或不通，不通则胸闷心痛发作。

4. 肾亏体虚，虚实夹杂　本病虽可偶见于中青年，但绝大多数见于中老年人。由于年老肾气渐衰，波及心脏，出现肾阳不能鼓动心阳，可出现心阳不振，或心气亦虚；或肾阴亏虚，不能滋养心阴，从而出现虚实夹杂之痰阻、气滞、血瘀等证候。如李斯炽说："心痛多为久病阴阳两损之证。"

【疑难剖析】

心痛由于起病急骤，发病率高而在临床上受到高度重视，中西医对其发病机制都有比较清楚的认识，但对于一些重度反复发作的心痛患者，辨证治则易立，但疗效不甚满意，尤其是突发的或重症患者病情凶险，救治比较困难，中西医皆是如此。心痛病位在心，心主神志，主全身血脉，心痛之病易受情志影响，且易反复发作，不易控制，这是临床难点之一。中医在改善心痛症状方面疗效满意，而对一些实验室检测指标和血脂，改善的百分比不高，如丹参、山楂、何首乌、草决明等的降血脂作用，这是目前医学界比较公认的，但在部分病人不太理想，这是临床难点之二。心痛发病急骤，易并发心律失常，若不及时抢救，则易贻误病情，但中药因受制剂、给药途径等的影响，在抢救治疗急危重症的心痛患者方面尚需作进一步的努力，这是临床难点之三。

【辨疑思路】

心痛的基本症状，以憋闷、疼痛为主。其发作有久暂，程度有轻重，预后有吉凶，故对其辨证，要抓住疼痛发作时间与频度、疼痛性质和病情顺逆这 3 个要点。

（一）辨心痛发作时间与频率

因情绪刺激、气候变化、饮食不节及过劳、吸烟饮酒过度等诱发，以闷痛为主，或向肩背臂部放射，发作时间短暂，发作次数较少，可不用药而自行缓解，或服用冠心苏合丸、复方丹参片、三七粉等能迅速缓解或减轻，缓解后无明显不适，脉象多沉弦无结代及涩滞者，则病情较轻，有人称之为“劳力型心绞痛”（稳定性心绞痛）。

（二）辨心痛性质

心痛最常见的有胸闷、隐痛、闷痛、痛如针刺、绞痛、痛而有热灼感等，须认真辨别。

1. 胸闷、隐痛、闷痛　临床最为常见，以左胸部憋闷不适为主，闷重而痛轻，或为隐隐作痛，即为前人所论之“胸痹”之常见症状。闷为主，体丰苔腻怕冷者，多属痰浊闭阻胸阳；闷痛兼胁胀、太息、脉弦，闷重而痛轻，部位不定或有情志激动病史者，多兼肝郁气滞；闷痛兼乏力、心慌、气短、自汗、脉弱者，多兼心气不足。

2. 刺痛　以前胸部刺痛，其痛短暂部位固定，兼舌黯或瘀斑瘀点、舌下静脉曲张，脉弦涩或沉涩，多为气滞血瘀、心脉不通，临床常有轻重之别或范围广窄之分。

3. 痛有灼热感　心痛胸中兼灼热感，有虚实之分。实者多兼肝火或心火亢盛，伴烦躁、气粗、便结、舌红、舌苔黄、脉数等；虚者多因心阴肾阴不足，心火偏亢，常伴心悸怔忡、心慌头昏、舌红津少脉细数等。也有个别属心火而兼痰热者。

4. 绞痛或痛而兼寒　心痛难忍，遇寒加重，若伴有畏寒肢冷，舌淡苔白，脉沉紧或沉迟，可为冠心苏和丸所缓解，多为寒邪侵袭，寒凝心脉之证。

（三）辨心痛顺逆

发作时间短暂，发作次数较少，痛位多不固定者，多属顺证，治疗较易奏效，预后良好。若痛而脉乱，痛兼汗出，痛兼四肢渐冰凉，痛兼神萎烦躁，剧痛不缓解等，均属心痛重症，逆证者多。若救治得法、及时，或可挽救，严重时则阴阳离绝，一痛而亡。

近年有些年纪不太大，平素无心痛发作病史，而突然发作心痛，以至于不救者，屡有报道。由于猝不及防，预后凶险。

【治难方药】

古今治疗心痛的方药甚多，若辨证准确，用药恰当，剂量适宜，无偏颇之弊，一般常见的病程较短，症状较轻者，临床还是较易获效的，尤在改善病人胸闷、心痛等症状方面，收效比较理想。但对病情较重，病机复杂者，治疗往往颇费时日，心电图的改善尤其较难。因此在心痛的治疗中，首先要对常见常用的证候方药，要辨证精细，用药娴熟，掌握治疗基本规律，然后再对病情复杂者加以深入研究，力求掌握其特点和规律，以求提高治疗效果，获取理想疗效。

1. 痰浊壅阻，胸阳不展

证候：胸闷如窒为主，闷重而痛轻，或痛引肩背，短气喘促，多见于肥胖之人，肢体沉重，或痰多，苔浊腻或厚腻，脉滑实有力。

治法：通阳散结，宽胸活血。

方药：宽胸通痹汤为主加减。瓜蒌 15g，薤白 10g，降香 10g，丹参 15g，三七 3g（冲服），麦冬 10g，桂枝 6g，生山楂 15g，炒枣仁 15g，鹿衔草 15g，川芎 10g，赤芍 10g。

方中瓜蒌、薤白、桂枝通阳散结，降香、川芎行血中之气，合丹参、三七、山楂、赤芍化胸中之瘀血，麦冬、炒枣仁养心阴益心血，使宽胸活血而不伤阴血，鹿衔草强心降血压。瓜蒌的剂量可用 15g，逐渐加大到 30g。瘀血轻者可不用三七、川芎，寒甚者可加附子、干姜。

2. 心脉瘀阻，气滞血瘀

证候：此型也是临床常见的心痛证型。其症状以胸痛为主，多呈刺痛，部位固定，夜间多发，或兼心悸，或兼胁胀、短气，舌质黯红或紫黯有瘀点、瘀斑，舌下静脉色紫而曲张明显，脉弦涩，或有结代。

治法：活血化瘀，通络行气。

方药：①血府逐瘀汤化裁，药用：当归 15g，生地 10g，桃仁 12g，红花 10g，枳壳 6g，赤芍 10g，柴胡 10g，甘草 3g，桔梗 16g，川芎 10g，牛膝 10g。②冠心Ⅱ号（丹参 15g，川芎 10g，红花 10g，赤芍 15g，降香 6g）加减。

上述两方均为治疗瘀血为主的心痛的常用方，若确属瘀血所致者，用之均有一定的效果。血府逐瘀汤，活血之力较强，兼可行气，有一定的效果，然需久服并逐渐加大活血药剂量。痛甚者，还可加降香、乳香、元胡等止痛之品。冠心Ⅱ号方，活血化瘀之力较强，但较单纯，必要时可加入养血之当归、白芍等，防止伤血、耗血。临床体会，丹参一药，活血兼可养血，活血不甚伤血，故可久用，用时也可稍大一些，一般用 15～20g，重证也可用到 30g 左右。生山楂酸甘化阴，活血之力甚平稳，既可降血脂，又可扩张冠状动脉，并可防止他药腻胃，久用不会化燥伤阴，故也可作为常用药，但必须用生者，胃酸过多者不宜。另外，瘀血心痛也常兼痰浊、阳虚、阴虚，用药时不可忽视。在疼痛比较明显时，不论属于何种原因，均可用三七粉 3g 冲服，并可配用针灸。

3. 阳气虚衰，阴寒凝滞

证候：此证多属虚实夹杂型。临床有以阳气虚衰为主者，常表现为胸闷、气短，甚至胸痛彻背，心悸，汗出，畏寒，肢冷，腰酸乏力，面色苍白，唇甲淡白或青紫，舌淡白或紫黯，脉沉细或沉微欲绝。若兼阴寒凝滞者，常有猝然心痛彻背、遇寒加重、胸闷气短、手足不温等症状。许多医家将以上分别论述，但实际上两方面病机常同时存在，不过偏重不同而已。

治法：阳气虚衰为主者，治宜益气温阳，兼散寒通络；阴寒凝滞为主者，治宜辛温通阳，宣痹散寒。

方药：偏于阳气虚衰者，可用人参汤、参附汤加减，建议方为：人参 15g，制附子 10g（先煎），白术 15g，干姜 6g，甘草 5g，兼有虚脱者，用参附龙牡汤加减。偏于阴寒凝滞者，轻者用瓜蒌薤白白酒汤加桂枝、附子、檀香、枳实等温阳行气药。寒凝重而心痛彻背，背痛彻心，疼痛无休止者，可用乌头赤石脂丸与苏合香丸合用，平时可服用冠心苏和丸。

此型病人的特点有二，一是疼痛较剧，遇寒加重；二是有阳虚恶寒、肢冷、脉微的表现。上述方剂可酌情合用，或以一方为主，稍事加减。由于虚实夹杂交混在一起，给辨证用药带来一定的困难，临床要仔细分辨，用药也要仔细斟酌，务求贴切入微。还有个别病人表现为肾阳虚水泛之证，症见心悸、下肢浮肿、喘促不能平卧等症者，可用真武汤加减，温阳化气利水。

4. 气阴两虚，血行不畅

证候：胸闷隐痛，心悸，气短，时发时止，倦怠乏力，面色少华，或头晕目眩，舌质红，或舌边有齿痕，脉细弱无力或结代，或有失眠多梦、精神疲惫等。此型有偏于气虚者，有侧重于阴虚者，但更多的则是气阴两虚。临床特点是闷、痛不重，或尚可忍耐，但大多兼乏力、不耐劳累、精神不佳、少气懒言、体质较弱等。

治法：益气养阴，养血活血。

方药：生脉散或炙甘草汤加减，参考方为：西洋参 10g，麦冬 15g，五味子 10g，丹参 15g，生地 15g，三七粉 3g（冲），炙甘草 6g，桂枝 10g。生脉散益气养阴，常加丹参、山楂、三七，以加强活血之力。炙甘草汤益气养血，滋阴复脉，方甚平稳，不求速效，久服有功。心神不安者可加酸枣仁、五味子、远志，心气虚甚者可加黄芪或太子参，心阴虚突出者可用补心丹或酸枣仁汤化裁。

心痛的临床表现很杂，分型过细反倒使人不得要领，不好掌握。临床若按以上 4 型辨证论治，再仔细辨别其虚实的偏盛偏衰，辅以相应的加减，一般是会取得较好疗效的。至于还有一些比较少见的如兼心火、肝火亢盛者，或兼痰火的，兼肝气郁结、肝阳上亢的，只要仔细辨别，其治不难。另外，心痛兼有中风者，也不少见。遇见此类病人，须认真辨别，谨慎用药，方能防止顾此失彼。再者对于古人“心本于肾”的理论，辨证时也不可忽视。用药上除上述辨证处方外，我们还常在不同情况下分别选用丹参、麦冬、三七、鹿衔草等，久用效显。

【效方览胜】

1. 加味四妙勇安汤

组成：当归 30g，玄参 30g，金银花 30g，丹参 30g，甘草 30g。

功能：活血化瘀，解痉止痛。

加减：兼气虚者，加黄芪、生脉散补益心气；若心血瘀阻甚者，加冠心Ⅱ号以活血化瘀。

本方系《验方新编》四妙勇安汤加丹参而成。四妙勇安汤为治脱疽验方，系因气滞血瘀，经络阻塞，不通则痛。而冠心病因寒冷诱发，使血管痉挛，致供血不足，发生疼痛，其病理亦属不通则痛，按“异病同治”的思路，用于冠心病治疗，屡

获显效。（郑惠伯方，录自《首批国家级名老中医效验秘方精选》）

2. 加减补阳还五汤

组成：黄芪 30g，当归尾 10g，赤芍 10g，地龙 10g，川芎 10g，桃仁 10g，红花 10g，丹参 15g，生山楂 10g，鹿衔草 20g。

功能：补气，活血，通络。

本方证系因由正气亏虚，瘀血阻络所称，原主治中风后遗症之半身不遂、口眼㖞斜等。因冠心病属气虚血瘀者甚多，气虚无以助血运行，瘀血阻滞心脉，不通则痛，我们用该方治疗气虚血瘀型冠心病，取得了较理想的疗效。（笔者验方）

3. 双和散

组成：人参（或党参）90g，茯神 30g，远志 15g，九节菖蒲 60g，丹参 30g，香附 60g，没药 15g（或郁金 30g 代），血竭或红花 30g，琥珀 15g（另研），鸡血藤 30g。

功能：益气和血，顺气活血。

主治：冠心病心绞痛。

上方远志用甘草水浸一宿炒，九节菖蒲用糖甘水浸炒，丹参用甜酒浸炒，香附用童便浸炒，没药用麸炒。方中药物共研细末和匀，每日 3 次，每次 3g，空腹温开水送服。共治疗 30 例患者，有效率达 90%左右。

本方运用益气和血，顺气活血，抑强扶弱之功效，从而避免了破气破血而伤元气。（蒲辅周方，录自《中医药研究》，1988〈2〉：26）

4. 冠心理血汤

组成：丹参 20g，瓜蒌 15g，桃仁 12g，三七 1.5g（冲），薤白 6g，红花 12g，延胡索 3g（研冲），牛膝 30g，赤芍 12g。每日 1 剂，水煎分两次服。

功能：活血化瘀，散结止痛。

主治：心绞痛，小面积心梗。

此方观察治疗 210 例，显效 56 例，有效 147 例，无效 7

例。方中丹参、桃仁、红花、牛膝、三七均有活血化瘀之功，配薤白通阳宽胸散结，延胡索止痛，使气行血活，共奏活血化瘀，散结止痛之功。（谢克铬方，录自《天津中医》1985〈2〉：12）

5. 冠心Ⅱ号

组成：川芎、赤芍、丹参、红花、降香各1份。

功能：活血化瘀，行气止痛。

主治：冠心病心前区疼痛或刺痛属于心脉瘀阻者。也可用于缺血性脑血管病。

此方在临床上主要应用于冠心病、心绞痛属于心脉瘀阻者，并非对各种类型均适用。用时参考剂量为川芎10g、赤芍15g、丹参20g、红花10g、降香8g。据大量的药理实验和临床观察，均证明此方是有比较好的疗效的。（中国中医研究院西苑医院方）

【疑难病案】

例1：张某，女，59岁，咸阳某厂工人。1992年6月20日初诊。

主诉阵发性胸闷气短2年，加重并伴胸痛15天。胸闷以下午多发。舌质黯，舌边有齿痕，舌苔薄白，脉沉细。

辨证：血脉痹阻，宗气不畅。

治法：宣通中气，畅通血脉。

处方：瓜蒌15g，薤白10g，丹参15g，川芎10g，葛根12g，降香10g，赤芍10g，草决明15g，鹿衔草15g，莱菔子12g，枳实12g，菊花12g。

二诊（1992年7月8日）：上方连服12付，胸痹症状大减，偶有疼痛不甚。继用上方去莱菔子。前后服药1月余，诸症消失。

按：此系比较典型的心痛案例。方用瓜蒌、薤白、枳实、莱菔子宽胸行气化痰；丹参、川芎、降香、赤芍、葛根活血去瘀行气止痛；草决明、鹿衔草清肝补肾，长期服用可降脂软化血管；菊花清肝明目。标本兼顾，药性平和不燥，故收效迅速。方中既有张仲景瓜蒌薤白枳实汤的痕迹，又有冠心Ⅱ号的主要药物，还借用了现代药理学的一些研究成果，如葛根、草决明、鹿衔草、丹参的降血压、降血脂、扩张血管的功能。

例2：熊某，女，41岁，咸阳市外贸车队干部。1991年11月23日初诊。

主诉胸闷、心慌气短3年，下肢轻度浮肿半年。患者1年前开始胸闷，阵发性胸闷痛，伴心慌、烦躁、气短乏力。近半年来，下肢浮肿。曾在西安检查诊断为“冠心病”。服药治疗效不著，病情渐重。听诊：心律不齐，心音低钝，肺（一）。肝区压痛，下肢Ⅰ度浮肿。舌苔白，脉沉细，偶有结脉出现。

辨证：胸阳不振，心气不足。

治法：宽胸理气，补益心气。

处方：瓜蒌15g，薤白10g，降香10g，丹参15g，三七3g（冲服），麦冬15g，桂枝6g，桑寄生15g，杜仲12g，鹿衔草15g，炒枣仁15g，生山楂15g，玄参15g，6付，水煎服。

二诊（1991年12月5日）：服上方后诸症减轻，左侧胸部仍闷痛，气短乏力，眠差多梦，下肢浮肿，上午腹胀，烦躁，脸部烘热，舌质淡红，舌苔薄白，脉沉细。

处方：瓜蒌15g，薤白10g，五加皮10g，川牛膝12g，通草10g，丹参10g，琥珀3g（冲服），炒枣仁15g，夜交藤30g，五味子10g，茯苓15g，降香10g，麦冬15g，6付，水煎服。

上两方交替服用，至1992年2月22日诉：服药后心慌心悸好转，已不胸痛，浮肿已消，惟因近日感冒咽痛求治。

按：此病病机较复杂，既有痰浊闭阻胸阳，又有气滞血瘀表现，既有阳虚又有阴亏，故选方用药尤宜谨慎。方中瓜蒌、薤白宽胸理气化痰，降香、丹参、三七、生山楂行气活血止痛，桂枝、杜仲、鹿衔草、桑寄生补心肾之阳，麦冬、炒枣仁、玄参养心肾之阴，故药中病机，服后症减。此后，又加利水、安神之品以消肿去湿，养心安神，标本兼顾，故疗效甚为显著。

心痛作为疑难病，单纯者虽有，复杂者尤多，故辨证切忌以偏概全，用药不宜大寒大热，慢性病还需慢慢医，急则易偏差，欲速则不达。

【名医经验】

胸痛在前面，木金散可愈，后通背亦痛，用瓜蒌薤白白酒汤可愈……有忽然胸痛，前后皆不应，用此方（即血府逐瘀汤）。（《医林改错·血府逐瘀汤》）

虚、瘀、痰三字可以基本上概括本病的病机。临床治疗我常以益气活血、宣痹豁痰为基本治则。根据病情标本虚实、轻重缓急，掌握好补通分寸，辨析其寒凝、热结、气滞、痰阻、血瘀等不同证型而分别予以温通、清热、疏利、化痰、消瘀等法，权衡阴阳气血之不足，有否兼肝脾肾三脏之亏虚，调其阴阳，补其不足，纠正脏腑之偏衰。（董建华，见：《当代名医临证汇粹·冠心病证治》）

在辨证治疗上，宜以通为补，通补兼施，拟定出补气、化痰、通瘀法作为治疗冠心病的原则。在临床上常选用温胆汤加减进行治疗。基本处方：法夏 9g，云苓 12g，橘红 6g，枳壳 6g，甘草 5g，竹茹 9g，党参 15g，丹参 12g。（邓铁涛，见：《当代名医临证汇粹·冠心病证治》）

临床我以补益气血，活血祛瘀为基本治法，以瓜蒌 10g、薤白 8g、党参 20g、黄芪 20g、丹参 30g、石菖蒲 8g、降香 8g、甘草 5g 为基本方治疗本病。（盛国荣，见：《当代名医证治汇粹·冠心病证治》）

主治冠心病心绞痛方：人参 90g，石菖蒲 60g，丹参 30g，香附 30g，茯神 30g，鸡血藤 15g，血竭（或藏红花）15g，琥珀 15g，炒没药 15g，远志肉 15g。共为细末，调匀，每次服 1.5～3g，每日 3 次。（蒲辅周，见：《中国当代名医秘验方精粹·胸痹》）

主治冠心病心绞痛方：蒲黄 10g，五灵脂 10g，丹参 15g，赤芍 12g，川芎 12g，降香 10g，葛根 30g，瓜蒌 15g，三七粉

3g（冲服）。水煎服，每日 1 剂。（宁选，见：《中国当代名医秘验方精粹·胸痹》）

对心痛的治疗，不可拘泥于某方某法，仍应辨证施治。以扶正为主者，补阴顾阳，补阳护阴；补中兼通，通而勿耗；并燮理诸脏。“欲养心阴，必滋肾阴，欲温心阳，必助肾阳”之说，确为经验之谈。（李斯炽，见：《当代名医临证精华·冠心病专集》）

心的功能，首先是阳气，其次才是主血脉。在罹患冠心病时，亦首先为阳气亏虚，其次才是血脉之损害。因此在临床上尝用“益气扶阳，养血和营，宣痹涤饮，通窍宁神”十六字来概括对冠心病的治疗大法。（任应秋，见：《当代名医临证精华·冠心病专辑》）

冠心病临床以胸闷、心痛、心悸、腹胀四个症状为常见。冠心病胸闷一症，当治心肺，法取轻灵，临证以生脉散为主方，加入升降气机清芬和血之品，组成解郁舒心汤，治疗胸闷效果极佳。其方剂组成：太子参 10g，麦冬 10g，五味子 6g，桔梗 5g，枳壳 5g，川芎 5g，香附 10g，丹参 10g，娑罗子 6g，佛手片 3g，玫瑰花 3g。心痛甚者，当扶心阳，活血通络，自拟通阳蠲痛汤：桂心 3g，炙甘草 6g，北细辛 3g，党参 10g，生地黄 12g，归尾 10g，川芎 10g，丹参 12g，片姜黄 6g，醋元胡 10g，白檀香 5g。治心痛是首务，常以自备止痛粉临时急需之用：参三七 1.5g，桂心 1.5g，五灵脂 1.5g，九香虫 1.5g，血竭 1g，琥珀 1g，黄连 1g，沉香 1g，研细末和匀，每服 2g，4 小时服 1 次。（曹永康，见：《当代名医临证精华·冠心病专辑》）

【研究进展】

心痛（冠心病）一直是中西医领域研究的热点、重点、难点之一。西医对心绞痛的治疗原则是改善冠状动脉的供血和心肌的耗氧，同时治疗动脉粥样硬化，比较新的治疗进展是外科手术治疗，如经皮腔内冠状动脉成形术。对心肌梗死的治疗原则是保护和维持心脏功能，挽救濒死的心肌，防止梗死面积扩大，缩小心肌缺血范围，及时处理严重心律失常、泵衰竭和各种并发症，防止猝死。中医主要从病因病机、临床治疗等方面进行研究。在病因病机方面仍然强调本虚标实，本虚为五脏功能紊乱、阴阳气血失调，标实主要为气滞、血瘀、寒凝、湿阻、痰闭。通过实验研究，使临床用药更具有针对性，例如实验证明活血化瘀药物能增加冠状动脉的血流量，降低心肌耗氧量，提高心肌在缺氧环境下的耐受力，缩小心梗范围，减轻病变程度，对心肌有明显的保护作用。芳香温热类方药有解除冠脉痉挛，增加冠脉血流量，改善心肌缺血，减少心肌耗氧量，提高心肌耐缺氧能力，改善周围和外周循环，抑制血小板聚集，抗凝及降低血压等。扶心固本类方药具有使受损的心肌细胞较快地得到恢复，减少心肌细胞的坏死，改善心肌缺血，降低冠脉阻力，增加冠脉血流量，改善微循环等作用。

近年来，中成药制剂治疗冠心病的研究取得了很大的进展，开发出一批疗效肯定的制剂。如：速效救心丸，1～3 丸舌下含服；苏冰滴丸，2～4 丸含服；麝香保心丸，1～2 粒含服或吞服，每日 3 次；苏合香丸，1 丸嚼碎含服；地奥心血康，2～3 粒，每日 3 次；心痛乐（寒、热）气雾剂，对准舌下，每次喷雾 1～2 下；复方丹参滴丸，3～5 粒含化，每日3 次。

喘　证

【概述】

喘证，临床以气喘，甚则张口抬肩，鼻翼煽动，不能平卧为主要表现。可见于多种急慢性疾病过程中，但最多的是肺部疾病，其他脏腑疾病影响于肺也可致喘。

有关喘证，《黄帝内经》就有较详细的记载，如《灵枢·五阅五使》说：“故肺病者，喘息鼻张。”《灵枢·本脏》：“肺高则上气，肩息，咳。”提示喘证以肺为主病之脏，并认为致喘之病因，既有外感，也有内伤。《灵枢·五邪》提出：“邪在肺，则病皮肤痛，寒热，上气喘，汗出，喘动肩背。”此后，金元医家又充实了内伤诸因致喘的证治。如《丹溪心法·喘》说：“六淫七情之所感伤，饮食动作，脏气不和，呼吸之息，不得空畅而喘急。亦有脾肾俱虚，体弱之人，皆能致喘。”《景岳全书·杂证谟·喘促》篇说：“实喘者有邪，邪气实也；虚喘者无邪，元气虚也。”把喘证归纳为虚实二大类，作为辨治纲领。《类证治裁·喘证》认为：“喘由外因者治肺，由内伤者治肾。”这些论点对指导临床具有重要的意义。

西医学认为本病最常见的原因是气管、支气管、肺部疾病所致，如喘息性支气管炎、支气管哮喘、肺炎、肺气肿等。某些疾病如心脏病、癔病、矽肺、肺结核等，在病变过程中也可并发气喘，可参考喘证的理论与方药进行辨证论治。

单就气喘这一主症，本病的诊断并不难，但形成喘证的机制、辨证分型及治疗用药确有相当的难度，特别是一些久治不易除根的气管炎、肺气肿、肺心病以喘证为主者，当属疑难病范畴无疑。

哮病往往也以喘息为主要症状，所谓哮必兼喘，但以反复发作，喉间有哮鸣者为主要特点。哮病以喘息为主症时，虽也可按喘证辨治，但从临床实践看，其病机与治疗的难度与喘证有较大的不同，故笔者主张以分别论治较好，即哮病不应包括在喘证之内。

【病因病机概要】

喘证病因外有邪气侵袭，内有肺、脾、肾等脏腑虚损及失调，其疑难的关键处在于内外合邪、虚实并见及久治不愈的辨治。

1. 外邪侵袭，肺失宣肃　若外感风寒邪气，外闭皮毛，内阻肺气，肺气郁遏而不宣，或挟痰上逆而作喘；若风寒化热，或外寒内热，内迫于肺，肺气上逆作喘；或风热邪气犯肺，内遏肺气，宣降失常而作喘。正如张景岳所说：“实喘之证，以邪实在肺也，非风寒则火邪耳。”一般而言，此证若辨证准确及治疗得当，甚易奏效，偶有部分邪实正虚毒重者，较为疑难。

2. 水饮或痰热犯肺，肺气上逆　饮食不节，恣食肥甘酒酪，脾运失健，水湿凝聚成痰，痰饮阻肺，肺气不利而上逆作喘；或素有痰饮内蓄，又为外邪所诱发，则成内外合邪，寒热错杂之证；或素体阴虚内热，外邪化热入里，炼津成痰，痰火内蕴，郁闭肺络，则肺气宣降失常而成喘逆之证，此证寒热错杂，内外合邪，虚实相兼，无论辨证或治疗，疑难之处不少。正如《直指方》说："惟湿痰邪气伏藏，痰涎浮涌，呼不得呼，吸不得吸，于是上气喘促。"

3. 情志不调，肝病犯肺　肝主疏泄，肺主气。若肝气不舒，脏气不和，气血不利，上迫于肺，则为喘逆。或肝郁犯脾，脾失健运而津凝成痰，上犯于肺；或肝郁日久化火，炼津成痰，痰火犯肺；或气虚日久及血，气滞血瘀痰凝致使肺失宣化畅达之职而作喘。正如《医学心悟》所说"惊扰气郁，惕惕闷闷，引息鼻张气喘，呼吸气促而无痰声者"，即指情志因素所引起的喘证。

4. 久病劳欲，肺肾两虚　若咳嗽日久，经年累月不愈，久咳肺虚，不能主气司呼吸，而致短气而喘，此即《证治准绳》所说之"肺虚则少气而喘"之证。

劳欲过度，日久必损及于脾肾，精气内夺，真元损伤，根本不固，不能纳气归肾，则常见呼多吸少，动则喘甚。肾虚不能暖土，脾虚不能运化，或肾阳虚不能主水，水饮上凌心肺，心阳不振，亦可致喘。此即虚实夹杂或上实下虚之证。如《医贯》所说："真元损耗，喘出于肺气之上奔……乃气不归元也。"

【疑难剖析】

喘证病位在肺。肺主表，肺病最易受环境、气候因素影响，特别在季节交替更换之时。中医有"治本病"的观点，但因该病起病较急，且无先兆症状或较少，故往往很难预防。本病其本在肾，未发时通过增补脾肾等方法扶正固本，增强患者免疫力，对预防本病帮助康复多有裨益。在本病的急性发作期，西医通过解痉、平喘，抗炎等对症治疗，疗效比较肯定，但病情易于反复，而中医通过辨证施治，临床疗效比较满意，尤其是从本根治有一定优势。但受剂型剂量、辨证等因素的制约，往往影响了中药药效的发挥。加之医者阅历和经验的不足，患者不能坚持长期服药，平时养生不慎，致喘证有的不能除根，有的反复发作，日久肺肾发生器质性改变，治疗就更难了。

所以喘证疑难之处第一在于复杂证型的辨证。邪正、标本、内外、缓急诸多因素加在一起，不易分清主次，抓住主要矛盾。第二在于易于复发，不易除根，尤其是肺肾两虚、上实下虚、脾肺气虚等证型治疗上，减轻症状较易除根较难。第三是对一些长期罹患喘证，已引起各脏发生不易逆转的器质性变化时，如肺心病、肺气肿、高血压性心脏病、肺组织纤维化等脏器或瓣膜发生变化时，单靠中药治疗已难显疗效，必要时必须中西医结合，内外科结合方可奏效。尽管如此，喘证中绝大部分用中医理法辨治，其疗效仍然是很好的，应当作为首选方法。

【辨疑思路】

喘证的诊断虽不难，然而喘证中虚实并存，寒热夹杂，标本不同，缓急各异，种种证候，辨证却非易事。笔者认为辨证时可抓住以下几个要点，以使疑难释然。

（一）辨虚实，辨病位

虚实两证系喘证最常见最主要的辨证纲领，所以叶天士的《临证指南医案》高度总结说："在肺为实，在肾为虚。"喘证首辨虚实；实喘多责于肺，多因风寒、风热、痰浊、热邪、气逆等郁闭或壅遏于肺，致宣肃失宜，肺气上逆所致。虚证多责于肾或肺肾，多因肾虚纳气失常或肺肾两虚，肾不纳气，肺不主气。然更多见的是上实（肺气与痰浊壅实）下虚（肾虚、下元不足）之证。

喘证之病位不离于肺，但有肺脏本身病变者，有他脏（如脾、肝、肾）波及者，也有肺与他脏同病者。辨证时尤需分清病位重在何处，兼及何脏，兼见何邪，方不致误。

（二）辨标本，辨缓急

喘证之标多为寒热、痰浊、肝气、火热等邪气，是造成肺宣肃失常的主要病理因素，临证治疗时必须注意驱除和疏理。喘证之本，主要为久咳肺虚、脾虚、肾亏，肺不主气，肾不纳气。此证辨疑之关键是要处理好标本的关系，分清标本轻重缓急，以便确立正确的治法。

辨缓急，即辨喘证的病势缓与急。喘证发作时，大多急而重，呼吸困难，喘憋不已，此时重点应治标驱邪，畅利气机，豁化痰涎，以迅速改善喘憋症状。缓解期不喘或虽喘而不甚严重，此时应将重点转到益肾治本，收敛肺气纳气定喘方面来。

（三）辨重危，辨虚脱

喘证虽多在肺、肾，但重症每多及心，心肺同属上焦，宗气贯心脉而司呼吸。若喘证日久，不但肺肾已虚，且心阳、心气亦衰。临证如果出现喘喝欲脱，面色、舌色、指甲青紫，喘而汗出，或冷汗如油，胸闷如窒，脉急疾或浮而无根者，多为元阴元阳的外脱证。此时病情危急于顷刻之间，必须及时中西医合力挽救。临证时必须高度重视，仔细辨别重症之危险，虚脱之证候，方不致误。

【治难方药】

喘证的治疗原则，一般在辨清新病久病、实喘虚喘的前提下分证论治。

实喘以祛邪为主，虚喘以扶正为先。虚实夹杂，寒热错杂者，又当根据具体情况辨治。不少实喘多是西医学急慢性炎症所致，辨证时要审清病因，不能见喘治喘，而要治其喘证之源。咳、痰、喘三症常同时出现而各有侧重，治疗时必须辨三者之间何为主、何为次，以及三者之间的相互关系，方能取得良效。

（一）实喘

1. 风寒袭肺，肺失宣肃

证候：喘息，咳嗽，呼吸急促，胸闷，痰多白而清稀，口不渴。发病时间较短，初起多恶寒发热，喉痒或头身疼痛，苔薄白，脉浮紧。

治法：辛温解表，宣肺平喘。

方药：轻者三拗汤加减，稍重者麻黄汤加减，喘而汗出者可用桂枝加厚朴杏子汤。

基本方：麻黄 6g，杏仁 10g，紫苏 10g，桔梗 10g，瓜蒌壳 10g，苏子 10g，生姜 6g，甘草 3g。

三拗汤药虽少，但却对肺受风寒而宣肃失常者最宜。麻黄发散风寒，又可宣发肺气，杏仁肃降为主兼宣肺郁，甘草止咳化痰，调和药性。不少方中均以此方为基础，如小青龙汤。

麻黄汤用麻黄、杏仁宣肃肺气而平喘，桂枝助麻黄解表散寒，甘草调和诸药。用于风寒较重、喘因外邪所致者，具有发汗平喘的双重功效，外感风寒致喘者最宜。

桂枝加厚朴杏子汤用桂枝、白芍发表解肌，调和营卫，厚朴、杏仁降泄肺气而祛痰平喘，生姜、大枣调和营卫，用于风寒表虚自汗而喘者。

上三方只要辨证准确，酌情加减，均有较好疗效，若兼痰浊、气滞、正虚等病机者，则应权衡轻重，适当加减即可。

2. 外有风寒，内有寒饮

证候：喘息，咳嗽，痰多清稀，恶寒发热，无汗，形寒肢冷，或背冷，口不渴，或渴喜热饮，舌苔白滑，脉弦紧。

治法：解表化饮平喘。

方药：小青龙汤加减。麻黄 6g，桂枝 10g，半夏 10g，细辛 3g，五味子 6g，白芍 10g，杏仁 10g，苏子 10g，甘草 3g。

小青龙汤用麻、桂发散风寒，兼以平喘，细辛、干姜温化寒饮，半夏降逆化痰，芍药、五味子收敛肺气，大枣益气和中。咳喘重者可加杏仁、苏子，痰多胸闷者可加葶苈子、瓜蒌。

临证应仔细分辨是表证重还是饮证重。若脾肾阳虚，寒饮重，症见恶寒肢冷，面目虚浮，脉细微，苔白滑者，可用真武汤温阳利水，或兼散外邪，平素缓解期，可用六君子汤健脾燥湿，或用肾气丸以治本。

3. 热邪壅肺，肺失清虚

证候：喘逆上气，胸胀闷或胸痛，呼吸急促，甚则鼻翼煽动，吐痰黏稠，身热口渴，或伴有形寒身痛，有汗或无汗，舌苔薄白或黄，舌边红，脉浮数或滑数。

治法：宣肺泄热，清肺平喘。

方药：麻杏石甘汤加减。麻黄 6g，杏仁 10g，石膏 15g（先煎），黄芩 10g，甘草 3g。

方中用麻黄、杏仁宣肃肺气平喘，石膏清泄肺热，并制约麻黄温热之性，甘草调和诸药。此方为治疗外寒内热之喘证的良方。临床体会，汗出而喘者，说明热重郁轻，应重用石膏，或再加黄芩、鱼腥草；无汗而喘者，属热闭于肺，麻黄与石膏比例一般在 1∶3 左右。痰多者可加瓜蒌、贝母、葶苈子等。临床体会，鱼腥草对肺部感染效果好，可重用至 30g 左右。如热重者可重用生石膏 30g～60g。

4. 痰浊壅肺，上盛下虚

证候：气喘，咳嗽，痰多而黏腻，咯吐不利，胸闷恶心，舌苔白腻，脉滑。若属上实下虚者，常伴痰延壅盛、咳喘短气、腰膝酸软、肢倦神疲等症。

治法：降气平喘，祛痰利膈。

方药：祛痰平喘可用二陈汤合三子养亲汤；上盛下虚可用苏子降气汤加减：苏子 10g，半夏 10g，厚朴 6g，前胡 10g，当归 10g，苏叶 10g，肉桂 3g，生姜 6g，甘草 3g。

二陈汤燥湿化痰，合苏子、白苏子、莱菔子降气祛痰利膈，有比较强的燥湿化痰、降气平喘作用。苏子降气汤用苏子降气祛痰，半夏、厚朴、前胡祛痰止咳平喘，共治上焦痰涎壅实；肉桂温肾祛寒纳气平喘，当归养血补肝，又治咳逆上气，生姜、苏叶散寒宣肺，甘草、大枣调中和药。苏子降气汤本是治喘良方，惟方中肉桂一药，良者少，劣者质燥助火，若欲温肾纳气不如沉香为佳，平素肾亏者。核桃肉、蛤蚧、五味子亦可酌加。若日久化热或用药过多痰黄口黏者，酌加黄连、黄芩、胆南星、鱼腥草中一二味。

实喘还常见因外感风热或燥邪引起的，症情轻，一般用桑菊饮加减；燥热伤肺致喘者，可用桑杏汤或清燥救肺汤加减；外寒内热者，可用定喘汤加减。此等证候，大多属西医的上呼吸道感染，如感冒、支气管炎及一些轻型支气管肺炎等，若辨证准确治疗及时，加之证情较单纯，一般容易奏效。

（二）虚证

1. 肺虚喘证

证候：喘促短气，气怯声低，咳痰稀薄，自汗恶风，面色白，舌不红，脉细弱者，多属肺脾两虚，不能主气固卫；若兼见面红口干，咽喉不利，舌质淡红或中心少苔，脉细数者，多属肺之气阴两虚。

治法：补肺益气，养阴定喘。

方药：偏重于肺脾两虚者，可用补中益气汤加减：人参6g，黄芪20g，白术15g，当归10g，升麻5g，柴胡5g，陈皮6g，五味子10g，甘草3g；偏重于气阴两虚者，一般用生脉散加减。

补中益气汤用人参、黄芪、炙甘草补益肺气，五味子敛肺平喘，柴胡、升麻升发清阳，白术健脾，当归养血，陈皮理气使补而不滞。生脉散用人参补益肺气，麦冬养阴清热，五味子敛肺定喘。必要时，可酌加沙参、百合以养阴，川贝母、百部以化痰止咳，紫菀、款冬花以平喘。若喘属肺病及肾者，可酌加山萸肉、核桃仁、沉香等补肾纳气。

2. 肾虚喘证

证候：喘证日久，经久不愈，动则喘甚，气难持续，神倦，腰酸。偏肾阳虚者多兼肢冷汗出，尿频，轻度浮肿，痰多清稀，舌质淡，脉沉细无力；若偏于肾阴虚者多兼耳鸣，口干，心烦，五心烦热，面赤，潮热盗汗，尿黄，舌质红，脉细数。

治法：肾阳虚为主者，补肾纳气；肾阴虚为主者，滋阴补肾，纳气定喘。

方药：补肾纳气用金匮肾气丸加减：熟地 15g，山萸肉 20g，山药 15g，泽泻 6g，丹皮 6g，茯苓 6g，肉桂 3g，制附子 6g，五味子 10g，沉香 3g；滋补肾阴用都气丸化裁。

肾气丸用熟地、山萸肉、山药三味补肝脾肾，泽泻、丹皮、茯苓三味泻湿浊郁火；肉桂、附子少佐，以化生肾气。此方治肾虚喘证久服有良效。若兼痰饮湿浊者，化痰降气之品亦可加入。都气丸用六味地黄丸滋阴补肾，五味子敛气定喘，大法虽备，药显单薄，若喘甚可加蛤蚧、磁石、沉香之品。气怯神疲者，人参亦可加入。

临床所见，虽可分肺虚、肾虚，然肺肾两虚者亦属常见。可在辨清主从的情况下，适当兼顾。

3. 气虚欲脱

证候：喘喝欲脱，张口抬肩，端坐不能平卧，活动则喘甚欲绝，常兼汗出、心悸、面青、浮肿、痰鸣，舌紫黯，脉浮大无根或脉细欲绝。

治法：益气固脱，回阳救逆。

方药：参附龙牡汤加减，即：人参 15g，制附子 10g，生龙骨 30g，生牡蛎 30g，山萸肉 15g；或用黑锡丹加减。

该方用人参益气，附子回阳救逆，生龙骨、生牡蛎镇潜固脱，并可冲服黑锡丹以镇摄肾气；若偏于阴脱者，可用生脉注射液静脉滴注，再根据病情酌议培补元气之方。此类喘证大约相当于西医学的呼吸衰竭之类，往往伴有痉厥闭脱等重险证候，辨治时应结合病人全身情况，采用综合疗法全力抢救，不宜仅仅着眼于喘证而忽视厥脱等证候。

【效方览胜】

1. 截喘汤

组成：佛耳草 15g，碧桃干 15g，老鹳草 15g，旋覆花 10g，全瓜蒌 10g，姜半夏 10g，防风 10g，五味子 6g。

功能：降逆纳气，化痰截喘。

主治：咳喘痰多，气逆喘促。

用法：每日 1 剂，水煎服。

加减：气虚者加白参 3g、黄芪 10g；肾虚者加苁蓉 15g、巴戟天 15g、补骨脂 15g，亦可加蛤蚧 3～6g；阴虚有热者酌加黄柏、知母、玄参、生地等味；咳甚引起的喘促无痰或痰不多者可加南天竺子 6g、马勃 6g、天浆壳 3 只；热喘加石膏 15g，知母、黄芩各 10g；寒喘加炮附片 9g、肉桂 3g，并以鹅管石 9g 研粉服或加服紫金丹（须特制，砒石 5g，明矾 10g，豆豉 100g，糊丸绿豆大小，每服七八丸，日服 2 次，有肝肾病勿服，有效与否一星期为止，切勿多服常服）；痰多咯出不爽者加苏子、白芥子、莱菔子各 10g；胃家实便秘者加服调胃承气汤 1 剂，喘止后常服：河车大造丸、左归丸，每服 3g，每日 2 次。（姜春华方，录自《首批国家级名老中医效验秘方精选》）

2. 哮喘夏治方

组成：制附子 9g，党参 12g，白术 12g，茯苓 12g，陈皮 9g，半夏 7.5g，炙杷叶 15g，炙冬花 15g，甘草 3g。

功能：培补脾肾，化痰利肺。

主治：支气管哮喘及喘息性支气管炎缓解期，预防发作。

用法：每日 1 剂或隔日 1 剂，文火久煎，分温 2 次服。（赵清理方，录自《首批国家名老中医效验秘方精选》）

3. 麻杏射胆汤

组成：净麻黄 5g，大杏仁 10g，嫩射干 9g，玉桔梗 6g，杜苏子 9g，净蝉衣 4.5g，炒僵蚕 9g，制半夏 9g，广陈皮 9.5g，生甘草 4.5g，鹅管石 12g（煅、杵），江枳实 6g，制胆星 6g。

功能：宣肺化痰，降气定喘。

主治：支气管哮喘，慢性气管炎急性发作期。中医辨证为风寒阻肺，痰浊内阻，肺气失于宣降者。

加减：如有口渴烦躁，痰黄，舌红苔黄者，上方可去半夏、陈皮，加石膏 30g、知母 12g、贝母 12g；如形寒肢冷无汗，痰白呈泡沫状，舌苔白滑者，可去蝉衣、僵蚕、桔梗，加桂枝 4.5g、细辛 3.0g、干姜 2.4g；如咽红乳蛾肿痛、痰稠，舌红脉数者，可去半夏、陈皮，加金银花 9.0g、炒牛蒡子 12.0g，生麻黄改用水炙麻黄 5g；如溲黄、便秘、舌红者，可去桔梗、甘草，加黄芩 9g、桑白皮 12g，生麻黄改用蜜炙麻黄 5g，制半夏改用竹沥、半夏各 9g，广陈皮改用广橘络 5g；如咳喘气逆，腹胀胁痛者，去桔梗、甘草，加莱菔子 9g、白芥子 9g；如脘腹痞胀，口黏纳差，苔白腻者，去蝉衣、僵蚕，加厚朴 4.5g、焦六曲 12g；如有头胀头痛，鼻塞多涕者，可去半夏、陈皮，加辛夷 9g、苍耳子 9g。（董漱六方，录自《首批国家名老中医效验秘方精选》）

【疑难病案】

例 1：吴某，女，43 岁，陕西省广播电视厂工作。1992 年 3 月 29 日初诊。

气喘，吐浓痰，痰色黄，量多，鼻子不通，眼睛发胀，头昏眼花，耳鸣，腰酸困无力，冬天怕冷，两手发麻，有时遗尿，心情烦躁，嗓子干燥。去年患过“肺炎”，经治疗后好转。月经先后不定，经常错后，脉沉，舌红少苔。

辨证：痰热壅肺，阴虚阳亢。

治法：清热化痰平喘，兼以养阴平肝。

处方：知母 12g，桑白皮 10g，黄芩 10g，鱼腥草 15g，栀子 10g，贝母 10g，款冬花 10g，杏仁 10g，茯苓 12g，紫菀 10g，磁石 30g（先煎），麦冬 12g，6 剂，水煎服。

二诊（1992 年 4 月 6 日）：服上方后咳喘大减，痰量减少，烦躁减轻，仍头昏，耳鸣，腰酸，遗尿，脉沉，舌红白苔。药已中的，痰热已清化，肾虚明显，仍宗上方，减清热化痰之品。

处方：知母 10g，黄芩 10g，鱼腥草 15g，贝母 10g，紫菀 10g，款冬花 10g，杏仁 10g，磁石 30g，山萸肉 10g，麦冬 10g，白术 10g，茯苓 10g，6 付，清水煎服。

三诊（1992 年 4 月 15 日）：咳喘已微，但仍耳鸣腰酸，月经量多。嘱服金匮肾气丸以扶正巩固。平时注意防止感冒，加强锻炼，提高机体抵抗力。

按：此病虽属痰热壅肺之喘，但肾虚症状明显，且有肝阳偏亢的一面。故初以清热化痰稍兼以养阴平肝之品。随着痰热渐消，逐渐向益肾健脾转移，终用补肾固本巩固。疑难病的治疗，在辨证明确的前提下，论治要根据病情的变化而逐渐变化，阶段层次要分明，且忌盲无目的，心中无数。

例 2：李某，男，37 岁，咸阳市渭城区北杜乡农民。1992 年 6 月 6 日初诊。

心慌气短 5 个多月，咳嗽 10 余天。患者平素体质尚健，因劳累受凉后出现心慌气短喘促症状，劳累后加重，曾以“扩张性心肌病”在咸阳市某医院住院治疗半月，症状缓解后出院，4 月底又复发，症状如初，在当地治疗 10 余天无效。现除主症外，还有头昏，乏力，纳呆，口淡无味，睡眠不好，午后下肢浮肿，大便稍干，小便少，舌质淡红，舌苔薄白，脉濡数。心率 105 次/分钟，律正，心界向左下扩大，心尖区可闻及Ⅱ级收缩期杂音，双肺有痰鸣音。

辨证：痰瘀交加，心气虚弱。

治法：化痰祛瘀，益气宽胸。

处方：茯苓 15g，葶苈子 10g，鱼腥草 30g，瓜蒌 15g，薤白 10g，丹参 15g，桂枝 6g，细辛 3g，白茅根 30g，山楂 15g，炒枣仁 15g，大枣 5 枚，甘草 3g，6 付，清水煎服。

二诊（1992 年 6 月 13 日）：服上方后喘促、心慌气短减轻，双足浮肿消失，现感头麻木不适，睡眠差难以平卧，大小便通畅。舌体胖大，舌苔黄腻稍厚，脉濡数。

药已中病，痰瘀稍化，但心阳不振，瘀阻仍重。继用上方去鱼腥草，桂枝易为 10g，加川芎 10g、苦参 10g，6 付。

三诊（1992 年 6 月 20 日）：喘促已停，仍有心慌气短，偶有浮肿，以五苓散加苓桂术甘汤化裁，浮肿渐消，诸症逐渐减轻。

按：喘而心慌、气短、乏力，属心肺两脏同病，证为痰瘀交加，心病为主，非一般单纯肺病之喘，病机较为复杂。故治以茯苓、葶苈子、白茅根泻肺利水，治肺气壅实作喘，鱼腥草清泻肺热，瓜蒌、薤白、桂枝、细辛宽胸通阳散结，化解痰郁之痹结，丹参、山楂化血脉之瘀阻，炒枣仁补养心肝之血，防止伤阴，大枣、甘草缓解药力之峻，以调和药性。6剂后热象已除，故去鱼腥草，加川芎加强化瘀之力，苦参清心热利水，加重桂枝振奋心阳，故瘀证逐渐化解，喘证与水肿逐渐痊愈。心脏所致喘证，病情比较复杂而危重，临床也常可见到，用化痰利水、活血祛瘀之法一般可以取得较好疗效。

【名医经验】

实喘治肺，虚喘治肾，确有见地，然不可执一。实喘治肺，须兼治胃；虚喘治肾，宜兼治肺。（方仁渊语）在肺为实，在肾为虚，此指气而言，非关于痰也。喘因痰作，欲降肺气，莫如治痰。（张聿青语）（《临证指南医案》按语）

实喘以祛邪为急，在表解之，在里清之，寒痰则温化宣肺，热痰是清化肃肺，湿痰则燥湿理气。虚喘以扶正培本为主，或补肺，或健脾，或补肾，阳虚则温补之，阴虚则滋养之；至于虚实夹杂，寒热兼见者，又当根据具体情况辨证选方用药。（方药中等《实用中医内科学》）

支气管哮喘方：潞党参10g，云茯苓10g，姜半夏7g，旋覆花5g，款冬花5g，广橘皮3g，炒百部5g，炙甘草3g，淡干姜2g，北五味2g，黑锡丹研细分服3g。水煎服，每日1剂，早晚口服。（李聪甫，见：《中国当代名医秘验方精粹·哮喘》）

徐仲才治疗外寒内饮哮喘之验方：生麻黄6g，桂枝6g，生白芍9g，生甘草6g，苏子12g，姜半夏15片（另服）。水煎，每日1剂分2次服。黄芪片每日服3次，每次5片。（徐仲才，见：《中国当代名中医秘验方精粹·哮喘》）

新拟麻黄都气汤：麻黄3～6g，杏仁、山萸肉、焦山楂各10g，熟地、灵磁石各12～20g，山药10～20g，茯苓9～12g，泽泻6～9g，丹皮3～9g，五味子5～10g，蛤蚧尾粉1g（冲服）。功能补肾定喘。主治肾虚喘病。（焦树德，见：《全国名老

中医验方选集》）

杏仁四子汤：杏仁 10g，苏子 10g，莱菔子 10g，葶苈子 10g，白芥子 3g。功能祛痰定喘。主治慢性支气管炎、支气管哮喘。每日 1 剂，水煎服。（祝谌予，见：《山东中医杂志》1987〈1〉：33）

呼吸气出急促者，谓之喘急。若更喉中有声响者，谓之哮吼。气粗胸满不能布息而喘者，实邪也，而更痰稠便硬者，热邪也。气乏息微不能续息而喘者，虚邪也，若更痰饮清冷，寒邪也。喘汗润发为肺绝，脉涩肢寒命不昌，喘咳吐血不得卧，形衰脉大气多亡。外寒喘吼华盖汤，麻杏苏草橘苓桑，减苓加芩款半果，饮喘难卧枣葶方。火郁喘急泻白散，痰盛作喘萝皂丸，蒌仁海石星萝皂，气喘苏子降气痊。气虚味麦参陈杏，虚寒黑锡肾气汤，日久敛喘参桔味，麻吉罂粟归木香。（《医宗金鉴·杂病心法要诀·喘吼总括》）

实喘者，气长而有余；虚喘者，气短而不续。实喘者胸胀气粗，声高息涌，膨膨然若不能容，惟呼出为快也；虚喘者，慌张气怯，声低息短，惶惶然若气欲断，提之若不能升，吞之若不相及，劳动则甚，而惟急促以喘，但得到长一息为快也。（《景岳全书·杂证谟·喘促》）

心有病可以累肺作喘，此说诚信而有证……由是言之，心思肺作喘之证，亦即肾虚不纳之证也。（《医学衷中参西录·治喘息方》）

【研究进展】

主要分为临床和实验研究。

临床方面：制定了新的疗效标准，在病因病机研究中，既重视六淫、七情、饮食、劳倦及患者不耐某些物质（过敏源）等在其发病中的地位，也重视机体本身及其内生之邪对机体的影响，强调本虚标实。治法研究中除传统的辨证用药外，强调活血化瘀的重要性。外治法也是中医治喘的有效方法之一。常用方法有穴位敷贴、穴位注射、埋针、埋线、拔罐等。借鉴西医的先进经验，中药古方剂型改革方面也在逐渐适应病情的需要，例如“喘平气雾剂”等。

实验方面：首先是防治喘证机制的探讨，如补肾法，活血化瘀法。再就是单味、复方中药的平喘机制研究。

痰　证

【概述】

痰证是因体内水液代谢失常而产生一系列证候的一类病证。历代有“痰饮”、“流饮”、“淡饮”等不同名称。一般有广义之痰和狭义之痰之分。狭义之痰指呼吸道的分泌物，咳之可出，有形质可辨者，又称有形之痰；广义之痰多为无形之痰，表现症状纷繁，不易被查知。《诸病源候论》将痰与饮分为两证，即后世所说稠浊者为痰，清稀者为饮，这种对痰饮证的分类法，影响较大，一般教材中均列痰饮一证。笔者认为，张仲景所说的四饮（狭义的痰饮、悬饮、溢饮、支饮）与痰证虽均属体内水液输布运化失常的病证，但与痰证却有较大的区别，尤其与无形之痰差别甚大，故应分别讨论。本篇主要讨论痰证。

痰证的理论形成和发展，源远流长。其理论奠基于《黄帝内经》，形成于汉唐，充实于宋、金、元，发展于明、清，飞跃于近代。

《黄帝内经》为痰饮证奠定了生理、病理、治法等理论基础，如揭示了外感及脏腑功能不调为致饮的病理规律，提出了“结者散之”、“留者攻之”、“去菀陈莝”等治饮大法。《伤寒杂病论》首提“痰饮”之名，并有“四饮”之证治，其列治痰饮方药多为后人所效法。《诸病源候论》开创痰与饮分别论述之先河，并提出“百病多有痰作祟”之论点。严用和《济生方》提出“人之气道贵乎顺，顺则津液流通，绝无痰饮之患”的治痰必先顺气的观点。杨仁斋《直指方》指出“稠浊为痰，清稀为饮”，为后世区别痰与饮之准绳。金代刘完素认为饮食之伤亦为痰之因。《丹溪心法》提出“治痰法，实脾土，燥脾湿，是治其本”的治痰经验。《医学入门》强调“水火升降，脾胃和调，痰之何以升”。《景岳全书》对痰与饮作了详细的鉴别。《张氏医通》强调治痰饮应注重审证求因。《临证指南医案》强调“外饮治脾，内饮治肾”的治疗大法。这些有关痰与饮的精湛理论和方药，是我们研究探讨痰证这一疑难病证的重要参考材料。

时至近代，由于科学的发展，现代医学的渗入，对痰证的研究已有新的飞跃。如著名痰病学者朱曾柏所著之《中医痰病学说》，将证候庞杂、辨证治疗不易的痰病，系统总结归纳出其规律性，指导疑难病证治，取得引人注目的成果。董汉良提出“痰瘀相关论”，认为津血同源，痰瘀相关是痰证和瘀证的病理发展趋势。有的学者还借用现代医学的检测手段和实验方法，对痰证的实质进行了研究和探讨。用古代理论结合现代研究成果总结探讨慢性支气管炎、梅尼埃综合征、胸腹腔积水、癫痫、部分精神病等属于痰证的病证，也获得不少成果。

痰证是中医领域中许多疾病的一个带有共性病机的一类证候，涉及的病种很多，故有“百病兼痰”的说法。由于其症状纷繁庞杂，尤其是一些无形之痰病证辨识起来有相当的难度，症状不典型，又无明显形质可辨，有些奇病怪病又多责之于痰作祟，故痰证中有相当比例的证候确属疑难。尽管如此，痰证中大多数病证还是可辨可治的，而且只要积累丰富的辨痰经验和用药经验，疗效比较理想，部分病例的疗效优于西医治疗。笔者认为中医痰证的理论和经验值得深入探讨和系统总结，以便更好地为广大患者服务，解决一些疑难病证。

西医学疾病中的急慢性支气管炎、哮喘、肺炎、胸膜炎、慢性胃肠炎、神经官能症、咽炎、肿瘤等，如表现有中医有形之痰或无形之痰的症状、特征及相关脉舌者，均可参考中医痰证理论和方药进行辨证论治。个别奇病、怪病、难病，凡用常法无功而临床又具有痰证的特征或症状时，也可从痰证理论中觅寻一线之光。

【病因病机概要】

痰证成因虽然复杂，但总不外外感六淫，内伤七情，波及脏腑而致津液代谢失常。

病因上，外感六淫，邪阻气化，津液积聚，可凝结为痰；内伤七情，郁结不畅，气不布津，聚而为痰；贪酒无常，膏粱厚味，湿热熏蒸，灼津为痰；体虚劳倦，房室过度，元气大伤，水谷不化，可反留为痰。故陈无择谓三因皆可为痰。

（一）六淫生痰，气阻津凝

因风生痰：风为六淫之首，风邪伤人，首先犯肺，肺气失宣，清肃失司，水液不布，聚生痰浊，可见咳喘咯痰之症。如风夹痰浊，流窜经络，可见口眼㖞斜，或肢体游走痹痛，麻木不仁。

因寒致痰：寒为阴邪，易伤人之阳气，寒盛阳虚，水液失于温运，凝结成痰，其症见咳喘、咯痰清稀色白、骨痹冷痛等症。

因湿生痰：湿邪重浊黏滞，如气候潮湿，坐卧卑湿，涉水淋雨，则湿邪侵犯人体，留而不去，久聚生痰；或湿郁化热，湿热相煎，炼液为痰；或湿困脾胃，脾失健运，遂成生痰之源。

因暑生痰：暑邪乃火热所化，伤人易耗津伤液，炼液为痰。且暑邪易夹湿，暑热蒸化湿浊而生痰邪。

因燥生痰：燥邪伤人，最易伤肺，致津液燥干为痰。临床见症常为干咳少痰，或胶结难咯，或痰中带血，咳而不爽。

火热生痰：六淫之火，多指直接感受的温热邪气，或由他邪郁而化火而成。温热邪气，首传肺胃，肺居上焦为贮痰之器，火为无表之气，必附于有形之痰，方能猖獗为害，轻则致肺气受阻，宣肃失司，为咳为呕，甚则痰热久滞，蒸迫心神，灵机堵塞，为蒙为瞀，扰动肝风，为闭为厥，诸症多端，皆与痰火作祟有关。

（二）七情失调，气滞生痰

《三因极一病证方论》谓：“七情扰乱，郁而生痰。”《医学入门》云："为痰为积，本七情。"可见内伤七情，在痰之成因中占有重要位置。如喜伤心神，心气缓散不收，心窍为痰所蒙，神明失主，见神志昏迷或恍惚，甚则语无伦次，举止失常；怒伤肝，或肝气郁滞，气机不利，三焦不畅，水液代谢失常，聚生痰浊；或肝郁进而乘脾，脾土失运，水湿内停，聚而生痰；或气郁化热，灼津成痰，痰热为风，痰挟风阳，上逆清窍。所以《景岳全书》谓："木郁生风，本肝家之痰。"忧伤肺，气机不舒，清肃宣降失职，易聚湿生痰，或子病及母，影响脾土，脾失健运，水湿不化，更易致痰，故《医门法律》谓："多忧者伤脾气内郁，而食亦不化，气食痰饮，互结成癖。"思伤心脾，气机升降不利，水液停滞而生痰。悲则气消，易耗肺气，肺气虚损，宣降失常，水道不利，致生痰浊。惊恐伤肾，肾气不固，肾虚不能制水，水不归源，泛而成痰；或惊则气乱，心神不安，舍空神不守则痰生，朱丹溪谓："惊则神出于舍，舍空得液则成痰，血气入舍，则痰拒其神不得归焉。"因此，情志失调，可引起脏腑功能活动失调，水液代谢障碍而生痰，且痰之为病，又常易引起情志异常，如痫证的反复发作、癫狂之失态及中风之昏迷，皆多为痰证所致。

（三）饮食失宜，生痰阻气

饮食自倍，饮食不洁，或饮食偏嗜，皆可致脾胃运化水湿功能失常而生痰浊。饮食自倍，食物不能及时腐熟运化，食滞过久，郁而化热生痰，所以《医学入门》谓："食痰因饮食不化，结成痞块。"饮食生冷不洁之物，脾胃受伤，或劳役过度，暴食饮冷，脾胃力衰，均致水饮痰浊内停。饮食偏嗜肥甘厚味，助湿生痰，嗜酒好烟，积热酿痰。如《河间六书》之谓："酒性大热而引饮，令口热凝于胸中，不散而成湿，故痰作矣。"

（四）脏腑失调，化生痰浊

肺主一身之气，主宣发肃降，通调水道。若外邪袭肺，或肺气本虚，则失于宣肃，治节无权，津液可聚而生痰。所谓"肺为贮痰之器"，此既指肺脏本身之疾致肺内生痰（如肺系疾病的咳喘多痰等有表之痰），又指肺不能输布津液停聚变生的痰及阴虚火旺灼液为痰，还涉及他脏之病及于肺而生痰的广义之痰，如脾肾功能失常，生痰上壅于肺。因此肺生痰与西医学的痰是肺部渗出和呼吸道分泌物的认识有同有异。肺病生痰，实者易治，多为外邪袭肺，化热灼津为痰，痰热蕴肺，或寒邪袭肺，津液不化，凝结成痰，痰浊阻肺；肺虚生痰，则难辨治，如肺气不足，不但影响脾肾俱虚，日久每多影响及心，故津失肾阳蒸化，水谷失于运化，肺气失宣，均可导致痰阻肺络，若遇心阳衰惫，搏运血液无力，血行瘀滞，导致痰瘀交阻，会出现喘咳大汗、面紫唇青等亡阴亡阳之危证。

脾为后天之本，气血津液生化之源，主运化水湿水谷，散津于周身。若脾失健运，水谷精微转化失其正，输布失其常，则聚湿生痰。脾胃功能失调是痰证发生发展的根源之一。

肾阳虚衰，火不制水，阳不化阴，水反乘脾，脾失运化，可湿聚生痰。或肾精不足，阴虚阳偏盛而虚火内炽，灼津为痰。

肝主疏泄，为气机之枢，津液之输布赖肝正常疏泄，但肝气易郁、易亢、易横逆犯土。若肝气郁结，则津滞为痰；若肝阳亢逆，则阳热灼津为痰；如肝木乘土，致脾失健运，聚湿为痰。另外，肝又为风木之脏，内寄相火，贯阴阳，握升降之枢。一旦肝失常度，则阴阳失调，气血逆乱，于是气滞、血瘀、生痰、生火、生风诸证蜂起。因此，肝生痰，往往见气、血、风、火、痰、瘀互相搏结，凝结蒸变，形成气痰、风痰、火痰、痰瘀等顽固胶结之痰。且又因“风者，善行数变”，故肝经之痰，随气运行，泛于肌肤，留滞肝经，或蕴结胸胁，或上窜脑窍，下注阴器，或潜伏筋骨，其性流动不测，变幻多端，多为疑难怪症之因，即所谓“怪病多痰”。

心主血脉，心之阳气不能推动血液、津液运行，津血迟滞可生痰瘀之症。或由于心之气血不足，他脏之痰乘虚入心，变生痰证，如常见的痰阻心窍、痰蒙心神等证，均是心之功能失调而痰证遂生。

三焦为津液通降之道路，所谓“上焦如雾，中焦如沤，下焦如渎”，正是指水液代谢之方式和道路。如果三焦功能失常，水道不通，聚而为痰。

另外，瘀血亦可生痰，痰又可致瘀。因生理上津血同源，一源二歧，相倚而行。如血行不及或失常，而致血瘀于络，脉络不利，津液运行受阻，或脉络之血津，渗出于脉外，聚而为痰，挟脉内之瘀，相互交阻，故《金匮要略》有云“血不利则为水”；或痰浊停滞压抑脉络，致津血互渗交换之道被阻，又致血停为瘀，痰瘀交夹，遂成巢囊，多为临床顽症。《诸病源候论》说：“诸痰者，此由血脉壅塞，饮水结聚而不消散，故成痰也。”因此，痰瘀互夹，是痰证或血证病理发展的必然结果。

总之，痰之生成和发展变化，虽因于三因，然变生于五脏，是源于脾，本于肾，根于肝，贮于肺，凌于心，以三焦为通道，以气化失常为主要形式。

【辨疑思路】

狭义痰证易辨，而广义痰证难辨。由于后者在发病方面广泛地涉及到五脏，因而可凝聚、盘踞在各个组织器官中，留伏不去，“变幻百端”，可产生各式各样的病症。根据前人对痰致病性质的论述，结合临床辨痰经验，通过整理归纳，笔者认为对痰证的辨证可从以下几方面去辨析：

一、辨痰的致病特性

1. 痰性属阴，易遏阳气。痰属阴邪，其致病多以病变部位闷胀困重、麻木、冷痛为主，遇寒则剧，得温则舒，或见肿块不红不痛，根脚散漫，或见冷痛不红。故《金匮要略》有“病痰饮者当以温药和之”之论，提示痰乃阴冷之邪，得温则散。阴性之物，易伤人阳气，以致清阳不升，而见嗜睡、困顿、体倦乏力、病位恶寒。然临床上也有痰之热化证，应注意其之变。

2. 痰证凝滞，易阻气机。痰属阴邪，质性黏稠，滞涩不散，其为病表现有二：一是指病情缠绵，不易速效；二是指症状多见肿块、结节，或结于皮下，或结于腹腔、内脏，中医学的“瘰疬”、“瘿瘤”、“瘤块”、“癥瘕”、“乳癖”、“流痰”，大都由于痰证所致。

痰性黏凝，滞着不去，阻碍气机，是痰病发生发展的主要病机，如痰阻胸痹证、痰热结胸证、湿痰中阻的脘痞证、气痰阻咽的梅核气等，无不与痰阻气机有关。因此有谓“治痰调气为先”，“气行则痰自消”。

3. 痰性流动，变化百端。痰性流动，是言其致病的广泛性，如《杂病源流犀烛》谓：“痰之为物，流动不测，故其为害，上至巅顶，下至涌泉，随气升降，周身内外皆到，五脏六腑俱有。”因此由痰而导致的痰病也就多种多样，变化百端。或贮于肺，或停之于胃，或上蒙脑窍，下扰肝胆，或泛溢于肌肤，或流窜于经络，无所不至。且易随风动，表现为头目晕眩，或中风痰厥，口眼㖞斜，舌强不语，半身不遂等。古人因于痰邪致病的多样性，谓有“百病皆由痰作祟”。

4. 痰多兼杂，痰瘀交夹。痰形成之后，随着致病因子的性质或素体禀赋而有寒热虚实之异。临床上常有寒痰、热痰、虚痰、实痰之别。外感寒邪，或素体阳气不足，易为寒痰；外感热邪，或热极生风，可为风痰。寒痰、热痰多有虚实之分，实痰易治，虚痰难医。《景岳全书》谓：“天下之实痰无几，而痰之宜伐者亦无几，故治痰者，必当温脾强肾，以治痰之本，使根本渐充，则痰将不治而自去矣。”这是因为“实痰其来也骤，其去也速”，病本不深，而虚痰“其来也渐，其去也迟”，故病难医。所谓虚痰者，是指肾阳虚衰，水湿津液难于气化所聚而生成的痰，又易形成本虚标实之证，如攻伐之，则伤其正气，致正气更虚，痰益凝固，如培补正气，则又易助痰为患，可见肾阳不足是生痰和痰病难愈之关键。

痰瘀交夹的情况前面已有述及，不予赘述。西医学的淋巴结核、肿瘤、脑血管意外、冠心病、肺心病以及精神病，多是由痰生瘀，或由瘀致痰，痰瘀交夹。

痰证辨证虽不易，但可从以上痰的致病特性上去逐一分析，寻求痰的共性和规律，以求作为析疑解惑的参考。

二、辨痰之证候

“有诸内，必形诸外”。痰病虽然变化莫测，然形之于外也有一定规律可循。兹按中医病历书写格式归纳如下：

（一）通过问诊辨别痰证

问得患者恶寒或背冷伴有胸闷呕恶，身困重而疼，多为痰浊阻遏，阴阳格拒，阳气不展的痰格恶寒证。低热身困，或自觉身热不扬，体温并不明显升高者，为痰浊或湿浊阻遏，阳气格拒于外的痰阻发热证。寒热交作，发热定时，呕吐痰涎，胸闷不渴，为痰邪扰于少阳之证。头面出汗，或肢体一侧发汗，或手足心汗出，伴有痰多脘闷，为痰阻营卫，郁伏局部，津液外泄所致的痰阻汗症。面部疼痛，烧灼如刀割样难忍，有时鼻旁或唇旁有引痛点，偶有触犯则激发，伴有头晕、胸闷、发热、口干、肢麻，为痰火阻络。头痛呈反复发作，抽掣样疼痛，剧烈难忍，遇冷则重，得热则减，面虚浮，首如裹，为寒痰头痛。头胀痛难支，或昏晕如冒，或沉重如裹，为痰湿头痛。胸痛胸闷或自感憋气，痛连肩部，为痰浊流滞胸胁之痰癖证。心下硬满，疼痛而拒按，甚则从心下至少腹不可按，胸闷便秘，为痰热结胸证。臂痛肢重，肤胀微肿，并见寒冷呕恶，为痰湿流注，阻遏气血运行所致。失眠心悸，嗜睡健忘，喉中痰鸣，为痰浊扰心。多梦易醒，胸闷多痰，口苦而黏，为痰热扰心，神不守舍。食后欲睡，精神困惫，形体肥胖，为痰湿困脾，脾阳不升。厌油腻厚味，或口黏、口腻、口甜、口干不饮水，均为痰湿内阻之象。如朝食暮吐，吐出饮食痰涎，为痰气交阻反胃证。吞咽食物梗咽不利，甚至饮食难下，胸膈痞满引痛，为痰膈证。咽喉似有物阻塞，吞吐不利，时消时散，为肝郁痰聚。临床上可从症状表现上细分详辨，或可解疑惑之证。

（二）从望、闻、切诊方面辨痰

从神色形态辨别：久病不衰，精神如常人，但痰气壅滞时，可暂时地表现出精神困顿，而痰气稍有疏散，精神即如常人。

由于痰浊壅滞，有的人外形还较病前肥胖，故有“肥人多痰”之说。又由于痰气时聚时散，故痰证常有反复发作的特点，如痫证反复发作，缠绵不愈。中年以上之人，体内阳气渐衰，情志易变，运化精微、水湿功能亦衰，痰浊易于内停。亦可见有脾胃阳虚之体，喘息多痰，形寒畏冷，形体虚衰及伴有一些阳虚体征。

然也有见神志恍惚，表情淡漠，闷闷不乐，甚则发痴，哭笑无常，多为痰气凝结，阻蔽心神的癫证；烦躁不安，登高而歌，弃衣而行，呼号怒骂，表情多变，为痰火扰心的狂证；突然昏仆，痰涌气促，四肢抽搐，不省人事，四肢厥冷，喉中痰鸣，为痰气郁阻的厥证；精神抑郁，表情呆钝，默默无言，脘腹胀满，为湿痰阻窍的痴呆证。面赤光亮如涂油为痰热外透；面色黯晦或眼眶周围晦黯，为痰浊壅塞，气血不荣。形肥而食少，掌厚指短，手足作胀，属于痰湿肥胖。

从声息气味辨别：症见发声重浊，登高而歌，骂詈不避亲疏，为痰火扰心；语言错乱，或喃喃自语，而狂笑不休，或哭笑无常，常见于痰湿内阻清窍，神明为痰所阻扰；谵语妄动，气急呕恶，痰涎壅塞，为痰火扰乱神明；言语謇涩，伴有㖞僻不遂，为风痰上扰经络；声音嘶哑，日久不愈，声带息肉或肥厚，为痰浊凝聚，阻塞咽喉所致。鼾声不息，喉间痰鸣，声如拽锯，为痰热阻肺，壅塞气道。咳喘咯痰有声且洪亮，为外感痰咳；咳喘咯痰无力，为久病虚痰。咳喘痰涎，长吁短叹，胸胁痞满，情志不舒，为痰郁交阻，气机不畅。咳吐痰浊脓血有腥臭味，为痰火壅肺，伤灼肺络之肺痈。呃逆吐酸，嗳腐食臭，为食痰积滞。恶心呕吐，泛吐涎水清稀，为痰湿中阻。

从皮肤毛发方面辨别：肌肤疏松、光滑，头发油腻，加之形体肥胖，多为痰湿中阻；按之皮下有结节或肿块，皮肤表面无变化，或微有凉感，或肤色黯晦，为常见的瘿瘤、瘰疬；皮肤溃疡、糜烂，或渗流黏稠痰液，久不收口，或局部皮肤增厚流水者，为痰湿留伏或热痰凝聚。

从舌象方面辨别：舌苔白而黏腻者，为湿痰；白厚黄腻者，为湿痰兼有郁热；白而厚如豆腐铺舌，为痰热秽浊；黄厚而干，为痰热壅盛，或顽痰化火。舌质淡红，舌体萎软无力转动，苔白厚滑腻，为痰浊阻络；舌淡而肥大，苔滑腻，为阳虚痰浊内停；舌红绛，舌麻木，舌苔黄腻或黄厚而燥，为痰火上壅；舌绛，上浮黏腻之苔，发于夏日，为暑蒸湿浊成痰；舌紫苔腻而干，为痰火扰心；舌淡紫苔滑腻，为阳虚痰盛，或痰瘀同病；舌伸出不收，舌绛而胀满，苔黄腻，为心火夹痰之舌纵；舌强硬难收，为风痰闭阻经络之吐弄舌。

从脉象方面辨析：脉浮而弦为痰饮，浮而滑者为痰热。沉而有力为痰食，沉而无力为气郁，寸脉沉为痰水停胸。迟脉多司脏病或多痰。数而滑实为热毒痰火。滑脉为主病多痰，左右关上脉滑大者，为痰在膈上；关脉滑数者，为痰随火动；关脉弦滑者，为风痰闭阻；燥痰、郁痰、痰瘀脉多兼涩，涩兼细多燥痰，细涩不滑多郁痰、老痰、顽痰或痰瘀相结。紧脉为冷痰。促脉、结脉为痰积、痰块。

分析头面五官颈项的痰证表现：小儿头颅异常增大皮色光滑，为痰瘀颅脑的解颅。眼睑皮里内外，有核隆起，约如米粒或豆，甚则大如蚕豆，不痛不痒，推之可移，触之较硬，为痰阻经络结于胞睑的脾湿痰核。骤起目偏视，向内或向外，多发于单眼，患眼睑胞下重，睛珠运转受阻，视一为二，素有胸闷呕恶，为痰湿阻络目偏视。目不欲静，云雾遮睛，兼头蒙不爽，痰多胸闷，为痰浊停集，清阳不升。《医学纲目》谓：“凡有痰者，眼皮及眼下，必有烟灰黑色，举目便知，不待切脉。眼黑而颊赤者，痰热也，面大黄色亦热痰也。眼黑而行走呻吟，举动艰难者，入骨痰也，其证遍体关节疼痛。眼黑而面带土色，四肢痿痹屈伸不便者，风湿痰也。眼黑而气短晦黯，惊风痰也。”眼神滞涩不利，面色晦黯，或眼眶周围略显晦黯，其形如肿，是痰浊壅塞，阳气受阻，肾精不能上注于目，以及痰气停于皮里肉间，影响营卫运行的病理反映。

从胸腹、腰脊、四肢、爪甲方面分辨痰证：乳癖及腹部按之有块，为痰瘀互结所致。腰脊久痛不愈、畸形，多为痰湿或痰瘀阻络，四肢关节肿胀或挛缩，为痰浊聚结所致，或肢体某一局部发热或发凉，或背部寒冷如掌大，或麻木不知疼痛，或肢体某些局部粗糙、感觉不一样，面神经科等检查无异常者，均为痰浊留伏遏阻，局部营卫气血运行受阻所致。手臂痿弱不能升举，或一臂麻木不仁，时复转移为一臂，为痰浊流注筋脉所致的痿证。半身不遂，伴口角流涎、口眼㖞斜、喉中痰鸣、二便闭结，为风痰上涌之中风；手指短粗，麻木或颤战，为痰浊阻络之中风先兆证。

从前后二阴及排泄物方面辨析：泄下不爽，大便夹有痰液，为痰滞肠腑之证；大便滞黏，秘而不畅之便秘，多与痰有关。月经不行，或量少、色淡，或经质黏稠，或经行后期，甚至不育，兼见形体丰腴，身乏困倦，为痰浊阻滞冲任，冲任失调所致的月经不调或痰湿阻宫的不孕症。若见带下黏稠量多，为痰浊下注带脉，带脉失约所致。

三、辨痰的性质

以八纲辨证和辨证求因为基础，把诸多痰证按性质归纳如下：

1. 实痰　证候特点为：咳痰声粗，多痰色黄，心烦口苦，胸腹胀闷，痞满积块，便秘，溲赤，舌苔黄腻，苔黄或白，脉滑有力。

2. 虚痰　证候特点为：咯痰声音低微，痰多清稀如涎，气短懒言，面色虚凉㿠白，或面黯清冷，形寒肢冷，关节冷痛，四肢不温，肢软便溏，体肥懒动，或咳痰黏而不爽，潮热，五心烦热，舌淡红，苔花剥，脉沉细无力。

3. 寒痰　证候特点为：喘咳痰白清稀，形寒肢冷，苔白润，脉弦涩，或足膝酸冷，关节冷痛，腰背冷痛，或面黑清冷，肢软便溏，呃逆吐酸，四肢寒冷，其痰色黑，量多而稀。

4. 热痰　证候特点为：咳嗽气促，痰黄而稠，吐而不畅，口干唇燥，热痰扰心，心悸怔忡，失眠多梦，神昏痉抽，舌红苔黄腻，脉滑有力。

5. 风痰　证候特点为：恶风咳喘咯痰，或肢体游走作痛，皮下肿起，麻木不仁，肢颤肢痒，瘫痪失语，或神识昏乱，失语，或为眩晕头痛，或为癫狂、痉痫，喉中痰鸣，舌苔滞腻，脉弦滑。

6. 郁痰　证候特点为：胸胁不适，脘腹痞满，闷胀，痛无定位，或喉中异物，咯之不出，吞之不下，形如被絮，状如梅核，或为肿物作瘤，每因情志波动而加剧，妇女可见乳核胀痛，脉弦滑。

其他如火痰、燥痰、湿痰、食痰等，较易辨别，不予多述。

四、辨痰之病位

痰之病位，不外脏腑经络，在临床上以五脏定位，以寒热虚实定性，二者结合起来，更便于掌握。

（一）痰浊内及脏腑

痰是由脏腑功能失调所生，作为致病因素，又可影响脏腑功能，从而出现不同证候。临床常见痰证与五脏的关系有：

1. 痰火扰心　心烦心悸，多梦易惊，口苦失眠，甚则神志失常，语言错乱，狂躁妄动，舌尖红，苔黄腻，脉弦。

2. 痰蒙心窍　神志模糊，喉中痰鸣，胸闷不舒，喃喃自语，甚则昏迷不醒，苔白腻，脉滑。

3. 痰浊阻肺　胸满喘促，咳嗽吐痰，痰因寒热之分又有黄白之异。

4. 痰蕴脾胃　少食纳呆，身重嗜卧，大便不爽。

5. 胆腑痰热　口苦呕涎，失眠多梦，头晕目眩，心悸惊恐，舌红苔黄腻，脉弦滑。

6. 痰郁于肝　痰阻气机，肝失疏泄，肝气横逆，可见头痛眩晕，性急善怒，两胁闷痛，两目瞤动，咽如梗塞，或昏厥抽搐，肢体麻木，半身不遂。

7. 痰动于肾　痰为阴邪，易伤阳气，阳虚水泛，可见咳唾短气，颜面虚浮，腰膝酸痛，少腹拘急，形寒肢冷。

8. 痰留胸胁　痰浊内停，气机不畅，可见咳唾涎沫，胸背引痛。

(二) 痰浊外注关节经络

1. 瘰疬　痰注四肢经络，痰结成核，初如梅李，可遍及全身，久则微红，破溃不敛。

2. 痰核　痰流皮下，大小不一，多少不等，无红无热，不热不痛，推之可移，多生于颈项、下颌、四肢、背部。

3. 痹证　痰注经络，经气不通，可引起四肢麻木，重滞不举。

4. 皮肤溃疡糜烂　痰浊伏遏，局部营卫气血不通，可见渗液黏稠，或久不收口等。

【治难方药】

对痰证应在详审病因、细辨病机、了解痰证的病位和痰的性质的基础上分证论治。对古代众多的治痰经验，如“病痰饮者当以温药和之”、“见痰休治痰而治其生痰之源”、“治痰先顺气，气顺痰自失”等，均应加以运用。还应注意痰证所涉及的脏腑，常用宣肺、健脾、舒肝、清心、益肾等法，使五脏恢复正常功能，津液代谢有序，输布正常，则痰即自消。

一、有形之痰

1. 湿痰犯肺

证候：咳嗽痰多色白易咯，胸膈痞闷，恶心呕吐，肢体困倦，或头眩心悸，舌苔白而润，脉多滑。

治法：燥湿化痰，理气和中。

方药：二陈汤加减。参考量为：半夏 10g，茯苓 12g，陈皮 8g，甘草 3g，生姜 6g。此方半夏为君，燥湿化痰，降逆和胃止呕；橘红（或用陈皮）为臣，理气燥湿化痰，使气行则痰消；茯苓为佐，渗湿健脾，以治生痰之源；生姜既可制约半夏之毒性，又可降逆化饮止呕；甘草调和诸药。乌梅性酸敛，痰多者可不用。此方药偏少，却是祛湿痰良方，经加减化裁后也可广泛用于各种痰证。如风痰加南星、白附子；寒痰加干姜、细辛，桂枝；痰火加石膏、黄芩；湿重加白术、苍术；燥痰加瓜蒌、川贝母；老痰加枳实、芒硝；食痰加莱菔子、神曲、麦芽等；气滞痰阻加枳壳、郁金、柴胡；胁痰在皮里膜外加白芥子；痰阻经络加丝瓜络、橘络等。

古今治痰方剂众多，然二陈汤应用尤广。我们体会，痰证一般可以二陈汤为基础化裁加减，多有良效，关键在于辨证准确，剂量得宜，加减灵活。

2. 痰热阻肺

证候：发热，汗出热不退，咳嗽气喘气急，痰黄而黏稠，喉间痰鸣，胸闷胸痛，烦躁口渴，大便干结，小便黄，舌质红，舌苔黄腻，脉滑数。

治法：清肺化痰，宣肺利气。

方药：可用麻杏石甘汤与小陷胸汤合方加减，即：麻黄 6g，杏仁 10g，石膏 20g，甘草 3g，黄连 6g，半夏 10g，瓜蒌 15g，竹茹 10g；也可用清气化痰丸化裁。

前者用麻黄宣肺平喘；重用石膏清泻肺热兼制麻黄温性；杏仁肃肺平喘，与麻黄相伍一宣一降，甚合病机；甘草调和药性又可化痰。然此方清宣之力虽优而化痰之力不足，故可加黄连以清泄热邪，半夏化痰，瓜蒌宽胸化痰，此即小陷胸汤。我们临床也多根据热势高低，常加黄芩、鱼腥草之类以清热，贝母、竹茹以化痰，一般效果均佳。

清气化痰丸是《医方考》所载古方，常用量为：胆南星 8g，半夏 10g，枳实 8g，杏仁 10g，瓜蒌仁 15g，黄芩 10g，陈皮 8g。方用胆南星清热化痰，黄芩清热泻火，瓜蒌仁化痰，枳实、陈皮下气开痞，消散痰结，茯苓渗湿健脾以杜绝生痰之源，杏仁宣肃肺气，半夏燥湿化痰。全方具有清热化痰、顺气止咳之效，对于痰火互结甚为有效。

3. 寒痰留肺

证候：恶寒无汗，喘咳，痰多清稀色白，或痰多呈白沫状，胸膈不快，干呕，口不渴，或兼身体疼痛而沉重，甚则肢体浮肿、心悸，苔白，脉弦紧。

治法：温肺化痰，寒饮壅肺者泻肺逐饮。

方药：小青龙汤、葶苈大枣泻肺汤加减。麻黄 6g，桂枝 10g，细辛 3g，干姜 6g，半夏 10g，白芍 6g，五味子 6g，苏子 10g，葶苈子 8g，甘草 3g。

方用麻黄、桂枝、干姜、细辛温肺散寒；半夏化痰；白芍、五味子收敛肺气，防止发散太过；甘草调药化痰。常加苏子、厚朴、款冬花、紫菀以温肺化痰，止咳平喘。兼有表证者可加荆芥、紫苏等。此型病人甚多，若确属外寒内饮，病性内外皆寒者，用后甚有效验。但此方重在温肺化饮治标，缓解之后宜健脾温肾纳气以治本。若痰多喘甚者，可加苏子、白芥子、莱菔子（三子养亲汤）；饮邪甚而壅肺者宜合葶苈大枣泻肺汤同用。此类证候易辨不易治，尤其不易除根，当有明确战略目标，平时治本，发作时治标，坚持用药除邪务尽，连用补肾、健脾、益肺 2～3 个月，方可停药。

4. 燥痰袭肺

证候：痰少而黏，咯之不爽，咽喉干燥，甚则呛咳，或声音嘶哑，或痰中带血，口鼻唇干燥，舌苔干燥少津，脉浮弦而细等。

治法：润燥化痰，理气养阴。

方药：贝母瓜蒌散加减。川贝母 6g，瓜蒌 15g，茯苓 10g，天花粉 10g，橘红 6g，桔梗 6g。方中用川贝母清热润肺，化痰止咳，散痰气之郁结，笔者常用 5～6g，研粉冲服，既节省药材，又可减轻患者负担；瓜蒌性寒滑利，清热润燥，宽胸涤痰，为治燥痰首选药物；天花粉清热润燥，化痰生津；茯苓渗湿化痰；橘红较燥，可用陈皮代之；桔梗宣利肺气。燥而有热者可加栀子以清热；燥伤肺络可加白茅根、生地、阿胶、白及等。若兼外燥，可加桑叶、薄荷、菊花等。此证秋冬季多见，用药应避温燥或苦燥之品，防止伤阴化燥。

其他尚有老痰、顽痰、火痰等，限于篇幅，不再赘述，读者可参考相关书籍。

二、无形之痰

1. 风痰眩晕

证候：眩晕而头重如蒙，胸闷泛恶，甚则目视昏暗，不能站立，呕吐痰涎，食少嗜睡，舌苔白腻，脉滑。

治法：祛风化痰，平肝定眩。

方药：眩晕宁（自拟方），即：姜半夏10g，茯苓15g，橘红10g，磁石30g，丹参15g，川牛膝10g，桑寄生15g，菊花12g，钩藤12g，天麻10g，女贞子10g。或半夏白术天麻汤加减。

眩晕宁由姜半夏、茯苓、橘红化痰行气治其本；磁石、钩藤、菊花、天麻清肝平肝定其眩；川牛膝、桑寄生、女贞子滋补肝肾，治其不足；丹参化瘀血，可加泽泻渗湿清热。多年应用，效果较好。半夏白术天麻汤用二陈汤燥湿化痰，白术健脾祛湿治生痰之源，天麻祛风痰定眩晕。脘闷者可加白蔻仁、砂仁、菖蒲化浊醒胃；有热象者可加黄连、黄芩以清化痰热；肝阳上亢者可加生龙牡以平肝阳上亢。

2. 痰气郁阻

证候：咽部不适，似有物梗阻，胸胁不舒，隐隐作痛，情志抑郁，闷闷不乐，善叹息或急躁易怒，嗳气，舌苔薄白微腻，脉弦滑。

治法：疏肝解郁，理气化痰。

方药：四七汤或半夏厚朴汤加减。半夏10g，厚朴12g，茯苓15g，苏叶10g，生姜8g，香附10g，柴胡6g，沉香3g。

两方组成基本相似，前方多大枣而已。此两方专治痰气郁结于咽喉之证，今人多用于“梅核气”证，实则不限于此证，凡符合痰气交阻于咽喉而偏寒者，皆可用之。方中用半夏化痰散结，厚朴下气除满，茯苓渗湿化痰，生姜散寒止呕，苏叶芳香理肺舒肝。全方偏于温散，若属气郁化火或阴虚痰结者，可用玄麦甘桔汤加减。另外，四七汤舒肝解郁之力不足，一般可加香附、郁金之品，犯胃呕逆者沉香、台乌药亦可加入。若肝气郁结重而痰轻者，也可用柴胡舒肝散加化痰散结之品。

3. 痰火扰心

证候：头痛失眠，面红目赤，性情急躁，喧扰不宁，或歌或笑，哭骂无常，不避亲疏，伤人毁物，气力超常，不眠少食，舌质红绛，苔黄腻，脉滑数弦大。

治法：涤痰清心，清火安神。

方药：礞石滚痰丸、生铁落饮加减。参考处方为：胆南星10g，天竺黄6g，贝母10g，竹沥30g，黄连6g，黄芩10g，连翘12g，栀子10g，大黄10g，礞石10g，远志6g。

常用胆南星、天竺黄、贝母、竹沥、黄连、黄芩、连翘、栀子、龙胆草等涤痰清火，金礞石、生铁落重坠镇心坠痰。大便秘结，舌苔黄燥者加大黄、芒硝通腑泄热；心烦不寐者可酌加丹参、枳实、远志、菖蒲等清心化痰开窍安神。此证即属痰火扰心的狂证，急性期抓紧治疗，效果较好，若久治乏效，致成癫证，则疗效时好时坏，可按痰气交阻论治，用顺气导痰汤（半夏、茯苓、陈皮、胆南星、枳实、香附、石菖蒲、矾水炒郁金）加减。

4. 痰迷心窍

证候：神志昏迷，或突然昏倒不省人事，喉中痰鸣，或四肢痿废不用，或呕吐恶心，舌质淡紫苔白腻或灰腻，脉弦滑等。

治法：豁痰开窍醒神。

方药：痰浊内闭者可用蒲金丹加减，即：菖蒲10g，郁金10g，黄连6g，丹参15g，川芎10g，半夏10g，胆南星6g，竹茹10g；偏寒者可用苏合香丸，偏热者可用黄连温胆汤或安宫牛黄丸。

痰迷心窍可见于中风闭证、肺型脑病、癫证、痫证、温病等多种疾病中，以神昏痰鸣为主症，病情多紧急，以化痰开闭醒神为急务。由于其症状表现方面痰证不易查知，而治疗方面必须注重豁痰开窍，因而辨治有相当的难度。我们多年来致力于中风昏迷的辨治研究，曾用蒲金丹（菖蒲、郁金、黄连、丹参、川芎等）治疗，效果较好。

5. 痰流经络

证候：以痰流注部位不同，常有肢体麻木、冷痛，面瘫，关节肿大、变形、功能障碍，乳房肿块，瘿瘤，瘰疬等等。

治法：化痰通络，软坚散结。

方药：可根据痰的部位、性质、久暂、兼夹分别选用相应药物和方剂。如化痰常用胆南星、半夏、白芥子、僵蚕等；软坚常用芒硝、牡蛎、玄参等；散结通络常用贝母、山慈菇、全蝎、蜈蚣、白花蛇等；开窍常用九节菖蒲、郁金、远志、白矾等。并根据病情适当配伍活血、益气、清热、温经等药物。

痰证所涉及的病种很多，上面所举仅为痰证最常见的证型，但只要认真钻研痰证理论，用以指导疑难病证的治疗，一般是会取得较好疗效的。

【疑难病案】

例1：马某，男，40岁，咸阳市某县大王乡农民。

患者素性急躁刚直，与别人争吵生气后，即觉头昏脑胀，头木发麻，语言不利，尔后即神志不清，胡言乱语，坐卧不宁。经用镇静剂后稍安，但过后依然如故。诊时见面色黯红，目赤睛呆，语无伦次，狂乱不安，大便干结，小便黄赤，脉象弦数，舌质红赤，舌下有瘀点。

辨证：肝郁气滞，痰瘀交夹。

治法：疏肝解郁，涤痰化瘀。

方药：丹参30g，郁金12g，桃仁10g，赤芍12g，礞石15g，川贝粉10g（冲服），黄芩10g，青皮10g，沉香5g，芒硝10g（冲服），大黄15g。每日1剂，水煎分2次饭前服。

服上药3剂后大便已通，神志爽静，继服3剂诸症大减，遂改为理气化痰安神之剂以善后，至今未曾复发。

按：《证治要诀》云：“癫狂由七情所郁。”“狂之为病，多因痰火结聚而得”（《医家四要》）。此证除以上两因外，舌红见有瘀点，热瘀内阻之症显然。因其素体阳气偏亢，加以情志不遂，怒则气上，血随气逆，升而不降，聚而为瘀，且气郁不疏，郁火内生，炼津为痰，痰火、瘀血交结不解，阻于心脑，故狂症发作。处方以舒肝解郁、清火涤痰、活血化瘀为治，药投病机，法顺病情，故能获愈。

例2：代某，52岁，陕西省教委干部。1981年6月13日初诊。

近一年来，颈及锁骨上、腋下等处淋巴结肿大如枣核，疼痛不适，抬肩扭头即著。且周身疼痛，以两肩为甚。伴有疲倦无力、下肢浮肿、食欲不振等。曾在西藏某医院检查，见白细胞3000/mm^3，淋巴细胞80%，有异形白细胞。以淋巴结炎收住入院，治疗40余天，经用西药多种，白细胞及淋巴细胞暂降，但停药3天即复回升。遂转内地在咸阳、四川、南京、上海等地被确诊为“淋巴反应增生”，迭经治疗而症状如故，白细胞与淋巴细胞未降，即回咸阳转中医诊治。见舌质黯淡，舌底布有瘀点，舌苔白略腻，脉沉细略数。

辨证：气虚血少，血凝痰聚，且有瘀久化热成毒之势。

治法：益气生血，活血化瘀，清热解毒，佐以燥湿。

方药：炙黄芪30g，当归12g，赤芍12g，川芎10g，丹参15g，土茯苓12g，白花蛇舌草30g，连翘15g，苍术10g，白术10g，生甘草6g，山楂20g。每日1剂，水煎分2次服。另用丹参注射液，每日2支，肌内注射。

复诊（1981年6月29日）：上方服用9剂，诸症大减，惟觉双肩及右膝疼痛依然，咽喉有辛辣感，脉舌已见起色。属气血初复，瘀血初去，痰浊之象初露，然药温燥，转以活血化瘀，化痰解毒，佐以开结润喉。

处方：姜黄10g，独活10g，薏苡仁15g，土茯苓15g，白花蛇舌草30g，连翘15g，玄参15g，麦冬12g，桔梗10g，生甘草6g，焦山楂15g。

三诊：上方服 10 剂后，肿大的淋巴结全消，不再疼痛，下肢浮肿已无，诸症基本痊愈，惟右膝疼痛不止。血常规化验：白细胞 6900/mm^3，中性粒细胞 38%，嗜酸性粒细胞 1%，淋巴细胞 30%，单核细胞 5%，红细胞 370 万/mm^3，血红蛋白 11 克%，血小板 16.8 万/mm^3。各项正常，遂拟下方继服以巩固疗效。

炙黄芪 30g，玄参 15g，麦冬 12g，桔梗 10g，丹参 20g，赤芍 10g，川贝粉 10g（冲服），夏枯草 30g，白花蛇舌草 30g，土茯苓 12g，连翘 15g，生甘草 6g。

四诊：肿消，精神好转，诸症消失，血化验各项正常。

按：此案非一般之痰核可比，其颈核肿大以疼痛为甚，且见舌黯、舌底有瘀点等，则知瘀血凝结为其主因。再据周身疲倦、下肢虚浮等症，可知气虚血损也存在。苔白而腻，湿阻显然。脉象兼数，瘀渐化热，瘀毒内生。故以当归补血汤益气生血，四物汤减地黄加丹参活血化瘀，白花蛇舌草、连翘、土茯苓清热解毒，苍术、白术、山楂健脾燥湿。据病机而拟处方，不见痰治痰去寻求降“淋巴增生”之对症药，而诸症痊愈，说明对于疑难怪病的治疗，更当遵守辨证施治的原则。

例 3：黄某，男，52 岁。1976 年 6 月 10 日初诊。

患者既往体健，1966 年起患神经衰弱。1974 年患腹泻治愈后常大便溏泄，胸脘痞闷，继之发现两臂外侧有大小不等的硬核数枚，未加注意。1975 年 11 月到某医院治疗 3 个月，神经衰弱诸症好转，而硬核却遍及全身，并逐渐增大增多。经手术摘除 2 枚，病理切片检查，确诊为“多发性神经纤维瘤”。因瘤体较多，难以尽摘，故请中医诊治。

检查，面色晦黯，精神疲倦，神志恍惚，舌胖，脉沉着骨，四肢肌肉松软，掌厚指短，其表如肿，全身皮肤有约 300 多个大小不等之硬核，色较晦黯。

辨证：脾虚生痰，痰气壅滞，结聚为核。

治法：健运脾气，涤痰散结。

处方：土鳖虫 6g，蜈蚣 3 条（6g），威灵仙 18g，法半夏 15g，全蝎 6g，远志 9g，白术 12g，胆南星 15g，10 剂，水煎服，每日 1 剂。

复诊（1976 年 6 月 21 日）：精神好转，硬核肤色变白，且质转软，四肢肌肉弹性增加，惟觉头晕，胸闷，咽如物阻。此痰浊上逆，阻于中、上二焦。上方加郁金 15g、白芥子 12g，加强行气化痰之力。

上药连服 40 多剂，诸症皆愈，纤维瘤除先起的 10 多个稍有硬肿外，其他小核全部消失。前后共治疗两个多月，已恢复工作，半年后随访，未见复发。

按：此例多发性神经纤维瘤，属于中医“顽痰结核”之怪病。医者着眼于涤痰散结，兼理脾气，从而取得了疗效。对于某些疑难杂证，或现代医学认为病因未明之病证，往往可以从痰论治，则收效甚捷，故中医有“痰注全身”、“百病兼痰”、“百病多由痰作祟”、“顽痰怪症”之说。明·张三锡在《医学六要》中说，痰饮变生诸症，表似种种杂病，不当为诸种杂病牵制作名，且以治痰为先，痰饮消则诸症愈。（黄振鸣验案，录自广东科技出版社《奇难杂证·临床经验》）

【名医经验】

邱信年四十三岁，患中风，肚甚疼，口眼㖞斜，苏合香丸服之就愈，后加姜汁、竹沥痊愈。（朱丹溪，见：《名医类案》）

顾享一，年三十二岁，患中风，半身不遂，臂如角弓反张。二陈加麦冬、川芎、当归、天麻、羌活、黄连（姜汁炒）、黄芩、乌药。（朱丹溪，见：《名医类案》）

以自拟三梗汤治疗梅核气确有卓效。三梗汤即用苏梗、荷梗、桔梗各 10g，微煎或泡水代茶服。三药合而用之，共奏理气宽胸之功，治疗梅核气可收桴鼓之效。（李振华，见：《中华名医特技集成》）

治瘰疬秘方：马钱子 60g，鸡蛋 12 个，共放锅中，加水以盖住鸡蛋为准，文火炖 1 小时，将鸡蛋取出，蛋皮破者弃之勿用，余者每次食 1 个，每日 2 次，药汤留用，可连煎 3 次。一般食 6～12 天，破溃的淋巴结核可以封口，肿大的淋巴结可以逐渐缩小，甚至消失。（郭效宗，见：《中华名医特技集成》）

镇静化痰汤：法半夏 15g，炒香附 15g，远志 15g，陈皮 10g，枳实 10g，竹茹 10g，茯苓 30g，石菖蒲 30g，生甘草 6g，磁朱丸 27g。每日 1 剂，水煎 2 次早晚分服，磁朱丸每次服 9g，每日吞服 3 次。主治精神失常，善疑乱跑，言语增多，无故傻笑，直视，坐而不动，或恐惧，不睡眠不进食，苔白腻，脉弦滑属癫证者。（谢国材，见：《古今奇难寻证秘方》）

一人遍身俱是块。块即痰也。与二陈汤加白芥、姜炒黄连煎服。又一人患肩背起块，如向左卧其块入于左，右卧至右。作痰饮流注治之，用上药去黄连加桔梗愈（《奇症汇》）。刘亚娴按：痰为体内津液代谢异常的产物，又是一种致病因素。中医学关于痰的理论和临床中"怪病多痰"、"顽症多痰"的说法，在今天仍有重要理论和实践价值，它将为许多疾病的治疗提供一条可行途径。（刘亚娴等，见：《怪病妙治选析》）

豁痰定狂汤：生龙齿 30g，生牡蛎 30g，生石决明 30g，生珍珠母 30g，龙胆草 10g，天竺黄 10g，九节菖蒲 10g，矾郁金 10g，旋覆花 10g，代赭石 10～30g，金礞石 10～30g，沉香 3g，黄芩 10g，大黄 6g。功能镇肝宁心，豁痰泻火。主治狂妄打骂，不避亲疏，或登高而歌，或弃衣而走。水煎取 300ml，分 2 次服。另配甘遂 1.5g，朱砂 1.5g，两味研细，每早空腹，随汤药一次送下。（王秀儒，见：《北京中医》1984〈1〉：6）

痰病的治法，主要分为化、消、涤三类。一般均用化，较重用消，留而不去则用涤。（秦伯未，见：《谦斋医学讲稿》）

【研究进展】

近年来对痰证的研究整理已出现了一些专著和专论，较系统地发掘整理出了一些十分有价值的东西。限于篇幅，仅摘其大略如下。

朱曾柏的《中医痰病学说》一书，系统整理归纳了中医痰病学说的理论，将临床各种疑难杂病可以用痰病理论进行辨治的证候、疾病进行了总结探讨，取得了注目的效果，为后世所称道。

黄振鸣所著《奇难杂证》一书在论述中有多篇讨论痰的治法。将痰证的各种临床表现概括为12种：①神志恍惚或抑郁；②厌油腻厚味，喜素食或热食；③形体日趋肥胖，或肌肉松软如绵，掌厚指短，手足作胀；④头眩而痛，头重如裹；⑤呕恶或呕吐痰涎，或口黏口腻，口干不欲饮水；⑥咽喉中似有物梗塞，吞吐不利，时消时现；⑦神疲乏力，嗜睡困顿；⑧大便黏腻溏泄或大便不畅；⑨低热身困，或自觉身热，但体温并不明显升高；⑩溃疡、糜烂、渗水，或渗出黏稠液体，久不收口，也有局部皮肤增厚，或生肿物质软；⑪肿块、结节，或结于皮下，或凝聚于腹内，也可以发生在其他脏器之中，皮肤表面无变化，或有微冷感，或肤色晦黯；⑫舌体较正常人胖大，舌上时有津而滑润，脉象滑或濡缓。这样的总结尤其对辨别无形之痰和诊治疑难杂证非常有益，真乃经验之谈。黄先生还对治痰之法进行归纳，提出了燥湿、清热、温阳、软坚4种化痰法。在其大量的典型病案中，也屡有用痰证理论和方药治验的报道。

著名中医专家关幼波在《关幼波临床经验选》中，也有“怪病责之于痰”的论述，包括四个方面：①何为怪病，怪在何处。②对于痰的看法认为：中医所谓之“痰”，首先应从广义去理解，狭义的痰（或痰涎）也包括在广义痰的范围之内。一切内、外因素所引起的人体气血失和，肝脐功能失调，三焦气化不利，为生痰之本，关键是气道不顺而津液运行不畅，不能正常输布，水液的有余和不足，不能发挥其正常功能，停蓄留湿，凝结稠浊，以致胶固有形即为痰，即所说“百病皆由痰作祟”。③痰对人体的影响：从痰阻气机、痰阻血络、痰阻经络、痰阻五脏等方面对痰所引起的各种证候表现进行了归纳。④从痰论治的体会：用25个典型病案，从各个角度论述了“见痰休治痰，辨证求极源”、“治痰必治气，气顺则痰消”、“怪病责于痰，施治法多端”等痰证理论。总之，是一篇从理论到临床较全面论述痰证的专篇，很值得研习参考。

著名中医临床家顾丕荣在其所著《疑难病诊治探幽》一书有专篇讨论“怪疾莫测，大多痰饮作祟”。认为其治疗尤重益肺气以敷布津液，培脾土以杜其痰源，补肾水以引其归藏，求本澄源，以符古人“见痰休治痰”之旨，并从舒肝化痰治癫痫、蠲痰通窍治幻觉、崇土逐饮治疗结核性包裹性胸膜炎、抗痨蠲饮治愈结核性腹膜炎、通阳化饮医背冷、消痰行瘀启喉瘖、痰瘀成囊论治食管憩室、扶正化痰消瘢痕等8个方面用痰证理论辨治疑难杂证，皆获良效，展示了作者深厚的中医理论功底和丰富的临证经验，足资借鉴。

类似以上的论述和散见于各种专著、论文中的痰证理论探讨和临床治验非常之多，从一个侧面说明中医痰证理论是辨治疑难杂证的有力武器。惜今尚不为医家所重视，钻研的深度和广度亦不够。笔者认为认真归纳整理发掘古今痰证理论和经验，是提高疑难病辨治水平的一个重要突破口。

水 肿

【概述】

中医学之水肿，是因感受外邪，或心、肺、肝、脾、肾功能失常，导致水液潴留，泛溢于肌肤，引起以头面、眼睑、四肢、腹背甚至全身浮肿等为临床特征的病证。

早在《黄帝内经》中已有“风水”、“水胀”、“石水”等名称，并对水肿的病因病机、临床表现和治则等，作了简要的论述。东汉张仲景在《金匮要略·水气病脉证并治》中，比较详细地论述了“风水”、“皮水”、“正水”、“石水”、“里水”、“黄汗”、“心水”、“肝水”、“肺水”、“脾水”、“肾水”等11种水肿的临床表现；论述了发汗、利尿的治疗方法。唐代孙思邈首先提出了患水肿者忌盐的主张。元代《丹溪心法·水肿》提出了阴水、阳水分类方法："若遍身肿，烦渴，小便赤涩，大便闭，此属阳水……若遍身肿，不烦渴，大便溏，小便少，不涩赤，此属阴水。"朱氏这种简明的分类方法，一直为后世医家所宗。近代关于治疗水肿的经验更加丰富和成熟。

由于发病率、复发率均较高，病因繁多，病机复杂，其中部分患者治疗时间长，疗效慢，康复困难，有的甚至危及生命，因此属于疑难病。

中医学之水肿，与西医的急慢性肾小球肾炎，肾病综合征，充血性心力衰竭，内分泌失调，以及营养障碍等疾病所出现的水肿较为相近，故对这些病可参照本文辨证论治。

【病因病机概要】

中医学认为人体水液的运行代谢，主要在于脏腑本身功能正常，气化转输通畅，诸如肺气的通调，脾气的转输，肾气的蒸腾三焦失养而亏虚，使三焦决渎失职，膀胱气化不利，即可发生水肿，常见原因有：

1. 风邪外袭，肺气失宣　肺为水之上源，主一身之表，外合皮毛，最易遭受外邪侵袭。一旦为风邪所伤，卫气郁遏，内伤肺气，宣肃失常，不能通调水道，下输膀胱，致风水相搏，卫遏水泛，流溢于肌肤，加之勇而劳甚，肾汗出，二者相搏，流溢于肌肤，发为水肿，即属中医之风水。

2. 水湿浸渍，脏气受损　风湿伤人，可以导致痹证。若痹证不已，反复感受外邪，与脏气相搏，脏气受损，不能化气行水，亦可发为水肿，如《素问·痹论》说："脉痹不已，复感于邪，内舍于心"；或因水湿浸渍，渗注经络，壅塞三焦，浸淫脏腑，脾受湿困，不能制水输布，水气独归于肾，泛溢肌肤，产生水肿。

3. 疮毒内归，毒伤肺肾　疮毒内攻，咽喉肿烂，未及清解疏散，内陷于肾，致津液气化失常，热毒损肾是形成水肿的常见病因。如《济生方·水肿》曰："又有年少，血热生疮，变为肿满。”明代李梴《医学入门》亦指出：“阳水多兼食积，或饮毒水，或疮毒所致也。”

4. 久病劳伤，脾虚失运　兵戎战祸，或因严重天灾，饮食不足，饥饿劳役，久病劳伤，导致脾虚失运，土不制水，或房劳色欲过度，肾衰火弱，不制阴水而泛。

水肿的病机，古人多认为与肺、脾、肾三脏关系最为密切，其中以《景岳全书·杂证谟·肿胀》议论简明扼要。如说：“凡水肿等证，乃肺脾肾三脏相干之病。以水为至阴，故基本在肾；水化于气，故其标在肺；水惟畏土，故其制在脾。今肺闭则气不化精而化水，脾虚则土不制水而反克，肾虚则水无所主而妄行。”因此，水肿之发病，肺脾肾三脏相干，以肾为主。此外，水肿的病机与心、肝两脏也密切相关。心气虚弱，心阳不振，心血瘀阻及肝脏气滞水阻等都与水肿形成密切相关。

【疑难剖析】

水肿之所以被视为疑难病，是因为其病因复杂，辨证分型多，证多兼夹，部分病例非常难愈，有的难以逆转且反复发作，严重者可危及生命。

1. 辨证分型多　《金匮要略》分为风水、皮水、正水、石水四大证，《华佗中藏经》有“十水”名状，《诸病源候论》有“二十四水候之称”。即是现今的分型亦复不少，如有按五脏分型者，有按病因病机分型者。按五脏分型，则有肺水、脾水、心水、肾水、肝水之别；按病因病机分型，则有下焦湿热、肾阳不足、浊邪上逆、气滞水停、痰热壅肺等，共计也有10多种类型。

2. 反复发作，难以速效　一般如治疗后，水肿渐消，食欲日增，精神好转，脉象和缓，是病情好转，治疗上不要急于求成，轻易改法易方，应谨守病机，稳步前进。如经多方治疗，而水肿日益加重，出现口唇爪甲青紫，呼吸喘促，不能平卧，缺盆、背中、足心平满，纹理消失，肚脐肿满反突，阴囊肿烂，皮肤流水，眼球肿胀，有失神表现，舌质晦黯等，表示病情严重，极为难治。《诸病源候论·水病诸候》指出："水病有五不可治，第一唇黑伤肝，第二缺盆平伤心，第三脐出伤脾，第四足下平满伤肾，第五背平伤肺，凡此五伤，必不可治。"《千金翼方》指出："一面肿苍黑是肝败不治；二掌肿无纹理是心败不治；三腹肿无纹理是肺败不治；四阴肿不起是肾败不治；五脐满肿反者是脾败不治。"这些古训的记载，说明了水肿的难治性和部分病人的预后不良性，这是将水肿视为疑难病的一个重要原因。

根据笔者的体会，如果水肿发展成为水邪上犯，浊邪蒙蔽心包，出现神昏谵语，或水邪阻闭三焦，出现关格不通，呕逆不止；或水邪阻滞，伤及血络，出现吐下黯红血水；或者部分病人出现高热神昏，大汗淋漓，手足青紫逆冷，脉微欲绝，下利清谷等亡阴、亡阳之证，均属危急重证，应引起高度重视，拟采取中西医一切方法和手段抢救。

【辨疑思路】

水肿一证必须与鼓胀相鉴别。鼓胀是因腹部膨胀如鼓而命名。以腹胀大，皮色苍黄，脉络暴露为特征。胀惟在腹，肢体无恙；水肿则不同，其肿主要表现在面、足，甚者肿及全身。在水肿证辨疑思路方面，可从以下几点来把握。

（一）辨阳水阴水

阳水多具有急（发病急）、快（水肿形成快）、热（心热烦渴、小便短赤色黄）、实（便秘、形壮、气粗、脉洪有力）的特点。

阴水多具有缓（病多日积月累逐渐发作）、寒（身冷不热不渴）、虚（便溏、神疲、气怯、脉弱无力）。

（二）辨虚实

水肿一证，应察明虚实，以解疑惑，阳水属热属实，阴水属寒属虚。在临床上，除单纯的实证和虚证外，往往是虚实兼夹，较难辨识，因此，给初学者或经验不足者造成辨证困难。一般而言，青少年初病，或新感外邪，发为水肿，舌脉大便有实证表现者，多属实证；年老或久病之后，正气虚衰，水液潴留，发为水肿者，多虚实夹杂，但正虚为本，邪实为标。

（三）辨病位

水肿有在上在下、在表在里及在五脏之分。在表在上多属风水、皮水，在里在下多按正水、石水辨证。在五脏者，心水多并见心悸、怔忡；肝水多并见胸胁胀满；脾水多并见脘腹满闷而食少；肺水多并见咳喘；肾水多并见腰膝酸软，或见肢冷，或见烦热。同时结合其他各脏脉证特点，综合分析，以辨明其病位。

（四）辨病势，观顺逆

就是辨别水肿的发展趋势和发展预后的良恶。如病始于何脏，累及何脏；是脾病及于肾，还是肾病及于脾；是气病及于水，还是水停而致气滞；是正复邪退，还是正衰邪盛等。这对水肿的治疗及病情的转归和预后都有重要关系。

【治难方药】

一、阳水

阳水的证治，一般分为以下3种证型。

1. 风邪遏肺，肺失宣发

证候：先见眼睑及颜面浮肿，然后延及全身，兼见恶风、发热、咳嗽或咽部红肿疼痛，舌苔薄白，脉浮。

治法：疏风解表，宣肺行水。

方药：越婢加术汤加减。麻黄8g，白术12g，石膏15g，生姜10g，生甘草3g，大枣5g。

方用麻黄、生姜宣肺解表以行水；白术健脾制水，石膏清肺胃之郁热；大枣、甘草补益脾肺，使中焦健旺，营卫调和，结散阳通，微微汗出，风水随汗而解，小便自利，肿自消失。若口不渴，为肺胃之郁热不甚，则去石膏，加茯苓皮、白茅根、冬瓜皮以利小便；恶寒无汗，脉浮紧者，为风寒外束皮毛，去石膏，加杏仁、苏叶发汗祛风；咳嗽气喘不得卧，为风水阻闭肺气，加杏仁、陈皮、苏子以利气行水；如咽喉肿痛，为风邪搏结咽喉成毒所致，去生姜，加牛蒡子、连翘、黄芩、板蓝根以清肺经郁热兼以解毒。若表虚汗出恶风，一般用防己黄芪汤加减。

2. 痰热壅肺，肺失肃降

证候：头面、四肢或全身水肿，咳嗽，痰黄而稠，胸闷气促，身热口渴，小便黄，舌苔黄，脉滑数。

治法：清肺化痰，宣肺利尿。

方药：清金化痰汤合千金苇茎汤。黄芩10g，知母10g，苇茎30g，桑白皮10g，陈皮6g，桔梗6g，瓜蒌仁15g，麦冬12g，川贝母6g（冲服），甘草3g，白茯苓15g，薏苡仁30g，冬瓜仁15g，桃仁10g。

方中黄芩、知母、苇茎、桑白皮清热宣肺；陈皮、桔梗、瓜蒌仁理气化痰；麦冬、甘草润肺止咳；茯苓、薏苡仁、冬瓜仁健脾渗湿消肿；桃仁逐瘀行滞，故两方合用有清热宣肺、化痰止咳、渗湿消肿之效。肺热壅盛，咳而喘满，咳痰黏稠不爽，去陈皮，加石膏。桔梗、鱼腥草等宣肺清热。

3. 风水夹毒，内舍脾肺

证候：恶风发热，继而咽喉肿痛溃烂。眼睑浮肿，甚则肿及全身，小便不利，脉浮数或滑数，舌质红，舌苔薄黄等。

治法：疏风解毒，宣肺利水。

方药：麻黄连翘赤小豆汤合五味消毒饮化裁。麻黄6g，连翘20g，蒲公英30g，野菊花15g，金银花20g，赤小豆30g，防己10g，茯苓15g，益母草30g。

方中麻黄疏风宣肺，开水之上源，虽性温而有清热药制之则不妨；若嫌其力猛，荆、防、紫苏之辈亦可。连翘、蒲公英、野菊花、金银花着重解散结毒；赤小豆、防己、茯苓利水消肿。益母草亦可加入，活血利水。

二、脾水

脾水的证治，一般分为以下两种证型。

1. 脾胃气虚，运化失常

证候：头面或四肢水肿，时肿时消，食欲欠佳，倦怠乏力，少气懒言，面白不华，或大便稀溏，舌淡苔少，脉缓弱。

治法：补益脾胃，渗湿消肿。

方药：参苓白术散加减。党参 15g，山药 30g，莲子 10g，扁豆 15g，茯苓 15g，白术 15g，薏苡仁 20g，砂仁 8g（后下），桔梗 10g，甘草 3g。

方以党参、山药、莲子、扁豆健脾益气；茯苓、白术、薏苡仁健脾渗湿消肿；砂仁运脾化湿；甘草调中和胃。方中利水之力不足，必要时可加泽泻或增茯苓用量。若水肿而大便稀溏，食少短气，时有肛坠，感冒时作，舌淡苔少，脉虚弱，为中气下陷之征，当补中益气，升阳举陷，用补中益气汤加利水之品，如薏苡仁、防己等。

2. 脾阳不足，水湿停滞

证候：眼睑或全身浮肿，脘腹胀闷，腰以下肿且肢凉，食少便溏，小便短少，面色萎黄，神倦肢冷，舌淡，舌苔白滑，脉沉缓。

治法：温阳健脾，行气利水

方药：实脾散。制附片 10g（先煎），干姜 6g，白术 12g，厚朴 10g，草果仁 6g，茯苓 20g，槟榔 10g，木瓜 10g，木香 6g，甘草 3g，大枣 10g，生姜 10g。

方用附片、干姜、白术、厚朴、草果、茯苓温运脾阳；槟榔、木瓜、木香理气行水；生姜、甘草、大枣补中温胃。脾胃阳气健旺，气化水行，则肿胀自消。若腹胀大，小便短少，为水湿内盛，去大枣、甘草，加桂枝、猪苓、泽泻通阳化气以行水；气短、便溏，为中气大虚，加党参、黄芪以益气；咳喘不思食，为脾阳困惫，水气上泛，去大枣、甘草，加砂仁、陈皮、紫苏叶以运脾利气。

三、心水

心水的证治，一般分为以下 3 种证型。

1. 心气虚弱，运行无力

证候：全身水肿，下肢为甚，心悸怔忡，胸闷气短，舌质淡，舌苔薄白，脉细弱或结代。

治法：养心利水。

方药：归脾汤。人参10g（另煎），生黄芪20g，白术15g，甘草6g，当归10g，龙眼肉10g，茯苓30g，远志6g，酸枣仁18g，木香6g。

本方原治心脾两虚之证，亦可用此方加减，治疗心气虚弱之水肿。方中人参、黄芪、白术、甘草补益心脾之气；当归、龙眼肉、茯苓、酸枣仁、远志等养心血、安心神；少佐木香行气，使补而不滞。水肿较甚，加猪苓、泽泻、车前子利尿消肿。此方适用于心脾两虚明显水肿较轻者。

2. 心阳不振，水不化气

证候：除有心气虚弱的证候外，还可见阳虚之形寒肢冷，及咳喘上逆、全身肿满等症。心阳虚衰严重者，则可见大汗淋漓，四肢逆冷，脉微欲绝。

治法：温阳利水。

方药：真武汤化裁。制附子10g，茯苓30g，白术15g，生姜15g，白芍15g。

方中附子辛温大热，温阳散寒；茯苓、白术健脾利水，制水邪之泛滥；生姜温散水气，芍药敛阴止汗。水肿甚者，加猪苓、泽泻、葶苈子；心气虚、胸闷气短甚者，加人参、黄芪；汗多者，加龙骨、牡蛎、浮小麦。如心阳外脱，汤剂缓不济急者，可用“参附针”静脉注射以救急。

3. 心血瘀阻，气化失常

证候：下肢或全身水肿，气短而咳逆，脘腹胀闷疼痛，胁下有痞块，舌质瘀黯，舌下静脉怒张或弯曲色紫，口唇发绀，脉结代。

治法：化瘀利水。

方药：桃红四物汤合四苓散。桃仁10g，红花6g，生地15g，当归10g，赤芍15g，川芎10g，猪苓10g，茯苓15g，泽泻15g，白术15g。

桃红四物汤养血化瘀；四苓散利水消肿。兼心气虚者，加人参、黄芪；气阴两虚者，加生脉散；兼心阳虚者，加附片、桂枝等。此外，心脏之阴阳气血均有不足，主证表现为水肿，心动悸，脉结代者，可用炙甘草汤，若嫌活血利水之力不足，可加桃仁、茯苓等品。

四、肾水

肾水的病位重点在肾和膀胱，其病位多在下焦，具有明显的肾与膀胱功能失调症状。肾水的证治，一般分为以下 4 种证型。

1. 气化不利，膀胱停水

证候：全身水肿，或偏重于颜面，烦渴饮水，水入即吐，脐下动悸，小便不利，或外有表证，头痛发热，舌苔白，脉滑数。

治法：化气行水，利湿消肿。

方药：五苓散。猪苓 10g，茯苓 20g，白术 15g，泽泻 20g，桂枝 10g。

方中桂枝化气行水，白术健脾燥湿制水，泽泻、茯苓、猪苓甘淡渗湿，畅利水道以消肿。

2. 肾阳不足，气化失常

证候：全身水肿，腰痛膝软比较明显，畏寒肢冷，小便不利或夜尿较多，舌质淡白，两尺脉弱。

治法：温补肾阳，化气行水。

方药：济生肾气丸。熟地 15g，山药 20g，山萸肉 10g，泽泻 15g，茯苓 15g，丹皮 6g，制附子 6g，桂枝 6g，车前子 20g，川牛膝 15g。

本方由金匮肾气丸加牛膝、车前子而成，有温补肾阳，化气行水之力。此种类型之水肿，除济生肾气丸之外，亦可选择金匮肾气丸和真武汤，但一般偏于肾阳虚水肿不甚时用金匮肾气丸加减，水肿较甚心悸明显者用真武汤化裁。

3. 浊邪上逆，清阳不升

证候：肿满不减，或肿消之后，出现神情淡漠，嗜睡不食，甚则神志昏迷，恶心欲吐，或呕吐清涎，头晕头痛，胸闷肢冷，神疲面白，少尿或无尿，舌淡苔腻，脉细弱。

治法：升清降逆，导浊下行。

方药：温脾汤加减。制附子 10g，党参 10g，茯苓 15g，厚朴 10g，陈皮 10g，生大黄 10g。

方中附片、党参温阳益气化湿；陈皮、茯苓、厚朴、生大黄化湿导浊下行。若阴阳俱虚，出现恶心呕吐，神志不清，面色不华，呼吸微弱，汗出肢冷，二便自遗，舌淡苔腻，脉微欲绝，应回阳救脱，益气敛阴，方用生脉散合济生肾气丸。若内热较甚，身热呕吐，神昏谵语，鼻衄或牙龈出血，舌质红，舌苔黄燥，脉数有力，治宜清热凉血，降逆和胃止呕，方用黄连温胆汤合犀角地黄汤加大黄。由于浊邪上逆之证呕吐严重，一般存在汤药难进，药入即吐的实际困难，因此现在多将汤药制成灌肠液作直肠保留灌肠，如用生大黄 10～15g，黑大豆 30g，生甘草 6g，煎水灌肠；或用生大黄 10～15g，白花蛇舌草 30g，六月雪 30g，丹参 15g，煎成 150ml，做保留灌肠，每日 1～2 次，以每日排大便 2～3 次为宜。

五、肝水

此处肝水主要指因肝气郁滞所产生的水肿，一般属于气滞水停者，其证治如下。

气滞水停，肝失疏达。

证候：胁肋满痛，脘腹痞满，肢体或全身水肿，纳食减少，嗳气不舒，面色爪甲晄白无华，小便短少，舌淡脉弦。

治法：疏肝理气，除湿散满。

方药：柴胡疏肝散合胃苓汤加减。柴胡 10g，白芍 15g，枳实 10g，香附 10g，陈皮 10g，甘草 3g，苍术 6g，厚朴 6g，茯苓 15g，猪苓 10g，白术 15g，泽泻 10g。

本方疏肝解郁，理气止痛；胃苓汤燥湿散满，利水消肿。若胁腹胀满较甚，可佐以木香、香附、青皮、麦芽等健脾理气之品；气病及血，证见胁肋刺痛，舌有瘀点，脉细涩者，可加桃仁、红花、地鳖虫、丹参、郁金等活血散瘀；若畏寒肢冷，便溏，阳虚者，加附片、干姜、补骨脂等以温阳；口苦，小便黄，为气郁化热，加茵陈、虎杖、黄连等清热利湿。

【效方览胜】

古今医籍中记载治疗水肿的方剂颇多，今选以下几首，供临床医师参考。

1. 导水茯苓汤

组成：赤茯苓、麦门冬、泽泻、白术各90g，桑白皮、槟榔、木瓜各30g，大腹皮、陈皮、砂仁、木香各22g。上为粗末。每服15g，水1000ml，灯心草25根，煎800ml。连服3剂，小水渐利。

功能：行气、利水、消肿。

主治：遍身水肿喘满，小便闭塞，诸药不效者，用此即愈。(李中梓方，录自《医宗必读·内科杂病》)

2. 秘传水病身肿方

组成：鲤鱼1条（去头尾骨，取肉），以水1200ml、赤小豆60g，和鱼肉煮，可取120ml，去渣，顿服尽，或分为二服。

功能：利水消肿。

主治：水病身肿，小便不利。（录自王焘《外台秘要·水肿》）

3. 水肿神方（土狗散）

组成：蝼蛄（土狗），放于瓦上焙干，为末。冲服，屡试屡验。

功能：利水消肿。

主治：周身水肿，体质壮实者。(梅启照方，录自《梅氏验方新编》)

4. 温阳利水汤

组成：熟附片、车前草各10g，黄芪20g，天花粉、茯苓皮各30g，泽泻、当归、郁金、白茅根各12g，枸杞子、菟丝子、桑椹子、香附各15g，川芎6g。每日1剂，水煎服。

功能：温阳、利水，补肾、益气，消肿。

主治：慢性肾炎。周身浮肿，按之凹陷，小便量少，大便清稀，腰酸肢软，形寒，脉弦细无力。（录自《新中医》1986〈3〉：1）

5. 参芪三草汤

组成：太子参10g，黄芪15g，白术10g，白花蛇舌草20g，怀山药10g，益母草10g，车前草10g，薏苡仁10g，生地10g，丹参10g，菟丝子10g，续断10g。每日1剂，水煎，分早、晚服用。

功能：健脾益气补肾，利湿消肿。

主治：小儿慢性肾炎，水肿，蛋白尿。（录自《吉林中医药》1990〈5〉：10）

6. 商陆饮

组成：商陆25g，生杜仲50g，泽泻25g。每日1剂，水煎分3次服。

功能：利水消肿。

主治：肾性水肿。（录自《吉林中医药》1990〈5〉：8）

7. 化瘀利水汤

组成：旋覆花10g（包），当归尾10g，茜草10g，益母草15g，柴胡10g，枳壳8g，赤芍10g，通草5g，麻黄6g，杏仁10g，茯苓10g，大腹皮12g。每日1剂，水煎，分2次服。

功能：活血行气，消肿。

主治：妇女更年期水肿（录自《中医杂志》1988〈4〉：23）

8. 绿豆附子汤

组成：绿豆250g，盐附子15g，黄芪60g，党参、白术各30g。将前2味先煎2小时，然后与其他药一起水煎，分2次服。每日1剂，连服47剂，再服金匮肾气丸，并每日用鹿衔草60g煎水服。

功能：温阳益气，利湿消肿。

主治：慢性肾炎，全身浮肿，面色苍白，四肢不温，舌淡，

脉沉细无力者。(录自《四川中医》1986〈19〉:45)

【疑难病案】

例1:刘某,男,26岁。

半月前出现浮肿,腰酸,蛋白尿,近两天又觉全身不适,不欲饮食,食则即吐,腰酸尿少,眼睑周身浮肿,以急性肾炎收入住院。体检:体温37.2℃,血压160/100mmHg,精神萎顿,周身浮肿,面色晦滞,咽部充血,舌苔薄白,舌黯红,脉缓细。检查:血象:白细胞9100/mm^3,血细胞比容23容积%,血红蛋白14.5g/dl,血沉32mm/h,胆固醇236mg%,尿素氮14mg%;尿检:蛋白(++++),红细胞(+),白细胞(+++),颗粒管型(+++);透明管型(+++),尿比重1.028,尿蛋白定量3539mg/24h,尿450ml。经西药抗感染利尿剂速尿每日1次,每日40mg加50%葡萄糖注射液40ml静注,同时口服强地松10mg(每日3次)及细胞免疫抑制剂,症情仍未缓解,仍尿少,每日排出450~600ml,时有恶心呕吐食物及酸水,3日后停用速尿,邀请中医会诊。

辨证:肾病传脾,为水反侮土。脾阳根于命火,肾阳有温养脾土之功。真阳虚衰,中州不运,清浊相混,升降失常,致饮食不进,食则欲呕,面浮尿少,舌苔薄白、质淡,脉软。

治法:益气温阳,健脾降逆。

处方:红参6g(研末分冲),黄芪20g,姜汁炒竹茹10g,炒黄芩10g,旋覆花10g(包),代赭石30g(先煎),猪苓、泽泻各10g,肉桂5g(后下),附片6g。3剂。

复诊:药后症情渐有缓解,尿量增多,每日排尿2000~3200ml,呕恶趋减,纳谷亦增,舌苔薄白舌质淡,脉缓。复查小便,尿蛋白(++),白细胞偶见,尿比重1.019。血检:尿素氮10mg%。停服强地松,前方续服3剂,后又按原法酌情加减调治,服用10剂,每日尿量一直维持在2330~3080ml,病愈出院。(《中医杂志》1988〈5〉:26~27)

按:细阅此案,辨证准确,治法恰当;处方用药丝丝入扣。

方中红参、黄芪以益气；肉桂、附片以温阳；旋覆花、赭石以降逆；猪苓、泽泻以利湿；姜汁炒竹茹意在和胃止呕；于温热队中，用黄芩者，意在反佐。诸药合用，共奏益气温阳，健脾降逆之功。用于真阳虚衰，中州不运，清浊相混，升降失常，发为浮肿者，颇为相宜也。此方3剂，即有良效，故又续服3剂。后按原法加减，又服10剂，终归痊愈而出院。由此可见，在临床辨证准确的情况下，治疗水肿等疑难大证，仍要坚持守法守方，要有打持久战的思想准备。

例2：史某，女，31岁，农民。1986年1月14日入院。

浮肿6年，右侧肢体麻木3年。1979年患感冒引起全身浮肿，疑为肾炎，治疗无效，并日益加重，且伴头昏脑胀，右侧肢体麻木不仁，右指不能作细微活动，言语謇涩，两眼视物模糊，耳鸣，少寐，畏寒肢冷，大便干，小便短少。体检：神情呆滞，二目无神，额皱消失，目窠浮肿如卧蚕，眼裂0.1～0.2cm。面部虚浮，㿠白无华，皮肤厚硬粗糙如触牛皮。周身浮肿，按之凹陷。舌质黯红，舌苔薄白，脉沉迟细，右脉似无。理化检验：①放射性^{131}I实验检查：2小时4.3%，4小时4.3%；②放射免疫测定$T_3<1.0$，$T_4<2.0$；心电图：窦性心动过缓及不齐；③肢导低电压；④心肌呈缺血性改变。

辨证：脾肾阳虚水肿（甲状腺功能减退症）。

治法：健脾温肾利水。

处方：真武汤加减。附子10g，白芍20g，白术15g，云苓30g，黄芪30g，当归20g，防己15g，泽泻30g，仙灵脾20g，蝉蜕15g，木瓜15g，桑枝20g，大腹皮20g，枳壳10g，甘草6g。服药15剂，周身水肿明显减轻，额皱出现，眼裂增宽至1.0cm，四肢渐温，右手仅中指麻木，大便正常，脉细而缓。继服上方至25剂，患者诸症消失，面色红润，双目有神，可读书报，语言流利，动作、饮食及体力恢复如常人。治疗30天时复查：放射免疫T_3含量1.0，T_4含量0.96；放射性吸碘实验2小时为5.7%，4小时10.9%，24小时6.8%，在4小时出现吸^{131}I

高峰。心电图提示：T波有改变。(《北京中医》1987〈4〉：46)

按：此案之治，以真武汤加减。真武汤为张仲景《伤寒论》中名方，由茯苓、芍药、生姜、白术、附子组成。此方能温阳利水，主治肾阳衰微，水气内停，小便不利，肢体浮肿，苔白不渴，脉沉者；或心下悸，头眩，身瞤动，振振欲僻地者。此案，仅减去原方生姜一味，余药均为据病情而加入者。经郭新娥大夫灵活加减，患者服药15剂，水肿等症明显减轻。继服上方至25剂，终获痊愈。

【名医经验】

诸湿肿满，皆属于脾。(《素问·至真要大论》)

人中百病，难疗者，莫过于水也。(《中藏经·论水肿脉证生死候》)

水病者，由脾肾俱虚故也。肾虚不能宣通水气，脾虚又不能制水，故水气盈溢，渗液皮肤，流遍四肢，所以通身肿也。(《诸病源候论·水肿诸候》)

所谓气化者，即肾中之气也，即阴中之火也。阴中无阳，则气不能化，所以水道不通，溢而为肿。(《景岳全书·杂证谟·肿胀》)

虚人水肿者，上虚不能制水也。水虽制于脾，实则统于肾。肾本水脏，而元阳寓焉。命门火衰，既不能自制阴寒，又不能温养脾土，则阴不从阳而精化为水，故水肿之证多属火衰也。(《医宗必读·水肿胀满》)

血结亦病水，水结亦病血。(《血证论》)

阳水肿者，身肿消渴，溲赤烦躁，便秘，脉数。阴水肿者，身冷不渴，便清，脉迟。(《明医指掌·水肿》)

大抵腰以上肿者，当发汗，是开鬼门也；腰以下肿者，当利小便，是洁净府也。此上下分消其湿，治水之良法也。(《明医指掌·水肿》)

水肿证分阴阳，肾炎病分急慢。急性肾炎发病多急骤，病程短，多属实证；而慢性肾炎则发病多缓慢，病程冗长，腰以下肿甚，多属虚证。前者属于水肿证“阳水”的范围，后者则属于“阴水”的范围。急性肾炎主要是由于风、寒、热、湿等外邪侵袭肺肾两经，尤其肺经所致；慢性肾炎则主要因脾肾两脏虚损所致。（刘强等《名老中医医治·邓铁涛医治》）

汗、利、温、补为药物治疗水肿之四种基本方法。所应说明者，这四种方法并不是孤立的，而经常是相互联系，相互配合。发汗剂中，往往合用利尿药；温补药中，有时亦须配合发汗剂或利尿剂。（方药中，见：《医学三字经浅谈·水肿》）

【研究进展】

中医学所谓的水肿，涉及到泌尿系统、心血管系统、内分泌系统等许多疾病。对水肿的治法，以往大多以《黄帝内经》三法及温补脾肾为主。近 20 年来，随着研究的深入，通过中医和中西医结合科研人员的努力，在水肿的治疗和实验研究等方面又都取得了一定进展。

例如在肾病性水肿（主要是指原发性肾小球疾病、肾病综合征等）的分型治疗方面，一般认为急性肾炎或慢性肾炎急性发作且兼有表证者，应归属于“风水”，亦有人进一步细分为风邪犯肺、风寒或风热在表、湿热等型。慢性肾炎和肾病综合征的辨证分型，仍未能完全统一，从有关文献归纳的情况来看，其主要证型为水湿侵渍、脾虚水泛、脾阳不振、脾肾阳虚、肾阳虚衰、肝肾阴虚、气滞血瘀、疮毒内犯等。在肾病性水肿的治疗方面，除了进一步验证麻黄连翘赤小豆汤、越婢汤、麻黄杏仁薏苡甘草汤、麻杏石甘汤、五苓散、五皮饮、实脾饮、四苓散、己椒苈黄丸、六君子汤、真武汤、济生肾气丸、杞菊地黄汤、知柏地黄汤、参麦地黄汤、桃红四物汤等古方及其加减方治疗水肿的疗效之外，侧重在原先发汗、利水、温补脾肾为主的基础上补充和发展了芳化利湿、清热解毒、活血化瘀、益气养阴等法，同时在有效方剂的筛选及其作用机制的研究上也有一定的进展。自 1975 年山西省中医研究所报道重用活血化瘀、清热解毒药物治疗慢性肾炎获效后，活血化瘀法在肾炎治疗中的作用引起了普遍关注。该所用益肾汤（当归、赤芍、川芎、红花、丹参、桃仁、益母草、金银花、白茅根、板蓝根、紫花地丁）为主治疗慢性肾炎 64 例，完全缓解者 31 例，基本缓解者 21 例，部分缓解者 8 例，死亡 2 例，总有效率 93.7%；并认为本法在消除尿蛋白和恢复肾功能方面比补肾、健脾等方法疗效好，较单用激素、环磷酰胺、氮芥等药副作用小且疗效巩固。关于活血化瘀的作用机制，经实验研究证明有以下 3 个方面：①川芎、丹参、当归、红花、赤芍、益母草、桃仁等可松弛血管平滑肌，解除血管痉挛，扩张血管，增加和改善肾血流量；②益母草、当归、川芎、白芍、木香组成的方剂可对抗变态反应，抑制或减弱变态反应性损害，使肾小球毛细血管通透性降低；③活血化瘀药（丹参、大黄、川芎、赤芍等）有不同程度的抗炎、抗感染作用，减少炎性渗出。也有人分析了 229 例肾病综合征的疗效，发现完全缓解率辨证论治组高于活血化瘀组，因此主张不宜盲目滥用活血化瘀法。关于滋阴补肾法，以往滋阴补肾法多用于肾炎合并高血压及利尿后出现阴虚证时。上个世纪 70 年代以来，由于激素广泛用于肾炎的治疗，肝肾阴虚证候有了显著增加，因此滋阴补肾法发展成一种常用的方法。如湖北襄阳地区医院应用氮芥、强的松治疗 7～10 天后，大多数患者呈现肾阴虚的表现，再采用六味地黄丸加一些健脾益气药物治疗后，显著提高了临床疗效，80 例中完全缓解 71 例，显著缓解 9 例。总而言之，滋阴补肾法的主要作用是能减少激素类药物的副作用，可随其用药而逐渐递减乃至撤除激素，能够显著提高疗效，降低复发率。

噎 膈

【概述】

噎，即噎塞，指吞咽时梗噎不顺；膈为格拒，指饮食不下，或食入即吐。噎为膈之轻症，可以单独为病，亦可为膈之前驱症状。故临床多噎膈并称。《素问·阴阳别论》曰“三阳结谓之隔”，最早提出隔之病名。《素问·通评虚实论》谓：“隔塞闭绝，上下不通，则暴忧之病也。”明确指出隔（与“膈”通）病特征，以及其与精神情志因素密切相关。《灵枢·四时气》曰：“食欲不下，膈塞不通，邪在胃脘。”指出病位在“胃”。其对噎膈病因病机的论述对后世医家颇多启示。

《诸病源候论·否噎病诸候》将噎膈分为气、忧、食、劳、思五噎与忧、恚、气、寒、热五膈。《备急千金要方·噎塞》云：“此皆忧恚、嗔怒、寒气上入胸胁所致也。”对其病机病因与症状、预后均有较详尽描述。《济生方·五噎五膈论治》率先指出“调顺阴阳，化痰下气”的治疗大法，于后世影响颇深。

《症因证治·噎膈》倡导“调养津血，降火散结”为治。《景岳全书·杂证谟·噎膈》指出：“凡治噎膈大法，当以脾肾为主……治脾胃宜从温养，治肾宜从温润，合此二法，他天捷径矣。”《医贯·噎膈论》谓：“直须以六味地黄丸七剂煎饮，久服可挽于十中之一二。”现代研究亦发现六味地黄丸方可以抑制食管上皮增生，对食管癌有预防作用。

清代张璐《张氏医通·噎膈》亦提出本病“皆动脉上行，逆气所依也”，为临床采用和胃降逆法治疗提供了理论依据。总之，历代医家的医疗实践大大丰富了对噎膈的认识，至今仍有效地指导临床。

本病属中医内科四大难证之一。西医食管癌、贲门癌、胃底癌、食管贲门弛缓症、食管良性狭窄、食管憩室、食管炎、食管裂孔疝、食管神经官能症及食管周围器官病变，如纵隔肿瘤、主动脉瘤、心脏增大压迫食管而出现噎膈征象者，均可按本病论治。

【病因病机概要】

本病的形成多有一个较缓和慢性渐进过程。噎膈的病因病机虽未彻底地弄清，但经历代医家及现代医学研究初步证实，此病的发生与下列一些因素相关：

1. 七情郁结，脾胃受损　情志不遂，则气机阻滞，克伐脾土，形成肝郁脾虚。

2. 饮食不洁，嗜酒肥甘　饮食不洁，嗜酒肥甘，或喜食热饮，恣食辛香，易致湿热蕴结滋生痰浊，伤津耗血，使血道干涩而发病。《医门法律》明确指出："过饮滚酒，多成膈证，人皆知之。"《济生方》亦谓："饮酒者节度，七情不伤，阴阳平衡，气顺痰下，噎膈之痰无由作。"现代研究亦证明：嗜热饮硬质食物，易因慢性损伤使食管上皮增生乃致癌变。调查发现，在食管癌高发区有长期大量食用腌酸菜、霉变食物，尤其被黄曲霉素和高链孢感染的物质的现象，初步证实：食用含二甲基亚硝胺酸菜的量与食管癌发病率成正比。新疆哈萨克族，以肉食为主，很少食用新鲜蔬菜及米面，营养摄入极不平衡，食管癌发病率亦较高。

3. 劳倦内伤，损精耗血　房劳过度，或年老肾衰，久病误治失治等，均可导致脾肾亏虚，精血乏源，阴阳失调，作为内因而易受以上因素诱发而致病。如《景岳全书·杂证谟·噎膈》谓："噎膈一证，必以忧愁、思虑、积劳、积郁或酒色过度，伤阴而成……伤阴则阴血枯凋，气不行则噎膈病于上，精血枯凋则燥结病于下。"《医贯》亦称本病"惟年高者有之"。

4. 先天禀赋不足　先天禀赋不足，脏腑气血阴阳亏虚，对噎膈之病具有易感性。现代研究亦证实，人群的易感性与遗传和环境条件有关。食管癌具有比较显著的家庭聚集现象，林县食管癌高发区，食管癌家庭屡见不鲜。而由高发区移居至低发区的家庭，即使长达百年，也仍保持相对高发。

综上所述，噎膈之病因以内伤饮食、情志及先天禀赋不足，脏腑阴阳失调形成，气滞、痰阻、血瘀为主，其正虚为内因，诱发因素作为外在条件，局部病变阻滞食管，导致食管狭窄。也可致津伤血燥，食管失于濡养，食道干涩而致病。病理性质总属体虚标实。临床常虚实互见，气滞、痰阻、血瘀、阴亏血燥交错为患。病位在食管，主责于胃，与肝、肾、脾密切相关。

因此，肝脾肾三脏功能失调，气、血痰与津枯血燥交互为患而致食管狭窄、食管干涩为其特点。

【疑难剖析】

噎膈之所以被历代医家视为疑难病，除其病机错综复杂，涉及病种较多等原因外，主要有以下几方面原因。

（一）病因病机认识尚不十分清楚

对本病之病因病机。现代中医学者尚无统一之认识。宗气滞、血瘀、痰凝病机之说者，采用行气、化瘀、祛痰软坚之法，临证却收效甚微。倡导“以毒攻毒”之法者，又因有毒药物毒性较大，药物剂量与患者个体差异关系尤大，剂量难以把握，诸多因素的制约为临证带来了相当的困惑。

（二）治疗手段及给药途径单一

噎膈病作为疑难重症，吞咽困难，甚则汤水不入，传统给药途径在本病面前显得束手无策，患者因此得不到有效治疗，使病情迅速恶化。可见，中医治疗手段的匮乏、给药途径之单一，亦是本病被视为疑难病之原因之一。

（三）缺乏早期诊断经验和措施

《素问·四气调神大论》云：“圣人不治已病治未病。”噎膈一病，气滞、痰凝与瘀血、瘤毒一旦形成，治疗较为困难，预后差异极大，因此早期诊断及早治疗，与本病之预后关系重大。然如何发挥中医特色，制定切实可行早期诊断措施的标准，尚无突破性进展，亦是本病被视为疑难病证的重要原因之一。

【辨疑思路】

噎膈一病作为中医内科风、痨、鼓、膈四大难证之一，不仅治疗难取速效，且疑似证也多，必要时必当与西医辨病相结合，应用现代临床检测手段，做到早防早治。笔者多年临证体会，其基本病机宜从气、血、痰凝、津亏血燥等方面入手，分清条理。

（一）辨气，有气滞、气虚之分

噎膈之证，因忧思郁怒，气滞痰凝阻塞气道者，每因情志刺激，吞咽困难加重，临证有胸膈瘀闷，烦躁不安，嗳气频作，脉络之证可辨。气滞作为本病之始动因素之一，日久致气滞痰凝瘀血搏结食管，又因长期吞咽困难，饮食难入，脾肾渐衰，精血日耗，则有气短、神疲、消瘦、乏力、自汗、面色㿠白等气虚见证可察。《灵枢·五味》云："故谷不入，半日则气衰，一日则气少矣。"由于吞咽困难作为本病之基本特征。故气虚之见证于本病各个阶段均可见到。

（二）辨血，宜察血瘀、血燥、血虚之别

瘀血在本病各个阶段均可见到。如徐春甫《古今医统》云："凡食下有碍，觉屈屈而难下，微作痛，此必有死血。"其症状表现为胸部刺痛，痛有定处，面色黧黑，肌肤甲错，舌质紫黯，舌下脉络紫黯、曲张，或舌底瘀点、瘀斑，或便血，脉细涩或弦涩。临证以验舌为要。晚期，胸膈刺痛，吐物如腐肉败血，或如赤豆汁样，大便色黑如柏油色，已属瘀血内结之重症。

噎膈之证，以阴虚火旺者居多，瘀血、痰浊、气滞，日久均可化火耗伤阴血，阴虚则血燥，则有食管干涩、吞咽食物梗涩难下之症可察，并贯穿于本病之始终。故噎膈之治，处处以顾胃气，护津液为要。

（三）辨痰，有寒痰、热痰之异

《明医指掌》云："病多起于忧郁，忧郁则亢结于胸臆而生痰，久则痰结成块，胶于上焦，道路狭窄，不能宽畅。"痰热之证，痰涎如丝如线，咯吐艰难，或痰黄黏稠，舌苔黄腻，脉见滑数；寒痰之证，呕吐清水痰涎，色白清稀，舌苔白腻或水滑，脉沉滑，二者不难分辨。

（四）辨瘤毒之深浅

《素问·五常政大论》有"寒毒"、"热毒"、"燥毒"之论，即偏盛之气谓"毒"。后世又有邪伏日久，皆可化毒之说。现代医学认为肿瘤最具特征的发病学特性，在于肿瘤细胞的浸润性与侵袭性；最典型的细胞学特性在于细胞增殖与分化之失常。肿瘤细胞的本质即：终末分化受阻与增殖失控，从而表达出原始特性的细胞群，而其根本原因责之于细胞癌基因表达失常。近年来，温病学在“热极生毒”传统观念上，提出“毒随邪来，毒由热生”，邪为毒之依存条件，毒才是致病主因，与肿瘤病机之认识颇有相通之处。临床应用大毒之剂“以毒攻毒”治疗噎膈，取得较好疗效，亦反证“瘤毒”之客观性。本病早期以气滞、痰凝为主，正气尚强，瘤毒尚浅。病久正气渐亏，瘤毒较深，日渐胶固，挟痰流窜脏腑组织，或于颈部、腋下可见痰核留滞，不痛不痒，迅速增大，或流滞脏腑，形成癥瘕，终成不治。

【治难方药】

1. 痰气交阻

证候：吞咽不顺有梗阻感，胸膈痞闷，嗳气不舒，每因情志刺激引发或加重，伴胸部隐痛或口干，舌质偏红，舌苔薄腻，脉弦滑。

治法：开郁化痰，润燥降逆，佐以解毒抗癌之品。

方药：启膈散化裁。基本方：北沙参 15g，紫丹参 15g，广郁金 12g，砂仁壳 6g，川贝母 12g，荷叶蒂 6g，云茯苓 15g。

方中丹参、郁金、砂仁壳化瘀利气开郁；沙参、川贝母、云茯苓润燥化痰，荷叶升清降浊，和降开胃。津亏较甚，口干舌红者，加玄参 15g、麦冬 15g、生地 10g 以生津润燥；胸膈满闷较甚者加全瓜蒌 15g、橘红 10g、檀香 6g（冲）；嗳气频作或呕吐痰涎者加旋覆花 12g、代赭石 30～60g、莱菔子 15g，加强化痰降逆之力。胸痛者可加元胡 12g、檀香 6g（冲）、降香 6g；解毒抗癌宜用山豆根 12g、仙鹤草 30g、草河车 15g、半枝莲 15g。

此为噎膈之初起，饮食可进，体质尚强，瘤毒尚浅，应抓住时机，及早治疗。并及早使用清热解毒，扶正抗癌之品，消散瘤毒，并保持患者精神舒畅和合理营养调护，则预后较好，不少患者可获得临床治愈。

2. 热结津亏

证候：吞咽时胸膈梗涩而痛，固体食物难以下咽，饮水可入，身体消瘦，肌肤干燥，五心烦热，咽干口燥，便干，舌红少津，脉弦细数。

治法：清热解毒，润燥散结。

方药：沙参麦冬汤合滋阴清膈汤化裁。黄连 6g，黄芩 10g，栀子 10g，生地黄 12g，生白芍 30g，沙参 30g，麦冬 20g，玉竹 12g，桑叶 12g，天花粉 30g，扁豆 15g，甘草 6g。

方中黄连、黄芩、黄柏、天花粉、栀子清热解毒，消痞散结；沙参、麦冬、玉竹、桑叶、生地黄、白芍养阴润燥；扁豆、甘草安胃和中；重用白芍 30g 合甘草以缓急止痛。若肠燥失润，大便干结，加火麻仁 30g、瓜蒌仁 15g、虎杖 15g、首乌 12g；食管干涩，口舌干燥者，可配合饮用五汁安中饮以生津养胃。可采用女贞子、十大功劳叶、仙鹤草、枸杞子、鳖甲既有抗癌作用，又可滋阴而润燥之品。

本证热结津伤，黄连、黄芩、黄柏等苦寒燥湿之品，则当慎用，防其苦燥伤阴。润燥滋阴则应与扶正抗癌相结合，可选用既有抗癌作用，又兼滋阴润燥之品。其中仙鹤草一味，古又称“脱力草”《本草纲目拾遗》言其能“散中满，疗翻胃、噎膈”。现研究亦认为其不但具有较好的抗癌作用，还具有强化作用，用于本病的治疗，可谓一举两得。用量一般以 15g 开始，可增至 30～60g，收效亦佳。

3. 瘀血内结

证候：吞咽梗阻，胸膈刺痛，固定不移，食不得下，甚则滴下难进或食入即吐，面色黯黑，肌肤枯燥或甲错，形体消瘦，大便干结，或呕吐物如赤豆汁或如腐肉败血，舌质紫黯，舌下脉络曲张，舌底瘀斑、瘀点，脉细涩。

治法：养血祛瘀，破结软坚，扶正抗癌。

方药：通幽汤化裁。生地黄 12g，桃仁 12g，红花 12g，当归 30g，熟地黄 12g，檀香 6g，制乳没各 12g，丹参 30g。

方中生地黄、熟地黄、当归滋阴养血，桃仁、红花、乳香、没药、丹参、檀香通经化瘀，散结止痛。疼痛较剧者可入三七

6g（冲）、蜣螂 10g、五灵脂 12g、降香 10g 通经化瘀止痛；瘀血较剧者加入鬼箭羽 15g、水蛭 10g；便干加地榆 15g、虎杖 15g、火麻仁 15g；便血者可入地榆炭 15g、仙鹤草 50g、三七粉 6g（冲）、紫草 15g 凉血化瘀止血。亦可加入山慈菇、夏枯草、威灵仙、三棱、莪术等，既有抗癌作用，又具活血化瘀之功。

本证以邪盛正衰为主。瘀痰阻结食管，严重者汤水不入，易出现变证、坏证。应急将玉枢丹盛入烟斗点燃吸入以开膈降逆，俟能进饮食，后服汤剂。亦可配合静脉营养或以生脉注射液 50～100ml 兑入 5％或 10％葡萄糖注射液中静脉滴注，7～15 天为一疗程，以益气化瘀，扶正固脱。

4. 气虚阳微

证候：长期饮食不入或食入极少，面皖白或浮肿，精神衰惫，形寒气短，泛吐少量清水痰涎，甚则足肿腹胀，二便不通，舌黯淡，脉沉弱。

治法：温补脾肾，和胃降逆。

方药：温脾用补气运脾汤，温肾用右归丸化裁。

补气运脾汤：人参 10g，生白术 15～60g，云苓 15g，炙甘草 6g，炙黄芪 30～60g，广陈皮 12g，砂仁 6g，半夏 12g，生姜 3 片，大枣 6 枚。

右归丸：熟地黄 15g，山萸肉 15g，枸杞子 18g，怀山药 20g，杜仲、菟丝子各 10g，熟附子 10g，肉桂 3g，当归 10g，鹿角胶 10g。

前方以人参、黄芪、白术、茯苓、甘草补气运脾，砂仁、陈皮、半夏和胃降逆，生姜、大枣调和脾胃。后方附子、肉桂、鹿角胶、杜仲、菟丝子补肾助阳，熟地、山萸肉、山药、枸杞子、当归填精补血。若中气下陷，可用补中益气汤化裁，心悸、气短者可用十全大补汤化裁，亦可酌加夏枯草、仙鹤草、白花蛇舌草、威灵仙等抗癌扶正之品。

本证属噎膈晚期，有阴阳离绝之危，患者汤水不下，大肉尽脱，甚为棘手。一般先进温脾之剂，待稍能进些饮食，再以暖脾与温肾之剂，汤丸并进，交替作用。可应用参脉注射液及静脉营养支持，防脱防变。

【效方览胜】

1. 羚羊角汤

组成：羚羊角 6g，通草 10g，橘皮 12g，厚朴 10g，干姜 6g，吴茱萸 6g，乌头 9g。水煎服。

主治：噎不通，不得食。(《备急千金要方·胃腑·噎塞》)

2. 通道散

组成：硼砂 1.0g，硇砂 0.6g，冰片 0.1g，人工牛黄 3g，象牙屑 1.5g，玉枢丹 1.5g，共研细末，为一日量，以水少许调成糊状，分次徐徐内服。

功能：解毒化痰，通道开结。

主治：食管癌出现进食梗阻，噎塞不通者。溃疡型食管癌患者慎用。(郁仁存《中医肿瘤学·食管癌》)

3. 食管癌方

组成：急性子 15g，木鳖子 10g，威灵仙 30g，半夏 15g，胆南星 10g，赤芍 15g，桃杏仁各 10g，半枝莲 30g，山豆根 10g，瓜蒌 30g，草河车 10g，郁金 10g。

功能：祛瘀散结，化痰解毒。

主治：食管癌，血瘀痰滞证。(郁仁存《中医肿瘤学·食管癌》)

【疑难病案】

李某，男，45 岁，陕西汉中某厂职工。1998 年 9 月 7 日初诊。

主诉：进行性吞咽困难 3 个月，近期又添胸骨后疼痛、呕恶 4 周。平素性情急躁易怒。半年前无明显诱因出现进食吞咽困难，在汉中地区医院诊断为“食管癌（中下段）”，1998 年 8 月 3 日在咸阳市二院行放射治疗 20 次，并发“食道溃疡”中断治疗。现面色㿠白，形体消瘦，五心烦热，仅能进食少量流质食物，饮水呛咳，胸背刺痛，舌质黯红少苔，舌底脉络曲张紫黯，脉弦细数。

辨证：津亏血燥，气阴两亏，痰瘀互结。

治法：育阴清热，散瘀生肌，扶正抗癌。

处方：生地黄 25g，沙参 15g，连翘 15g，玄参 30g，全瓜蒌 15g，郁金 15g，僵蚕 10g，牡蛎 30g（先煎），鳖甲 15g（先煎），山慈菇 12g，炒山甲 15g（先煎），土鳖虫 10g，丹皮 12g，仙鹤草 30g，三七粉 6g（冲），水煎服。

复诊（1998 年 10 月 2 日）：述服上方后，咽干、食道干涩疼痛感减轻，进食增加，仍以流质为主，舌脉如前。仍按前方，加入白术 15g，水煎服。

三诊（1998 年 11 月 3 日）：进食较前转顺，胸骨后疼痛进一步减轻，手足心热消失，患者信心倍增。继用上方稍事加减，配服乌及散 6g，每日 3 次，饭后冲服。

四诊：咽干、胸骨后疼痛、呛咳消失，现可进半流食，面色转润，体重增加，舌脉好转。嘱继服上方，随证加减，存活至今，继续服药。

按：此案因放疗后引起食管溃疡，并发食管—气管瘘，出现饮水、进食呛咳，胸背灼热刺痛。其五心烦热、咽干乃阴虚燥热，气阴双亏之象。且久病入络，脉络凝滞，加之情志抑郁，终致痰瘀互结，阻于食管，造成食管狭窄，进食仅以流质为主。治宜祛邪与扶正并重，采用育阴清热、散瘀生肌、扶正抗癌为大法。方中生地、沙参、丹皮、鳖甲滋阴养血除蒸，玄参、连翘、山慈菇、牡蛎、穿山甲、土鳖虫、僵蚕，化痰破瘀，解毒抗癌，郁金、三七化瘀止痛，况三七含有人参皂苷，与仙鹤草、沙参共用，抗癌扶正。配合乌及散收敛生肌，故收效尚速。

【名医经验】

凡治噎膈，大法当脾肾为主。盖脾主运化而脾之大络布于胸膈，而肾之气化主乎二阴，故上焦之噎膈，其责在脾，下焦之闭结，其责在肾。治脾者，宜从温养；治肾者，宜从滋润，

舍此二法，他无捷径矣。(《景岳全书·杂证谟·噎膈》)

脏腑不得津液之润而成噎证者，治法始终养血润燥为主，而辛香燥热之品，概无轻下。(《杂病源流犀烛·噎膈反胃关格源流》)

噎病喉中如有肉块，食不下，用昆布二两，洗去咸水，小麦二合，水三大碗煎，候小麦烂熟，去渣，每服不拘时，饮一小盏仍持取昆布，不住含三两片咽津，极效。(《证治准绳·杂病》)

张路玉治朱彦真，酒膈，不食，惟日饮热酒一觥，少顷即作酸呕出，膈间大痛，治久不效。良由平昔好饮热酒，死血留胃口之候。授以人参散：参一两煎成，加麝香五厘，冰片二厘，三剂便能进食。盖麝、冰片善散胃口之痰与瘀血耳。十剂后，改用柏子仁汤而愈。(《古今医案按·噎膈》)

噎膈之证……愚向谓此证系中气衰弱，不能撑悬贲门，以致贲门缩如藕孔，痰涎遂易于壅滞，因痰涎壅滞冲气更易上冲，所以不能受食。自曾拟参赭增气汤一方……重用赭石八钱，以开胃镇冲，即以下通大便，而用人参以驾驭之，俾气化旺而流通，自能撑悬贲门使之宽展；又佐以半夏、知母、当归、天冬诸药，以降胃、利痰、润燥，生津，用之屡见效验。(《医学衷中参西录·论胃病噎膈治法》)

癌症脉象，往往数种脉象并见，因而反映的是一个综合病证。如沉细弱脉说明病在里，有气虚血亏的正虚，但却无邪实见证，这对一个肿瘤患者来说是好的，说明病情稳定，但如肿瘤患者见到弦滑数或弦数脉时，则常常表示病邪猖獗，病情正在发展、恶化的表现。(郁仁存《中医肿瘤学·肿瘤的中医辨证》)

【研究进展】

(一) 理论研究

现代中医学者认识到本病多有正气不足，或先天禀赋不足的基础，在七情内伤、嗜酒肥甘、感受邪毒等综合因素作用下，导致肝、脾、肾三脏功能受损，气血痰郁结食管，津枯血燥，致食管狭窄，干涩所致。病理性质属本虚标实，颇有指导意义。近年来，随着对清热解毒药物及某些有毒药物具有较好抗癌活性的认识，以及中医临床进一步深入研究“瘤毒”在肿瘤发生、发展以及病机演变过程中的作用，不少学者提出了“因毒致癌”的病理观，治疗上主张在中医整体观念指导下，在辨证论治的基础上，采用清热解毒、以毒攻毒等方法治疗肿瘤，客观上取得了一定疗效，有待进一步探讨。

（二）临床研究

1. 食管癌癌前病变的中医治疗　早期防治食管黏膜上皮重度增生是预防食管癌发生的有效措施。中国中医研究院（现称中国中医科学院）中药研究所采用六味地黄丸治疗食管黏膜上皮重度增生 221 例，发生癌变率仅为 1.9％，而对照组发生率显著增高。并发现阴虚型患者，癌变率最高。中国医学科学院肿瘤医院采用夏枯草、山豆根等制剂，防治本病亦取得了较好的效果。有人采用复方苍豆丸（苍术、山豆根、绿茶按 3∶3∶1 比例制成水丸）治疗本病，服 3 周休息 1 周，连服 2 年。2 年后复查，与对照组有显著差异。亦有人报道用刺五加、苦参、冬凌草治疗食管黏膜重度增生取得了一定疗效。

2. 食管癌的中医治疗　贾氏等采用中药制剂综合治疗中晚期食管癌 46 例，方法为口服辨证方药及用兰天丸（麝香、硇砂、皂角刺、制马钱子、血竭、蜈蚣等）配合内镜下在肿瘤表面及根部注射双石注射液（每 2ml 含砒霜 1mg），治疗后完全缓解 19.6％，部分缓解 43.5％，客观有效率达 63％（《中国中西医结合杂志》1997〈5〉）。孙氏应用化瘤丹（硇砂、冰片、白及、金礞石、蜈蚣、章丹、全虫、蜗牛、麝香、血竭、粉甘草等），配合严灵丹（铁甲军、狗宝、雄黄、九香虫、急性子、茶叶、槐角、三棱、柿蒂、硼砂等）为主，辨证治疗食管癌 30 例，痊愈 6 例，显著进步 9 例，无效 15 例。（孙秉严《治癌秘方·学术论文选》）。有人采用内服冬凌草糖浆（1∶100），每次

20～50ml，每日3次，1～3个月为一疗程；或配合冬凌草素75～100mg加入10%葡萄糖注射液500ml静滴，隔日1次，1个月为一疗程，共治食管癌27例，显效3例，有效11例，稳定9例，无效4例（《中华肿瘤杂志》1983〈2〉：97）

（三）实验研究

近年来，用单味中药及中药复方制剂对抗放疗、化疗组织损伤等的药效学实验研究，以及肿瘤细胞诱导分化机制方面的研究较多。已初步证实中医中药具有较好的抗肿瘤活性，提高机体特异性和非特异性免疫功能，抑制肿瘤细胞的血液、淋巴管转移，对放疗、化疗具有减毒增效作用。新近，中药单体对肿瘤细胞耐药性的逆转活性研究，成为又一新的研究方向之一。

胃痛

【概述】

胃痛，又称胃脘痛，是以上腹胃脘部疼痛为主要症状的一种病证。《素问》有“胃脘当心而痛”的论述，唐代孙思邈有九种心痛的分类，其主要论述，皆指胃痛而言。李东垣首提“胃脘痛”一名，后人著作中遂多以胃脘痛立名。民间俗称的“心口痛”、“心窝痛”实指胃痛。胃痛常伴有胀满、纳食不佳、嘈杂、嗳气、泛酸、恶心呕吐等症状。

胃痛在临床上十分常见。其病因很多，病机复杂，尤其是一些慢性胃痛（如慢性胃炎、溃疡病等）治疗起来收效较慢，很难根治，故相当一部分胃痛属于中医疑难病范畴。

中医的胃痛包括西医多种疾病，如急慢性胃炎、胃溃疡、胃下垂等胃部的疾病，其中尤以慢性胃痛如萎缩性胃炎、浅表性胃炎、肥厚性胃炎、胃神经官能症等多属疑难病范畴。胃溃疡、胃下垂中久治不愈或疗效不佳者，也可按胃痛理论论治。

【病因病机概要】

胃痛的轻重差异较大。轻者，胃中受寒一温可散，虚者按揉可解，食积者一吐而快。而重者则疼痛不止，发作无时，久治无功。属疑难病范畴者，大多为久痛之证。其成因甚为复杂，大致有以下几种：

1. 郁怒伤肝，肝胃不和　由于忧思郁怒等情志刺激不能正确排解，致情志抑郁而不畅，犯脾克胃，或肝气郁结，疏泄失职，郁久横逆犯胃，引起肝胃不和，轻者胃胀胃部不适，呕吐恶心，重者胃痛不止。或肝郁日久化火，肝火犯胃，伤及胃阴，不仅胃痛，并伴泛酸、嘈杂、烦躁易怒等症状。如《沈氏尊生书》所说："胃痛，邪干胃脘病也……惟肝气相乘为最甚，以木性暴，且正克也。"

2. 久痛入络，血瘀痰滞　胃痛日久，延治或误治，初病在经，久病入络，脉络为之枯涩，气机为之阻塞，升降为之失常，加之烟、酒、辛辣之物不断刺激，胃液失常而伤正，胃膜糜烂而变形，遂成血瘀气滞痰凝之难治之证。正如叶天士《临证指南医案》中所说"胃痛久而屡发，必有凝痰聚瘀"，"初病气结在经，久病血伤入络"。

3. 脾胃虚弱，阴阳两虚　大多由于禀赋不足，素体脾胃虚弱，加之后天失养，饥饱劳逸过度，或治疗用药失误，或他脏有病累及脾胃所致。若素体阳虚，或用药过于苦寒，或寒邪客胃等，寒则收引凝滞而致胃部冷痛。若素体阴亏，加之气郁化火、寒邪化热、温药助燥、胃阴不足等因素，更伤其阴，则脉络失养而胃部灼痛。也可既有阳虚，又有阴亏，致成阴阳两虚之证。

4. 寒热错杂，升降失常　胃痛之病因病机，前人从虚、寒、气、血、食等分别论述者多，若于病机单纯者，固然不错，但属于疑难病范畴的胃痛，大多虚实交错，寒热混杂，气滞血瘀，升降失常。验之临床，寒热并存、上热下寒、升降失常等确为常见之证候类型。由于胃病日久，胃为多气多血之腑，接纳食物之寒热辛腻不同，故易酿成寒热并存之证。加之胃病既久，医者屡投苦寒或辛燥之药，也成为寒热错杂、升降失常之原因之一。

5. 毒瘀交结，湿热熏蒸　近年来在胃痛的理论研究及临床观察中发现，不少胃痛病人具有毒瘀交结的病理特点。有人更提出胃脘痛与“胃脘痈”相似，发现对伴有肠化及不典型增生者，用解毒祛瘀、消痈祛腐生肌药疗效较好。由于胃痛日久，正气亏虚，邪毒内生，毒瘀交结，腐肉蚀络，酿成“胃痈”。或脾胃素有湿热，加之酒酪烟辣过度，湿热熏蒸煎熬，日久形成湿热瘀毒之证。对此种理论值得重视和进一步研究。

【辨疑思路】

较为单纯的胃痛，辨证并不难，若抓住四虚（气虚、阳虚、阴虚、阴阳两虚）和六郁（气郁、血郁、痰郁、湿郁、食郁、火郁）进行辨证，大多可以审证求因，指导治疗。比较难辨的是寒热错杂、虚实交作、气血同病及毒瘀互结等。对此等难辨之证应从以下几个方面进行思考。

（一）辨部位

胃痛固然为胃腑病变所致，但验之临床，由肝气犯胃者较多见。若见胃脘胀痛，胸胁引痛，精神抑郁，善太息，有明显情志刺激史，及嗳气频作，吞酸嘈杂，性急易怒，怒则胃痛加剧，脉象沉弦者，多为肝气郁结，横逆犯胃所致。病虽在胃，但要从肝胃两处着眼进行辨证。

（二）辨气血

对胃痛应分辨在气在血。二者病位不同，浅深有异。一般初病在气，久病入血。在气以胀为主，或胀痛并作，或痛无固定之处，时痛时止，聚散无形。若久痛入血伤络，则痛有定处，多呈刺痛，舌质紫黯，脉沉弦。临床不但要辨其在气分、血分，还要辨其主次。因疑难病中久病为主，所以更多见的是血瘀络阻为主，兼有气滞症状。分清了主次轻重，便于决定用药主次和侧重。

（三）辨寒痛、热痛及寒热错杂痛

寒邪直中胃腑，胃痛多暴作，疼痛拒按，喜暖畏寒，口不渴，喜热饮，脉象沉弦，舌苔白。热痛多胃痛兼见口干口苦，舌红苔黄，嘈杂反酸。属疑难病范畴者多数为寒热错杂证候。临床常有：①上热下寒：既有胃脘痞满口干口苦，舌质红苔黄，又见大便稀溏，小便清长，四肢不温；②上寒下热：既有不思凉饮，泛吐清水，痰涎较多，舌苔薄白或薄白湿润，又有大便黏腻不爽，或时干时稀，小便短赤等。症状中寒热并见，脉舌中不相符合者，多属寒热错杂证。当然还应仔细分辨寒热的孰轻孰重，以及兼湿、兼食、兼虚、兼气滞等情况。

（四）辨虚实及兼夹

胃实痛者多胀满而痛，大便干燥，腹满痛拒按，或按之疼痛加剧，进食后疼痛加重，脉象多沉实有力。胃虚痛多胃痛绵绵，痛而不胀，大便不闭结，喜温喜按，饥则易痛，脉象虚软，舌少苔垢，伴气短、乏力、懒言等。疑难病中多虚实夹杂证。辨别时可以从以下几个方面进行思考：①症状与脉舌相左：症状方面绵绵而痛，喜按喜揉，食少乏力，而脉却沉实有力或有滑象，舌苔多浊腻或黄浊。②症状与素体不一：饥饿时进食稍缓解，痛而不甚喜揉按，脉虚弱等，属虚，而病人一般状况较壮实，精神无疲惫之感；或精神萎靡，脉象无力，气短舌淡，却便秘，泛酸嘈杂，胃痛拒按。

胃为多气多血之腑，邪气多易从口而入。胃虚痛再与烟、酒、辛辣、绵硬、冷腻之品等互相交结，则往往证情错综复杂，朱丹溪有“六郁”之说，张介宾有“七痛”之论，都说明胃痛兼证甚为复杂，不可轻视。如果医者用药燥腻过度，也可使病情进一步复杂，辨证时宜细心，用药时宜谨慎。

【治难方药】

在胃痛的治疗方面，前人积累了丰富的经验。其理论之丰富，方药之众多，各有所长，难以尽述。兹将其临床最常见及较难治的证型，分述如下：

1. 肝胃不和

证候：此证型临床十分常见，常见胃脘胀重痛轻，或胀痛连及胁肋，或攻撑作痛，嗳气，大便不畅，或呕恶，有明显情志刺激史，舌苔薄白，脉沉弦。

治法：疏肝理气止痛。

方药：柴胡疏肝散为主方加减。柴胡 10g，白芍 15g，枳壳 10g，川芎 10g，香附 10g，陈皮 6g，郁金 10g，三棱 10g，焦山楂 15g，元胡 10g，丹参 15g，麦芽 12g，甘草 3g。

此方笔者临床常用，只要辨证准确加减得宜，疗效甚佳。如气滞较重者可加郁金、降香、佛手；疼痛较重者可加川楝子，加重元胡、三棱；呕恶者可加沉香、旋覆花等。其他如偏寒、偏热、夹食、夹痰等随证加一二味即可。

2. 瘀阻胃络

证候：胃痛日久，久痛入络，痛处必有瘀血阻滞之病机，这是自叶天士以后，古今医家已有的共识。其症见胃痛日久，呈刺痛或隐痛，痛处固定，以夜晚为甚，揉按不减，或有呕血及黑便，舌质紫黯，或有瘀斑瘀点，舌下静脉曲张或怒张而色紫，脉涩。

治法：化瘀通络止痛。

方药：丹参饮合失笑散加减。丹参 15g，檀香 4g（后下），砂仁 8g，蒲黄、五灵脂各 10g（包煎），三棱 10g，三七 3g，甘草 3g。

此两方药味较少，但大法已备，常需根据瘀阻的程度及兼证加减。若痛兼胀，要辨虚胀实胀，虚胀加白术、白蔻、陈皮、苏梗，实胀加青皮、木香、枳实。瘀阻重者加元胡、赤芍，重用三棱、三七等；痰瘀交阻加半夏、陈皮、郁金等；兼便结者加少量川军，化瘀止痛而导滞。此证血瘀为主，但兼证甚杂，不可一味化瘀而留耗血伤血之弊。

3. 脾胃虚弱，阴阳两亏

证候：胃痛日久，纳运失司，脾胃未有不虚者，临床所见，虚实夹杂，阴阳两虚尤多，只不过偏虚、偏实、偏阴虚、偏阳虚不同而已。脾胃气虚为主者，常有胃痛绵绵伴纳差、疲乏无力、脉弱舌淡等；偏阴虚者胃痛以下午及夜间较重，其痛隐隐，伴口干咽燥、便干结、舌红少津、脉象细数；偏阳虚者有胃痛喜温喜揉按、泛吐清水、空腹痛甚、得食稍减、手足不温、大便稀溏、舌质淡苔白而润、脉迟缓等；阴阳两虚者，则兼见阴虚阳虚症状。

治法：健脾益气，助阳养阴。

方药：偏脾胃气虚者，一般用香砂六君子汤加减：党参12g，炒白术12g，茯苓10g，甘草3g，半夏6g，陈皮6g，香附10g，砂仁8g。偏阴虚者一般用一贯煎加减：生地12g，麦冬12g，川楝子8g，沙参10g，枸杞子10g，当归10g，香附10g，丹参12g，佛手10g，甘草3g。偏阳虚者，可用黄芪建中汤化裁：炙黄芪20g，桂枝10g，白芍15g，高良姜6g，甘草3g，大枣10g，吴茱萸4g，黄连5g。阴阳两虚者用强胃汤（见本书第10章）加减。

上述诸方，只是示人以大法，临床应用时必须认真辨清兼证，合理加减化裁。其剂量只可作参考，必须因人而异。临床体会，胃痛久治不愈者，用药应处理好刚柔、升降、气血、阴阳等相互关系。药力不可过猛、过燥、过于阴柔滋腻，要克服求速效、急功近利的心理，处方应以平稳中正为好。如偏阳虚者，固然以助阳为主，但切勿忽视阴亏的一面；偏阴亏者也勿忘记阳不足的一面，只要辨证准确，用药恰到其处，久服必然见功。

4. 寒热错杂，升降失常

证候：胃痛一证，寒热错杂者尤其多见。常见症状为既有口苦、舌红、苔黄、喜冷饮，或泛酸等热证表现，又有便溏、完谷不化、小便清长、肢冷、脉数而虚等寒证表现。以上症状不一定全俱，有一二症状寒热矛盾即可考虑为寒热错杂证。升降失常者既有呕恶、纳差、脘胀等表现，又有便溏、下坠等症状。此即叶天士所说："脾胃之病虚实寒热，宜燥宜润，固当详辨，其于升降二字，尤为紧要。"

治法：辛开苦降，升清泄浊。

方药：半夏泻心汤和左金丸加减。半夏 10g，黄连 6g，黄芩 8g，干姜 6g，人参 8g，甘草 3g，吴茱萸 5g。半夏泻心汤本治寒热错杂之痞证，现用治胃痛属寒热错杂，大法可依，但热不重者可去黄芩，人参改作太子参较好，大枣可不用。方中关键是黄连配干姜，要处理好二者的比例，一般可等量同用，热重者黄连剂量大于干姜，寒重者干姜剂量大于黄连。呕恶者加吴茱萸，泛酸者加煅瓦楞子，有郁热者加竹茹，苔腻者加草果仁、白蔻仁、砂仁、焦三仙等；阴亏者加玉竹、沙参；气滞者加枳壳、佛手；欲升清者可加葛根、苏叶、藿香；胃痛者加丹参、延胡索、川楝子等。并随着寒热的变化适时变更寒热性质的药物。

5. 毒瘀互结，络腐成痈

证候：近代研究已证明，幽门螺杆菌感染是慢性胃炎的重要原因，临床也发现部分顽固的胃痛治疗甚为棘手。其症状虽常表现为寒热错杂，如胃痛日久，舌红苔黄，食少纳差，或无食欲，身体消瘦，疲乏无力，精神不佳，但迭进各种辨证处方，常疗效不佳。有报道用胃炎冲剂（白花蛇舌草、蒲公英、苏梗、白芍、香附、甘草）治疗获效的资料。慢性萎缩性胃炎、胃窦炎中一部分病例属于此证。

治法：健脾和胃，解毒化瘀。

方药：六君子汤加白花蛇舌草、蒲公英、乳香、没药、丹参、三七、元胡等。参考处方为：党参 15g，白术 12g，茯苓 10g，甘草 3g，半夏 6g，陈皮 6g，白花蛇舌草 20g，蒲公英 15g，乳、没各 6g，丹参 15g，三七 3g（冲），元胡 10g。

以上仅列举笔者临床常见及体会较深的证型，除此而外还有食积胃痛、寒邪客胃、脾胃湿热等，临床辨证而治，此不赘述。

【疑难病案】

例 1：孙某，男，64 岁，咸阳市甘肃百货站干部。1993 年

3月30日初诊。

右下腹及胃脘部疼痛半月，呈隐痛性质，喜揉按，口苦纳差，大便时溏时结，疲乏无力，面色少华，心肺无异常，右下腹压痛，舌质黯红，舌苔薄黄腻，舌下脉络粗张，脉弦缓。1991年3月作胃镜示“萎缩性胃炎”，多处求治无效，既往有“气管炎”、“增生性脊柱炎史”。

辨证：脾虚肝郁，寒热错杂。

治法：健脾疏肝清热。

处方：木香6g，砂仁6g，太子参10g，白术12g，茯苓10g，陈皮10g，半夏10g，炙甘草3g，白芍12g，黄芩10g，川楝子10g，柴胡10g，麦芽12g，6付，水煎服。

二诊（1993年4月5日）：口干口苦胃痛，纳差，口中无味，胃不胀不泛酸，脉缓，舌红苔薄黄。肝郁较甚。处方：柴胡10g，白芍12g，枳壳10g，生甘草3g，香附10g，川芎10g，陈皮10g，黄芩10g，焦三仙各10g，郁金15g，元胡10g，三棱10g，6付，水煎服。

三诊（1993年4月12日）：服上方后诸症大减，仍有胃痛，口干口苦，脉弦，舌红苔白。脾虚波及阴阳。治宜健脾养阴。处方：香砂六君子汤加白芍12g，乌梅10g，生山楂15g，石斛12g，丹参15g。

服6付后症状大减，惟失眠夜尿多。继用上方加益智仁12g、炒枣仁15g。服药至6月初，病愈，1年后随访胃痛未作。

按：胃痛由肝气犯胃者临床甚为多见。此病人治疗中，先健脾佐以疏肝清肝，继疏肝为主兼以健脾消导清热，后以健脾益气、养阴生津为主，终获良效。特别是方中用香砂六君子汤加白芍、乌梅、生山楂、石斛等，具有脾胃气阴两补作用，用之临床收效甚显。

例2：刘某，女，34岁，咸阳彩电厂工人。1991年7月15日初诊。

主诉：胃脘部胀痛不适半年，在西安某医院作胃镜诊断为

"慢性胃炎"。平素爱生闷气，饮食稍有不慎就胃胀，纳少乏力，睡眠差，大便有时干结，关节游走性疼痛，胸闷，舌质黯、苔薄白，脉沉弦无力。

辨证：脾虚气滞。

治法：健脾疏气宣滞。

处方：木香 6g，砂仁 6g，党参 12g，白术 12g，茯苓 10g，半夏 10g，陈皮 10g，炙甘草 6g，瓜蒌 15g，薤白 10g，焦三仙各 15g，郁金 12g，丹参 15g，6 付，清水煎服。

二诊（1991 年 7 月 22 日）：服上方后明显好转，症状大减，胸闷消失，胃脘隐痛，微胀，纳食可，关节微痛，舌质红，舌苔薄黄，脉沉弱。因睡眠不好，继用上方加炒枣仁 30g、夜交藤 30g。至 11 月因久未服药，诸症又作，症状如前，继用上方化裁。后因泛酸加瓦楞子，胃痛甚时加枳实、延胡索、三棱、丹参。坚持服药至 1992 年 7 月 5 日，诸症痊愈，惟有睡眠不实而已。

按：胃脘痛非一日之病，其发生一般均有较长的发展过程，加之胃病后，食物酸辣辛咸的不断刺激及情志不舒等的影响，其治疗颇费时日，如果不能坚持服药，也可常因之而诱发。此例病人，治疗甚效后，因未能坚持服药，再次发作，其病机症状未有大的变化，故仍以原基本方为主化裁，始终以香砂六君子汤为主，益气健脾，有食积加焦三仙，胃痛甚加枳实、丹参、三棱、元胡，前后断续服药将近 1 年而诸症愈。胃痛之顽固难治可见一斑。

例 3：贾某，男，40 岁。

间断胃痛已 10 余年，最近半年，饥时胃脘痞闷疼痛，得食则缓，胃中灼热，食少吐酸，腹胀，大便不爽，喜暖畏寒，舌质红，舌苔薄白，脉弦滑无力。

辨证：肝郁化火，气滞血瘀，久病入络。

治法：理气化瘀通络。

处方：金延香附汤加减：金铃子 10g，香附 10g，元胡 5g，枳实 10g，大腹皮 10g，黄连 3g，吴茱萸 1.5g，白芍 10g，柴胡 10g，高良姜 10g，香橼皮 10g，煅瓦楞 10g。

上方加减连服 20 余剂，胃痛消失，大便畅通，饮食正常，临床治愈。

按：化瘀通络适用于瘀血胃痛，症见胃痛日久，久则入络，以痛为主，痛点固定。病在气者，常用自拟的金延香附汤治之。金铃子行气中之血滞，延胡索行血中之气滞，香附入肝理气解郁止痛，主入气分，行气之中兼行气中血滞，为气中血药。金铃子、延胡索、香附三者配合，既能活血止痛，又能理气宽中（理胃气与调肝气）。陈皮理气和胃化湿，与金铃子、延胡索、香附为伍，既能活血止痛和胃，又能舒肝理气；配大腹皮与枳壳二味，取其下气消胀除满，通利大小肠。胃之通降，“胃宜降则和，腑以通为补”，通则不痛，以此治疗血瘀轻型胃病，效果一般均佳。（董建华医案，录自《当代名医临证精华·胃脘痛专辑》）

【名医经验】

脾以守为补，胃以通为补，肝以散为补。对萎缩性胃炎宜用甘温调中，慎用开破；用药要散中有收，气药常兼血药；根据脾胃特性，权衡升降润燥；开痹散结，当先疏启其中。（张泽生，见：《当代名医临证精华·胃脘痛专辑》）

三合汤：高良姜 6～10g，制香附 6～10g，百合 30g，乌药 9～12g，丹参 30g，檀香 6g（后下），砂仁 3g。主治：长期难愈的胃脘痛，或曾服其他治胃痛药无效者，胃脘喜暖，痛处喜按，但又不能重按，大便或干或溏，舌苔白或薄白，脉象弦，或沉细弦，或细滑略弦，虚实寒热症状夹杂并见者。（焦树德，见：《当代名医临证精华·胃脘痛专辑》）

胃脘痛通用方：党参 10g，黄芪 10g，高良姜 10g，香附 10g，郁金 10g，川楝子 7g，檀香 7g，砂仁 7g，五灵脂 5g，蒲黄 5g，延胡索 10g。此方用于气血寒食之胃脘痛，无需加减。近 30 年来，凡胃脘痛患者，只要无身热呕利等症者，概投此

方，稍事加减，无一不效。（陈景河，见：《当代名医临证精华·胃脘痛专辑》）

胃友汤（黄芪、肉桂、吴茱萸、枳壳、片姜黄、川芎、红花、桃仁、丹参、三棱、莪术、甘草等）为基础方，加减治疗萎缩性胃炎910例，基本治愈637例（70%），好转245例（26.9%），无效28例（3.1%），总有效率96.9%。（马山，见：《中华名医特技集成》）

乌贝散：乌贼骨50g，贝母50g，白芍50g，生甘草50g，乳香30g，没药30g，三七粉30g。将上药混合碾研成末，约得250g，装入空心胶囊，每粒重约0.5g，连服25～30天为一疗程。主治：胃脘痛，反复发作，呕吐酸水，食后饱胀不适，嗳气吞酸，黑便，舌质淡有瘀斑或瘀点，舌苔白腻，脉沉缓无力。（王药雨，见：《浙江中医杂志》1966〈6〉：5）

调气清热和胃方：炒白芍9g，炙甘草9g，苏梗5g，制香附9g，生白术9g，平地木15g，旋覆花9g，代赭石15g，八月札15g，炒黄芩5g。功能：调气清热和胃。主治木郁化火，肝气犯胃之胃脘痛。（张镜人，见：《当代名医临证精华·胃脘痛专辑》）

滋胃饮：乌梅肉6g，炒白芍10g，炙甘草3g，北沙参10g，大麦冬10g，金钗石斛10g，丹参10g，炙鸡内金5g，生麦芽10g，玫瑰花3g。功能：滋养胃阴。主治阴虚胃痛。症见胃脘部痞胀隐痛或灼热而痛，食少乏味或嘈杂如饥而不欲食，甚至厌食不饥，或以进食酸味、甜味为舒，干呕泛恶，口干渴，大便干燥，舌红唇干，苔白欠润或苔少无津，脉细无力。（周仲瑛，见：《中国中医药报》1989年12月第3版）

安胃止痛汤：大党参15g，吴茱萸15g，黄连炭5g，法半夏10g，陈皮10g，乌梅炭10g，白芍10g，炙甘草10g，白茯苓10g，厚朴10g，生姜3片。功能：安胃和中，止呕定痛。主治：胃脘部疼痛，每于食后发作，痛处拒按，有痛剧发呕的，有时止时发，多年不愈的。（张梦侬，见：《临证会要》）

舒肝和胃散：海螵蛸30g，浙贝母6g，鸡内金9g，红豆蔻6g，广郁金6g，生甘草9g。上药共为细末，每100g中药粉兑入莨菪散6g，拌匀装包，每包9g，每次服3g，每日3次。可理气和胃，制酸止痛，经临床观察30余年，对消化性溃疡和各种胃炎，表现胃酸多而痛者，疗效颇佳。（李乾构等《中医肠胃病学·胃脘痛》）

【研究进展】

胃痛是临床十分常见的疾病。对此病的研究，涉及到许多方面，但尤多于临床新药的观察。

（一）系统专著不断出现，理论探讨不断深入

除了综合性的内科学著作之外，近年来有关脾胃病方面的专著不断出版，使人们对于胃痛的认识更趋全面、系统。史宇广、单书健主编的《当代名医临证精华·胃脘痛专集》，是系统收集整理我国现代名老中医诊治胃脘痛经验的集大成者。该书对胃脘痛的辨证提出“证辨寒热虚实气血，药取流通轻灵活泼”的观点，尤重视近代名医对胃脘痛的理论研究、验方收集、医案荟萃及用药心得。宋祖敬主编的《当代名医证治汇粹》中有关急慢性胃炎的辨治，也汇集了不少名家的治疗经验，既有理论阐发，又有辨证用药经验，对慢性胃炎等疑难病的辨治甚有参考价值。李乾构、王自立主编的《中医胃肠病学·胃脘痛》，对本病的病因病机、辨证分型极为系统、全面。尤其在“临证心法”一栏中提出的“肝为起病之源，胃为传病之所”、“胃气贵在和降通顺”、“胃属阳腑，喜润喜柔”、“辨证要点为寒热虚实气血”、“重视精神因素，药物与饮食起居配合”等观点，可以说是中医治疗胃脘痛的精华，足可供临证医师作为辨疑解惑的重要参考。

（二）临床研究广泛深入

《慢性萎缩性胃炎》一文综述了1985年前国内中医中药治疗的方法共有9种：①养阴益胃：沙参麦冬汤、芍药甘草汤、地黄饮子、麦门冬汤等。②柔肝养胃：一贯煎、养胃汤、凉膈散等。③清胃泻火：二冬二母汤、甘露饮等。④清热化湿：藿朴夏苓汤、半夏泻心汤。⑤健脾和胃：香砂六君子汤、平胃散。⑥益气升阳：补中益气汤、升阳益胃汤。⑦温胃散寒：理中汤、黄芪建中汤。⑧疏肝和胃：橘皮竹茹汤、逍遥散、叶天士肝厥胃痛方。⑨活血化瘀：五灵脂散、失笑散等。(《中西医结合杂志》1986〈8〉)

《胃安丸治疗慢性萎缩性胃炎116例疗效观察》载：分为肝胃气滞型50例，用胃安Ⅰ号胶丸（金铃子、元胡、佛手、黄连、砂仁、山楂、维生素C)。胃阴不足型66例，用胃安Ⅱ号胶丸（沙参、石斛、黄精、白芍、山楂、黄连、枳壳、甘草)。临床疗效：胃安Ⅰ号总有效率80%；胃安Ⅱ号总有效率93.7%。胃安Ⅱ号比胃安Ⅰ号疗效高，不仅能迅速改善症状，还能促进胃黏膜病变趋向好转。(《中医杂志》1982〈2〉)

《中西医结合治疗萎缩性胃炎141例报告》，共分为脾胃虚寒型24例，用党参、白术、肉桂、吴茱萸、白芍、枳壳、香附、陈皮、神曲；脾胃虚弱型83例，用党参、白术、山药、元胡，其余同上型药；胃阴不足型22例，用沙参、玉竹、石斛、山药、生地、白芍、香附、木香；肝胃不合型12例，用柴胡、白芍、香附、枳壳、党参、白术、元胡、陈皮。总有效率87.14%。胃镜下发现胃黏膜干燥粗糙者多属中医的阴虚型。(《中西医结合杂志》1983〈4〉)

《辨证治疗慢性萎缩性胃炎108例报告》，共分三型，胃阴虚型25例，用三酸汤加减（乌梅、山楂、五味子、天冬、麦冬、石斛、党参等)，胃阳虚17例，用香砂六君子汤合理中汤加减；胃阴阳两虚型66例，用增胃汤加减（党参、薏苡仁、白芍、白术、茯苓、山药、石斛、天麦冬等)。合并胃出血者，白及粉3g，或用清热凉血药如蒲公英、黄连、大小蓟；合并胃下垂者加黄芪、升麻等。总有效率93.5%。(《中医杂志》1984〈10〉)

二军医大长征医院用檀香、肉桂、细辛、山楂、乌梅、鸡

内金、薏苡仁、木香做成冲剂，治疗310例，有效率97.4%。(《中西医结合杂志》1986〈8〉)

《胃宁冲剂治疗慢性浅表性胃炎的临床研究》：以补气健脾、活血化瘀、理气养胃组方（党参、白术、茯苓、赤白芍、丹参、大黄、木香、川楝子、乌梅、青黛）的胃宁冲剂，共治疗浅表性胃炎180例，并设对照组（安慰剂）。结果：症状疗效：胃宁组88.4%，对照组43.1%；胃镜疗效：胃宁组77.9%，对照组43.7%；病理疗效：胃宁组65%，对照组16.7%。此方对脾胃虚寒、肝郁气滞、脾胃阴虚各型均有较好疗效。(《中医杂志》1990〈3〉)

北京中医医院自制“舒肝和胃散”，药用：海螵蛸30g，浙贝母6g，鸡内金9g，红豆蔻6g，广郁金6g，生甘草9g。上药共研细末，每100g兑入莨菪散6g，拌匀装包，每包9g，每次服3g，每日3次，可理气和胃，制酸止痛。经临床观察30余年，对消化性溃疡和各种胃炎，症见胃酸多而痛者，疗效颇佳。(李乾构等《中医胃肠病学·胃脘痛》)

由以上临床研究概况可见一斑。目前辨治方法多分为两类，一类为辨证分型论治，比较符合中医传统理论，临床疗效也较高；另一类为一方统治各型，或稍加变化，适应面广，也有明显优势，值得进一步研究。

久　泻

【概述】

泄泻是指大便次数增多，粪便稀薄为主的病证。泄泻3～6个月不愈，或伴有腹部隐痛，大便夹有黏液甚或脓血等症状者，即为久泻。

泄泻一般有暴泻、久泻之分。暴泻多为伤食、寒湿、湿热所致，其证多实，多由外邪阻滞肠胃，遏阻脾气，清浊不分所致。其诊治较易，不属疑难病范畴，故本篇不予讨论。久泻则多为虚证，由于肝虚有湿、肝气乘脾、火不暖土、寒热错杂等所致。久泻虚实夹杂，病程较长，治疗甚为困难，故属疑难病范畴。

久泻属于中医肠澼、久痢、肠风、飧泄、濡泄等范畴。《黄帝内经》即有论述，并认为其病机为“湿胜则濡”，《灵枢》有“五泄”之名。张仲景统称“下利”，并指出乌梅丸一方既治蛔厥又“主久利”。张景岳指出泄泻有“命门火衰作泻而小水不利者”。李中梓提出了“治泻九法”，其升提、酸收、燥脾、温肾等法对久泻的治疗甚有指导意义。程钟龄指出：“有湿热，有食积，有脾虚，有肾虚，皆能致泻，宜分而治之……食少、便频、面色㿠白，脾虚也。五更天明，依时有泻，肾虚也。肾虚者加减七神丸。”近代有关久泻的论述更多，这些都是我们探讨久泻的重要参考材料。

久泻可见于慢性肠炎、溃疡性结肠炎、结肠过敏、肠结核及一部分肠胃功能紊乱的病人。因此确诊为上述疾病，并表现有久泻症状者，可参考久泻的理论和方药。

【病因病机概要】

久泻的病因病机十分复杂，初起多因感受湿、寒、暑、热、风等邪气，或情志失调，或久病脏气虚弱，或劳累过度等因素，内伤脾胃，气机壅滞，湿邪困阻，血运不畅，日久由暴泻转变为久泻，其主要病因病机可概括为以下几种类型：

1. 脾虚湿盛，清阳下陷　由于养生不慎，湿、寒、暑、热、风等邪气入侵，内舍肠胃，或饮食不洁，恣食生冷，或劳倦内伤，久病失养，均可导致湿胜困脾，脾失运化，清浊不分而下泄。泄泻既成，失治或误治，日久泄泻伤正，脾气更为虚弱，更不能运化水湿和升举清阳，致越泻正气越虚，不能化水谷以养正，导致久泻难治之证。如《杂病源流犀烛》说：“湿盛则飧泄，乃独由于湿耳，不知风、寒、热、虚虽皆能为病，苟脾强无湿，四者均不得而干之，何自成泄？是泄虽有风、寒、热、虚之不同，要未有不源于湿者也。”

2. 情志失调，肝气犯脾　各种外因导致情志不畅，忧思过度，恼怒伤肝，悲伤日久或长期精神紧张等因素，导致肝气疏泄失常，横逆犯脾克胃，致使胃的受纳和脾的运化失常，津液转输受阻；或原本湿盛之体，复加情志不畅，终成肝强脾弱之久泻。如张景岳所说："凡遇怒气便作泄泻者，必先怒时夹食，致伤脾胃。故但有所犯，即随触而发，此肝脾二脏之病也，盖以肝木克土，脾气受伤而然。"

3. 年老体弱，命门火衰　若年老体弱或久病失养，或久泻由脾及肾，肾阳虚衰，命火不足，不能温脾暖土，致脾运失健。另外，肾为胃关，肾虚胃关失固，则成鸡鸣定时而泻。如董建华曾说："腹泻日久，脾气益伤，由脾及肾。肾为胃关，司二便之开合，命门火衰则脾失温煦，水湿不化而为慢性腹泻。"（《当代名医证治汇粹》）

4. 寒热错杂，升降失常　脾虚湿盛泄泻不止，或因肝火犯脾克胃，或过服温燥药物，或恣食辛辣酒酪，或误下伤正，诸般因素，相互纠缠，则成寒热错杂之证。若再兼外邪干犯，则内外合邪，清浊不分，升降失常，致成久泻难治之证。

【辨疑思路】

诊断久泻一般不难，但要进一步辨证泄泻的证型，审证求因，分清病位就比较难了。在辨证时要从以下几点去分析和考虑：

（一）辨病位，以脾、肝、肾为纲

泄泻日久，必然伤脾，脾虚不能运化水湿，水湿下迫，久泻难疗。故久泻无论病在何脏，均离不开脾，即张景岳所说"泄泻之本，无不由于脾胃"。所以化浊健脾、补脾益气、补中升阳，均不离开脾，治久泻要始终抓住恢复脾的健运功能。肝的疏泄功能包括疏泄脾土，若肝气郁结犯脾出现痛泄，即要疏肝理脾，叶天士曾提出"泄木安土法"，也多从调理肝脾入手。久病及肾，所谓"阳邪之至，害必归阴，五脏之伤，穷必及肾"，久泻迁延不愈，非补肾不可除根。所以久泻的辨证应以脾、肝、肾为纲。

（二）辨病因，重在湿邪为患

久泻病因虽杂，但基本病因重在湿邪为患，病机不离脾虚。正如《类证治裁》指出的："一曰飧泄，完谷不化，脉弦肠鸣，湿兼风也；二曰溏泄，肠垢污积，溺涩脉数，湿兼热也；三曰鹜泄，大便澄清如鸭屎，脉迟尿白，湿兼寒也；四曰濡泄，身重肠鸣，所下多水，脉缓，腹不痛者，湿自甚也；五曰滑泄，润下不禁，脉微气脱，湿兼虚也。"所以不论何种久泻，其病因都不离于湿。但仍要仔细分辨是寒湿、湿热、寒热夹杂及兼及何脏。

（三）审寒热，注重寒热错杂

久泻患者中寒热错杂的甚为常见，或上热下寒，或上寒下热，或寒热混杂，应仔细分辨。凡大便质稀如水，腹痛喜温，手足不温或伴有畏寒、完谷不化者，属寒证，而大便色黄如酱，便下不畅或有臭味，肛门有热感，或小便短赤，口渴喜冷饮者，多属热证。若既有热证症状，又夹有虚寒表现，则多属寒热错杂证。临床辨证时需辨别寒热多寡、主次，相机择药。

【治难方药】

1. 脾虚湿盛，清阳不升

证候：大便稀溏日久不愈，或夹有不消化食物，不思饮食，食后胃腹胀满，倦怠乏力，稍进油腻食物泄就加重，面色萎黄，舌淡舌体胖或边有齿痕，脉沉缓或细弱。

治法：健脾渗湿止泻。

方药：参苓白术散为主方化裁。人参 8g，白术 15g，山药 15g，茯苓 15g，扁豆 10g，陈皮 8g，莲籽 15g，砂仁 6g，薏苡仁 20g，桔梗 6g，甘草 3g，大枣 6g。

此方药性平和是健脾渗湿止泻常用方。方中用人参、白术、茯苓、甘草益气健脾，砂仁、陈皮行气化湿，扁豆、山药、莲子、薏苡仁健脾化湿，山药、莲子还有止涩作用，桔梗寓升提之意。如肛门有热感者可加黄连以厚肠止泻；有腹痛者可加佛手、木香以行气止痛；清阳不升者，可加葛根、炙黄芪以升阳升清；阳虚重者亦可酌加附子、补骨脂；久泻用上方不止者，可适当加入收涩之品如牡蛎、石榴皮等；用上方久治无功，当注重益气升阳法；如久泻脾虚重湿邪较轻，舌苔薄白者，可用补中益气汤加减；如食后即肠鸣腹泻，同时伴有苔腻纳呆者，可用李东垣升阳除湿汤，并适当加消导行气之品。

2. 肝脾不和，肝强脾弱

证候：泄泻时轻时重，反复发作，并每随情绪变化而增减。泻前腹痛，胸胁闷胀，食少嗳气，矢气较频，泻下物多为稀黄便，舌淡苔薄白，脉弦细或弦缓。

治法：调和肝脾，柔肝止泻。

方药：痛泻要方合戊己丸加减：焦白术 15g，茯苓 15g，炒白芍 20g，炒防风 10g，陈皮 6g，黄连 6g，吴茱萸 4g。

方中用焦白术、茯苓健脾止泻，炒白芍、炒防风敛肝疏肝止痛，陈皮理脾气之滞，黄连与吴茱萸清肝降逆。若矢气频转者可加枳实、槟榔行气化积；若腹痛便中有少量脓血者，可酌加当归、金银花、木香等调和气血。

3. 命门火衰，运化无权

证候：久泻不止，或五更泄泻，完谷不化，肠鸣腹痛，喜温喜按，食欲不振，形寒肢冷，面色㿠白，腰膝酸软，小便清长，舌质淡白，脉沉迟无力。

治法：温补脾肾，固涩止泻。

方药：脾阳虚偏重者可用理中汤加黄连：人参 6g，干姜 6g，炒白术 20g，炙甘草 6g，黄连 3g，山药 30g。肾阳虚偏重者，可用四神丸加减：补骨脂 10g，吴茱萸 6g，五味子 10g，肉豆蔻 10g，木香 6g，罂粟壳 10g，乌梅 10g；或程钟龄的加味七神丸（肉豆蔻、吴茱萸、广木香、补骨脂、白术、茯苓、车前子）。

若年老体弱，久泻不止，中气下陷者，当配合补气升阳法。程钟龄的加味七神丸组方严谨，补利结合，寓有深义，程氏说其“止肾泻如神”，用之甚有效验。另外，补涩结合的真人养脏汤也可酌情使用。我们体会，对脾肾两虚或肾虚泄泻，用药温而不宜过燥，汤剂不如丸剂。因此证久病正虚，脾肾之阳非一日可补，需要拟一温、补、涩、行同用之方长期服用方能有效。

4. 寒热错杂，虚实并见

证候：久泻不止或五更泄泻，泻下物时有臭味，或大便夹有黏冻，或先硬后溏，心烦嘈杂，腹部时痛，四肢不温，舌苔薄黄，脉象沉弱等。

治法：辛散苦降，寒热并进。

方药：乌梅丸加减。乌梅 15g，黄连 6g，黄柏 6g，干姜 6g，制附子 10g，当归 6g，人参 6g，高良姜 8g，罂粟壳 10g，炒白芍 15g，薏苡仁 30g，木香 6g，炙甘草 6g。

临床有些病例，治脾治肾均无显效，可宗乌梅丸之辛开苦降法。张仲景也明言乌梅丸可治久利。常用药物如：黄连、黄柏、干姜、附子、乌梅、炙甘草。必要时可加罂粟壳、白芍、薏苡仁、木香等。临床有慢性非特异性溃疡性结肠炎之久泻患者，久泻每多夹杂脓血便，俗称“久痢”、“滞下”，多为邪毒损伤阴络，可用乌梅丸加阿胶、当归、槐花等品，有湿热积滞者，白花蛇舌草、金银花、槟榔亦可酌加。近年来对溃疡性结肠炎长期下脓血及黏液便，认为属于“内痈”，采用托疮生肌法治疗，可供参考。如顾丕荣用生黄芪 20～50g，党参、白芍、败酱草、淡附片、生薏苡仁、金银花炭、生甘草，腹痛甚者加炙乳没，脱肛者加炙升麻、柴胡，便下脓多者加白花蛇舌草、桔梗，重用薏苡仁，便下血多者加当归、阿胶、地榆。

另外，也有用川连、黄芩、明矾、大黄、苦参、槐花、苍术等药物水煎灌肠治疗的，有较好效果，必要时可以采用。

【疑难病案】

例 1：万某，男，37 岁，咸阳市政府干部。1992 年 4 月 25 日初诊。

胃脘及腹部冷痛，泄泻，每日 4～5 次，3 年多久治不愈。

面色不华，精神疲惫，脘腹喜温喜按，舌质黯，舌苔薄白，脉沉细。

辨证：脾胃虚弱，湿盛久泻。

治法：健脾益气，厚肠止泻。

处方：党参 12g，山药 30g，山萸肉 10g，芡实 12g，薏苡仁 15g，焦山楂 30g，白术 10g，茯苓 15g，白芍 12g，黄连 6g，罂粟壳 10g，甘草 6g。6 付，水煎服。

二诊（1992 年 5 月 3 日）：服上方效果明显，泄泻次数减少，腹痛减轻，四肢觉有力。继用上方加木香 6g。此后又诊 3 次，均以此方为主，稍事化裁。一个多月后病情大减，大便次数一日一二次，便软不痛，精神大振。随后仍以上方为丸久服以图巩固。

按：久泻 3 年，脾虚已著，面色不华，精神疲惫，脘腹冷痛喜揉按，皆脾虚之征也。泄泻每日 4～5 次，则湿邪较甚，不能化津液而荣身，反下迫而泻。故方用党参、白术、山药、茯苓、甘草健脾运湿止泻，山萸肉、芡实、白芍、罂粟壳固肾而又可收涩止泻，且补而不峻，焦山楂消中有酸涩，黄连清热厚肠止泻，薏苡仁、茯苓渗湿止泻。药中病机，故始终以此方为主加减，终获显效。

例 2：龙某，女，61 岁，西安航专职工。1993 年 3 月 13 日初诊。

左侧小腹隐隐作痛 7 个月，有时大便中可见脓血，直肠镜检诊断为“慢性非特异性结肠炎”，肠内积液，断续泄泻已有半年余，头晕，身体消瘦，服中西药无明显效果，饮食二便正常，舌质红，舌苔黄稍厚腻，脉滑略数。

辨证：湿热泄泻，毒瘀交结。

治法：清热解毒，燥湿止泻。

处方：白头翁 20g，黄连 6g，黄柏 10g，秦皮 10g，茯苓 15g，猪苓 10g，地榆炭 15g，焦山楂 15g，三七 3g（冲），白花蛇舌草 30g。6 付，清水煎服。

二诊（1993年3月21日）：服上方后腹已不痛，大便无脓血，舌质淡，苔白，余症如前。湿热已去，脾虚显露。处方：白头翁10g，黄连6g，白术12g，茯苓10g，焦山楂12g，山药15g，白花蛇舌草15g，白芍12g，丹参12g。6付，清水煎服。

半月后再诊时，诉病已去大半，腹已不痛，无脓血便，惟有时大便仍不成形，消瘦，继以健脾渗湿的参苓白术散加减巩固。

按：此患者虽年老久泻，仍表现出一派湿热壅盛征象，故用白头翁汤清热解毒，燥湿止痢，加猪苓、茯苓渗湿健脾，三七、地榆炭化瘀止血，白花蛇舌草清热解毒，焦山楂消积又有酸敛防止苦寒伤胃作用。然毕竟久泻之人，故湿热稍挫，即转而注意扶脾，减轻清热燥湿之品的用量，防止苦寒伤脾败胃，故用后效果明显。此例说明，一切都应从病人的实际出发，有是证用是药，不可死守教条。

例3：顾某，男，34岁。

1年前腹痛、腹泻、血性黏液便频作，经X线钡剂灌肠，于降结肠下部及直肠，分别发现肠壁呈微细锯齿样阴影，乙状结肠镜证实有4处溃疡，周围肠黏膜轻度水肿、糜烂，并有出血倾向。1年来多处求治无效。主诉泄下黏液带血糊状便，日3～7次，泻前脐腹左下疼痛，轻度里急后重感，尚有腹部痞胀不适，食欲不香，肢体乏力，有时发热，尿黄，脉数微弦，舌质红绛，苔中心浊腻。

辨证：湿热下注，肠风不敛。

治法：清热利湿，散风敛疡。

处方：《万病回春》柏叶汤加减。槐花10g，侧柏叶15g，黄连10g，酒炒黄柏、荆芥穗、地榆、石榴皮各10g，赤石脂15g，乌梅12g，广木香5g，炙甘草10g。服上方40付，并合锡类散灌肠，每3天1次，症状基本缓解。后又以黄连阿胶汤（黄连、阿胶、栀子、乌梅、黄柏）加槐花、山药、赤石脂等药加减，经治1个半月，大便转为正常。乙状结肠镜检，溃疡面

基本愈合，获得治愈。（余瀛鳌医案，见：《当代名医证治汇粹·溃疡性结肠炎证治》）

按：溃疡性结肠炎之症状与痢疾相似，可以按痢疾湿热下注论治。柏叶汤清热利湿，散风敛疡，清敛结合方平淡无奇而收效显著。古之名方不可忽视，关键在于临证善于运用，久泻之治，一要辨治准确，二要坚持用药。

【名医经验】

分利之法……若病久者不可利，阴不足者不可利，脉证多寒者不可利，形气虚弱者不可利，口干非渴而不喜冷者不可利，务须察其所本，否则愈利愈虚。（《景岳全书·杂证谟·泄泻》）

久泻以脾虚为主者，当予健脾；因肝气乘脾者，宜抑肝扶脾；因肾阳虚衰者，宜温肾健脾；中气下陷者宜升提；久泻不止，宜固涩。暴泻不可骤用补涩，以免固闭其邪；久泻不可漫投分利，以免劫其津液。（方药中等《实用中医内科学·泄泻》）

慢性非特异性溃疡性结肠炎，如按肝脾肾久泄治疗无效者，可仿疡科托里排脓法，常获理想疗效。药用生黄芪 20～50g，党参、当归、白芍、败酱草、淡附片、生薏苡仁、金银花炭、生甘草等。加减法：腹痛甚者加炙乳没；脱肛者加炙升麻、柴胡；便下脓多者加白花蛇舌草、桔梗，重用薏苡仁；便下血多者加当归、阿胶、地榆。（顾丕荣，见：《疑难病证治探幽》）

泄泻轻而浅者，多由感邪、饮食所伤，病在肠胃，治之较易；深而重者，肠胃已伤，兼之脾阳不运，肾关不固，病及脾肾，阴阳俱虚，治之较难。《景岳全书》指出："泄泻之本，无不由于脾胃"，"肾为胃关，开窍于二阴，所以二便之开闭，皆肾脏之所主。"确系经验之谈。久泄治疗不但要顾到脾肾之本，还要注意虚中夹实，必须标本兼顾。（黄文东，见：《黄文东医案》）

久泻（溃疡性结肠炎）方：党参 12g，苍术 12g，阿胶 6g（另烊服），白及粉 9g（分 3 次调服），罂粟壳 9g，煨诃子 9g，黄连 3g，肉桂 3g（后下），木香 9g，白芍 9g。本方有益气养

阴，涩肠止泻作用。（胡建华，见：《中国当代名医秘验方精粹·泄泻》）

泄泻（结肠炎）方：海参1条，硫黄5g。海参炖烂，硫黄研末，每日1剂，分2次吞服。此方温补厚肠，诚独具风格。方中硫黄壮水助阳，以治肾火衰微，下元虚冷，以命门火温补脾土；海参为血肉有情之品，可厚肠止涩，故收奇效。（施今墨，见：《中国当代名医秘验方精粹·泄泻》）

肾虚泻者，泻在五更，腰膝酸冷，腹满溲频，身寒肢冷，治当温补肾阳，用四神丸加附桂，或用自拟温肾扶脾汤（党参、茯苓、半夏、陈皮、炮姜、肉豆蔻、肉桂、五味子、砂仁、甘草）。（李聪甫，见：《中医杂志》1985〈6〉）

暴泻易治，久泻难瘳。棘手于正虚邪恋，寒热交织。久泻则脾伤，多夹湿滞，因脾虚而湿恋，诸症相继而生；脾虚易遭肝木克侮而气机壅滞，湿遏日久易生积滞而化热，致使病情反复迁延难瘳。在治法上主张贵在施运。大法有三：脾虚湿困，治以健运，以温药和之。脾虚气滞，治以疏运，疏肝理气，和脾助运。脾虚热瘀，治以导运，清化消瘀，健脾助运。健运、疏运、导运三方不同，主治各异，但共同的特点是在运脾的基本方义上，都使用了大黄炭。（李寿山，见：《中医杂志》1991〈6〉：16）

固本益肠片治疗慢性结肠炎280例。本品由黄芪、党参、山药、补骨脂、赤石脂、姜炭、地榆炭等14味中药组成，每片含生药0.5g。结果近期治愈185例，显效63例，好转26例，无效6例。（刘宗凯，见：《中医药学报》1988〈5〉：28）

慢性泄泻，迭治不愈，缠绵难解者，辨证往往既有脾虚气弱的一面，又有湿热留滞的存在，呈现虚实夹杂的征象。所以在治疗上，既要补脾敛阴，又需清热化湿，才能取得效果，仙桔汤即据此而设。其方为：仙鹤草30g，桔梗6g，乌梅5g，白槿花10g，炒白术10g，广木香6g，白芍10g，白头翁10g，炒槟榔2g，甘草5g。仙桔汤具有健脾敛阴，清泄湿热之功，对虚

实夹杂之证，多能应手取效。（朱良春，见：《北京中医》1991〈3〉：9）

【研究进展】

久泻作为临床一种常见的难治病，从古至今，医家们积累了不少丰富的治疗经验。近年来由于直肠镜等先进检测仪器的广泛应用，更能确切地观察到久泻的真正病因和病理变化，使得中药方剂的应用更具针对性，疗效更加确切。近数十年来的专著、杂志对久泻的研究屡有报道，从理论的整理研究到临床案例观察，都有了长足的进步。

（一）理论方面

除过对传统健脾、渗湿、固涩、补肾等法有进一步的系统的整理外，在向纵深和外延方面又有了更精细的探讨。李乾构等主编的《中医肠胃病学》，对泄泻的理论进行过系统整理归纳，总结出7个方面的临证心法：①升阳助中气，风药胜湿邪：脾宜升则健，脾气升发，谷气上升，清阳四布，元气方可充沛，生机才能旺盛。"风能胜湿"，风药多气轻微香，李东垣常用羌活、防风、升麻、柴胡之类。凌耀星根据《黄帝内经》"久风为飧泄"，认为久泻肠鸣腹痛者宜参用防风炭、秦艽炭等风药燥湿，配合乌梅、木瓜等抑肝和胃，化湿止泻。②治湿不利小便，非其治也。③暴泻不可骤涩。④久泻未必纯虚。张震夏认为久泻虽属虚证，然至虚之处便是容邪之处，当以补达通。脾虚以健运流通为主，邪滞于中则须通摄互施。⑤先消后补，以通为治。叶天士曰："久泻必从脾肾论治，但痛利必有黏积，小溲短缩不爽，温补不应，通腑气。"尤在泾亦谓："久泻不止，百药不效，或暂止而复来，此必有陈积在肠胃间，积一日不去，则泻一日不愈，必先逐运陈积而补之，庶几获益。"⑥补脾不过甘，清热不过苦，用药当参诸家心得。⑦泻久宜丸散，药补食疗兼施。

对于久泻的治疗方法，近代名医多有心得，魏龙骧认为肾气虚乏，湿热所淫，久泻不止，治宜升阳除湿；脾气不升，胃气耗伤，久泻不已，治宜滋阴益气，健脾和胃。董建华认为慢性腹泻多与脾、肝、肾三脏功能失调有关，治疗以调理脾肝肾为法，在健脾的同时，辅以抑肝温肾。孟景春认为慢性腹泻病因虽重在湿邪，病机不离脾虚，忌肥甘腻补、生冷瓜果。俞长荣对慢性顽固性腹泻的治疗，一般用四神丸合桂附理中汤，不效则改用金匮肾气丸。康良石认为本病常见脾虚气滞，治宜疏通气滞，健脾和胃。施梓桥主张从木旺侮土、中焦虚寒、命门火衰论治。（宋祖敬：《当代名医证治汇粹·慢性腹泻证治》）以上概括了近代名家治疗久泻的主要观点，甚为精湛。临床关键在于辨证要精确无误，对每一个病人来说，虽大法已立，而各有不同之处，要将以上名家理论用得恰到好处，自可提高疗效。

（二）临床方面

《30例五更泄泻治验》一文，以四神丸、附子理中丸、桃花汤复合为方，药用补骨脂、煨肉蔻、熟附片、党参、干姜、焦白术、木香、砂仁、焦山楂、煅龙骨、赤石脂，随证加减，每日1剂。大便正常后以理中汤合参苓白术散调理。结果临床治愈22例，显效3例，好转5例。（《湖北中医杂志》1985〈6〉）

《乌梅丸汤灌肠治疗47例慢性腹泻》，按原文剂量、煎药2次，浓缩为200ml，于清晨与晚上各取100ml保留灌肠。结果痊愈36例，好转8例，无效3例。（《江西中医药》1990〈6〉）

《健脾灵治疗脾虚腹泻的临床与实验研究》一文载，方用党参、炮姜、白术、甘草、黄芪、木香、元胡、当归、乌梅炭、儿茶等，每片0.5g，每次8片，每日3次口服。并设对照组。结果治疗组与对照组治愈例数分别为170、29例；显效67、28例；好转27、14例；无效各4例。治疗组治愈率为64.6%，对照组为38.7%。实验结果表明，本方能增强小肠吸收功能，对兔离体空肠、回肠蠕动有明显抑制作用。（《中西医结合杂志》1989〈9〉）

《温阳化瘀治疗顽固性泄泻》报道：用附片10g，白术10g，干姜2g，大腹皮15g，薏苡仁30g，甘草3g，全蝎6g，地龙

12g，丹参15g。对照组用附子理中汤。治疗组40例，对照组25例，两组显效率分别为42.5%、20%，总有效率分别为80%、32%。(《浙江中医杂志》1991〈3〉)

《足药浴治疗泄泻97例》报道：用葛根50g，白扁豆100g，车前草150g，水煎20～30分钟，取药液入盆，兑温开水以超过足踝为度，水温保持在30℃，泡足30～50分钟，每日2～3次。用以治疗湿热型泄泻效果最佳。伤食泄加莱菔子20g，脾虚型加凤仙花30g或桂枝50g。结果痊愈67例，有效26效，无效4例，总有效率95.8%。(《山东中医杂志》1989〈8〉)

以上临床报道从一个侧面反映了近年来辨治久泻方面的概况。概而言之，治疗上要抓脾、肝、肾三脏，举凡健脾、温补脾肾、敛肝抑肝、祛风收敛、渗湿行气、消导清热皆是常用之法。而在上法的基础上附以活血化瘀之品，值得进一步研究。另外药物浴足加按摩，据个人体会也有较好疗效。其他如食补、升阳、丸剂久服均可视为常用之法。

鼓　胀

【概述】

鼓胀又名臌胀。最早见于《黄帝内经》。历代医家又有“水蛊鼓”“蛊胀”“蜘蛛蛊”之称。以腹部胀大如鼓，皮色苍黄，脉络暴露为主要特征。

《金匮要略·水气病脉证并治》载肝水、脾水、肾水之专论，明确指出本病与肝、脾、肾三脏功能障碍关系密切。《肘后备急方·治大腹水病方》中首次采用放腹水疗法。《诸病源候论》提出本病与寄生虫有关。《河间六书·病机论》曰：“热甚则肿”。《兰室秘藏·中满腹胀论》谓：“皆由脾胃之气虚弱，不能运化精微而制水谷所致。”《丹溪心法·鼓胀》则认为：“湿热相生，遂成胀满”。至明清，确立鼓胀之病机为“气血水互结之本虚标实”，治法上也更加灵活，至今仍有效指导着临床。

鼓胀为临床多发病，多由黄疸、胁痛、积聚等失治，气、血、水、瘀积腹中而致。相当于现代医学的肝硬化腹水、结核性腹膜炎、腹腔内肿瘤、红斑狼疮等疾病出现腹水者。属中医临床“风、痨、鼓、膈”四大顽症之一。故亦为现代中西医临床难治病。

【病因病机概要】

鼓胀为临床重症之一。其形成有一个较长的过程。性质属本虚标实。病理因素不外乎气（气滞）、血（瘀血）、水（水饮）、虚四端。因于内多由情志不遂、饮食不节、嗜酒肥甘、劳欲过度等损伤肝、脾、肾功能，气、血、水停积腹内而致。因于外可由感染血吸虫及湿热疫毒而成本病。

1. 情志不遂，郁怒伤肝　郁怒伤肝，戕伐脾土，肝郁脾虚，水湿停聚而为鼓胀。

2. 嗜酒肥甘，助湿生热　嗜酒过度，恣食膏粱厚味，助湿生热，湿阻气机，气滞水停而成鼓胀。

3. 劳欲过度损脾伤肾　劳则气耗，劳倦过度则伤脾，“用力过度则伤肾”，脾肾俱损，水液代谢失常，水湿停聚乃致本病。

4. 湿热疫毒损肝败脾　感受湿热疫毒之邪，病势凶险，染即迅速发为急劳，终致肝竭脾败、水瘀、邪毒壅滞腹内发为鼓胀。

5. 感染血吸虫、损伤肝脾血络　接触血吸虫疫水，内伤肝脾，脉络瘀阻，气机升降失常，清浊相混，渐成鼓胀。

6. 黄疸、积聚转化而成　黄疸本由湿热、寒湿为患，病久则肝脾肾三脏受损，气、血、水停聚于内，致成本病。积聚乃由气郁、痰瘀凝结，迁延日久，肝脾气血运行不畅，肾与膀胱气化失司，遂成鼓胀。

鼓胀病因不外上述六端，病因之间又有相互联系。初起损在肝脾，迁延日久，可由气及血，且瘀血亦可化水，使水湿更盛；晚期及肾，正气亏虚，气、血、水相互交结，则神昏、痉厥、出血等变症丛生。

【疑难剖析】

肝胆等疾病多经历一段较长的病情演变过程，一旦演变成鼓胀则病情较重。若失治误治则变证丛生，预后不良。其所以被中西医公认为疑难病，主要有以下几方面因素：

（一）病情轻重缓急差异较大，易漏诊失治

鼓胀病因主要为肝病失治、癥积不愈、嗜酒过度等原因所致。笔者经多年诊治肝病体会到，肝硬变早期病情进展十分隐蔽，由于患者体质及个人耐受性的差异，若医者经验不足漏诊率较高。又如不少肝癌患者早期仅以不同程度的腹泻为首发症状，无明显不适，及至出现明显腹部胀大时，病情已到晚期，预后也较差。同时发现有慢性肝病史10～20年间者，鼓胀发病率较高。提示我们应高度重视10年以上之慢性肝病史患者的及早复查及防治。以上因素亦是本病作为疑难病的原因之一。

（二）病机演变复杂，变证、坏证多

鼓胀在历代文献中有许多不同名称，按其原因分类有“气鼓”、“水鼓”、“血鼓”、“虫鼓”之分。气鼓主要表现为腹部胀大，腹皮绷急，中空无物，叩之如鼓。因情绪波动而加重或减轻。邓铁涛教授认为“若早期肝硬化而腹胀症状明显者，便是鼓胀中之气鼓，在临床上亦不少见”。水鼓主要表现为腹部胀大如蛙腹，按之如囊裹水，摇动有水声，胸膜胀满，下肢水肿等；血鼓表现为腹部鼓大质硬，腹皮青筋暴露，胁腹胀痛或刺痛，胸壁蛛丝血缕，手掌赤红，舌质紫黯，舌下脉络紫黯、曲张，舌底瘀斑。虫鼓有感染血吸虫病史或血吸虫疫区居留史出现典型症状者。古代分为气、血、水、虫等四种鼓胀，对指导临床有一定实际意义。早期则常见气鼓，病机以脾虚肝郁血瘀为主，晚期则发展成为水鼓、血鼓，其病机主要为肝脾肾三脏功能俱损，气结、血瘀、水停与正虚交互错杂，气滞可加重血瘀和水饮，而“血不利则为水”（《金匮要略·水气病脉证并治》），瘀血又可以加重水饮及气滞，气、血、水三者息息相关，形成恶性病理循环。正如《医碥》所云："气、血、水三者病常相因，有先病气滞后血结者，有先病血结而后气滞者。"

鼓胀早期，正气未衰，及时治疗预后尚好。寒湿困脾、脾肾阳虚证者，一般及时治疗预后尚可。湿热蕴结、肝肾阴虚、肝脾血瘀证者，预后较差，若出现无尿、抽搐、厥逆、血证、神识昏迷之变证、坏证者，预后极差。因此遇此之证要做到心中有数，加强对患者护理力度和饮食调节，保持精神舒畅对预防坏证、变证大有裨益。以上诸多因素，如若认识不够，将会给辨证治疗带来较大的难度。

（三）鼓胀晚期，治疗矛盾重重，病机较难逆转

湿热蕴结肝肾阴虚证每因病机寒热矛盾，清热滋阴则碍湿，温阳利水则助热，肝脾血瘀证又常与他证相结合，久则邪盛正衰，攻水则易伤正，扶正则易留邪助长水势，治疗上矛盾重重，较为棘手，处理不当，会使病情急骤恶化，出现吐血、便血、昏迷等坏证，危及生命。亦是本病疑难之症结所在。笔者体会是：湿热蕴结、肝脾血瘀见证者，若体质尚可，脉象不弱而胀满较甚者，可用舟车丸3～6g或十枣汤等攻逐水饮之剂，视患者全身腹围及尿量情况3～7日为一疗程不等。随后以扶正为主，调理病机。总之应遵循《素问·六元正纪大论》"衰其大半而止"的原则，不可孟浪行事，滥用攻逐之剂，只图一时之快，待腹水再发多难救治。此外由于瘀血凝滞在各型中均可见到，气滞可致瘀，水滞脉道亦可致瘀，瘀血凝滞脉道不畅，水液难归正化。

因此，本病历来被视为内科疑难大病，是有其内在根源的。初起病情不显，易隐而不发，失于早治；或发而不重，未受重视，日渐加重，终成痼疾；或患者因经济所限，不能坚持治疗，时断时续，致轻者重，重者危；或医者经验不足，对鼓胀的病因病理认识不足，草率从事或辨治粗疏，所致病情加重。同时，古今治鼓胀的方剂很多，其运用多无特效，有的未经反复验证，只是一孔之见，大多有一定副作用，因此疗效起伏不定。加之肝的代偿功能甚强，在代偿期，似乎病情稳定而不重，易使患者忽于继续治疗；若一旦到了失代偿期，多病情危笃，难以逆转，已经失去治疗时机。鉴于以上多种因素，致使鼓胀成为内科疑难大证。

【辨疑思路】

鼓胀之病诊断不难。然其涉及病种较多，病情轻重及疾病预后差异较大，会给临床诊治带来困难。笔者结合临床体会，认为应注意以下几个方面。

（一）细问病史，早防早治

鼓胀一病，常有病史可考。如素有黄疸、胁痛、积聚、血吸虫感染史或酗酒过度者，一旦出现腹部胀满不舒、小便量减少、血衄、牙宣或在颈、胸臂等处发现红痣血缕，手掌赤红或面色晦黯、黧黑，尤其是患者来自血吸虫疫区，应首先考虑血吸虫感染，条件允许时可做进一步检查证实。如果有以上病史者应首先考虑鼓胀，尽快采取措施，以防变证。

（二）重视切诊，分清病位，明辨病性

鼓胀之病位在肝、脾、肾三脏。腹大胀满按之不坚，胁肋胀痛，攻窜不定。病位在肝；腹大坚满，按之不陷而硬，青筋怒张，病位在肝脾；腹大胀满，精神萎靡，按之胀撑不著，肢冷，下肢凹陷性水肿，尿少，病在脾肾。腹皮绷急，叩之如鼓，嗳气或矢气后胀减者，病性属气滞为主；腹膨大按之如囊裹水，波动感，舌苔白腻者，病性属寒湿为主。腹大坚满，按之外坚内胀，拒按，小便短赤，病情以湿热为主；脐心外突，甚则刺痛，面色黧黑，蛛丝血缕者，多属血瘀；按之胀急不甚，早宽暮急，四肢不温者多属阳虚。

（三）谨察神志、脉证、体臭、二便之变化，以防变证

本病患者，如突然出现脉数不静或脉大弦紧，心烦不宁，口中有血腥味，大便色黑如柏油色，或大便带血或齿衄、鼻衄不止者，病势可能会发生突变，骤然大量吐血、下血，随之伴发震颤、神志昏迷及尿闭等危重症候，或突然出现欣快、语言增多或高声叫骂等，或身有异味（肝臭）或小便急骤减少；或嗜睡者要考虑变证，及早予以醒脑开窍缓泻等排毒之剂，谨防震颤及昏迷发生。

（四）辨病与辨证相结合

鼓胀涉及到肝胆系疾病外、结核性腹膜炎、红斑狼疮及腹腔内恶性原发或转移瘤，临证应采取中西医合参辨病与辨证相结合的原则，既认识其共性，又把握住各病的特殊性。在辨证治疗基础上结合现代药理研究成果，也许有助于提高疗效。

【治难方药】

兹就传统分证治疗简述如下：

1. 气滞湿阻

证候：腹胀按之不坚，胁下胀满或疼痛，饮食减少，食后作胀，嗳气不舒，小便短少，舌苔白腻，脉弦。

治法：疏肝理气，除湿散满。此阶段初发病位在肝脾，肝郁脾虚，故务须疏肝理气，健运脾胃，除湿散满。

方药：柴胡疏肝散化裁。北柴胡 12g，枳壳 12g，制香附 12g，大腹皮 10g，川厚朴 12g，广郁金 12g，川芎 12g，车前子 12g，生白术 20g，赤芍 15g。

方中以柴胡、枳壳、香附、郁金疏肝理气解郁，川芎、赤芍活血通络，大腹皮、白术、厚朴健脾利湿散满，车前子利水消肿。胁下痞满甚者，加川楝子、片姜黄、元胡、三棱、莪术；腹胀较甚者，用沉香粉 0.6～1g 冲服；小便量明显减少者，合胃苓汤；气郁化火出现口干、口苦、头晕者，加丹皮、栀子、龙胆草；大便不畅者，加槟榔、大黄；胸闷较甚者，加瓜蒌、薤白、檀香。上方行气利水有耗气伤阴之弊，可酌加首乌、枸杞子、女贞子以调之。脾虚较甚，大便溏稀，纳呆，脉弱者，可选用柴芍六君汤治之。

本证属鼓胀初期，主要矛盾为气机阻滞，仅有小量水湿停滞。治疗重点应放在疏肝理气，兼以利水。然行气利水之剂应用过量，易耗伤阴液，故应酌情选用既滋阴又不滋腻，其性轻灵无留邪之虞之玉竹、首乌、枸杞子之属。如有脾虚湿阻见证者，宜选用益气健脾、行气化湿之剂，方能切中病机，取得理想疗效。

2. 寒湿困脾

证候：腹大胀满，按之如囊裹水，脘腹痞胀，得热稍舒，精神困倦，怯寒肢冷，小便较少，大便溏，舌苔白腻或水滑，脉沉缓或弦迟。

治法：温阳散寒，化湿醒脾。

方药：实脾散化裁。生白术 15g，熟附子 6g，干姜 6g，生姜 10g，大腹皮 15g，云茯苓 20g，泽泻 10g，厚朴 10g，广木香 6g，草果仁 6g，大枣 10g。

方中以附子、干姜、白术温脾阳健脾；槟榔、茯苓行气利水；木香、草果气味雄壮，理气健脾燥湿；生姜、大枣调中和胃。水肿较甚可加桂枝、猪苓；气短者加党参、黄芪；腹胀痛者加郁金、青皮、砂仁、香附、元胡、白芍。

此证多由脾阳不运，寒湿困脾所致。水为阴邪，易伤阳气，故脾阳亏虚之象已见，此时以温补脾阳兼行气利水消胀始为得法。水肿较甚者急则治标，常需重用猪苓、泽泻、茯苓等利水之品，以缓其急，用量一般从 30～60g 酌情增减。其中猪苓利水之力较强。近年来研究表明猪苓多糖具有广泛抗癌，抑制癌转移，明显保护肝功能，增强非特异免疫系统功能等作用，用治鼓胀可谓一举多得。气虚明显者，可选用黄芪，用量可从 24g 起，最大量可至 120g 左右。如出现口干、口渴症状，可减量，或配合知母同用。有瘀血者可加入活血化瘀利水之品如丹参、益母草、泽泻等，以化瘀利水，缩短病程。益母草一味活血利水，但需重用。

3. 湿热蕴结

证候：腹大坚满，脘腹绷急，外坚内胀，烦热口苦，渴不多饮，小便赤涩；大便秘结或溏垢，或面目皮肤发黄，舌边尖红，舌苔黄腻，脉弦数。

治法：清热利湿，攻下逐水。

方药：中满分消丸化裁。淡黄芩 10g，川黄连 6g，知母 10g，猪苓 15g，云茯苓 20g，泽泻 15g，枳实 10g，清半夏 10g，川厚朴 10g，广陈皮 10g，通草 6g，白茅根 30g，姜黄 10g，干姜 6g，白术 15g。

方中用厚朴、枳实合用姜黄、陈皮苦温开泄、降气和胃；黄芩、黄连、干姜、半夏、知母同用，辛开苦降，分利湿热；猪苓、白茅根、通草、茯苓、泽泻、白术健脾渗湿，利水而不伤阴。诸药合用，可使湿热浊邪从脾胃分消，中满者得以通下窍，大便秘结者，可与已椒苈黄丸合用；湿热发黄者，合茵陈蒿汤以清利湿热；腹大胀急，体质尚强者，可合舟车丸，每服 3～6g 以攻下逐水。方中轻粉逐水通便，因有大黄，不可久服，得利下，水势大减，则可停用。

此证于临床较为多见，多由黄疸、胁痛、肝炎等肝胆系疾病演变而来。一般病情较重，此时若及时正确治疗，病势尚可逆转，故为病情自愈的关键。此时如若正气尚强，可采用峻下逐水，急泻水势，一般可用舟车丸，3～7 日为一个疗程，以知为度。在此期间，可配合间服益气扶正之品，以防水势复来。如若腹水严重，服用他药无效者，可服制大戟、制甘遂、制黄芪、生熟二丑各等量，焙干研细末，每次 3～6g，用荞麦面 60g 入药拌匀做成面条水煮后连汤带面服之。若恶心呕吐，用生姜片咀嚼即缓解。或上方用大枣 60g 合入，做成药丸，每服 3～6g。一般药后 2～4 小时开始大便泻水，如 6 小时后不见大便泻水，可用相同剂再服，如服药后大便水泻不止，可服冷水米汤或煮鸡蛋，或服用乌梅、赤石脂，煎汤顿服，以减少泻水量。若病势突变，骤然大吐血、下血，可急用犀角地黄汤加参三七（冲服）、花蕊石、仙鹤草、地榆炭以止血，此时三七粉、仙鹤草，用量稍大以应急。必要时配合冰盐水、下三腔管以急救。如狂躁而转入昏迷者，可用安宫牛黄丸或至宝丹鼻饲或水化灌汤以开窍醒神，静脉滴注参附注射液、生脉注射液以固脱回阳。

4. 肝脾血瘀

证候：腹大坚满，按之下陷而硬，或压痛，青筋暴露曲张，胁腹刺痛拒按，面色晦滞，头颈胸臂等处可见蜘蛛血缕，手掌赤红，唇色紫褐，大便色黑，肌肤甲错，口干漱水不饮咽，舌质紫黯或舌边舌底有瘀斑，脉细涩或虚大无力。

治法：活血化瘀，行气利水。

方药：调营饮。全当归10g，王不留行10g，紫丹参15g，生大黄6g，葶苈子10g，云茯苓30g，槟榔10g，通草6g，元胡10g，三棱15g，川芎15g，赤芍20g，桑白皮10g，官桂3g。

方中当归、王不留行、丹参、元胡、赤芍、川芎、大黄活血化瘀，药众力专，逐瘀而消癥；葶苈子、茯苓、槟榔、通草、桑白皮行气利水；官桂温经通阳化气以利水。如是气行则血行，气化得行水道通利，鼓胀自能缓解。胀气较甚者，加厚朴、大腹皮；胁下癥块者，加穿山甲、地鳖虫、鳖甲、水蛭；衄血者加茜草根、三七粉（冲）；大便色黑酌加三七粉、侧柏叶、地榆炭。胁肋痛剧者，加制没药、制乳香；黑疸者，加茵陈、海金沙。水胀过甚，可用十枣汤以攻逐，以知为度。

此证尤以瘀血为著，故可采纳既有活血化瘀及又有利水消肿作用的药物如泽兰、牛膝、琥珀、益母草、水蛭等以化瘀利水，其中水蛭一味，《神农本草经》谓其“治恶血、瘀血，破血瘕、积聚……利水道”，古人记载其力峻、有毒，但笔者临床应用后体会，该药久服亦较为安全，常可用至6～15g，疗效甚佳。有明显出血倾向者，可酌减。

5. 脾肾阳虚

证候：腹大胀满，朝宽暮急，面色苍白或㿠白，脘闷纳呆，神倦怯冷，肢冷或下肢浮肿，小便短少不利，舌体胖苔厚或水滑，舌质淡紫，脉沉细或弦而无力。

治法：温补脾肾，化气利水。

方药：附子理中丸合五苓散化裁；偏于肾阳虚者，用济生肾气丸或与附子理中丸交替。

党参（或红参）10g，白术 15g，干姜 6g，生草 3g，肉桂 3g，熟附子 10g，猪苓 10g，泽泻 15g，云茯苓 20g。

方中附子、肉桂、干姜温补脾肾；人参、白术、甘草、猪苓、茯苓、泽泻健脾利水渗湿。下肢浮肿，小便短少，畏寒肢冷，加服济生肾气丸；胁下癥积者，加鳖甲、穿山甲、水蛭、三棱、莪术。大便稀溏或完谷不化者，加诃子、石榴皮、乌梅、赤石脂，大便不畅者加大黄；腹胀较甚加厚朴、大腹皮、青皮，纳呆者加砂仁、鸡内金、谷麦芽、山药、白扁豆、薏苡仁。

本证病位在脾肾，缘脾肾之气不运，阴寒水湿之气不化，采用温补脾肾，化气利水之法以治。偏于脾阳虚者，应温中扶阳化气行水，偏于肾阳虚者，重温肾化气行水。方中干姜、附子、肉桂等大热之品久用易耗伤阴津，导致肝肾阴虚，如出现两颧潮红、口干、五心烦热、眼干涩、头晕、耳鸣之症，应减量，并伍以滋阴补益肝肾之品；此时黄芪在气虚明显时亦可伍用，剂量可渐增至 30～60g，以加强化气利水之功。化瘀利水之剂亦可酌情选用。

6. 肝肾阴虚

证候：腹大坚满，腹部青筋暴露，面色黧黑或见两颧潮红，唇紫口燥，五心烦热，心烦不寐，牙宣出血，有时鼻衄，形体消瘦，小便短少，舌质红绛少津，脉弦细数。

治法：滋养肝肾，凉血化瘀，利水消鼓。

方药：猪苓汤合膈下逐瘀汤化裁。猪苓 20g，云茯苓 15g，泽泻 30g，阿胶 10（烊化），滑石 30g，生地黄 12g，麦冬 20g，沙参 15g，当归 15g，枸杞子 15g，桃仁 10g，红花 10g，赤芍 20g，丹皮 10g。

方中阿胶、生地、丹皮滋补肝肾之阴，清热凉血；红花、当归、桃仁、赤芍活血化瘀，其中当归兼有养血、润燥通便之功；猪苓、茯苓、泽泻、滑石利水消鼓；麦冬、枸杞子、沙参益气养阴除烦，防止利水伤阴。如见内热口干、舌绛少津，酌加玄参、石斛；阴虚阳浮症见耳鸣、面赤颧红，加龟甲、鳖甲、牡蛎、磁石潜阳益阴；腹胀较甚加大腹皮、莱菔子；症见潮热，烦躁不宁者，加银柴胡、地骨皮、连翘、夜交藤、合欢皮；鼻衄、齿衄者加鲜茅根、茜草、水牛角。

该证多由湿热久羁，耗伤阴血，或攻逐太过，伤阴劫液，致肝肾阴亏。该证病位累及肝肾，阴虚而生内热，灼伤血络，导致血热血瘀，同时又有水瘀内停，病情往往已属晚期，治疗尤为棘手，须滋养肝肾，活血化瘀，利水消鼓，多方兼顾，尤以滋补肝肾之阴为首务。如胃纳尚可，龟甲、鳖甲等滋阴软坚之品宜重用，用量至30g，往往改善阴虚症状效果颇佳。若舌红绛无苔者可用鲜生地、石斛、白茅根汁养阴救液，且可预防络伤血溢之虞；破血之品亦应酌量减少。

以上虽有各种证型的辨治方药，但临证并不易辨清，药量大小尤宜根据病人体质与正邪情况灵活掌握。方中所列剂量，仅供初学者参考，不必拘泥，并宜随时变化，以适应病情。因为是顽证，总原则应不拘于常量。

【效方览胜】

1. 治大腹水肿方1

组成：牛黄10份，昆布10份，牵牛子8份，桂心8份，椒目13份，葶苈子6份。前五味，末之，别捣葶苈子如膏，合各药做丸之如梧子大。每服10丸，每日2次。

功能：利水开窍。

主治：大腹水肿，气息不通，命在旦夕者。小便利为度。

2. 治大腹水肿方2

组成：丹参、鬼箭羽、白术、独活各五两，秦艽、猪苓各三两，知母、海藻、茯苓、桂心各二两。上十味㕮咀，以酒三斗，浸五日，服五合，日三，任性量力渐加之。

功能：除风湿，利小便，消水谷。

主治：水肿，腹大，四肢细，腹坚如石，小劳苦足胫肿，少饮食即便气急。（以上均为孙思邈方，录自《备急千金要方·水肿》）

3. 行湿补气养血汤

组成：人参、白术、茯苓、当归、川芎、白芍各 3g，苏梗、陈皮、厚朴、大腹皮、萝卜子、海金沙、木通各 2.4g，木香、生甘草各 0.9g。上锉为 1 剂，生姜 3 片，枣 1 枚，水煎服。气虚倍人参、白术、茯苓；血虚倍当归、川芎、白芍；小便短少，再加猪苓、泽泻、滑石；服后肿胀俱退，惟面足部不消，此阳明经气虚，倍用白术、茯苓。

功能：益气养血，行气消鼓。

主治：气血虚弱，单腹鼓胀浮肿。

4. 广茂溃坚汤

组成：厚朴、黄连、黄芩、益智仁、草豆蔻、当归、半夏、广茂（莪术）、升麻、吴茱萸、红花各 0.9g。生甘草、柴胡、泽泻、神曲、青皮、陈皮各 0.9g。口干加干葛 1.2g。上锉 1 剂，生姜煎，食远服。忌酒醋湿面。

功能：破气消坚，通利二便。

主治：中满腹胀有积聚如石坚硬，令人坐卧不宁，二便涩滞，上气喘促或通身虚肿。（上二方录自《万病回春·鼓胀》）

5. 腹胀积聚方

组成：葶苈子一升，熬以酒五升，浸七日，日服三合。

主治：腹胀积聚。（录自《本草纲目·卷十六草部·葶苈子》）

6. 逐秽消胀汤

组成：白术 30g，雷丸 9g，白薇 9g，甘草 3g，白参 9g，大黄 30g，当归 30g，丹皮 15g，红花 9g，萝卜子 30g，水煎服。1 剂腹内必作雷鸣，少顷下恶物满桶，如血如脓，或有头无虫浊，或色紫色黑乏状，又服 1 剂，大泻大下，而恶物无留矣。然后以人参 3g，茯苓 15g，薏苡仁 30g，山药 60g，白芥子 3g，陈皮 1.5g，白术 6g，调理而安。下后忌盐 1 个月。

功能：杀虫祛积，逐秽消胀。

主治：单腹胀满，四肢手足不浮肿，因于虫积者。（录自《辨证奇闻·鼓胀》）

7. 苍牛防己汤

组成：苍术、白术各 30g，川牛膝、怀牛膝各 30g，防己、大腹皮各 30g。

功能：健脾、活血、利水。

主治：水鼓。（方药中方，录自《首批国家级名老中医效方秘方精选·肝硬化腹水》）

8. 鳖蒜汤

组成：鳖鱼 500g，独头大蒜 200g，或鳖甲 30～60g，大蒜 15～30g。以鳖鱼、大蒜水煮烂熟，勿入盐，每日 1 剂，分 3 次（早中晚）饮汤食鱼和蒜全尽。或用鳖甲、大蒜为主，辨证配药，每日 1 剂，水煎 2 次，上下午各服 1 次。

功能：益肝阳，健脾气，破瘀软坚，行气利水，消食杀虫。

主治：鼓胀（肝硬化、脾肿大）（万友生方，录自《首批国家级名老中医效验秘方精选·肝硬化腹水》）

9. 海藻消鼓汤

组成：海藻 40g，二丑各 30g，木香 15g，川朴 50g，槟榔 20g，人参 15～20g，茯苓 50g，白术 25g。

功能：行气逐水，益气健脾。

主治：肝硬化腹水。（张琪方，录自《首批国家级中医效方秘方精选·肝硬化腹水》）

10. 鼓胀Ⅱ号方

组成：防己 20g，椒目 5g，葶苈子 10g，大黄 6g，茯苓 12g，猪苓 10g，泽泻 15g，厚朴 12g，蟋蟀 7 只（焙研末冲），甘遂 0.5g（冲）。

功能：利水通窍，攻逐水饮。

主治：难治性肝硬化腹水。（王当平方，录自《河南中医》1991〈6〉：27～28）

11. 舒肝消水汤

当归 30g，白芍 15g，青皮 15g，车前子 10g，大腹皮 30g，白蔻 10g，白术 20g，二丑各 30g，上甲 10g，下甲 10g，山甲

10g。腹胀甚酌加萝卜子、沉香、川朴等；食欲不振可加鸡内金、砂仁、麦芽、建曲；肝脾肿大，选加三棱、莪术、桃仁、红花、牛膝、五灵脂、丹参、牡蛎；腹水盛加制大戟、醋芫花、煨甘遂；大便干燥加大黄、番泻叶或郁李仁、火麻仁；转氨酶高加五味子、败酱草、桑寄生。（张明学方，录自《当代名医临证精华·肝硬化专辑》）

【疑难病案】

例：李某，男，59岁，扶风县揉谷公社社员。1978年4月30日初诊。

诉腹胁胀痛半年余，近一月来病情加重，纳食锐减，肢软无力，头昏消瘦，渐而小便黄少，大便稀溏，腹部鼓大，青筋暴露，气急不得平卧，下肢浮肿，面色青黄晦黯，两耳枯槁，肌肤甲错，毛发憔悴。舌紫苔白，舌下静脉曲张，舌两侧边缘可见10余个紫黑瘀点，脉沉弦硬。超声检查有腹水。

辨证：脾土虚弱，血瘀水结。

治法：健脾益气，化瘀行水。

方药：黄芪15g，白术12g，茯苓15g，丹参18g，三棱9g，山楂15g，元胡9g，泽泻12g，葶苈子12g（打），白茅根30g，白花舌蛇草30g，生甘草6g，佛手12g，大腹皮12g，车前子9g。每日1付，水煎分两次服。

复诊（1978年5月16日）：上方服至7付时，小便增多，腹胀渐减，再服7付，食量渐增，诸症好转。舌尖略红苍白，舌下瘀点渐隐，脉沉弦。病有起色，守前法出入（主方去生甘草加鳖甲15g）。

三诊（8月初）：前方继服10余付后停药，尿量显著增加，腹水已无，腹胀大减，精神显著好转，且可参加轻微劳动。

四诊（1979年3月5日）：近一月来劳作过度，旧疾复发，腹胀不适，右胁隐痛，胃纳甚差，口臭，小便短赤而少，大便不爽。舌尖红，舌底瘀点满布，脉沉略弦。超声波检查：肝肋下2.5cm，密集微小波，脾侧卧10cm，腹水征（+）。仍遵前法予以调治。

处方：黄芪 15g，云苓 15g，茵陈 30g，郁金 12g，白茅根 30g，白花舌蛇草 30g，丹参 30g，焦楂 15，大腹皮 15g，三七 3g（冲服），赤芍 12g，葶苈子 12g。每日 1 付，水煎服。

并每日肌注丹参注射液 4ml。

五诊（1979 年 4 月 5 日）：上方连服 10 付，肌注丹参注射液 30 余支，腹胀大减，二便自如，又能参加轻微劳动，惟纳食量减少饮食乏味，舌质稍淡，舌下瘀点减少，脉象同前。超声波检查：肝脾肋下未及，密集微小波，腹水征（＋）。于前方去茵陈、三七，加白术 12g、鸡内金 9g（冲服），继续调治。1980 年 2 月 29 日获悉：经调治，基本治愈，并能参加生产。1979 年底因劳作过甚，加之生气，故前病又发，仅在家中调治，不愿出外诊治，遂于 1980 年 2 月 18 日病故。

按：鼓胀为内科四大难症之一，以其本虚标实，攻补两难，向称难愈之症。本例是肝虚脾弱，气聚血结，水谷精微不能运化，水反为湿，谷反为滞，而腹胀便滞；水湿漫无统制，加以气机窒塞，营络瘀阻，遂致腹大肿满，发为鼓胀。又据其脉舌之瘀血见证，故立攻补兼施之法，着重化瘀利水，辅以健脾益气，而获近效。如果单纯利水，而不注意益气化瘀，虽投大剂通利小便，甚至用峻剂逐水，亦难使小便通畅，腹水消退。本证易反复，故坚持治疗和注意劳作，忌戒烟酒，保持情绪舒畅，实属必要。

【名医经验】

医不察病起于虚，急于作效，衒能希尝。病者苦于胀急，喜行利药，以求一时之快。不知宽得一日半日，其肿愈甚，病邪甚矣，真气伤矣，去死不远……制肝补脾，殊为切当……气无补法，世俗之言也。以气之为病，痞闷壅塞，似难于补，恐增病势。不思正气虚者，不能运行，邪滞所著而不出，所以为病。《经》曰：壮者气行则愈，怯者著而成病。苟或气怯不用补法，气何以行……或曰：胀病终不可与利药耶？予曰：灼知其

不因于虚，受病亦浅，脾胃尚壮，积滞不痼，而又有可下之证，亦宜略与疏导……（《格致余论·鼓胀论》）

从来肿病，遍身头面俱肿，尚易治。若只有单腹胀，则为难治……实因脾气之衰微所致，而泻脾之药尚敢漫用乎……后人不察，概从攻泻者何耶……其始非不遽消，其后攻之不消矣，其后再攻之如铁石矣……明乎此则有培养一法，补益元气是矣；则有招纳一法，升举阳气是也；则有解散一法，开鬼门、洁净府是也。三法虽不言泻，而泻在其中……（《寓意草·面议何茂清令媛病单腹胀脾虚将绝之候》）

腹胀脾胃气血俱虚者，宜半补半消也……腹胀元气脾胃两虚者，宜补多而消少也……热胀腹有积聚者，宜分消也……寒胀不食饮食，宜温散也。血气凝结积聚而成腹胀者，宜专攻也……腹胀因于气者，宜顺气也。（《万病回春·鼓胀》）

病起于肝郁，木郁则克土，克阳土则不寐，克阴土则腹胀，自郁则胁痛。肝主疏泄，肝病则不能疏泄，故二便亦不能宣通。肝主血络亦主血，故治肝必治络。（《吴鞠通医案·单腹胀》）

痞块由大疟日久而结，多因水饮痰涎与气相搏而成，久则块散，腹满变为鼓胀，所谓癖散成鼓也。脉细如丝，重按至骨，可见弦象，是肝木乘脾也。口干小便短少，是湿热不运也。匝月腹日加大，急宜疏通水通，泄木和中。（《清代名医医案精华·王旭高医案》）

人有手足尽胀，腹肿如鼓，面目亦浮，皮肤流水，手按之如泥，但陷下成孔，手起而胀满如故，饮食知味，大便不溏泄，小便闭涩，气喘不能卧倒。人以为水鼓之症，而不知乃肾水不能速生，惟助肺气之旺则皮毛闭塞，而后肾气下行，水趋膀胱而不走腠理矣，方用六味地黄汤加麦冬、五味子。

熟地二两，山茱萸一两，山药一两，茯苓二两，丹皮六钱，泽泻一两，麦冬一两，北五味三钱。（《辨证录·鼓胀》）

治胀满，先宜温补下元，使火气盛而湿气蒸发胃中温暖。谷食易化，是满可宽矣。夫清气既升，浊气自降，浊气降则为

小便也，小便利，则胀岂有不消者乎。（《风、劳、鼓、膈四大证治》）

近代药理研究，白术具有健脾、利水、消肿之功。证实白术具有增加白蛋白、纠正白蛋白与球蛋白比例，并有显著持久的利尿作用，又能促进钠的排出。纵观白术的药理作用，符合现代医学对肝硬化腹水的治疗原则，两者不谋而合，由此可见白术补中寓利，堪为治疗肝硬化腹水的要药。对白术用量要重，轻证要用30g以上，重证要用60g左右。（顾丕荣，见：《当代名医临证精华·肝炎肝硬化专辑》）

【研究进展】

兹就近年来中医药治疗研究鼓胀进展简述如下：

（一）益气健脾与活血破瘀利水并重

姜春华认为肝硬变之病机为肝血瘀滞，肝络阻塞，损及脾肾，三焦不利而成鼓胀，常用多味活血破瘀之品和用益气健脾之剂，虚实同治，自拟软肝汤（生大黄6～9g，桃仁9g，土鳖虫3～9g，丹参9g，鳖甲9g，炮山甲9g，黄芪9～30g，白术15～60g，党参9～15g），周身浮肿兼轻度腹水者，加入防己、将军干、冬瓜皮、玉米须、薏苡仁、茯苓、黑大豆、泽泻、猪苓等，收效颇佳。（见：《首批国家级名老中医效验秘方精选》）周信有则认为肝硬化腹水的形成，表现为“虚”“瘀”交错的病理特点，脾肾阳虚，水不化津，而致水液潴留，此因虚；气血瘀滞，血不循经，津液外渗，“血不利则为水”，而致腹腔积液，此因瘀。故自拟消癥利水汤（柴胡9g，茵陈20g，丹参20g，莪术15g，党参15g，炒白术20g，炙黄芪20g，淫羊藿20g，醋鳖甲30g，五味子15g，大腹皮20g，猪茯苓各20g，泽泻20g，白茅根20g），补益脾肾与活血破瘀并重，并认为重用扶正培本，补益脾肾之品，其证候和肝功能化验指标，免疫指标都能得以改善，说明扶正补虚是降絮浊和提高血清蛋白的关键。施之临证，多获效验。（见：《首批国家级名老中医效验秘方精选》）

（二）活血化瘀与疏肝行气利水并用

万友生治疗本病自拟鳖蒜汤（鳖甲 500g，独头大蒜 200g；或鳖甲 30～60g，大蒜 5～30g）破瘀软坚，行气利水，胁痛甚者合四逆散、金铃子散，以疏肝行气，验之临床，疗效可靠。（见：《首批国家级名老中医效验秘方精选》）关氏亦指出肝硬化腹水治宜化瘀行气，然行气又是化瘀之关键，行气须上、中、下三焦同行，蟋蟀干破血行气，以大黄䗪虫丸破血消癥，收效颇佳。（《中医杂志》1985〈5〉：6）

（三）攻下逐水与益气扶正同用

陈氏自拟变通十枣汤（甘遂 10g，大枣 30～50 枚，共煎，弃渣、汁，食大枣），寓泻于补中，以缓逐水浊，并指出腹水消退后需及时随证施治，尤应注重扶正补益。李氏本着《黄帝内经》“先病后中满者治其标”的原则，在辨证施治基础上，自拟鼓胀消水丹（甘遂粉 10g，琥珀 10g，枳实 15g，沉香 10g，麝香 0.15g）行气逐水，前后分消，并用大枣煎汤送服，取其益气健脾，顾护脾胃，免伤正气之力。用之得当，取效尤捷。（见：《首批国家级名老中医效验秘方精选·肝硬化腹水》）

（四）中西医结合

朱氏治疗本病采用中西医结合分阶段治疗。中医扶正活血以治本，祛邪利水治其标，贯穿治疗之始终。配合西药利尿剂短程、联合、反复、间歇用药。用方：①气阴两虚以愈肝汤为主；②脾肾阳虚用十全大补汤合桂附八味丸加巴戟天、菟丝子、鹿角、刘寄奴、鬼箭羽、陈皮、半夏、木香、大枣；③肝肾阴虚用养阴活血汤（沙参、石斛、知母、玉竹、熟地、枸杞子、龟甲、陈皮、木香、赤芍、刘寄奴、鬼箭羽、马鞭草、茵陈为主）；④祛邪利尿利水汤（龙葵、石英、车前子、过路黄、半边莲、腹水草、马鞭草、葫芦）。西药速尿 20mg，每日 2～3 次，氨苯蝶啶，50～100mg，每日 3 次；安体舒通 20～40mg，每日 3～4 次，氯化钾 0.75～2g，每日 3 次。如上述药效不显时，加速尿 80～160mg 入 25%葡萄糖注射液 20ml 静脉注射，每日1～

2 次，必要时加入 20%甘露醇 250～500ml 加压快滴，疗程 5～7 天，间隔 4～5 天，待腹水消退后，停用西药用中药巩固。治疗 396 例，显效 336 例（占 84%），好转 27 例（占 6.7%），无效 33 例（占 9.3%），腹水消退率为 84%，有效率为 90.75%，平均腹水消退时间为 21 天，有 185 例白蛋白增高，110 例（占 33%）白/球蛋白倒置改善并恢复。1、3、5、9 年远期稳定率分别为 73%、54%、48.6%及 33.6%。（《江苏中医》1989〈4〉：15）

（五）肝昏迷的治疗

关氏指出，肝硬化并发肝昏迷早期神识昏糊者，用黄连温胆汤加减收效尚可。较重者，可以犀角地黄汤合安宫牛黄丸醒脑开窍。（《中医内科学》，第 6 版，上海科学技术出版社）。热闭昏厥选用至宝丹，痉厥者用紫雪丹，亦可用醒脑静注射液 40～60ml 加入 5%或 10%葡萄糖注射液中静滴，每日 1～2 次，连用 1～2 周。

综上所述，中医治疗鼓胀有悠久历史，历代医家积累了丰富的经验。现代研究表明中药具有提高人体免疫系统功能，促进肝脏蛋白合成，及止血、消炎、抗菌、降脂、保脏、强心、利尿等功能，在肝硬化腹水治疗方面，具有广阔的前景。中西医结合治疗，可望进一步提高疗效。

胁　痛

【概述】

胁痛是以一侧或两侧胁肋部疼痛为主要表现的病证。古又有“季肋痛”、“心胁痛”之称。胁肋为肝胆所居之处，故胁痛多与肝胆疾病有关。

《素问·缪刺论》首提“胁痛”之病名。并对其病因病机证候表现有多处论述。如《灵枢·五邪》说：“邪在肝则两胁中痛。”胁痛只是一个症状，引起胁痛的原因甚多，涉及疾病种类也较广，其病情之轻重、治疗难易差别甚大。

由于此证临床十分常见，病情轻浅者较易辨治，而病久难治者亦不少，故其中有相当的病例属疑难病范畴。

本病证与西医的急慢性肝炎、胆囊炎、胆结石、肝硬化、肝脓疡、胆道蛔虫病、肝癌以及肋间神经痛等相似。上述病证中只要有以胁痛为主症者，均可按胁痛论治，可见其涉及面之广，病情轻重差别之大。若出现黄疸者，可参阅“黄疸”的有关理论；若有腹水者，又可参阅“鼓胀”的论述；肝癌早期也有以胁痛为主症者，但其病情变化迅速，其病机另有特点，辨证时要结合西医的其他检查，不可延误病情。

【病因病机概要】

胁痛有突然而发者，有缓缓而作者，除胁痛的主症外，必有其他相关的症状及脉舌可辨。由于其病种多，成因各不相同，中医探索其病因病机，只能从其众多成因中寻求其常见和共性的东西。此处主要归纳胁痛的常见的和难治病证方面的病因病机。

1. 肝气郁结，克脾犯胃　由于肝胆所居之处在胁下，其经脉布于胁肋，若暴怒伤肝，或情志抑郁，皆可使疏泄失常，肝失条达之性，肝气阻滞不利，郁于其经或加其他邪犯，则成胁痛之证。肝郁之后最易克脾犯胃，故常兼见腹胀、泄泻、嗳气、呕恶纳差、脉弦之症。如李东垣《脾胃论》所说：“肝木妄行，胸胁痛，口苦舌干，往来寒热而呕，多怒，四肢满痛，淋溲便难，转筋腹中急痛，此所不胜乘之也。”

2. 血瘀络窒，久积成痞　肝气郁结日久，未能及时疏解或治疗不得法，由气及血，由经及络，或加湿热毒邪阻滞，或由外力碰撞，致使瘀血阻滞肝胆之经络，遂成瘀血留着，络脉壅窒，而致胁肋疼痛。若病久失于调治，则瘀阻成痞，胁下可及痞块，甚或血不利而为水，致成水鼓。

3. 湿热毒邪，侵犯肝胆　脾失健运，易致痰湿中阻，若加饮食不洁，湿热毒邪侵袭，内外合邪，壅滞肝胆郁而不达，其疏泄功能失常，毒邪害正，经脉为之阻塞，气血皆郁而不畅，致成胁肋疼痛之证。

4. 肝肾阴虚，经脉失养　久病正气渐耗，或湿热邪毒伤正，或气滞血瘀无以养正，或加劳欲过度，精血亏损，或治疗失当而正损，或纳食不佳而精血之源匮乏，久而久之，则肝肾之阴精不足，血不养肝，络脉失养，而胁痛绵绵不愈。如《金匮翼》说："阴虚血燥则经脉失养而痛。"

综上所述，胁痛之病位主要责之于肝胆，与脾胃、肾密切相关。肝郁气滞，血瘀阻络，湿热邪毒致"不通则痛"属实；精血不足"不荣则痛"属虚。迁延日久，可由实转虚。病机又可相互转化，如气病可以及血，导致气血同病。湿热蕴结又可阻滞气血，或灼伤肾阴，使病机更加复杂。

【疑难剖析】

胁痛皆与肝胆疏泄功能失常有关。由于其涉及病种较多，病情轻重程度及预后差异较大，病机亦极其复杂。一般疗法难以奏效情况下，有的甚至需要转入外科治疗，因此，中医临床将其列为疑难病。

（一）病种多、病情轻重及预后差异较大

以胁痛为主的病证就囊括了西医学各种常见急慢性肝胆疾病、胸膜炎、肋间神经痛及肝癌、肝血管瘤等，涉及多个病种、多个学科。这就要求医者遇到胁痛病时，除了明确鉴别与胃痛、腹痛区别外，既要分析病因，是外感还是内伤，是继发还是原发，是新病还是久病，还要详察病势之在气在血，病机属虚属实。再者要辨病与辨证相结合。如胁痛患者右胁肿硬疼痛，纳呆，进行性消瘦或见黄疸者，应考虑肝癌的可能，应及时明确诊断，积极治疗，以免延误病情，酿成不治。因此，以上诸多因素给临证又增加了相当的难度。

（二）病机变化复杂

初病肝郁气滞者，治疗得当多可痊愈。然郁久不解则可致肝郁化火，耗伤肝阴。肝木伐土可致肝胃不和，肝郁脾虚。肝郁日久，可由气及血导致肝血瘀阻，甚或形成癥积；气滞津停，即可生痰，而致痰气互结或痰瘀同病。肝胆湿热、肝胆实火者又可炼液为石，又难免需要外科治疗。总之，其病转化较为复杂，在单用传统中医救治缓不济急情况下，又需中西医结合，以提高救治成功率。因此将本病归为疑难病，此亦为原因之一。

【辨疑思路】

胁痛的发作有久暂之分，程度有轻重之异，预后有吉凶之别，对其辨证有难有易。易者易辨易决，难者难辨难治。其辨证之思路应从以下几点考虑：

（一）首辨胁痛性质

走窜或游走性胁痛，其痛时发时止，或呈胀痛者，多属肝气郁滞，病在气分，其证较轻浅。

痛有定处，呈刺痛性质，发作以夜间为甚，伴舌黯或有瘀斑瘀点而脉涩或弦者，多属瘀血性疼痛，其病多在血分。

隐隐作痛，其痛绵绵，劳累后加重，揉按可减轻，其证多属肝肾不足，络脉失养所致。

胁痛较剧，痛有定处，疼痛持续不断，间歇性加剧，伴舌红、苔黄腻、脉弦滑者，多属肝胆湿热所致。

（二）二辨胁痛虚实

实痛多较剧烈，胁痛多呈刺痛、胀痛难忍，伴脉弦而有力，舌苔白厚或黄腻，不耐揉按等；虚痛多病程较长，其痛不剧，呈隐隐作痛性质，伴疲乏无力，纳差，精神较差，舌少苔垢，脉多虚软无力等。

若虚实并见，则胁痛症状与舌脉之间有相互矛盾之处，如既有胁肋刺痛，入夜转甚，苔黄厚浊腻，又有疲乏无力，手足心发烧，脉弦而虚等。临床所见属疑难病证的胁痛，虚实并见、寒热错杂者较为多见，孰重孰轻，其辨较难，其治也多费斟酌。

（三）辨证与辨病相结合

如前所述，胁痛包括了西医多种病证。因此，临床辨证须与西医辨病相结合，能借用化验、B超等现代检查者，应尽量加以利用，以明确诊断属何种病证，如甲肝、乙肝、胆囊炎、胆结石等，并排除肝癌等恶性病变，方不致贻误病情，并使中医辨证做到有的放矢，心中有数。

（四）辨病位与脏腑

胁痛与胃痛，病位相近，易致混淆。因有的患者叙证不清，所以必须辅以相应的触诊，判断确系胃痛还是胁痛，以明辨其病位。其次，胁痛虽为肝胆疾病，但因肝易犯脾克胃，常常肝脾同病或肝胃同病，或肝肾两亏等，因此辨胁痛时必须对病变涉及的脏腑搞清楚，方不致失误。

总之，胁痛的辨证须以实证（气滞、血瘀、湿热）、虚证（阴血亏损、肝失所养）等为主，其次明辨虚实并见之证。

【治难方药】

关于胁痛的论治，古今积累了丰富的经验，创造了众多的治法和方药。归其大略，主要有疏、活、清、补四个方面，或一法为主，兼容他法，或数法合用，权衡主次。发病时间较短，邪气较轻浅，正气尚不太虚弱的证候，一般只要辨证准确，用药恰当，无太过或不及之弊，一般还是较易获得比较理想的疗效的。比较难辨难治的胁痛，多在血分、络脉等较深的病位，或湿热缠绵之证，或正虚邪恋之机，或毒邪鸱张之候，当此之时，尤须谨慎。

1. 肝气郁结

证候：胁痛以胀痛为主，部位走窜不定，胁痛与情志关系密切，每因情志不畅而加重，伴胸闷、气短、舌苔薄、脉弦等症状。若克犯脾胃，可兼嗳气频频、纳差或呕恶、泄泻之症。此证型在胁痛中最常见，早期最为多见，也可出现在中后期。

治法：疏肝解郁，理气止痛。

方药：柴胡疏肝散加减。柴胡 12g，香附 12g，枳壳 10g，陈皮 10g，川芎 12g，芍药 12g，甘草 6g。

此方用柴胡、香附疏解肝郁，配枳壳、陈皮以理脾气之滞，川芎活血行气，芍药、甘草缓急止痛，共为疏肝理气止痛的首选方剂。若胁痛较重者，可加郁金、元胡以理气止痛；肝郁化火者，去辛温升散之川芎，改用川楝子、栀子、黄连以清肝火、疏肝气；肝郁犯脾者可加白术、茯苓；犯胃致呕恶者可加半夏、生姜、代赭石等降逆止呕；肝郁兼肝阴肝血不足者，可酌加当归、白芍、女贞子等。

2. 血瘀络阻

证候：胁痛如针刺，痛处比较固定，入夜疼痛加剧，或肝脾肿大，质地较硬，面色晦滞，舌质紫黯或有瘀斑瘀点，脉象沉涩。

治法：活血化瘀，通络止痛。

方药：血府逐瘀汤加减。桃仁 12g，红花 8g，川芎 10g，牛膝 15g，当归 10g，丹参 6g，柴胡 6g，枳壳 10g。

此方本治胸中血瘀，但活血理气止痛大法皆备，故可治瘀血胁痛。方中桃仁、红花、川芎、赤芍活血化瘀，牛膝通利血脉引血下行，当归、丹参养血活血，柴胡、枳壳等疏肝行气，气滞较重者可再加郁金、香附、川楝子等以加强理气之功。肝脾肿大者可酌加三棱、莪术、鳖甲，并重用丹参，或加服大黄䗪虫丸；若兼湿热夹毒者可加茵陈、虎杖、白花蛇舌草等。并可肌注复方丹参注射液。

3. 湿热夹毒

证候：胁痛口苦腹胀，头晕头胀，耳痛耳肿或咽肿，胸闷纳呆，大便溏而不爽，小便黄赤，或有黄疸，舌质红，舌苔黄腻，脉弦滑。

治法：清利湿热，泻火解毒。

方药：龙胆泻肝汤加减。龙胆草 12g，黄芩 10g，栀子 10g，车前子 12g，泽泻 10g，木通 6g，柴胡 6g，生地 10g，当归 10g，甘草 3g。

此方用龙胆草苦寒入肝胆，清肝胆实火湿热，黄芩、栀子助龙胆草清热泻火，茵陈清利肝胆湿热，车前子、泽泻、木通利湿热下行，甘草调和诸药。然此方较苦寒，易伤中气，不可久用，临证用时可随湿热渐消而减少苦寒药物，或加炒麦芽、焦山楂以护胃气。若临证表现为纳呆、恶心欲吐、腹胀、便溏不爽、苔黄腻等中焦湿热症状时，可加半夏、生姜、草果仁、白蔻、砂仁、茯苓等化除中焦湿热。若胁痛较剧，高热，大便恶臭，小便黄浊，咽喉肿痛，面黄目黄，或兼神志时清时寐等症者，多为湿热夹毒，上犯心脑，可用甘露消毒丹化裁，并适当加上白花蛇舌草、大黄、虎杖、板蓝根等清热解毒之品，湿热久羁兼正虚者，随湿热渐去而适当加入益气（如黄芪、黄精、太子参等）、养阴（女贞子、白芍、生地）、凉血（丹皮、赤芍）等品。

4. 肝肾阴虚，络脉失养

证候：胁肋隐隐作痛，绵绵不愈，不耐劳作，遇劳加重，口干咽燥，心中烦热，头晕目眩，腰膝酸软，舌红少苔，脉细弦而数。

治法：滋阴疏肝。

方药：滋阴舒肝汤加减。生地 12g，女贞子 10g，沙参 15g，麦冬 15g，当归 15g，川楝子 12g，香附 12g，佛手 12g，丹参 15g，白术 12g。

方中以生地、女贞子滋养肝肾，沙参、麦冬、当归养阴柔肝，川楝子、香附、佛手疏肝理气止痛，兼可清热，丹参活血，白术健脾。有虚热者，加知母、栀子以清热，加酸枣仁、夜交藤以安神；头目眩晕者，加黄精、菊花以益肾清热；血分瘀滞重者可加赤芍、桃仁、生山楂。

【效方览胜】

1. 疏肝散

组成：黄连 6g，柴胡 3g，当归 3g，青皮 3g，桃仁 3g，枳壳 3g，川芎 2.1g，白芍 2.1g，红花 1.5g。水煎服。

功能：疏肝理气，化瘀止痛。

主治：左胁下痛者，肝积属血，或因怒气所伤，或跌仆闪挫所致或为痛。(《万病回春·胁痛》)

2. 化肝煎

组成：青皮 10g，陈皮 10g，芍药 15g，丹皮 12g，栀子

12g，泽泻 15g，土贝母 10g。

功能：疏肝理气，解郁清火。

主治：怒气伤肝，胁痛，烦热，甚则气逆动火、动血。(《景岳全书·杂证谟·胁痛》)

3. 散瘀汤

组成：水蛭 3g，当归 15g，丹皮 15g，红花 15g，甘草 3g，生地 9g。水煎服。

功能：清热凉血，散瘀止痛。

主治：跌仆之后，两胁胀痛，手不可按。(《辨证奇闻·胁痛》)

4. 复元活血汤

组成：柴胡 15g，瓜蒌根 9g，当归 9g，红花 6g，甘草 6g，穿山甲 6g，大枣 30g，桃仁 9g。

功能：活血化瘀，疏肝通络。

主治：跌打损伤，瘀血留于胁下，痛不可忍。(许济群方，见：《中医内科学·理血剂》)

5. 金铃泻肝汤

组成：川楝子 15g，生明乳没各 12g，三棱 9g，莪术 9g，甘草 3g。

功能：活血散结，疏肝止痛。

主治：胁下焮痛。(《医学衷中参西录·治气血郁滞肢体疼痛方》)

6. 柴胡解毒汤

组成：柴胡 10g，黄芩 10g，茵陈 12g，土茯苓 12g，凤尾草 12g，草河车 6g。

功能：疏肝清热，解毒利湿。

主治：急慢性肝炎。表现为谷丙转氨酶显著升高，症见口苦，心烦，胁痛，厌油食少，身倦乏力，小便短赤，大便不爽，舌苔白腻，脉弦。(刘渡舟方，录自《首批国家级名老中医效验秘方精选》)

7. 舒肝化癥汤

组成：柴胡 9g，茵陈 20g，板蓝根 15g，当归 9g，丹参 20g，莪术 9g，党参 9g，炒白术 9g，黄芪 20g，女贞子 20g，五味子 15g，茯苓 9g。

功能：舒肝解郁，活血化瘀，清热祛邪，培补脾肾。

主治：各种急、慢性病毒性肝炎，早期肝硬化，肝脾肿大，肝功能异常。（周信友方，录自《首批国家级名老中医效验秘方精选》）

8. 肝癌方

组成：小叶金钱草 30g，虎杖 30g，姜黄 12g，栀子 10g，丹皮 15g，茵陈 20g，蒲公英 30g，龙葵 30g，蛇莓 30g，半枝莲 30g，厚朴 10g，大腹皮 10g，白英 30g，羊蹄根 20g，莱菔子 15g。

功能：清热利胆，泻火解毒。

主治：湿热结毒型肝癌。（郁仁存《中医肿瘤学》）

9. 加味一贯煎

组成：麦冬 15g，生地 30g，枸杞子 12g，川楝子 10g，当归 12g，沙参 10g，薄荷 6g，柴胡 12g，鸡血藤 30g，夜交藤 30g，姜黄 12g，郁金 12g，丹参 15g。

功能：滋阴疏肝，解毒活血。

主治：慢性迁延性肝炎。（方药中方，录自《当代名医临证精华·肝炎肝硬化专辑》）

10. 加减柴胡疏肝散

组成：柴胡 10g，白芍 10g，川芎 10g，香附 12g，枳壳 10g，甘草 3g，郁金 10g，三棱 10g，焦山楂 15g，元胡 10g，丹参 15g，麦芽 12g。

功能：舒肝解郁，活血止痛。

主治：肝气郁结，气滞血瘀或犯胃克脾之胸胁胀满不舒或胁痛等症，舌质黯红，舌下脉络粗张，脉弦涩。（张学文方，见：《张学文医学求索集》）

【疑难病案】

例1：王某，女，38岁，咸阳市沈家小区居民。1992年3月29日初诊。

胁肋部及胃脘处胀满不适，偶有疼痛，泛酸，嗳气纳差，约一周。近一周来因情绪不佳，上述症状加重，眼睛干涩，大便不调，小便黄，睡眠不安，月经正常，舌质黯红，苔薄黄，脉弦细。触诊肝区及胃脘部压痛。2年前患过“乙型肝炎”，经治疗好转，但肝区一直不适，肝功能化验时好时坏。

辨证：肝胃不和，气滞血瘀。

方药：柴胡10g，白芍15g，枳壳12g，甘草3g，川芎10g，香附10g，焦三仙各15g，鳖甲15g（先煎），三棱10g，女贞子10g，三七3g（冲服），6付，水煎服。

服后胀满减轻，即以上方为基础，去川芎，加丹参、赤芍、白术、茯苓。并坚持服用。半年后见患者，诉诸症已愈。

按：此例胁痛、胃脘痛属“乙肝”之肝胃同病。病久未彻底治愈，遂成迁延之势，不但气滞血瘀，且犯胃腑，方用柴胡疏肝散为基础，舒肝理气，解郁活血，加鳖甲、三棱、三七软坚化瘀止痛，焦三仙消食和胃，女贞子兼养肝阴。方证对路，故服后效佳。后去川芎之辛散，加丹参、赤芍之活血祛瘀，加白术、虎杖、白花蛇舌草等贯用之品，乃一虑其苦寒易伤脾伤胃，二因久病胃弱，湿热不显。

例2：周某，女，25岁，咸阳某纺织厂工人。1993年6月15日初诊。

肝区隐隐作痛1月余曾在厂内治疗未效。现症右胁肋部隐痛，全身疲乏无力，纳差，眩晕，双目干涩，视物不清。乙肝化验，一三五项阳性，肝功能正常。舌质黯红，舌苔薄白，脉弦细。

辨证：阴虚络阻，气滞毒留。

治法：养阴活血，行气解毒。

处方：生地12g，当归10g，白芍12g，川芎10g，赤芍

10g，香附 12g，郁金 12g，川楝子 12g，元胡 10g，白蒺藜 10g，连翘 15g，茵陈 30g，板蓝根 15g，生甘草 6g。

二诊（1993 年 6 月 30 日）：服上方 12 剂后，效果非常明显，胁部隐痛大减，但仍疲乏无力、纳差，舌质黯红，脉弦细。仍以上方化裁，加白术 12g、太子参 15g、黄精 15g，茵陈减为 15g。

三诊（1993 年 8 月 16 日）：患者因其他病来诊，诉服上方约 2 月，症状全消。嘱其仍要坚持服药，隔日 1 剂，以巩固疗效。

按：此例胁痛，乃属阴血不足，气滞血瘀毒留。一般可用一贯煎之类加减。然此病人不能单纯养肝，因它虽有阴血虚，但还有气滞、毒留、正虚之隐患。故以生地四物汤滋养肝阴肝血，加郁金、元胡、香附、川楝子、白蒺藜行气舒肝止痛，赤芍加强活血之力，板蓝根、连翘、生甘草清热解毒，茵陈利胆清热。此与例 1 同属“乙肝”，辨证立法处方不同，皆收较理想之疗效，关键在于辨证要准，用药要随证而选，无太过不及之弊。

【名医经验】

夫胁痛者，当视内伤、外感之邪而治之。因怒气伤触，悲哀气急，饮食过度，冷热失调，颠仆伤形，或痰积流注于胁，与血相搏，皆能为痛，此内因也；耳聋胁痛，风寒所袭而为胁痛者，此外因也。（《寿世保元·胁痛》）

胁痛多实……初痛在经，久必入络，经主气，络主血。有营络虚寒，得食痛缓者，辛温通络，甘缓补虚；有肝阴虚者，热痛嗌干，宜凉润滋液；有液虚风动者，胁气动跃，宜滋液熄风；有郁热胀痛者，宜苦辛泄降。（《类证治裁·胁痛》）

鱼脑化石散：鱼脑石 120g，滑石 60g，炒鸡内金 90g，研极细末后混匀，每次 3g，每日 3 次。空腹开水送下。此为 1 个月用量，一般服 2～3 个月即可收效。本方对泥沙型结石效果较好。（柴浩然，见：《中华名医特技集成》）

加味五金汤：治疗胆囊炎、胆结石，是俞慎初教授在长期临床实践中创制的经验方。方由金钱草 30g、海金沙 15g、鸡内金10g、金铃子10g、川郁金10g、玉米须15g组成。具有清肝利胆、化结排石之功效。（俞慎初，见：《中华名医特技集成》）

胆囊炎病因应强调湿热蕴结肝胆，由于湿热蕴结肝胆，影响肝胆疏泄，渐致气滞、血瘀。可见湿热、气滞、血瘀三者关系密切，临床难以截然分开。故以治疗肝胆湿热为主，兼顾气滞血瘀。我常用金钱草24g，茵陈15g，郁金9g，黄芩12g，黄连3g，木香9g，枳实9g，元胡6g，金铃炭12g，甘草6g治疗，收效甚佳。（傅灿冰，见：《当代名医证治汇粹·胆囊炎证治》）

金钱开郁散：金钱草30g，柴胡、枳实、白芍、海螵蛸、浙贝母各9g，郁金6g，甘草3g。主治胆石症缓解期，病程较长，无明显腑实证者。（魏长春，见：《中医实践经验录》）

胆宁汤：由茵陈、虎杖、生大黄、生山楂、鸡内金、青皮、陈皮、郁金（原方无剂量）组成。功能：疏肝利胆，健脾和胃。主治慢性胆囊炎、胆石症（肝胆气郁型）。（朱培庭，见：《上海中医药杂志》1986〈9〉：15）

胆为六腑之一，六腑以通为用，以降为顺。胆石症病因多系胆腑不通，病机特点以邪实为主，故“通”法是重要治法，即以通为补。辨证时抓住痛、黄、热三个环节，应用疏肝利胆、通里攻下、清热利湿、活血解毒等治法。（巫君玉等《现代难治病中医诊疗学》）

胆石症属于胁痛门中的“痰瘀胁痛”范畴，致病原因是“水、气、火”郁滞少阳，升降失司，胆失和通。胆石症的治疗归纳为：肝郁为根，石为痰体，热结为主，闭塞为患，和通为治，化痰为旨，治肝为先，以通为补，以辛散结，以咸软坚，以燥化饮，帅气化瘀，畅通三焦，和顺通达是刻意追求的总目标，疏瀹气机是贯穿理法方药的总原则。（吴金源，见：《天津中医》1989〈2〉：6）

【研究进展】

（一）理论研究

近年来通过大量临床实践，对病毒性肝炎，特别是慢性乙型肝炎病因病机学提出一些新观点。如湿困阴虚、痰瘀互阻、湿邪邪毒说等。钱英通过对60例乙肝表面抗原两次转阴患者分析发现，获效原因是由于合理地解决了“利湿而不养阴，养阴而助湿”的治疗矛盾，故乙肝的病机即可用“湿邪余邪残未尽，肝郁脾肾气血虚”来概括，前者以“湿”为重点，后者以“肾”为重点。湿困与阴虚之矛盾是导致乙肝难以治愈的重要原因之一。(《中医杂志》1985〈4〉：10）喻森山认为慢性活动性肝炎难治的原因，相当程度上与痰瘀胶着有关。认为本病病机，多由湿热久羁化生痰浊，痰浊阻络，血行不畅，致成血瘀，“血瘀既久，亦能化为痰水”。瘀血与痰水之间互为因果，相互转化，形成痰瘀胶着的病理格局。(《中医杂志》1985〈4〉：11）《临床中医内科学》提出，本病病因有湿热、疫疠、热毒之不同；初起以肝胆湿热，疫毒蕴结为主，迁延半年以上转为慢性。肝炎慢性期，在正邪交争的整个过程中，湿热疫毒虽属余邪残存，但易死灰复燃。1991年12月，原中华全国中医学会内科学肝病专业委员会讨论并制定了《病毒性肝炎中医辨证标准（试行)》和《病毒性肝炎中医疗效评定标准（试行)》，将急性黄疸型肝炎分为阳黄证和阴黄证；将急性无黄疸型肝炎分为湿阻脾证和肝郁气滞证；将慢迁肝和慢活肝分为湿热中阻证、肝郁脾虚证、肝肾阴虚证、瘀血阻络证、脾肾阳虚证；将淤胆型肝炎定为瘀热痰阻型。总之，上述标准的制定，无疑对提高中医临床和科研水平，起到了一定积极作用。

（二）临床研究

中医中药治疗病毒性肝炎主要针对恢复肝功能、调控免疫、改善肝脏病理过程、清除乙肝病毒等4个方面。

1. 恢复肝功能

降酶：目前临床广泛采用的有效治则是清热化湿解毒、芳香化浊、疏肝理气等。代表药物如五味子制剂、垂盆草制剂等。单味药有四基黄、五味子、青叶胆等。

降浊：中成药多可选用乌鸡白凤丸、河车大造丸。单味药可选用山楂、决明子、虎杖、大黄、首乌等。增加血清白蛋白可加大枣、白术、人参、阿胶、鹿角胶等。

退黄：对重症肝炎来说，血清胆红素持续上升超过342μmol/L时，说明肝坏死程度已相当严重。退黄为恢复肝功能的首要任务。针对湿热毒盛阳黄多采用清热利湿、泻火解毒、通腑利胆法，如茵栀黄注射液。汪承柏针对瘀热互结的淤胆型肝炎，采用凉血活血法，用赤芍10～150g，葛根30g，生地、丹皮、丹参各15g，取得较好疗效。然在肝功能恢复方面，要在中医辨证论治原则指导下，合理选方用药，才能取得满意疗效。

2. 调控免疫　目前认为乙肝肝组织损伤，有一系列免疫反应的参与。因此，调控免疫是治疗慢性乙肝的又一重要环节。研究发现清热解毒类、活血化瘀类、健脾补肾类、调补阴阳类中药具有一定免疫调控功能，主要表现为：①提高吞噬细胞功能；②提高补体水平；③促进淋巴细胞转化；④增强T细胞功能；⑤增强B细胞功能；⑥诱生干扰素；⑦增加解毒；⑧抑制免疫功能。

3. 改善肝脏病理过程

改善肝脏微循环：中药改善肝脏微循环状况的主要是活血化瘀类药。临床常用复方丹参注射液每日12～24g静脉滴注，或川芎注射液每日150～200mg静脉注射。内服中药活血化瘀汤剂，常用药有丹参、川芎、赤芍、当归、桃仁、红花等。

抗肝纤维化：抗肝纤维化是预防慢肝向肝硬化发展的重要环节。中医临床常采用活血化瘀、柔肝软坚、散结通络等治法，取得了一定疗效。如韩经寰应用“强肝汤”和“强肝软坚汤”治疗慢肝、肝硬化获良效。(《中西医结合杂志》1984〈2〉：74)四氯化碳致实验性肝损伤组织学改变的中药治法研究表明，疏肝解郁法和活血化瘀法有减轻肝纤维结缔组织形成，抑制肝硬化发生的作用，益气健脾法和滋补肝肾法较前两法稍差。单味药如丹参、王不留行、三棱、莪术有软肝缩脾之功能。

抗肝坏死，促进肝细胞再生：肝细胞的再生受多种激素的调节，如胰岛素、胰高血糖素均具有明显的促进肝细胞再生作用。马学惠等通过实验发现丹参在改善血循环同时，可带来较多胰岛素和胰高血糖素，具有一定肝细胞再生作用。(《中西医结合杂志》1983〈3〉：180）说明活血化瘀类药物具有一定改善微循环，减少病变部位缺血，增加营养及氧供给，加快病灶组织修复功能。近年来临床和实验研究亦表明清热解毒药物有减轻肝实质细胞炎症和减少其变性、坏死等作用。补气、养血、健脾、补肾等扶正中药大多能提高各种组织细胞的活力和功能，促进代谢，增加营养物质的吸收和利用，从而调节提高免疫功能和肝细胞再生能力。

4. 清除乙肝病毒　目前对清除乙肝病毒尚无有效手段。中医中药显示了较好的前景。

傅大名等采用桑寄生、桑椹子、旱莲草、虎杖、贯众、蚕砂组成贯桑合剂，治疗 HBsAg 阳性患者 70 例，经 1～3 个月治疗，46 例转阴，转阴率达 66%。(《新中医》1981〈8〉：32）有人研究，对 HBsAg 有抑制作用中药有大青叶、板蓝根、虎杖、石榴皮、胡黄连、鱼腥草、胡麻仁、糯米根、大黄、黄柏、艾叶、肉桂、麻黄、紫参、地榆、贯众、莲须、蚕砂、白矾、黑矾、灵芝、蜂房、三七等。

总之，中医药治疗乙肝，其作用机制是多成分、多渠道、综合作用的结果。临床应用，尚需辨病、辨证相结合，方能获得良效。

积　聚

【概述】

积聚是以腹内结块，或胀或痛为主要临床特征的病证。分言之，积是有形，固定不移，痛有定处，病程较长，病情较重，多属血分，多为脏病；聚乃无形，聚散无常，痛无定处，病程较短，病情较轻，多属气分，多属腑病。览古今文献，其病多因正气亏虚、脏腑失和、气滞血瘀、痰浊蕴结腹内等所致。

积聚之名，首见于《灵枢·五变》：“人之善病肠中积聚者，皮肤薄而不泽，肉不坚而淖泽。如此，则肠胃恶，恶则邪气留止，积聚乃伤。”并认为其发生与寒邪外侵及内伤忧怒，以致“血气稽留”、“津液涩渗”、着而不去等因素有关。随着中医学的不断发展，历代医家对本病的认识亦日趋完善，并积累了丰富的经验。宋代严用和《济生方》强调积聚发病与七情相关。金元时期《治法机要》一书认为人体正气亏虚是积聚发病的重要因素。明代李中梓《医宗必读》认为：“积之成也，正气不足而后邪气踞之。”在治疗上把攻、补两大法与积聚病程中的初、中、末三期有机地结合起来，如云：“初者病邪初起，正气尚强，邪气尚浅，则任受攻；中者受病渐久，邪气较深，正气较弱，任受且攻且补；末者，病魔经久，邪气侵凌，正气消残则任受补。”强调治疗本病，应“屡攻屡补，以平为期”，为后世众多医家所遵从。综合各家之说概言之，情志郁结，饮食损伤，感受邪毒，而致气血积滞是形成积聚的重要病理；湿热、风寒、痰浊均是促成气滞血瘀的间接因素；正气亏虚则是积聚发病的内在因素。本病病因病机复杂，各种致病因素常交错夹杂，混合致病。发病过程中，存在着痰瘀交结，气血津液虚滞，正虚邪结，虚实互现；且因患者体质不同，所表现的病情轻重差异甚大，辨证与治疗有相当大的难度，不少医者视之为畏途，故多属于疑难病范畴。

西医学多种疾病，如腹部肿瘤、肝脾肿大以及增生性肠结核、肝硬化早期、胃肠功能紊乱、不完全性肠梗阻等，在发病过程中，可出现腹内结块、或胀或痛等临床表现，似属中医学积聚病证范畴。

对本病应尽可能结合现代检查手段，首先明确西医诊断，做到辨病与辨证相结合，然后可按照中医学的基本理论辨证施治，切不可贻误病情而失治误治。

【病因病机概要】

积聚的发生，多因情志郁结、饮食所伤、寒邪外袭以及其他疾病经久不愈所致。病变可累及多个脏腑，但主要责之于肝脾二脏失调。肝脾受损，脏腑失和，气机阻滞，瘀血内停，痰湿凝滞，热毒内生而成积聚。

1. 气滞　气是人体生命活动的动力和源泉。它既是脏腑功能活动的物质基础，又是脏腑功能活动的动力。气根于肾，来源于肺脾，疏泄于肝，帅血贯脉而周行于心。人体脏腑经络的各种生理功能，血液的运行，津液的输布，都依赖气的温煦、推动和激发。若各种致病因素影响到气的正常生理功能，脏腑经络气机阻滞运行不畅，可导致积聚的发生。具体地说，情志不畅，肝气郁结，脏腑失和，使气机阻滞或逆乱，日久聚而不散，则致聚证；外感寒湿，内伤于脾，脾失健运，聚湿生痰，阻滞气机，气滞痰阻而为聚证；酒食不节，寒温失宜，饮食失调，均可内伤脾胃，食痰交阻，气滞不行而病发聚证。

2. 瘀血　气血津液相互化生，相互为用。气与血，阴阳相随，互为资生，互为依存。气行则血行，气滞则血瘀。情志所伤，饮食失宜，外感寒湿，均可导致脏腑气机不畅，气机郁滞，气病及血，气滞血阻，积证遂生；津血同源，津病也可以及血，津液停聚为痰，痰阻气机，使血行不畅，瘀血内生。此外，瘀血还可由他病转归而来。如湿热黄疸经久不愈，湿邪留恋，阻滞气机而为瘀血；感染血吸虫，病久不愈，肝脾气血不畅，血络瘀滞，结而为块，以致成积。

3. 痰阻　痰浊之邪是人体疾病过程中的病理产物。多由外感六淫、七情内伤、饮食劳倦等，使肺、脾、肾气化功能发生障碍，从而影响到津液的正常输布和排泄，以致水津停聚而为痰饮。积聚的发生与痰浊之邪密切相关。痰浊生成之后，可进一步影响气血，气血运行不畅，痰浊内聚更甚，致使积聚病情逐渐加剧甚或恶化。

4. 热毒　热毒为阳热亢盛所致。有内外之分。属外感者，多是直接感受温热邪气；属内生者，则常由脏腑阴阳气血失调，阳气亢盛所致。热毒凝聚也是导致积证发生的重要病理因素。本病的热毒之邪多为内生。如情志不遂，五志过极化火，热毒内生；气滞、痰浊、瘀血停蓄于体内，日久可郁而化火，热盛而为毒；亦可由于医者失治、误治，过用温燥药物，耗伤津血，阴不制阳，阳热亢盛，热毒内生。热毒之邪生成之后，又可进一步耗伤津血，炼津为痰，血受热煎熬成块而为瘀血。

综上所述，积聚的发生过程中，存在着气滞、痰阻、瘀血、热毒等多种病理因素。这些病理因素并不是孤立存在的，常相兼为病。如气滞痰阻、气滞血瘀、痰瘀交夹、毒瘀凝聚等等。但气滞血瘀乃为积聚发病的病机关键。正虚、邪结是积聚发病的主要两个因素。大凡以气机阻滞、痰气交阻、食滞痰阻等以气滞为主因者，多为聚证；若气滞血瘀，脉络阻塞，结而成块者，则成积证。在本病的发病过程中，气滞可为血瘀，血瘀亦可阻滞气机，使气滞益甚。如此互为因果，互相戕害，瘀滞交结，以致本病日益为甚。

另外，积聚的形成与人体正气的强弱亦有着极为密切的关系。形体强壮之人，正气充盛，气血流畅，积聚无由所生；若形体虚弱，正气不足，气血运行迟缓，则每遇邪犯导致本病发生。正气的盛衰不仅关系到积聚的形成，而且与其病机演变亦有密切关系。正气充盛，气血畅达，病可向愈；若正气愈虚，气血不畅，病趋日甚。同时，积聚日久不愈，病邪日益侵凌，则消伐人体正气，正气愈虚，以致形成恶性循环，而加重本证，致使本证缠绵不愈。故《中藏经》明确指出："积聚癥瘕杂虫者，皆五脏六腑，其气失而邪气并，遂乃生焉。"

【疑难剖析】

（一）涉及病种多

积聚涉及现代医学腹腔脏器肿瘤、肝脾肿大、早期肝硬化、脂肪肝、胃肠功能紊乱、不完全性肠梗阻、肠扭转及原因未明的其他腹部肿块，病种较多。每一种病各有其病因病机、临床特征，对于初涉临床者来说，诊断与鉴别诊断的难度较大。

（二）辨证疑似证多

积聚之病机有气滞、血瘀、痰阻、热毒与正虚之不同，这些因素又常同时存在，相互影响或相互转化，且腹部脏器较多，经络循行复杂，如除足三阴经外还有足阳明胃经、任脉、督脉、带脉、阴跷、阴维等经脉循行腹部，给辨证带来了一定困难。况古代文献以积证为脏病，聚为腑病，但不少积证就发生在胃、肠，故而不可拘泥于古人之说。

（三）症状隐匿，早期诊断较难

聚证发作时可见病变部位有气聚胀满现象，但一般扪不到包块，缓解时症状消失。多数积证在腹部可扪及包块之前，常经过了相当一段症状隐匿时期，一旦发现积块时，正虚已显，邪气已深，疗效及预后较差，而目前尚缺乏早期诊断之有效手段。

（四）变证、坏证多

积证后期，可因肝胆疏泄失度，胆汁外溢肌肤，出现黄疸；水液内聚而或鼓胀；肝脾肾之阴阳亏损，湿浊内蕴而致关格；火热灼络或瘀血阻络或气虚不摄而致吐血、衄血之变证、坏证，均预示病情笃重，预后不良。亦可见慢性隐性失血，不易被医者觉察。一旦出现脱证，病情较为凶险。这些因素是将本病归为疑难病的重要原因。

（五）给药途径单一，难取速效

内科范畴的积证，多属肝、胃病变，一旦发现积块，多已属中、晚期。不少患者一发现就已出现腹水，治不及时，病情迅速恶化，出现关格、吐血、便血之症。此时传统口服汤剂有缓不济急之虞。况此时患者正气已虚，体质较差，有的患者大肉尽脱，单凭服用汤剂，收效有限。因此，改革传统剂型，对充分发挥中药疗效，提高救治成功率，具有重要意义。

【辨疑思路】

对本病应以患者的主诉及客观体征为诊断依据。聚证初发时，其病轻浅，尚缺乏明显的客观体征，往往以患者的主诉为依据，辨证时难以做到准确无误。若由于医者辨误、治误，常使聚证进一步发展，气病及血，发为积证。积证亦可因治不及时，使正气大虚，邪实益甚，转变为虚实夹杂，宿疾新恙共存之恶候。结合临床数十年的点滴体会，辨证审因可以从以下几点进行分析。

（一）详分积与聚，剔除疑似证

积聚虽常合称，实则二者有区别。积证以腹部可扪及大小不等，质地较硬的包块，并有胀痛或刺痛、痛有定处、肿块固定不移等特点。且积证大多有一个逐渐形成的过程。积块出现之前，相应部位常有疼痛，或兼恶心、呕吐、腹胀，以及倦怠乏力、胃纳减退、逐渐消瘦等正气亏虚的症状；虚损症状尤以发病后期更为突出。聚证以腹中气聚、攻窜胀痛、痛无定处、时作时止为临床主要特征。其发作时，可见病变部位有气聚胀满的现象，一般扪不到包块；缓解时气聚胀满消失。聚证发作之时，以实证的表现为主，反复发作，常出现倦怠无力、纳差、便溏等虚损证候。

临床常见之痞满、奔豚气、鼓胀等病证，与积聚颇多相似，应注意鉴别。痞满以患者自觉腹部（主要是胃脘部）痞塞不行、满闷不舒为临床特征，外无形证可见，不论病之轻重，均触不到异物。它既不同于聚证的时聚时散、发时有形、散则无物，更不同于积证的有形有物、结而不散，这是其根本的鉴别要点。奔豚气是病人自觉有气从少腹上冲胸咽的一种病证，其与积聚的鉴别关键在于：奔豚气是气从少腹上冲胸咽或有水气自少腹上冲到心下，其特点是自下逆上，如豚奔之状；聚证是气聚时散，仅限于腹部，积证是腹内结块，固定不移。鼓胀与积证颇似，相同的都是腹内有积块，所不同的是鼓胀除腹内积块外，更有水液停聚，肚腹胀大，腹内有无水液停聚是二者的鉴别要点。临证时，对上述疑似病证应当详解。

（二）细审病位，区别脏腑之所属

积聚的病位不同，标志着患病的脏腑不同，临证选方用药也不尽相同。一般心下属胃，两胁及少腹属肝，大腹属脾。右胁腹积块伴见胁肋刺痛、黄疸、纳呆、腹胀等症者，病位多责之于肝；胃脘部积块伴见反胃、呕吐、呕血、便血者，病在胃；左胁腹积块伴见患部胀痛、疲乏无力、出血者，多从肝脾考虑；右腹积块伴见腹泻或便秘、消瘦乏力者，或左腹结块伴见大便次数增多，脓血便者，其病多在肠。辨别积块的部位，可以及早发现病变，加强治疗用药的针对性。

（三）慎察初、中、末三期，虚实是关键

本病发展到一定的阶段，常呈虚中有实、实中夹虚的病要。大抵来说，聚者病情较轻，正伤不明显，治疗多以攻邪为主。积者则不同。积之初期，积块形小，按之软而不坚，人体正气未伤，多以邪实为主，若失治、误治，邪病日甚，则可伤及人体的正气；积之中期表现为积块增大，按之觉硬，人体正气已伤，虚实已经夹杂，若治不及时，病情进一步加重；积之末期，可见积块明显，按之坚硬，人体正气大伤，若徒攻其积，则正愈伤，而纯补其虚，则积不去。因此，对于积聚必须明辨邪正的盛衰和虚实孰轻孰重，以掌握好攻补的法度。

（四）详辨气、瘀、痰、主次宜分清

积聚的气滞、血瘀、痰阻三种病因，单独致病者少，合邪致病者多，而且各种病因中主次轻重差异甚大。如聚证出现腹中气聚，攻窜胀痛，时聚时散，脘胁之间不适，舌苔薄白，脉弦，以肝气郁滞为主，治疗上应以舒肝解郁、行气消聚为大法；而积证出现积块软而不坚，固着不移，胀痛并见，舌苔薄白，脉弦，既有气滞，又有血阻时，治宜理气活血并用；积证出现腹部积块明显，硬痛不移，面黯消瘦，舌苔薄，舌质边黯或见瘀斑、瘀点，脉细涩，以瘀血内结为要，治当以祛瘀软坚为根本大法。

（五）参考现代检查，中西医宜合参

由于积聚所包括的西医病种很杂，病情轻重、缓急、良恶差异很大，故临床借助现代各种检查，如CT、B超、内镜检查等，首先明确西医诊断，以确定积聚的良恶轻重，以保障在辨治之前心中有数。

【治难方药】

积聚的治疗，历代医家积累了丰富的经验，创制了众多的行之有效的方剂，验之临床，颇多效验，为众多临床医生所习用。

一、聚证

1. 肝气郁滞

证候：腹中气聚，攻窜胀痛，结块按之柔软，聚散无常，时或疼痛，痛无定处，脘胁痞闷不舒，脉弦，舌苔薄白。

治法：疏肝理气，消胀平聚。

方药：主方平肝消瘕汤。逍遥散、木香顺气散亦可酌情选用。柴胡12g，白芍30g，枳壳10g，半夏6g，当归15g，白术30g，山楂15g，神曲12g，鳖甲12g（先煎）。

平肝消瘕汤选用柴胡、白芍、枳壳、半夏舒肝和胃，行气解郁；白术、神曲健脾消食；当归、鳖甲、山楂以化积消聚。全方合为疏肝行气、消聚止痛之剂，对肝郁气滞所致瘕聚攻窜胀痛，有较好的临床疗效。《辨证录·卷七》对本方作了很好的说明："此方全在平肝以解郁，郁气一舒，不来克脾胃之土，则土气自安。加白术以健脾开胃，则脾胃气旺，不畏肝气之克，则气自通，肝何阻滞之有。况鳖甲、山楂皆是攻坚去秽之神药，何致有腹闷不舒哉。"对于气滞较重者，见胁肋胀痛、嗳气、善太息，可酌加香附、广木香、青皮、佛手等以增强其舒肝解郁之力。但疏肝理气药大多辛香而燥，若久用重用则耗伤阴津，损伤正气，临床应用宜适可而止。尤其对于年老体虚，素体阴虚血虚者，更须注意，尽可能选用行气解郁而不甚伤阴之品如川楝子、佛手、绿萼梅等。清代叶天士治肝气为患，每在辛散之剂中加入川楝子一味。川楝子味苦性寒，功能疏肝气，泄肝火，用之既能协助辛散之品更好地发挥理气之效，且能防止过用辛散温燥，以致耗气伤津之弊，亦示后人用药之妙。若出现肝郁化火，证见面红目赤、烦躁易怒、口干口苦等症，可选加丹皮、栀子、黄芩、石决明、夏枯草等药以清肝泻火。若出现肝郁化火伤阴而见眩晕耳鸣、两目干涩、心烦失眠多梦者可选加首乌、天冬、玄参、菊花、夜交藤、合欢皮，生龙牡以养阴安神。气滞日久，而兼见血瘀，出现疼痛如刺，入夜尤甚，痛处不移，舌质瘀黯者，可酌情选用丹参、桃仁、赤芍、莪术等以活血化瘀。若兼见食积，出现脘腹胀甚，嗳气酸腐者，可于方中酌加鸡内金、莱菔子；大便不畅者，加枳壳、大黄以通便导滞。若寒湿中阻，症见脘腹痞满，食少纳呆，舌苔白腻，脉象弦缓者，可用木香顺气散以温中散寒，行气化湿。

2. 食滞痰阻

证候：腹胀或痛，便秘，纳呆，时有如条状物聚起在腹部，重按则胀痛更甚，舌苔腻，脉弦滑。

治法：导滞通便，行气化痰。

方药：六磨汤加减。沉香 6g，木香 6g，乌药 12g，大黄 10g，枳实 10g，槟榔 10g。

方中大黄、枳实、槟榔化滞通便；沉香、木香、乌药疏利气机，燥湿止痛。食痰下达，气机通畅，则瘕聚自散。如痰湿盛者，可加陈皮、半夏、茯苓以增强化痰和中之力。若痰湿较重，兼有食滞，腑气虽通，苔腻不化者，可用平胃散加山楂、神曲等以健脾消导，燥湿化痰。若患者有经常发作的病史，其病因是蛔虫结聚，阻于肠道，可配服乌梅丸。此证型多见于西医的不完全性肠梗阻、肠道蛔虫病等。故在病人服药后，应密切观察病情变化，如经过积极合理的治疗仍不能奏效或加重者，则须考虑手术治疗。

3. 寒凝气滞

证候：腹中气聚，得寒则气聚而痛甚，得热则气散而痛消，形寒肢冷，尿清便溏，舌淡苔白，脉迟紧。

治法：温中止痛，行气散寒。

方药：大建中汤。人参 6～10g，饴糖 15～25g，干姜 6g，蜀椒 10g。

方中以人参、饴糖温补脾胃；干姜、蜀椒辛热大温之药温胃散寒止痛。合而为用，共收温中止痛、行气散寒之功。本方对于寒凝气滞所致聚瘕颇宜。本证型亦可选用温土消瘕汤。方中巴戟天、肉桂温补命门之火，火旺则阴霾自灭。人参、白术、茯苓健脾利湿，湿去而土燥温和；枳实、山楂有行气化瘀之功，气血通畅则疼痛自止。此方既治其标，又图其本，为标本同治之良方。若患者寒邪较甚，加乌药、附子以增强温阳之力；若痰饮内停者，可加茯苓、半夏、陈皮以增加其化痰之功；若出现四肢不温者，可酌加附子、桂枝以温阳通利血脉。

我们体会，聚证以功能失常病证居多，大多是可辨可治的，在排除一些险恶证候的情况下，辨清病因气、食、痰、寒、虫，用药恰到好处，剂量无太过不及之弊，多能取得较理想的疗效。

二、积证

1. 气滞血阻

证候：积块软而不坚，固着不移，腹部胀满疼痛，舌苔薄白，舌青紫，脉弦略涩。

治法：理气活血，通络消积。

方药：金铃子散合失笑散加减。川楝子 10g，元胡 15g，五灵脂 12g，蒲黄 12g。

方中金铃子疏肝理气，元胡活血止痛，五灵脂、蒲黄活血祛瘀，共收理气活血、通络消积之功。若气滞血阻较甚，而出现寒象者，可用大七气汤加丹参、赤芍、红花等活血祛瘀之药，以攻除其积；若兼见风寒表证，症见寒热、身痛、舌苔白、脉浮弦大者，应予宣表理气，通滞消积，可用五积散，使积证逐步消散；兼热者，加山楂、黄芩；胀痛甚者加川芎、香附、元胡；胀满纳呆者，加陈皮、大腹皮、厚朴。本证为积之初期，在病人正气不虚的情况下，应着重于攻，兼顾正气，但不可攻伐无度，应适可而止，待积消后，选用六君子之类以善其后。

三棱活血消积止痛之功甚佳，世人多畏其攻破之性而少用，但笔者临床所见对确属血瘀气滞之聚证，三棱与丹参、莪术等同用，未见不良反应。

2. 瘀血内结

证候：腹部积块明显，硬痛不移，面黯消瘦，纳减乏力，时有寒热，女子或见月事不下，舌苔薄，舌周边紫黯，或见瘀点，脉细涩。

治法：祛瘀软坚，兼调脾胃。

方药：鳖甲煎丸或膈下逐瘀汤。

膈下逐瘀汤方：五灵脂 9g，当归 9g，川芎 6g，桃仁 9g，丹皮 6g，赤芍 6g，乌药 6g，元胡 3g，甘草 3g，香附 3g，红花 9g，枳壳 5g。

鳖甲煎丸出于《金匮要略》，为仲景治疗疟母之方，具有行气、活血化瘀、利水、扶正等多方面的作用。临床上可用于积块大而坚硬作痛者。方中鳖甲，入肝脾以软坚化癥；大黄、桃仁、䗪虫、赤芍、赤硝、鼠妇、丹皮、紫葳活血化瘀；桂枝通阳而利血脉；柴胡、川厚朴、蜂房、蜣螂疏肝理脾，行气导滞，以散气分之郁结；射干、半夏、葶苈子、石韦、瞿麦祛瘀行水；黄芩清肝热；干姜温脾；人参、阿胶益气养血。本方虽然较佳，然目前已无成药，而张仲景的大黄䗪虫丸化积亦好，可以代之。

本证为积之中期，气结血瘀，正气渐虚，因此，对于本证的治疗，活血化瘀虽为必用之品，而扶正健脾亦当重视。否则，徒以大剂猛剂专攻其积，则益损正气，使积反甚，而终属难治。故治疗本证时，应在服用上方的同时配合六君子汤间服，也可用六君子汤送服鳖甲煎丸，攻补兼施。另外，对于本证还应注意选用软坚之品及虫类药以破瘀消结，如水蛭、穿山甲、昆布、海藻之类。清代叶天士善用虫类药，《临证指南医案·积聚》所曰“其通络之法，取虫蚁迅速飞走诸灵，俾飞者升，走者降，血无凝著，气可宣通”一语，实为经验之谈，临床值得借鉴。

3. 正虚瘀结

证候：积块坚硬，疼痛逐渐加剧，面色萎黄或黧黑，消瘦脱形，饮食大减，舌质淡紫，舌光无苔，脉细数或弦细。

治法：大补气血，活血化瘀。

方药：八珍汤合化积丸加减。党参 12g，白术 12g，茯苓 15g，熟地 10g，当归 15g，白芍 15g，川芎 12g，炙甘草 6g，三棱 12g，莪术 12g，苏木 6g，香附 6g，海浮石 30g。

方中党参、白术、茯苓、甘草健脾益气；熟地、当归、白芍、川芎养血和血；三棱、莪术、阿魏、苏木活血化瘀；香附、槟榔疏肝理气；海浮石、瓦楞子软坚消瘀；雄黄解毒杀虫。若气虚甚者，可加黄芪、山药以健脾益气；血虚甚者，可加首乌、阿胶以补血养血；津亏明显者，可加石斛、沙参、麦冬以生津液。若积块坚硬，瘀血尤甚者，可酌加穿山甲、水蛭、䗪虫、赤芍等软坚逐瘀之品，但应适可而止。本证为积之末期，邪盛正虚，病情严重。因此治疗时，切不可但见其积，妄行攻伐，使正气愈虚，血瘀更甚，又复加重其积；亦不可但见其虚，采用峻补之法，壅滞脾胃，气血瘀滞加重，其积益甚。临证时，是攻补兼施，或是先补后攻，或先攻后补，当视其具体情况而定。

积聚的辨证施治，虽可分为以上 6 种证候类型，但临床所见，多为几种证型交织为病，其表现及分型远不止以上几种。临证只有详识病机，斟酌思索，不断积累经验，方能提高辨治水平。

此外，积聚的治疗可结合西医学的某些观点及中医用药经验。现代药理研究表明，活血化瘀药如丹参、莪术、水蛭、赤芍、川芎等，可以改善结缔组织代谢；能抑制纤维母细胞合成胶原，使肥大细胞增多，使病变的胶原纤维变细，对增生性病变有不同程度的软化和吸收作用；改善微循环，增强纤维蛋白溶解酶系统活性及降低纤维蛋白稳定因子活性；增强网状内皮系统的吞噬功能，促进病变组织的吸收、消散；直接作用于肿瘤细胞，如莪术对癌细胞有一定的直接破坏作用，并能增强机体对肿瘤的免疫反应。丹参的抗癌作用可能与抑制癌细胞的呼吸糖酵解有关。清热解毒药有较广的抗菌谱，能抑制病毒，提高机体的非特异性免疫力，有一定的抗肿瘤作用。因积聚的病理因素主要是气滞、痰浊、瘀血，这些病邪蕴积日久可以化热化火，而致热毒内生，故本病的治疗可适当选用清热解毒药。临床发现，半枝莲、半边莲、白花蛇舌草、虎杖等清热解毒药，对于积块高低不平者随证应用后，效果甚好。临床上但见各种热毒症状，并有积块高低不平等体征时，可大胆选用上述清热解毒药，从而提高临床疗效。

【效方览胜】

治疗本病古今效方甚多，兹选数则，以备参考。

1. 阿魏膏

组成：羌活、独活、玄参、官桂、赤芍、穿山甲、生地、两头尖、大黄、白芷、天麻、红花各15g。用麻油1 200g煎黑去粗，人参再煎，发化仍去粗，入上好真正黄丹，煎收，软硬适中，纳入阿魏、芒硝、苏合油、乳香、没药各15g，麝香9g，细末，即成膏。外贴。

功能：化瘀软坚，散结消癥。

主治：一切痞块。(《景岳全书·外科》)

2. 鳖头丸方

组成：鳖头1枚，虻虫、䗪虫、桃仁各30g，甘皮15g。上五味药末为蜜丸。服如小豆二丸，日三次。大便不利加大黄30g，以知为度。

功能：破瘀消痞。

主治：小儿痞气，胁下、腹中积聚，坚痛。(《备急千金要方·癖结胀满》)

3. 溃坚汤

组成：当归、白术、半夏、陈皮、枳实、山楂肉、制附子、厚朴、砂仁、木香各等分。上锉一剂，姜一片，水煎，磨木香调服。左胁有块加川芎；右胁有块加青皮；肉食成块加姜汁炒黄连；粉面成积加神曲；血块加桃仁、红花、官桂、去半夏、山楂；痰块加海浮石、瓜蒌、枳实去山楂；饱胀加萝卜子、槟榔去白术；壮健人加蓬术；瘦弱人加人参少许。

功能：行气消聚，化痰溃坚。

主治：五积六聚，诸般癥瘕，痃癖血块。(《万病回春·积聚》)

4. 扶正祛邪基本方

组成：生黄芪 30g，太子参 30g，白术 10g，云茯苓 10g，陈皮 10g，补骨脂 10g，半枝莲 30g，藤藜根 30g，香茶菜 20g，白英 30g，白花蛇舌草 30g，草河车 15g，焦三仙各 30g，肿节风片 3 片。

功能：扶正抗癌。

主治：胃癌术后。(郁仁存《中医肿瘤学·胃癌》)

5. 抗癌针穴位注射方

组成：夏枯草、白花蛇舌草、半枝莲、半边莲、丹参、血见愁各等量，制成注射液，每安瓿 2ml，含生药 4g，每日或隔日注入两侧阳陵泉穴，每穴 1ml。一般注射 3～4 周，间歇 1～3 周，反复注射有效。

主治：肝癌。(郁仁存《中医肿瘤学·肝癌》)

6. 鳖甲煎丸

组成：鳖甲 120g（或用鳖甲胶 80g），阿胶 30g，大黄 30g，䗪虫 50g，桃仁 20g，丹皮 50g，芍药 50g，凌霄花 30g，鼠妇 30g，蜣螂 60g，柴胡 60g，黄芩 30g，半夏 10g，人参（或党参）10g，乌扇（即射干）30g，葶苈子 10g，瞿麦 20g，石韦、厚朴、桂枝、干姜各 30g，蜂房 40g，赤石脂 130g，炼蜜为丸。每服 3～9g，日服 1～2 次。开水送服。

功能：化瘀消痞。

主治：久疟不愈，肋下痞硬有块，成疟母。近年用治肝脾肿大，有良效。(《金匮要略·疟病脉证并治》)

7. 桂枝茯苓丸

组成：桂枝、茯苓、丹皮、桃仁、芍药各等分，为丸。每服6g，每日2次，或作汤剂。

功能：化瘀消癥。

主治：妇人少腹癥块，按之痛。或经行不畅或经闭腹痛，以及产后恶露不绝，腹痛，拒按者。(《金匮要略·妇人妊娠病脉并治》)

8. 复肝丸

组成：紫河车、红参须、炙地鳖虫、炮山甲、参三七、生姜黄、广郁金、生鸡内金各60g，研末，水泛为丸。每服3g，每日3次，食后开水送服。1个月一疗程。

功能：补益肝脾，化瘀消癥。

主治：早期肝硬化，肝功损害，肝脾肿大，或仅肝脾肿大，胁痛固定不移，伴脘闷腹胀，消瘦乏力，面色晦滞，红丝血缕或朱砂掌，舌黯红或有瘀斑，脉象弦涩或弦细。(朱良春方，见：《当代名医临证精华·肝炎肝硬化专辑》)

【疑难病案】

例1：张某，女，30岁，兴平某厂检验科工人。1980年3月28日初诊。

主诉：右侧少腹部位胀满不适6年，加重伴疼痛2个月。自述1975年曾患急性黄疸性肝炎，于某县医院住院治疗，症状改善不明显，常觉乏困无力，颜面、下肢浮肿，劳则加重，食欲不振，腹部胀满，连及两胁，大便不调，时干时稀，小便量少，月经推后量少。至今年元月以来，两胁下自觉饱胀支撑，隐隐作痛，部位不移且腹胀日渐加重，时有振水音，烦躁易怒，面部发青，形体消瘦。化验检查：黄疸指数正常，谷丙转氨酶175U，麝香草酚浊度试验9U，硫酸锌浊度试验19U，血清总蛋白量7.60g%，白蛋白3.55g%，球蛋白4.05g%。肝大肋下1cm，剑突下2.5cm，脾脏增厚4cm。县医院诊断为早期肝硬化。因治疗效果不理想，故转中医诊治。诊见患者面色萎黄晦黯，形体消瘦，腹稍膨隆，肝区压痛明显，肝大可及，质硬，触则疼痛，下肢浮肿，舌质紫黯，舌底有瘀丝，舌苔薄白，脉沉弦无力。

辨证：肝气郁久，血行不畅，损及脾胃。

处方：炙黄芪 15g，白芍 12g，三七 3g（冲服），郁金 12g，丹参 15g，香附 10g，白术 10g，茯苓 15g，山药 20g，当归 10g，白茅根 30g，炙甘草 6g。6 付，水煎内服，每日 1 剂。

伤湿止痛膏撒少许七厘散外贴两胁下。

二诊（1980 年 4 月 3 日）：用药后，腹胀、腹痛减轻，饮食较前转佳，浮肿减轻，余症同前。上方加川楝子 12g、生麦芽 10g，6 付，巩固治疗。

三诊（1980 年 4 月 10 日）：服上方后，诸症明显好转，精神转佳。上方去黄芪、香附，加鳖甲 30g（先煎）、水蛭 3g（冲服）、生牡蛎 30g（先煎）。

以上方法，内外合治，坚持用药 25 天后，自觉诸症减轻，浮肿消失，精神好转，饮食增加。4 月 25 日复查：麝香草酚浊度试验 3U，硫酸锌浊度试验 11U，谷丙转氨酶 76U，血清总蛋白 7.65g%，白蛋白 4.15g%，球蛋白 3.50g%。超声波复查，肝上界由 5 肋降至 6 肋，下界肋下未触及，剑突下 2cm，脾不肿大，即以前次方药稍事化裁嘱继续服用。至 6 月 3 日复诊，诸症痊愈，肝功化验正常。

按：此例积聚，患病日久，病程较长，正气已伤。属于正虚夹瘀、夹湿之证。若此时仅用活血行气等攻伐之品，则正气越伤，只能使病情加重，扶正与祛邪并用乃为治疗本病的根本大法。方用黄芪、茯苓、白术、山药、炙甘草健脾益气，培补人体正气；郁金、香附、当归疏肝行气止痛；丹参、三七活血定痛；麦芽既可以疏肝，也可以健脾，实为肝病用药之佳品；鳖甲、水蛭、生牡蛎祛瘀软坚散结，一方面促进积块的吸收，另一方面可加速肝功的恢复。本例患者前后共服药 3 月余疾病方愈，说明治疗慢性病、疑难病，宜守方缓图，切不可操之过急，频繁易方，致使病情进一步恶化，不利于疾病的恢复。

例2：吴某，女，34岁，陕棉二厂职工。1997年12月23日初诊。

主诉：右胁及胃脘胀疼3年余，加重伴胸闷、气短3个月。自述1994年曾因肝硬化腹水、脾大，于西安某大学附院住院治疗，症状改善。近3个月来，因劳累后出现胸闷、气短、疲乏、纳差、腹胀、呕恶、双下肢及眼睑浮肿，面色黧黑、小便量少，大便溏薄。化验：黄疸指数7U，麝香草酚浊度试验12U，硫酸锌浊度试验22U，血清总蛋白5.6g/dl，白蛋白3.6g/dl，球蛋白4.2g/dl，白球比0.86，脾大肋下3.5cm，肝大肋下2cm。四军大确诊为：肝硬化腹水（失代偿期）。来门诊求治。诊见形体消瘦，精神萎靡，腹部膨隆，腹水征（＋），肝区叩痛（＋），舌质黯淡，舌苔白厚，舌底脉络紫黯，有瘀斑，脉沉细涩。

辨证：脾肾双亏，水瘀互结。

治法：健脾温肾，化瘀利水。

方药：炙黄芪30g，鳖甲12g（先煎），猪苓30g，茯苓20g，泽泻12g，桂枝10g，白术10g，郁金12g，焦山楂15g，白茅根30g，大腹皮12g，丹参15g，三七粉3g（冲服），水煎服，每日1剂。

二诊（1998年1月13日）：面色较前转润，精神、食纳大增，腹水消退，余症亦较前明显减轻。继用上方加通草10g，薏米30g，大黄5g，减黄芪为20g。

患者坚持服药至1998年3月18日，诸症明显好转，麝香草酚浊度试验、硫酸锌浊度试验，血清总蛋白及白、球蛋白基本恢复正常。肝脾肋下未触及。以上方稍事化裁，以巩固疗效。

按：本例患者，病程较长。湿邪、瘀毒侵凌日久，脾肾双亏，气化不行，水瘀停滞。此时正气已亏，宜攻补兼施，治以健脾温肾，化瘀利水。方中黄芪、白术、茯苓、薏苡仁益气健脾，培土以制水；泽泻、猪苓、通草、大腹皮与桂枝相配，温阳化气制水；鳖甲散瘀消肿，祛痞软坚；丹参养血活血，三七化瘀止痛，防出血之虞。尤以方中黄芪之量较大，取其益气利水，升阳举陷，与鳖甲同用，以助肝之体用。现代研究证实黄芪可提高人体非特异性免疫及体液免疫功能，具有明显保肝和利尿作用，及早应用可大大缩短病程。

【名医经验】

治积之要，在知攻补之宜。而攻补之宜，当于孰缓孰急中辨之。凡积聚未久，元气未损者，治不宜缓，盖缓之则养成其势，反以难制，此所急在积，速攻可也。若积聚渐久，元气日虚，此而攻之，则积气本远，攻不易及，胃气切近，先受其伤，愈攻愈虚。(《景岳全书·杂证谟·积聚》)

积块者，痰与食积，死血也……积块属热者，宜清化也。积块属湿者，宜温散也。男子积块痛者，宜化气也。女子积块痛者，宜导气也。积块兼虚者，宜半消半补也。血积块者，宜专攻也，凡积块内服药而外贴者，乃兼济也……五积六聚，癥瘕痞块，元气虚弱，肌体瘦怯，饮食不进，四肢沉困，用补中益气汤加三棱、莪术、青皮、香附、桔梗、藿香、益智、肉桂。(《万病回春·积聚》)

聚证重调气，积证重活血。聚证病在气分，以疏肝理气、行气消聚为基本治则，重在调气；积证病在血分，以活血化瘀、软坚散结为基本治则，重在活血。(方药中等《实用中医内科学·积聚》)

邪毒凝聚是导致积证的一个重要原因，而且气滞、痰浊、瘀血等病邪蕴积日久，也会化热，所以清热解毒也是治疗积证的一个重要治则。如半枝莲、半边莲、白花蛇舌草、七叶一枝花、肿节风、青黛、蒲公英、夏枯草等。(方药中等《实用中医内科学·积聚》)

无论何处，皆有气血……气无形不能结块，结块者必有形之血也。血受寒则凝成块，血受热则煎熬成块。(《医林改错·

膈下逐瘀汤所治之症因》)

软坚一号方：党参15g，丹参15g，当归10g，赤芍10g，桃仁10g，石见穿15g，三棱10g，莪术10g，金钱草15g，茵陈15g，楂曲10g，红花10g，甘草5g。功能：健脾养肝，活血软坚。主治晚期血吸虫病肝脾肿大，肝炎后肝硬化，肝功能及全身情况尚好者。(张春涛，见：《中华名医特技集成》)

【研究进展】

近年来对本病中医治疗法则的研究和探讨日益活跃。在积证治疗中，清热解毒法、软坚散结法、利湿逐水法、活血化瘀法、扶正培本等系常用治疗法则。其中对扶正培本、活血化瘀及清热解毒法研究较多，并取得了较大的进展。

(一) 活血化瘀法

《医林改错》指出“肚腹结块，必有形之血”，故活血化瘀法是治疗积证主要法则之一。

现代研究认为活血化瘀药物具有以下功效：①抗癌：如赤芍、川芎、红花、郁金、元胡、当归、丹参、水蛭、虻虫、䗪虫、三棱、莪术、降香、水红花子等经实验证实具有直接抗肿瘤活性。据报道丹参可延长Ehrlich腹水癌小鼠的存活时间，对喜树碱抗癌活性有增效作用，并可调整凝血-纤溶-血小板系统的状态，通过这一调节作用增强宿主的抗肿瘤能力，起到增强抗癌药物效能的作用。②改善结缔组织代谢，抑制纤维母细胞合成胶原，使肥大细胞增多，而使胶原纤维变细、疏松化，对增生性病变有不同程度的软化和吸收作用。③抗炎抗感染：一些活血化瘀药物如丹皮、地榆、赤芍、川芎、紫草、虎杖均具有抗病毒作用，由于晚期肿瘤患者常易合并感染，用这些药配合其他抗感染药物，有利于病情控制和癌灶的清除。④改善微循环：恶性肿瘤患者中大多血液呈“高凝状态”。活血化瘀药物可能提高肿瘤局部血运及血氧含量，从而调整和提高肿瘤组织对放疗或化疗的敏感性。⑤调节机体免疫功能。川芎、当归、红花、丹参、王不留行可促进T细胞转化能力，可增细胞免疫功能。⑥诱导分化：药理研究证实三七、丹参、当归等活血化瘀药物可提高网状内皮细胞吞噬功能，对癌变细胞具有诱导分化作用。

（二）清热解毒法

邪毒凝聚是本病主要病因病理之一。现代肿瘤临床认识到炎症和感染往往是促使积证发展和病情恶化的主要因素之一。而清热解毒药物具有广谱抗菌、抗病毒作用，提高机体非特异性免疫功能以及较好的抗肿瘤活性和诱导分化作用。如青黛、臭牡丹、龙葵、蛇莓、苦参、虎杖、夏枯草、半枝莲、土茯苓、肿节风、山豆根、山慈菇、白花蛇舌草、七叶一枝花、断肠草、草河车等，其中苦参亦具有诱导分化作用。

（三）扶正培本

扶正培本类药物能调节机体的免疫功能，其中包括非特异性免疫（升高外周血白细胞，增强网状内皮系统的吞噬功能），影响特异性免疫，改善物质代谢，增强内分泌，改善骨髓造血功能，增强机体抗损伤能力，减轻放疗、化疗毒副作用，促进机体康复以及直接抗肿瘤活性。如党参、黄芪、白术、灵芝等可促进单核细胞吞噬功能。地黄、菟丝子可促进淋巴细胞转化功能。助阳药肉桂、仙茅、锁阳等能使抗体形成提前。女贞子、枸杞子、地黄、鸡血藤可刺激骨髓增加红细胞和血红蛋白数量。人参可增加白细胞，刺五加可预防因环磷酰胺引起的白细胞减少，刺激网状内皮细胞吞噬功能。近年研究发现白术具抗转移、反突变、反启动及直接杀伤癌细胞作用。扶正培本药物之多方位综合作用是现代医学一般营养、支持疗法所无法比拟的，若能相互配合则相得益彰。

目前肿瘤学界正努力探索肿瘤实质，同时加大抗癌新药的研制力度，积极探索新的治疗途径。诱导分化治疗研究作为近年研究热点之一，美国、日本等国国立肿瘤研究机构已明确将此作为重点研究课题，认为是肿瘤治疗的希望所在。

消　渴

【概述】

消渴是以口渴多饮，饮不解渴，多食善饥而又消瘦，小便量增多且有甜味为主要特征的一种常见病证。

消渴病名首见于《黄帝内经》，并有“消瘅”、“膈消”、“消中”等名称的记载。该病最主要的临床特征是“三多”症状，即多饮、多食、多尿，三者可同时出现，也可单独为患，根据“三多”的轻重不同，消渴病又有“三消”之别，即上、中、下三消，如《证治准绳·杂病·消瘅》曰：“渴而多饮为上消（经谓膈消）；消谷善饥为中消（经谓消中）；渴而便数有膏为下消（经谓肾消）。”这一论述对该病的辨证施治具有指导性的作用，但在治疗上不宜绝对划分，因虽有三消之分，但其病机性质则一，均与肺、胃（脾）、肾有密切关系。正如《圣济总录·消渴门》指出的：“原其本则一，推其标有三。”中西医对消渴病的病因和发病机制都有比较清楚的认识，但治疗起来比较棘手，治标易，治本难，且病程较长，又多见变证或兼证，因而为临床常见疑难证之一。

消渴病与西医学的糖尿病基本上是一致的，某些尿崩症、神经性多饮多尿症虽可参考消渴病的理论和方药进行辨治，但其整个病因病理与糖尿病差异甚大。因此，笔者主张中医的消渴病仅限指西医学的糖尿病比较妥当，这将有利于中西医结合进行防治研究。

【病因病机概要】

消渴病的病因按传统的观点和大多数医家的认识，是多种原因复合造成的综合病征。内因方面诸如素禀阴亏，禀赋不足；劳欲过度，阴精暗耗；脾肾虚弱，瘀血阻滞；气阴两虚，脉络瘀阻等。外因方面如饮食不节，过食肥甘；精神刺激，情志失调；过服燥热药物，失治误治等，其基本病机为阴津亏耗，燥热偏盛，以肾阴亏耗为本，肺胃燥热为标。病久则阴损及阳而成阴阳两虚、气阴两伤之证，或兼夹瘀阻，或中焦虚弱，或筋脉失养，渐至全身五脏六腑受损以至不救。

消渴病属于疑难范畴的证型很多，主要为中后期久病虚实夹杂，气阴两虚，肾虚络阻及各种严重的合并症，西医的胰岛素依赖型（Ⅰ型）糖尿病也属于疑难病之列。

1. 饮食不节，积热伤津　长期过食肥甘厚味、酒酪辛燥之品，致脾胃运化失职，积热内生，消谷耗津，化燥伤阴；或误服温燥壮阳之品，日久伤阴耗津，发为消渴。正如《素问·奇病论》说：“肥者令人内热，甘者令人中满，故其气上溢，转为消渴。”《丹溪心法·消渴》亦曰：“酒面无节，酷嗜炙煿……于是炎火上熏，腑脏生热，燥热炽盛，津液干焦，渴饮水浆而不能自禁。”这都说明饮食不节与本病发生有密切的关系。

2. 情志失调，化火伤阴　肝为木脏，喜条达而恶抑郁，长期过度的情志刺激而不能排解，日久化火上灼肺胃之阴，下耗肝肾之阴，遂成阴虚燥热之证。如刘河间《三消论》说：“消渴者耗乱精神，过违其度，而燥热郁盛之所成也。”结合临床，追问病史，许多消渴病人确有长期强烈的精神刺激史者。

3. 劳欲过度，温燥伤阴　房室不节，阴精暗耗，导致阴虚火旺，上蒸肺胃，或素禀不足，五脏虚弱，精气不足；或父母病消渴而遗传后代；或误用温燥补肾壮阳之品，日久化燥伤阴，封藏失职等，都是导致消渴的常见病因。如《外台秘要》说：“房室过度，致令肾气虚耗故也，下焦生热，热则肾燥，肾燥则渴。”《备急千金要方·消渴》曰：消渴由于“凡人生放恣者众，盛壮之时，不自慎惜，快情纵欲，极意房中，稍至年长，肾气虚竭……此皆由房室不节之所致也。”

4. 脾气虚弱，气阴两亏　脾主运化，为气血津液生化之源。脾虚不能散津上输于肺，肺津无以敷布则口渴多饮；脾虚不能为胃行其津液，燥热内盛，则消谷善饥；脾虚不能转输水谷精微，下流膀胱，则小便多而甘，水谷精微不能濡养肌肉，则形瘦而羸弱。且病久阴亏无以载气，初则阴津亏损为主，久则阴伤气耗，终成气阴两亏之证。如《类证治裁》说：“小水不臭反甜者，此脾气下脱，症最重。”

5. 瘀血阻滞，络脉失养　消渴病日久，因燥热伤阴，阴损及血，阴血亏虚脉道不充；或日久气虚、阳虚，鼓动无力；或兼气滞、痰湿阻滞，均可导致瘀血阻滞，津液输布转化受阻而成瘀血之证。瘀血阻滞，络脉失养，或兼肝脉、心脉、脑脉、肾脏瘀阻，则合并心、脑、眼、肾等各脏腑经脉痹阻，导致各种合并症。且瘀阻常与阴虚、燥热、肾亏、脾弱、肺燥并存，从而形成各种复杂难辨难治之证。

【疑难剖析】

消渴（糖尿病）是终身疾病，至目前为止尚不能根治，治疗需持之以恒，因有些患者难以坚持服药，影响了临床疗效稳定。糖尿病又是一种代谢紊乱疾病，几乎可以影响到全身各个系统，容易引起一些并发症。现代医学认为糖尿病的急性并发症有酮症酸中毒和高渗性非酮症糖尿病昏迷，慢性并发症有动脉粥样硬化性心脑血管疾病、糖尿病性肾病变、眼部病变、神经病变等，其发生发展与糖尿病发病年龄、病程长短、代谢紊乱程度和病情控制程度相关，消渴病的治疗早中期辨治得法，改善症状比较明显。其疑难之处主要在于中后期，病机复杂，症状纷繁，且常与心、脑、肝、肾多脏腑同时患病，治疗常会顾此失彼，难以兼顾全面。第二若一旦波及眼、血管、神经、肝、肾等，出现多系统多脏器并发症，要控制住病情并达到治愈，就十分困难了。但临床上通过认真辨治，坚持服药、保持好心情，注意控制饮食后，病情长期稳定者颇多。因此不要丧失信心，不要因其难辨难治而放纵不治。

【辨疑思路】

消渴一病，诊断较易。早期无明显合并症者，辨证尚属容易，若时间长久，有多种合并症者，辨证分型就比较困难，取效不易，巩固疗效更难。临床辨证时可从以下几点去分析：

（一）辨病位首分三消

自刘河间提出“三消”概念以来，由于其具有执简驭繁地指导辨证的作用，一直沿用至今，虽较笼统，却是辨别病位、证型的重要依据。一般认为，消渴病位主要涉及肺、胃、肾，但以肾为主。口渴多饮则属肺燥津伤——上消；多食善饥多属热郁于胃——中消；尿多而浑为肾精亏虚，封藏失固——下消。三者互相影响，各有侧重。临床若依此为纲，则大多能辨明病位上下及病情轻重，并指导选方用药。但三消之中以肾为主。因肾为水脏，内藏真阴，为一身之本，肾阴不足，则必然影响到肺胃。故《临证指南医案·三消》说：“三消一证，虽有上中下之分，其实不越阴虚阳亢，津涸热淫而已。”

（二）辨标本细分阴虚与燥热

消渴的病机错综复杂，证型颇多，但关键是阴虚燥热，以阴虚为本，燥热为标。由于肾阴不足，水亏火旺，消灼肾阴，或加燥热内盛伤耗阴津，两者互为因果：燥热愈盛阴伤愈重，阴愈虚则燥热愈盛，燥热为标属实，阴虚为本属虚，故形成标本同病、虚实并见之证。临床需仔细分辨标本虚实孰主孰次，孰重孰轻，权衡轻重缓急而辨证用药。

另外，其基本病机为燥热阴虚，但日久则多生变证或夹杂证。阴虚火旺，阴血耗伤，多成热郁血瘀之证；阴伤及气，气或阳不足，无力鼓动血液运行，又每兼气阴两虚或阴阳两虚之证。故临床凡久病者，辨证时须全面分析，用药应全面考虑，切勿以偏概全。

（三）辨病程长短，尤需注意并发症

消渴病系一终生疾病，病程短者或症状不典型者，较轻易治，若病程很长，则必兼心、肝、脑、眼、耳等多个内脏、器官并发症。此时本病未愈，又兼合并症，辨证治疗甚为棘手。一般病久多气阴两虚，或出现阴竭阳亡之危证；病初阴虚燥热，日久可成阴阳两虚或肾阳虚衰。尤其消渴日久，阴伤气耗阳虚血瘀，每每导致多个脏腑、经络、孔窍、气血的多种病变。如精血不能上承加之气虚血瘀之白内障、耳聋、雀盲；血脉瘀阻心阳不振可合并冠心病、心肌病、微血管病变；肾虚血瘀可出现水肿、腰痛等糖尿病性肾病；燥热内炽，炼液成痰，痰瘀阻络可合并脑血栓、脑梗塞等；燥热内结，脉络瘀阻，则蕴酿成毒，多合并有疮疖、痈疽等。当有一两种合并症出现的时候，则病机更为错综复杂，辨证尤需慎审。

【治难方药】

消渴病已有悠久的历史，古今医家治疗消渴病摸索出了众多的治法和方药。据资料报道看，如辨证准确精细，用药得当，剂量适宜，大多有一定效果，特别是对非胰岛素依赖型者，能明显改善或减轻症状，提高患者抗病能力，稳定病情。但对某些特殊的，如胰岛素依赖型的病人或久病有多种合并症者，治疗有相当的难度，必要时应辨病与辨证结合，中西医结合治疗。另外，糖尿病人控制饮食、坚持食疗非常重要，千万不能单凭药力。下面仅就传统辨证分型及合并症的证治，参古酌今谈点体会。

阴虚燥热是消渴病的基本病机，一般是肺、胃、肾三消同有，但亦要看其偏于何种部位，用药时三消均要顾及，适当加上偏于某脏的药物。并要仔细分辨阴虚或燥热何主何次，以便用药有所侧重。另外，方中药物剂量尤需细酌。消渴病属慢性病，需长期服药，量小不足取效，量大久用又易伤胃滞气，尤其黄芪、石膏、玄参、五味子、山萸肉等偏于温、清、敛、腻之品，要斟酌个恰到好处的剂量，并随燥热阴虚的消长变化而随时调整。

1. 阴虚燥热

证候：烦渴多饮，多食易饥形瘦，小便频数量多，舌质红干，舌苔薄黄而干燥少津，脉洪数或滑数。

治法：清热养阴，生津润燥。

方药：偏于烦渴多饮而肺热较明显者，用《丹溪心法》消渴方（黄连末 5g，天花粉末 10g，生地汁 20g，藕汁 20g，人乳汁 20g，姜汁 5g，蜂蜜 5g）加玄参、葛根、知母、麦冬、五味子等。偏于多食易饥属胃热较明显者，用白虎加人参汤（石膏、知母、人参、甘草、粳米），酌加玄参、天花粉、山萸肉等。偏于小便频数量多肾阴虚较明显者，可用张锡纯《医学衷中参西录》中的玉液汤、滋膵饮加减（黄芪、山药、知母、五味子、天花粉、生地、葛根、山萸肉、鸡内金）。

2. 气阴两虚

证候：病程较长，燥热不除，口渴多饮，多食善饥，尿频量不甚多，疲乏无力，口舌干燥，腰腿酸痛，气短神疲，形体渐瘦，舌质红，舌苔薄黄，脉虚细无力或细数等。此型多为消渴合并症早期，有人统计在消渴病人中占 44％左右，为常见证型，并常合并有脾肺气虚、心脾两虚、肝郁血瘀、湿浊中阻等兼证。

治法：益气养阴，生津润燥。

方药：祝氏降糖基础方加减。党参 10g，麦冬 15g，五味子 10g，生地 15g，茯苓 10g，五倍子 5g，生龙骨 15g，生牡蛎 15g，苍术 10g，玄参 15g，黄芪 30g，山药 20g。

此方由生脉散、增液汤、玉锁丹加减而成，集益气养阴、补脾固肾等多种功能，对肺、脾、肾同病而气阴两虚为主者多有效验。若尿糖不降重用天花粉、生地或乌梅；血糖不降加人参白虎汤；饥饿明显加玉竹、生地、熟地；尿中出现酮体加黄芩、黄连等。

3. 阴阳两虚

证候：小便频数量多，浑浊如膏，或尿甜，口干唇燥，面色黧黑，耳轮焦干，腰膝酸软，形寒肢冷，或有阳痿，或轻度浮肿，或手足心热，舌淡苔白，脉沉细无力。

治法：滋阴温阳，益肾固摄。

方药：金匮肾气丸加减。熟地 20g，山萸肉 15g，山药 20g，泽泻 6g，丹皮 6g，茯苓 10g，制附子 6g，肉桂 3g，沙苑子 15g，菟丝子 15g，桑螵蛸 10g，覆盆子 15g。

此方用六味地黄丸滋阴补肾之阴，少佐附子、肉桂以微微生火，化生肾气，具有“少火生气”作用。不少古今医家用于消渴病均有较好疗效。但方中肉桂一药，必须选择肉厚质佳色深红不燥者，剂量一般不要超过 3g，皮薄质燥者易化燥助火，尽量不用。为加强固摄肾气作用，除方中山药、山萸肉有固涩作用外，笔者体会酌加沙苑蒺藜、菟丝子、覆盆子、桑螵蛸之类补固兼具、温而不燥之品较好，可根据病情酌选二三味。若偏于肾阳虚者，也可酌加巴戟天、仙灵脾。气虚明显，可加黄芪、党参。阴虚阳浮者可用生脉散合参附汤加龙骨、牡蛎益气敛阴，回阳固脱。

4. 兼证治疗

（1）兼脾胃气虚

证候：能食而消瘦，便溏，或饮食减少，精神不振，倦怠乏力，面色萎黄，口渴引饮，舌质淡，苔白少津，脉细弱无力等。

治法：健脾益气，生津止渴。

方药：七味白术散与生脉散加减。白术 15g，太子参 15g，麦冬 15g，五味子 10g，葛根 12g，茯苓 10g，陈皮 6g，天花粉 15g，黄芪 30g，黄精 20g。

也可用验方健脾降糖饮（黄芪、白术、黄精、山药、天花粉、丹参等）加减。脾虚气弱津亏是消渴病的主要病机，前人多有论述，但多为兼证或变证。此证型虽较少，但临床的确存在。也有资料报道用参苓白术散、补中益气汤、升阳益胃汤取效者。

（2）兼瘀血

证候：病程长，日久不愈，消渴兼见舌质瘀黯，舌体上有瘀点、瘀斑，舌下静脉曲张、粗张色紫暗，或兼胸痛，或半身不遂，或心悸怔忡，健忘多梦，脉涩或结代。

治法：活血化瘀，生津止渴。

方药：祝氏降血糖方（木香、当归、赤芍、川芎、益母草、丹参、葛根)。

此方为祝谌予治消渴病的经验方，其剂量可根据病情自定。然有气虚无力推动血液运行者，补阳还五汤也可用。此时瘀血不去，新血难生，津液不布，终成痼疾。故当于常见主证中辨明瘀血轻重，或稍加活血化瘀之品如丹参、赤芍、益母草等为佐，或以活血化瘀为主而兼用益气养阴生津之法。近年来这方面的理论探讨和效验方药甚多，足资参考。

(3) 兼湿热

证候：口干口渴，思饮而饮水不多，多食善饥而食后腹胀，形体多丰，胸脘痞闷，小便色黄或有灼热感，大便溏薄，苔黄腻，脉濡缓。

治法：清热祛湿，养阴生津。

方药：甘露饮加减。茵陈 15g，黄芩 10g，生地 15g，熟地 15g，天冬 12g，麦冬 15g，石斛 12g，枳壳 6g，栀子 10g。

此方为《太平惠民和剂局方》甘露饮去枇杷叶加栀子组成，具有清热祛湿而不伤阴，养阴而不碍湿之功，对于消渴病阴虚兼湿热者甚为合适。施今墨喜用绿豆衣与薏苡仁为伍，《本草纲目》载"消渴饮水不止以苡仁煮粥疗之"，亦可供参考。

5. 合并症治疗

(1) 肾病

多为消渴病合并症中危险、复杂、难治的病证，其终末期肾衰在糖尿病死因中占首位。北京中医药大学东直门医院将其分为早期、临床期、肾衰期三期，其肝肾气阴两虚型用生地、枸杞子、山萸肉、太子参、玄参、葛根、丹参、天花粉；脾肾气阳两虚型用党参、黄芪、猪苓、茯苓、仙灵脾、细生地、泽泻、泽兰、木瓜、丹参；心肾气阳两虚型用人参、麦冬、五味子、桂枝、猪苓、茯苓、泽泻、葶苈子、丹参，因其病情差异甚大，剂量要据病情酌定。可资参考。

(2) 白内障或耳聋、雀目

一般用滋补肝肾，补益精血之法。可选用杞菊地黄丸、明目地黄丸、磁朱丸、石斛夜光丸等酌情加减。

（3）痈疽

一般在辨证论治前提下加用清热解毒、消痈散结方药，如合用五味消毒饮、黄连解毒汤等。

（4）心脏病

消渴病人常伴发或并发冠心病、心肌病、心律失常或心功能不全等，可在辨证论治前提下，根据其临床表现，分别加入益气养心药（太子参、麦冬、五味子、酸枣仁）、行气活血药（川芎、丹参、香附、山楂）、宽胸化痰药（瓜蒌、薤白、半夏、陈皮）、强心利水药（附子、干姜、桂枝、茯苓、泽泻）等品。

（5）其他

消渴病其他合并症甚多，如脑血管病变、肺结核、泄泻、脉管炎、周围神经病变等等，均宜在消渴病辨证论治总前提下，适当兼顾之。

【效方览胜】

1. 如病在中上者，膈膜之地，而成燎原之场，即用景岳之玉女煎（石膏、熟地、麦冬、知母、牛膝）、六味（熟地、山药、茯苓、丹皮、泽泻、山茱萸）再加二冬、龟甲、旱莲，一以清阳明之热，以滋少阴，一以救心肺之阴，而下顾真液。如元阳变动而为消烁者，即用河间之甘露饮（天冬、麦冬、生地、熟地、枇杷叶、黄芩、枳壳、石斛、茵陈、甘草）。生津清热，润燥养阴，甘缓和阳是也。至于壮水之主，以制阳光，则有六味之补三阴，而加车前、牛膝导引肝肾。斟酌变通，斯诚善矣。（《临证指南医案·三消》）

2. 降糖方

组成：生黄芪 30g，生地 30g，苍术 15g，玄参 30g，葛根 15g，丹参 30g。

功能：益气养阴活血。

主治：气阴两虚型糖尿病。

用法：每日 1 剂，水煎分温服用。

加减：尿糖不降，重用天花粉 30g，或加乌梅 10g；血糖不降加人参白虎汤，方中人参可用党参代替，用 10g，知母用 10g，生石膏重用 30～60g；血糖较高而又饥饿感明显者，加玉竹 10～15g、熟地 30g；尿中出现酮体，加黄芩 10g、黄连 5g、茯苓 15g、白术 10g；皮肤瘙痒，加白蒺藜 10g、地肤子 15g、白鲜皮 15g；下身瘙痒，加黄柏 10g、知母 10g、苦参 10～15g；失眠，加首乌 10g、女贞子 10g、白蒺藜 10g；心悸，加菖蒲 10g、远志 10g、生龙骨 30g、生牡蛎 30g；大便溏薄，加薏苡仁 20g、芡实 10g；自觉燥热殊甚，且有腰痛者，加肉桂 3g 引火归元；腰痛、下肢痿软无力者，加桑寄生 20～30g、狗脊 15～30g。（祝谌予方，见：《首批国家级名老中医效验秘方精选》. 国际文化出版公司，1996）

3. 消渴汤

组成：泽泻、玉竹、沙苑蒺藜各 12g，山药、桑白皮、枸杞子各 15g，玉米须 9g。

功能：健脾补肾，养阴清热。

主治：糖尿病多饮、多食、多尿，伴厌油、恶心、呕吐、腹痛等。水煎服，每日 1 剂，7 剂为一疗程。忌食生冷、辛辣及萝卜、羊肉。

此方枸杞子、沙苑蒺藜、玉米须、泽泻补肾清热利湿而不伤阴，山药健脾补中；桑白皮、玉竹清热养阴，上中下三焦兼顾，奏效颇捷。（白响茂方，见：《浙江中医杂志》1988〈2〉：79）

4. 梅花三黄汤

组成：乌梅 10g，天花粉 12g，黄芪 30g，黄精 15g，黄连 3g。

功能：益气养阴，清热生津。

主治：糖尿病病情反复，并发冠心病、高血压、皮肤瘙痒、白内障等症者。

加减：头晕加石决明、天麻；心悸加麦冬、五味子；胸闷加瓜蒌皮、枳壳；高血压加山楂、丹参；皮肤感染加蒲公英、金银花；瘙痒加白鲜皮、紫草；视力减退加菊花、蚕砂；性功能减退加杜仲、桑螵蛸；便秘者加麦冬、生大黄；恶心呕吐加苍术、半夏；尿黄浊有热臭加萆薢、车前草。每日 1 剂，停服他药。（徐千里方，见：《浙江中医杂志》1993〈2〉：58）

【疑难病案】

梁某，女，50 岁，陕西省汉中食品公司干部。1981 年 7 月 11 日初诊。

因口干多饮尿多，经多次化验确诊为“糖尿病”已两年多。两年来，经中西医多方治疗，服用各种中西药物，病情时好时坏，时轻时重。诊时病者诉，口渴饮水中等，小便量多，以前曾因子宫肌瘤作过“子宫切除术”，食量中等，舌质红干，舌苔薄黄，脉虚略数，一般情况可。查病例以前服用过“白虎加人参汤”、“金匮肾气丸”等方剂，无明显效果。

辨证：阴虚燥热，肾虚气弱。

治法：清热养阴，生津润燥，少佐益气化瘀。

处方：炙黄芪 15g，知母 10g，山药 15g，五味子 8g，天花粉 12g，生地 12g，葛根 12g，山萸肉 10g，沙苑子 15g，丹参 12g。12 付，清水煎服。并建议控制饮食，多吃豆腐、豆芽、南瓜、苦瓜等蔬菜，适度锻炼。

二诊（1981 年 7 月 28 日）：服上方后，口渴、尿多有所减轻，精神好转，但有时腹胀，大便较稀。考虑到滋阴药较多，不免有阴柔碍胃之弊，为久远之计，去知母加黄精 15g、白蔻 6g。又服 12 剂后，自觉症状进一步改善，无明显不适，惟夜尿仍多。嘱用此方加工成丸剂，每天 2 次，每次 6g，坚持用药，不可间断。主食中减少面食，加用苦荞麦面，隔日一次，加工成面条，每次 100～150g。

以后基本以此方为基础，根据病情，稍作调整。患者坚持用药达 1 年左右，病情大为好转。以后改为两天吃一次中药。十多年来，工作照常，病情一直比较稳定。1993 年在西安检查有合并白内障、身体较瘦，其余无不适，现已退休在家。

【名医经验】

糖尿病在临床上虽可分为阴虚、血瘀、阴阳两虚、气阴两虚等型，但以气阴两虚型最为常见。这类病人都属肥胖型，以少气乏力，自汗口干为主要症状，我常用4对降糖药，即黄芪配山药，苍术配玄参，生地配熟地，丹参配葛根。阴虚型以一贯煎为主方，阴阳两虚型以桂附八味丸为主方，血瘀型以自拟抗自身免疫一号方（木香、当归、益母草、赤白芍、川芎）为主随证加减。（祝谌予，见：《当代名医临证汇萃·糖尿病证治》）

治疗糖尿病从临床实践体会到：①治本须补肾，滋阴兼助阳；②补气可生津，治虚当固实；③升清可布液，流气能输津；④润燥须活血，瘀化津自生。（周仲瑛，见：《当代名医临证汇萃·糖尿病证治》）

本病古人在辨证上分为上、中、下三消，而有肺热、胃热、肾虚之别。但在临床上不易区别，“三多一少”已成为上中下三消的共同见症。肺胃阴虚者，以白虎加人参汤加减；肝胃阳虚者，方用滋膵饮去生地、黄芪，加肉桂、附子、川椒、鹿角胶；肝肾阴虚者，方用乌龙汤；肝肾阳虚者，用加减肾气丸治之。至于不易辨证候者，可用自拟生津止渴汤（山药50g，生地50g，玉竹15g，石斛25g，沙苑蒺藜25g，知母20g，附子5g，肉桂5g，红花10g，猪胰子1具，切碎生吞）。（任继学，见：《当代名医证治汇萃·糖尿病证治》）

本病虽有热在肺、胃、肾之分，其病理则为阴虚火盛，病本在肾。因肾为水火之脏，水火相济，则能上蒸津液，肺得之而不渴，胃得之而不饥，膀胱得之而气化。水亏火旺，不能相济，其症乃成。赵献可云，治消之法，无分上中下，先治肾为急。故笔者治疗糖尿病多从滋肾养阴生津着手，以六味地黄汤和增液汤加减组成基本方，收到满意效果。（黄振鸣，见：《奇难杂症·糖尿病》）

赵锡武治消渴方：生地900g，熟地900g，菟丝子1800g，黄连45g，天冬450g，麦冬450g，玄参450g，大腹皮450g，茯苓450g，知母450g，五味子450g，山萸肉450g，党参1800g，黄芪1800g，生石膏900g。上药煎熬成浓缩合剂，每毫升含生药1g，每瓶500ml。用法：每日3次，每次50～80ml。本方的临床治疗效果极佳，总有效率在86.7%以上，病人愈后极少复发。（赵锡武，见：《中国当代秘验方精粹·消渴》）

治疗糖尿病有三消者，从脾、肺、肾入手，尤以脾肾为重点。以毓阴清热、益气健脾为大法，基本方为：党参、麦冬、生地黄、五味子、黄芪、山药、苍术、玄参。降尿糖以黄芪配山药，降血糖用苍术配玄参。以上两对药一阴一阳，一脾一肾，降血糖，除尿糖，确有效验。（施今墨，见：《当代名医临证精华·消渴专辑》）

既消又渴，法在养阴；不消不渴，治当益气；渴而不消，气阴兼治；消而不渴，重在补肾。（章真如，见：《当代名医临证精华·糖尿病专辑》）

三消饮方治疗糖尿病，临床应用多年，疗效满意。方剂组成：生山药60～100g，天花粉30～60g，地骨皮15～30g，枸杞子15～30g，生地黄15～30g，玄参15～30g，丹皮10～20g，乌梅10～20g。（华良才，见：《当代名医临证精华·糖尿病专辑》）

上、中、下三消治法大同小异，其治疗本病主药：沙参9g，生地12g，川贝母9g。滋阴养肝加用枸杞子9g、柴胡9g、白芍9g、女贞子24g、旱莲草24g；敛肾加桑螵蛸9g、生龟板30g；大便燥结加火麻仁9g、郁李仁9g、清热生津加石斛12g，知母、竹叶、瓜蒌、天花粉各9g；镇痉加琥珀末6g。（王渭川，见：《王渭川临床经验选》）

【研究进展】

（一）突破简单的三消分证，注重阴阳、脏腑、气血津液的辨证论治，健脾、活血化瘀等法也间有应用

上、中、下三消辨证，历来被认为是糖尿病执简驭繁的常用良法。但近年来临床所见糖尿病，大多不具有典型的“三消”症状，有的甚至没有明显不适。因此，根据病机的变化实际，为了更细致准确地辨证施治，在病机研究方面有了许多新观点，如突出了病情阴阳属性的辨证，加强了病变部位的脏腑辨证，抓住气血津液的辨证，从而提出了突出补肾、健脾、益气养阴、阴阳双调、活血化瘀等新治法和相应方药。

第一军医大学用补肾方“滋肾蓉精丸”（肉苁蓉、制首乌、金樱子、赤芍、山药等），治疗老年性肾虚性糖尿病 170 例，总有效率为 87.1%。长春中医学院用益气养阴补肾的糖尿乐方（红参、黄芪、生地、天冬、知母、天花粉、山萸肉、枸杞子等）治疗气阴两虚性糖尿病 396 例，总有效率为 84.1%。山东中医学院用健脾降糖饮（黄芪、白术、黄精、山药、天花粉、丹参等）治疗 59 例Ⅱ型糖尿病，症状减轻，总有效率为 89.1%。广州中医学院运用活血化瘀、益气养阴的加味桃核承气汤（大黄、桂枝、桃仁、玄明粉、玄参、生熟地、麦冬、黄芪、甘草）治疗糖尿病 82 例，总有效率 85%。（《中医杂志》1991〈5〉）

（二）针对糖尿病并发症的研究也有一定的进展

①心血管疾病：屠氏总结了 30 例糖尿病合并冠心病者，分心脾阳虚型、阴虚火旺型辨证论治，取得了一定的疗效。（《山东中医杂志》1983〈2〉）②酮症：李氏认为酮症的病机是气阴两虚为本，阴虚燥热血瘀浊停为标，采用温清饮加降糖药为方（生黄芪、山药、生地、玄参、苍术、栀子、当归、茯苓、黄芩、黄连、黄柏、川芎、赤芍、生牡蛎）治疗酮症酸中毒 33 例，显效 22 例，有效 6 例。（《吉林中医药》1988〈12〉）。③视网膜病变：吉林省糖尿病性视网膜病变研究协作组运用益气养阴、化瘀散结法治疗本病并发症，用糖眼明方（黄芪、生地、玄参、苍术、丹参、葛根、当归、菊花、谷精草、昆布等）加减，治疗 17 人 31 只眼，治疗后眼底出血吸收 21 只眼，占出血眼的 80.8%。

（三）降血糖药物的筛选研究

已发现具有降糖作用的单味中药有黄芪、人参、黄精、白术、苍术、首乌、麦冬、枸杞子、玉竹、地黄、玄参、地骨皮、淫羊藿、沙苑蒺藜、刺五加、葫芦巴、知母、玉米须、仙鹤草、泽泻、葛根、天花粉、桔梗、虎杖、卫茅。(《陕西中医学院学报》1988〈2〉,《湖南中医学院学报》1986〈4〉)

（四）食疗药物及食物选择研究

主张少食辛辣，少食肥甘油腻之品，多食豆类、乳类、蛋类、水产品及畜禽瘦肉等。如属肺胃燥热可用菠菜银耳汤、蚌肉苦瓜汤、红烧苦瓜、猪胰玉米须汤、玉米须瘦猪肉汤、地黄麦冬炖豆腐、五津饮、地骨皮饮、萝卜粥、百合生地粥、降糖消渴粥。气阴两虚型可选用鸽肉山药玉竹汤、绿豆南瓜汤、鹅肉粥等。肺脾气虚者可选用猪胰、山药、山药薏米粥、人参末冲服等。(《新中医》1982〈6〉)

紫　斑

【概述】

紫斑是以血液溢出肌肤之间，皮肤出现青紫斑点或斑块的病证，亦称肌衄，属于古代所称发斑范围之内。《金匮要略》记载的“阴阳毒”与本病颇为相似，如“阳毒之为病，面赤斑斑如锦纹”，“阴毒之为病，面色青，身痛如被杖。”《诸病源候论》、《丹溪心法》、《医学入门》均对内伤发斑加以论述。《外科正宗》等书称本病为葡萄疫，并指出葡萄疫发于小儿，紫斑与青紫色葡萄相似。

紫斑既形象地反映了本病的临床特点，又为群众所习称，故以之为病名。紫斑的发生多因热毒炽盛、阴虚火旺或气虚不摄所致。它虽表现在肌肤，但其发生与血脉及脾胃有密切关系。外感、内伤均可致斑。本病患者经过及时恰当的治疗，多数可获痊愈，但也有部分患者，由于阴虚与火旺，血溢脉外与气虚不摄互相影响，互为因果，使出血的病因病机不易除去，以致持续出现紫斑，或反复发作，缠绵不已，体质日益虚弱，治疗颇为困难，预后不良。

中医学之紫斑与西医学的原发性血小板减少性紫癜及过敏性紫癜基本一致。在继发性血小板减少引起的紫癜中，除了感染性血小板减少性紫癜外，其他由肝病、药物、化学和物理因素等引起者，以及一些血液病见有皮下出血者，也可参照本篇辨证施治。

【病因病机概要】

紫斑虽然表现在皮肤，但其发生与多种原因有关。外感及内伤均会引起紫斑，其病因病机主要有如下三个方面。

1. 热盛迫血，血溢脉外　外邪入侵，化热入里，酿成热毒，这是引起紫斑的重要原因。饮食、情志、劳倦等各种原因导致的脏腑内伤，阴阳失衡，阳气偏盛而蕴生的内热，也会引起紫斑。当血脉受到火热熏灼，导致血热妄行，血从肌肤腠理溢出脉外，少则成点，多则成片，瘀积于肌肤之间，使皮肤呈现青紫颜色的斑点或斑块。肌肉为脾胃所主，胃热炽盛，熏发于肌肉，血液外溢而出紫斑。可见热盛迫血是引起紫斑的最重要和最常见的病机，尤其是初发紫斑的病例，多由热盛迫血所致。

2. 阴虚火旺，火灼血脉　由于饮食、劳倦、情志等多种原因导致脏腑内伤，胃阴不足，肾精亏虚，虚火内炽，火热灼伤血脉，血液溢于肌肤之间而引起紫斑。阴虚火旺产生的病理，也有一部分是由热盛迫血转化而来。热盛迫血引起的紫斑，若病情迁延，每由热盛伤阴及反复出血，致精血亏耗，日久发生阴虚火旺的病理变化。

3. 气虚不摄，血溢脉外　久病不愈，长期反复出血，则血出既多，气随血去，故气亦耗乏，加之脏腑内伤，久病伤脾，以致发生气血两亏，心脾不足的病理变化。气虚则不能摄血，脾虚则不能统血，血失统摄，溢于肌肤而成紫斑。

【疑难剖析】

紫斑病之所以称为疑难病，主要在辨证分型治疗方面各地不一。有的分为热毒蕴结型、寒凝血脉型、脾虚血泛型，有的分为风热搏结、热盛迫血、湿热交阻、脾虚失统、肝肾阴虚等型。由于分型上尚难统一，这使初学者掌握本病的辨证施治时难以适从。但诸型中惟有热毒炽盛者居多，故而清热解毒、凉血化瘀为其重要治疗原则。另外对初学者来说，在本病的辨证方面，亦存在许多困难。造成这种困难的原因，主要是由于部分患者的临床表现较为复杂。尽管在一些教材上有几种分型可依，但这些证型在临床上往往是互为因果，相互影响，疑似难辨。

为帮助初学者能抓住辨证的要点，张学文教授指出应从以下三方面着手：①辨紫斑的数量及颜色：紫斑面积小、数量少者，出血较少，一般病情较轻；紫斑面积大、数量多者，出血较多，一般病情较重。②辨有无其他部位出血：病情较重者，除血溢肌肤而表现紫斑外，还常伴有齿衄、鼻衄，少数患者甚至可见尿血或便血，妇女可见月经过多。③辨火热的有无及证候之虚实：紫斑属血证之一，与其他血证有类似之处。紫斑的证候主要有热盛迫血、阴虚火旺及气不摄血三类。归纳起来，热盛迫血及阴虚火旺均属火热熏灼，但前者为实火，后者为虚火；前者为实证，后者为虚证。气虚不摄则为虚证，属于无火的类型。应综合四诊所得，辨别有火无火，属实属虚或虚实夹杂，以便正确地立法、选方、用药。张老师所讲的这三个方面，实为经验之谈，为我们正确地诊断本病指明了方向。

【辨疑思路】

本病辨证的难点和疑点是需要与出疹及温病发斑相鉴别。

（一）与出疹相鉴别

紫斑呈点状者应与有出疹表现疾病相区别。在疹与斑的区别上，古代医家早有论述。如《仁术便览·斑疹》说："有色点而无头粒者，谓之斑；有头粒而随出即没，没而又出者，谓之疹。”《临证指南医案·斑痧疹瘰》说：“斑者，有触目之色，而无碍手之质。痧者疹之通称，有头粒而如粟象。”《罗氏会约医镜·论伤寒发斑发疹》亦说：“斑隐于皮肤之间，视之则得；疹累于肌肉之上，手摹亦知。”归纳前人论述，两者区别的要点是：紫斑隐于皮肤之内，摸之不碍手，压之不褪色；疹子则高出于皮肤之上，摸之如粟粒碍手，压之褪色，随即复现。

（二）与温病发斑相鉴别

温病发斑是病情重笃，热入营血，耗血动血时出现的证候。发斑之前，一般均有邪犯卫分及气分热炽的临床过程。发斑时常呈一派气血两燔或热盛动血的证候，症见高热，烦扰不宁，神识不清，甚至昏狂谵妄；与此同时，常伴衄血、吐血、便血等广泛出血的征象，舌质红绛。而本病可不伴随有明显的全身症状，或伴有内伤发热、身体虚弱等症，或因接触某物而作，可伴发热、头痛等症；一般神识清楚，也不似温病发斑之急骤。部分紫斑患者还有持续出现或反复发作紫斑的病史。由于证候的不同，舌质红或舌质淡，舌质一般不现绛色。

【治难方药】

紫斑的论治，一般分为以下几种类型。

1. 热盛迫血，血溢脉外

证候：皮肤出现紫红色的瘀点、瘀斑，以下肢最为多见。紫斑形状不一，大小不等，有的甚至互相融合成片。发热，口渴，便秘，尿黄，常伴鼻衄、齿衄，或有腹痛，甚则尿血、便血，舌质红，舌苔薄黄，脉弦数或滑数。

治法：清热解毒，凉血消瘀。

方药：清营汤。水牛角 10g，玄参 15g，生地 20g，麦冬 15g，金银花 15g，连翘 10g，黄连 6g，竹叶 10g，丹参 20g，紫草 10g。

方中水牛角、玄参、生地、麦冬养阴清热凉血；金银花、连翘、黄连、竹叶清热解毒；丹参散瘀。可酌加茜草、紫草凉血止血，化瘀消斑。对于热毒炽盛、发热、口干欲饮、烦躁、不安、紫斑密集而广泛者，可加重水牛角、生地用量，并酌加生石膏、龙胆草，冲服紫雪丹，以加强清热泻火解毒的作用；合用三七粉或云南白药以加强止血化瘀的作用。热邪郁滞胃肠，气血郁滞，而见腹痛者，酌加白芍、甘草、五灵脂、蒲黄缓急止痛。热伤肠络而兼见便血者，可加槐花、地榆凉血止血。

本证型，除清营汤外，亦可与犀角地黄汤或化斑汤合方作为基础方剂。犀角地黄汤清热解毒，凉血散瘀，适用于紫斑之热盛迫血以血热炽盛为主要表现者；化斑汤清热解毒，清胃凉血，适用于热盛迫血而以胃热亢盛为主要表现者。

2. 阴虚火旺，灼伤血脉

证候：皮肤瘀点，瘀斑色红或紫红，时轻时重，或有鼻衄、齿衄。常伴头晕，乏力，心烦，肌肤作热或手足心热，或有潮热，盗汗，舌质红苔少，脉细数。

治法：滋阴清热，安络止血。

方药：《丹溪心法》茜根散加减。茜草根 15g，黄芩 10g，阿胶 10g，侧柏叶 12g，生地 15g，甘草 3g，三七粉 3g，丹皮 10g，紫草 10g。

茜根散中用茜草根、侧柏叶、黄芩清热凉血止血；生地、阿胶滋阴养血止血；甘草调中解毒。适用于阴虚火旺之偏于血热者，可加丹皮、紫草凉血止血，化瘀消斑。阴虚较甚者，可酌加玄参、龟甲、女贞子、旱莲草等育阴清热之品。阴虚火较旺者也可用玉女煎化裁，以石膏、知母清阳明胃热；熟地、麦冬滋阴养液；牛膝活血化瘀，导热下行。如用于阴虚火旺而胃热较盛，胃火上炎，兼见齿衄、鼻衄者，本方亦可加入丹皮、紫草凉血活血，化瘀消斑。如肾阴亏虚而火热不甚，症见腰膝酸软，头晕，乏力，手足心热，舌红少苔，脉沉细数者，可用知柏地黄丸滋阴补肾，加茜草根、紫草凉血止血，化瘀消斑。

3. 气不摄血，血溢脉外

证候：色斑紫黯淡，多呈散在性出现，时起时消，反复发作，过劳则加重。神情倦怠，心悸，气短，头晕，目眩，食欲不振，面色苍白或萎黄，舌质淡，舌苔白，脉弱。

治法：益气摄血，健脾养血。

方药：归脾汤加减。人参 10g，黄芪 20g，白术 15g，当归 10g，酸枣仁 15g，桂圆肉 10g，木香 6g，茯神 10g，仙鹤草 30g，山萸肉 10g，甘草 3g。

归脾汤以四君子汤及当归补血汤为基础，能益气养血及补气摄血；配合龙眼肉、大枣益脾养血；酸枣仁养心安神；木香理气健脾，使补而不滞。加仙鹤草、山萸肉等收敛益肾止血。本方为治疗久病紫斑，反复出血，以致气血亏虚，气不摄血之良方。

【效方览胜】

1. 茜草汤

组成：茜草根 30g，生地 15g，玄参 12g，丹皮、防风、阿胶、白芍、黄芩各 10g，甘草 6g。水煎服。有热者，加大青叶；腹痛、便血者，加地榆炭、炒枳壳、木香、白及；尿血或尿内有红细胞、蛋白者，加车前子、蒲公英、萹蓄、白茅根。

功能：凉血止血，化瘀消斑。

主治：过敏性紫癜。治疗 60 例全部治愈。疗程最短者 6 天，最长者 21 天。(《山东中医杂志》1986〈5〉: 15)

2. 椒梅汤

组成：川黄连、淡干姜各 6g，炒枯芩、潞党参、川椒、白芍、乌梅各 30g，姜半夏、炒枳实各 10g。水煎服，每日 1 剂。血热较甚者，去党参，加炒生地、粉丹皮各 10g，牛角屑 30g，纯利血水者以炮姜易干姜，加炒地榆 30g。

功能：调和肠胃。

主治：腹型过敏性紫癜。临床观察 68 例。1 例因肠套叠转外科治疗；34 例服本方 1 剂即停止发病，继续用药 7 天后未再反复；32 例因多次反复发作，以丸易汤，每服 10g，1 日 3 次，调治 3 周获愈；无效者 1 例。(《江苏中医》1988〈3〉：9～10)

3. 陆鹤消癜汤

组成：制商陆 20g，仙鹤草、生地榆各 30g，党参、白术、山萸肉、丹参各 10g，黄芪、首乌、熟地、玄参各 15g，生甘草 6g。1 日 1 剂，30 剂为一疗程。偏阴虚血热者去党参、白术，加黄柏、知母、丹皮、鳖甲等；偏气虚者加茯苓、大枣；脾肾虚寒者去玄参，加熟附子、菟丝子、补骨脂；瘀血难消，脾脏肿大者加失笑散。

功能：凉血活血，健脾益气，补肾滋阴。

主治：血小板减少性紫癜。治疗 50 例，痊愈 38 例，好转 10 例，无效者 2 例。总有效率 96%。(《浙江中医杂志》1988〈2〉：78)

4. 水牛角地黄汤

组成：水牛角 40～100g，生地黄 10～30g，赤芍、丹皮各 10～20g。水牛角先煎半小时以上，余药后下，半小时后取汁口服。一般每日 1 剂，重症日服 2 剂。兼风热表证者加蝉蜕、牛蒡子、防风、野菊花；兼胃肠症状者加川连、川柏、姜半夏；伴肾脏症状者加白茅根、川柏、小蓟、蒲黄；伴高热者加紫雪丹急服。

功能：清热凉血，化瘀消斑。

主治：过敏性紫癜。治疗 54 例，显效 33 例，有效 17 例，无效 4 例。(《湖北中医杂志》1987〈2〉：19～20)

5. 仙鹤愈癜汤

组成：青黛、木香各 3g，紫草、丹皮、侧柏叶、黄柏、炒栀子、阿胶各 9g，生地 10g，仙鹤草、丹参各 15g，甘草 5g。水煎，每日 1 剂，早晚分服。

功能：清热凉血，化瘀消斑。

主治：小儿特发性血小板减少性紫癜。治疗 45 例，痊愈 16 例（病程在 1 年以上者 8 例），有效 14 例，进步 14 例，无效 1 例，总有效率为 97%。(《中医杂志》1986〈10〉：43)

6. 栀子地黄汤

组成：黑栀子、生地、赤芍、丹皮各 12g，当归 9g，黄芪 15g。水煎服，每日 1 剂，4 周为一疗程，一般治疗 1～3 个疗程。出血重者加紫珠草，茜草各 12g，仙鹤草 15g；贫血者加阿胶、鸡血藤各 12g，首乌 15g；阴虚者加沙参、麦冬各 12g、白茅根 15g；气虚者加党参 15g，白术、茯苓、山药各 12g。

功能：清热凉血，益气养血。

主治：慢性原发性血小板减少性紫癜。治疗 80 例，有效 74 例，无效者 6 例。全部病例出血症状均消失，血小板均有不同程度上升，总有效率 92.5％。（《中西医结合杂志》1988〈7〉：422）

7. 甘草白药煎

组成：甘草 100g，云南白药 2g。将甘草加水 400ml 煎煮，煎开后去渣，再浓缩成 150ml。每天以甘草汁 10ml 冲云南白药 0.2g 内服 3 次。1 岁以内者 3ml，3 岁以内者 5ml，连服 5 天为一疗程。

功能：活血化瘀。

主治：过敏性紫癜。治疗 33 例，痊愈 31 例，好转 2 例。有效率 100％。注意：服药期间限制食盐，如有严重心脏肾脏疾患或高血压者忌用。（《湖北中医杂志》1986〈2〉：48）

8. 平癜汤

组成：黄芪 30～60g，白及、黄精各 15g，甘草 15～30g，丹皮 20g，阿胶、赤芍、连翘各 10g，白茅根、丹参、仙鹤草各 30g。水煎服，每日 1 剂。血热型加黄芪 10g、紫草 30g；气虚型加党参 15g、大枣 10 枚；阴虚型加地骨皮 30g；血瘀明显加三七粉 6g。

功能：活血凉血，益气养血。

主治：血小板减少性紫癜。治疗 70 例，显效 21 例，有效 24 例，好转 15 例，无效 10 例。总有效率 85.7％。（《陕西中医》1989〈3〉：104～105）

【疑难病案】

例1：胡某，女，40岁。

牙龈出血，两侧下肢起散在紫癜，伴虚烦少寐，腰酸，小便少，舌红兼见紫点，苔少，脉弦细数。

辨证：阴虚血热，热郁发斑。

治法：滋阴清热化瘀。

处方：女贞子12g，旱莲草15g，丹皮12g，知母9g，生熟地各15g，川连6g，龟板12g，大小蓟各12g，赤芍12g，丹参12g，茜草15g，玄参60g。5剂。

二诊：上方进5剂后，齿衄未作，下肢紫癜未见增加，色转紫黯，他症同前。此血热渐清而血分之瘀未解，再加凉血化瘀为治。处方：丹皮9g，丹参12g，赤芍9g，白芍12g，当归12g，女贞子12g，旱莲草12g，茜草12g，龟板15g，生熟地各12g，玄参30g。5剂。

三诊：紫癜渐退，晨间刷牙时偶见少量带血。仍感虚烦少寐，腰酸，舌红少苔，二日来夜间盗汗，脉细数，治用滋阴清热法。处方：知母9g，黄柏9g，丹皮9g，泽泻9g，山药12g，赤芍12g，山茱萸12g，云苓12g，生熟地各9g，五味子6g，寸冬12g。5剂。

四诊：出血旬余未发，陈旧紫癜亦渐消退，寄原法调理。

按：皮下出血，溢于肌肤之间，称为肌衄。多由阴虚血热或脾虚失统所致。本案症见腰酸虚烦少寐，盗汗，显系真阴不足，火迫血分所致。故首方以二至丸、犀角地黄汤、大补阴丸化裁加减，标本兼顾；后则以知柏地黄合麦味地黄，重在治本以收效。（《老中医医案医话选·黄寿人医案》）

例2：戚某，男，38岁。

病已八年，周身肿痛无定处，痛甚即于患处出现紫斑。疼痛缓解后，时现尿血，平时睡眠不好，食欲欠佳，经某医院诊断为过敏性紫癜及风湿病。平素疼痛不甚，每次发病均与情绪不快有关，或遇激怒诸症加重。舌苔黄腻，六脉弦数。下肢及肘部均有大小不匀之紫斑。

辨证：热邪蕴郁，气血受阻，络脉滞塞不通，症现周身疼痛，热郁则逼血外溢，形成紫斑，或时现血尿。

治法：活血，通络，清热。

处方：酒川芎 5g，炒丹皮 10g，朱茯神 10g，酒地龙 10g，炒丹参 10g，朱寸冬 10g，旱莲草 25g，当归尾 10g，女贞子 10g，南红花 5g，大生地 15g，嫩桑枝 20g，壮柴胡 3g，鲜生地 15g，桑寄生 20g，川桂枝 3g，赤白芍各 10g，油松节 30g，炙甘草梢 10g，炒山楂 10g。

二诊：服上方 8 剂，窜痛时间减短，每次不过 10 分钟即止。此次周身窜痛发作，未见血尿，紫斑亦少，惟齿龈少量渗血。处方：大生地 15g，壮柴胡 3g，赤白芍各 6g，鲜生地 15g，川桂枝 3g，炒丹参 10g，炒丹皮 10g，嫩桑枝 20g，桑寄生 20g，仙鹤草 30g，旱莲草 15g，酒川芎 5g，酒当归 10g，黑芥穗 6g，小蓟炭 10g，阿胶珠 10g，炙草节 10g。

三诊：前方服 12 剂，紫斑退，窜痛未作，血尿未现，遂停药，历半年病未发。近日工作过忙，深夜始能回家休息，久久不能入睡，周身窜痛有再发趋势，即时诊治，以防复发。处方：川桂枝 3g，赤白芍各 6g，壮柴胡 3g，大生地 10g，壮细辛 3g，鲜生地 10g，生牡蛎（生龙骨 12g 同布包）12g，朱茯神 12g，朱寸冬 10g，酒黄芩 10g，酒黄连 3g，酒当归 6g，酒川芎 5g，炒丹参 10g，炒丹皮 10g，片姜黄 6g，功劳叶 10g，炙草节 10g，陈阿胶 10（另烊化兑服），三七粉 3g（分 2 次随药送服）。

按：紫斑病不论其原因为何，均由血管溢出血液，凝聚皮下而成，此自不待言。此案患者，周身窜痛又属脉络瘀滞，故活血通络为其主要治疗方法。但只活血通络，反而容易溢血，故又须止血，使血管壁致密，血流通畅，血液自不外渗。本方则以川芎、当归、丹皮、丹参、合阿胶、仙鹤草、生地并用。既活瘀又防溢血，两全其美，效果显著。方中用桂枝以和营卫，

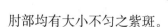

通络道；柴胡清血中之热，重用旱莲草者，以防血尿也。（录自《施今墨临床经验集》）

【名医经验】

无热不斑，无湿不疹，此二言者，斑疹之大观也。其致病之由，则有风、寒、暑、湿之殊；辨证之法，则有表、里、虚、实之异。此在人之自悟，非可以纸上尽也。（《医方考·斑疹门》）

若斑出，热不解者，胃津亡也，主以甘寒。重则如玉女煎，轻则如梨皮、蔗浆之类。（《外感温热篇》）

余断生死，则又不在斑之大小紫黑，总以其形之松浮紧束为凭耳。如斑一出，松活浮于皮面，红如朱点纸、黑如墨涂肤，此毒之松活外现者，虽紫黑成片可生；一出虽小如粟，紧束有根，如履透针，如矢贯的，此毒之有根锢结者，纵不紫黑亦死。（《疫病篇》）

斑疹：阳明证悉具。外出不快，内壅特甚者，调胃承气汤微和之，得通则已，不可令大泄，大泄则内陷。（《温病条辨·中焦篇》）

斑为阳明热毒，疹为太阴风热。（《六因条辨·卷下》）

温病中发疹者，十之七八；发斑者，十之二三。盖斑乃纯赤，或大片，为肌肉之病；疹系红点高起，麻瘖痧皆一类，系血络中病也。（《医门棒喝·评温病条辨》）

现代医学之原发性血小板减少性紫斑症，相当于祖国医学温毒发斑。阴毒、阳毒，是以热毒损伤营血，透于肌表，出血发斑，也称肌衄……一般治疗，早期应火重清之，毒重化之，治宜凉血清热止血为主；久则营气不足，应扶正祛邪，治宜补养心脾，益气摄血。（《吴少怀医案·肌衄》）

【研究进展】

根据中医有关发斑的理论和治法，以往对原发性血小板减少性紫癜及过敏性紫癜进行了较多的治疗及研究，取得了良好效果，丰富了紫斑证治的理法方药内容，现归纳综述如下。

（一）用中医理法治疗原发性血小板减少性紫癜

在对这种紫癜进行辨证施治时，主要分为血热型、阴虚型和气虚型3种。对这3种证型，分别采用清热解毒凉血、养阴清热止血及益气健脾止血三法。有的人提出分为三期：初期清热解毒、凉血清营；中期益气养阴；后期益气健脾统血。有的未作明确的分型或分期，强调清热解毒、凉血养阴是本病的主要治法。急性发作时，多呈现一派内热炽盛之象，治宜清热凉血解毒；病程较久，病情缓慢，或治疗后病情缓解的患者，多见阴虚内热之证，治宜养阴清热；后期多见心脾气虚之证，治宜补养心脾并适当地配合养阴清热。临床上常用的方剂，主要有犀角地黄汤、清营汤、白虎汤、黄连解毒汤、茜根散、玉女煎、增液汤、归脾汤等方。根据病情需要，在辨证施治处方的基础上，适当加入凉血、止血、化瘀消癥的常用药物，如白茅根、藕节、地榆、槐花、侧柏叶、仙鹤草、茜草、蒲黄、三七、丹皮、赤芍、紫草等。除按上述分型治疗外，也有分为阴虚胃热及阳虚气弱两型者，前者以玉女煎或六味地黄丸加减，后者以当归补血汤、保元汤、左归饮或归脾汤加减治疗。以上治疗方法，一般均获得良好效果。有效病例约90%。随着症状的消失，皮肤紫斑的消退，常伴有血小板计数不同程度的升高，部分病例可恢复正常数值。

（二）用中医理法治疗过敏性紫癜

在中医辨证分型治疗过敏性紫癜方面，有分为热毒蕴结型、寒凝经脉型、脾虚血泛型者；有分为风热搏结、热盛迫血、湿热交阻、脾虚失统、肝肾阴虚等型者。其中以热毒炽盛所致者为多，故以清热解毒、凉血化瘀为重要治法。另外，亦有个别病人表现为中焦虚寒，而需要以温里祛寒的附子理中汤加减进行治疗。另外，在以单方或单味药为主治疗过敏性紫癜方面，如用五根散（白茅根、板蓝根、瓜蒌根、槐花、地榆、茜草根、紫草根、丹皮）、抗紫癜方（金银花、蒲公英、紫花地丁、土茯苓、白鲜皮、地肤子、萆薢、丹参、赤芍、蝉蜕、防风、泽泻、白芷、甘草）。以单味药如紫草根、红枣、连翘等进行治疗，对过敏性紫癜有较好疗效。

不　孕

【概述】

生育年龄的妇女，配偶生殖功能正常，婚后夫妇同居两年以上，未避孕而未怀孕者；或曾经生育或流产，以后又两年以上同居未避孕而未孕者，称为“不孕症”。前者又称为“无子”，后者又称为“断续”。《素问·骨空论》有“女子不孕”之说，历代妇科医籍均列有“求嗣”、“种子”、“嗣育”等专篇进行专门论述。本病与现代医学之不孕可相互对参。

本病的病因非常复杂，可由多种疾病引起，常见的原因有：输卵管阻塞不通、子宫发育不良、子宫内膜炎症、子宫内膜瘜肉、黏膜下肌瘤、子宫内膜异位症、宫颈炎、阴道炎、卵巢功能失调、卵巢肿瘤，以及全身慢性疾病，如结核、肾炎、内分泌失调、甲状腺功能亢进或低下，糖尿病、职业性中毒、营养不良及其他一些疾病等，均可导致不孕。由于不孕症的病因繁多以及部分器质性病变引起者治疗亦相当困难，故属于疑难病的范围。

【病因病机概要】

不孕的原因，有先天生理性缺陷和后天病理性变化两种。先天生理性缺陷有螺、纹、鼓、角、脉五种，古人称为“五不女”。前四种不是药物治疗能取效的，有的可用外科手术治疗。第五种“脉”尚可用中药治疗，调整月经。病理性不孕的原因很多，如《素问·骨空论》说：“督脉生病，其女子不孕。”《素问·上古天真论》说：“任脉虚，太冲脉衰少，天癸竭，地道不通，故形坏而无子也。”说明奇经损伤，可致不孕。《诸病源候论·妇人杂病诸候·无子候》说：“然妇人夹疾无子，皆由劳伤血气，冷热不调，而受风寒，客于子宫，致使胞内生病，或月经涩闭，或崩血带下，致阴阳之气不和，经血之行乖候，故无子也。”巢氏认为不孕的原因，内因是劳伤气血，外因是六淫邪气直中胞宫，以致出现月经失调、崩漏、带下等病而不孕。古代医家已认识到脾胃虚弱，化源不足，营血不充，可致不孕。亦指出了男子的精衰也是造成女子不孕的重要原因之一。《景岳全书·妇人规·子嗣类》说：“产育由于血气，血气由于情怀，情怀不畅则冲任不充，冲任不充则胎孕不受。”指出肝郁气滞，病及冲任，导致不孕。古代医家精辟的论述，为后世探求不孕症的病机及审因论治开创了先河。根据前人的认识及我们的临床观察，不孕症常见的病因病机主要有以下几个方面。

1. 肾阳虚衰，宫寒不孕　由于先天禀赋不足，肾气不充，或久病损及肾阳，导致肾阳虚弱，命门火衰，冲任不足，胞宫失于温煦，宫寒不能摄精成孕。或在经期不慎，当风受寒，寒邪入里，损伤肾阳，客于胞中，子宫寒冷不能摄精成孕。故《辨证录》说：“夫寒冰之地，不生草木；重阴之渊，不长鱼龙；胞宫寒冷，又何能受孕哉。”

2. 肾阴虚弱，精血亏少　或因久病，失血伤津，或嗜食辛辣，或禀性暴躁，内多郁火，暗耗阴血，导致肾阴不足，冲任失滋，子宫干涩，不能摄精成孕。《格致余论》说：“阳精之施也，阴血能摄之，精成其子，血成其胞，胎孕乃成。今妇人之无子者，率由血少不足以摄精也。”或有肾阴不足，阴虚火旺，血海太热，不能摄精成孕。冲为血海，任主胞胎。冲任二脉伏热，则胎孕难成。肾又主冲任，由于肾阴不足，阴虚则生内热，亦可导致冲任伏热，故肾阴虚弱，精血亏少，可导致不孕。

3. 肝郁气滞，气血失和　素体肝血不足，情怀不畅，忧思郁怒，或因肾虚，水不涵木，或脾病及肝等，均能导致肝气郁结，疏泄失常，气血不调，冲任不资。胞宫不能摄精成孕。或有盼子心切，烦躁焦虑，肝郁不舒，久而不孕者。

4. 痰湿内生，闭阻胞宫　素体肥胖，或恣食膏粱厚味，痰湿内生，气机不畅，胞脉受阻。或素体脾肾阳虚，运化失司，水精不布，聚湿成痰，痰湿内蕴，阻滞冲任胞宫，不能摄精受孕。《女科正宗》指出："有肥白妇人不能成胎者，或痰滞血海，子宫虚冷，不能摄精。"又《医宗金鉴·妇科心法要诀·调经门》指出："或因体盛痰多，脂膜壅塞胞中而不孕。"

5. 胞宫瘀血，不能摄精　经期余血不净，或因内伤或因血证，导致宿血停滞，凝结成瘀。或寒湿或湿热久留下焦，气血不和，导致瘀血内阻，胞脉阻滞，冲任不通，阳精难入，不能成孕。又旧血（瘀血）不去，新血不生。《医宗金鉴·妇科心法要诀·调经门》指出："因宿血积于胞中，新血不能成孕。"

【疑难剖析】

不孕症之所以被称为疑难病，主要原因是部分器质性病变所致的不孕疗效较差，甚或非药物所能奏效。如《广嗣纪要·择配篇》所谓"五不女"，即是指女子先天性生理缺陷而无生育能力。一曰螺，"阴产外纹如螺蛳样，旋入内"，属生殖器畸形，影响性交与生育。二曰纹，"阴户小如筋头大，只可通，难交合"，指阴道狭窄，影响性交与生育，又名石女。三曰鼓，"鼓头花，绷急似无孔"，即处女膜坚韧如鼓皮，以致不能性交，且使经血停蓄于内，成为癥块，可采用手术治疗。四曰角，"角花头，尖削似角"，指生殖器官发育畸形的一种，多指阴蒂过长。五曰脉，指月经不调，或全无月经，以致终身不孕者。

现代医学认为，阴道先天性发育异常或阴道瘢痕常使性交困难，如处女膜无孔或无阴道使性交不成功；阴道炎症改变其分泌物的酸碱度，不利于精子的生存与游走；雌激素缺乏妇女的宫颈黏液黏稠，量少，拉力小，细胞多，黏液细丝呈网状结构，精子不能从中穿过，不利于生育；先天性子宫颈发育不良，宫颈管狭窄、瘢痕、息肉等均可妨碍受精；幼稚型子宫或盲端状子宫不可能生育。宫腔粘连、子宫纤维化也是不孕原因之一；慢性子宫内膜炎以及生殖道支原体感染，都可能导致不孕；输卵管阻塞与输卵管虽然通畅而纤毛与分泌细胞的功能遭到破坏均可导致不孕。

卵巢功能紊乱使卵子不能发育成熟、不能排卵；或黄体不健，表现为孕酮分泌不足，以致子宫内膜不能转化为适应孕卵种植的蜕膜组织；先天性无卵巢、后天的卵巢被照射、患某种疾病引起卵巢功能衰退、多囊卵巢综合征等都不能排卵；卵巢子宫内膜异位症形成囊肿或输卵管、卵巢系膜的结节形成，均可造成不孕。

由于全身因素引起的不孕有下列几方面原因：①神经内分泌因素：情绪忧郁，紧张均可扰乱下丘脑—垂体—卵巢轴的正常调节功能，以致黄体不健或不排卵，也可使输卵管痉挛，阴道挛缩。其他内分泌腺体如肾上腺、甲状腺之间调节功能失调也会影响生育，高催乳血症常伴发闭经、黄体不健与不孕。②免疫因素：因为精子含有抗原，可以产生抗体，妇女生殖道特别是子宫有许多免疫细胞，可以吞噬精子，子宫颈又是主要的免疫活性分泌区：输卵管与卵泡液中有特殊抗体，故认为原因不明的不孕妇女中10%～30%可能由于免疫反应所致。③遗传因素：染色体畸变可以引起不孕或生育能力减弱，如染色体结构畸变、断裂、缺失与易位等。

总之，造成不孕症的原因是多方面的。在临床上要很快很准确地抓住主要原因，并进行恰当的治疗，这对经验不足的医者来说，仍是相当困难的事。因此，不孕症属于一种难治之病。

【辨疑思路】

不孕症的病因病机是比较复杂的，因此要达到辨证准确，也是比较难的。初上临床或经验不足者尤难。根据张学文教授多年的临床实践经验，现总结出一些辨证要点，以供解决疑难和开拓思路之参考。

（一）辨证要点

1. 辨月经，重视期、量、色、质的变化。临证时，主要根据患者的初潮年龄及禀赋情况，结合月经的期、量、色、质以辨虚实。肾阳虚者，多禀赋不足，初潮迟至，月经后期、量少、色淡、质薄，带下清稀。肾阴虚者，月经先期、量少、色鲜红、无血块。肝郁者，多月经先后无定期，经量或多或少，或经血夹块或痛经。痰湿者，月经后期，量少或闭经，带下量多质黏稠。血瘀者，月经后期，量或多或少，经色紫黑有块，经行腹痛，血块排出后痛减。

2. 中医辨证与辨病相结合。不孕症不是一种单纯独立的疾病。它是由多种疾病引起的，临床结合辨病可以减少用药的盲目性，但也必须以辨证为前提，不能用病名来概括方药。

（二）类证鉴别

不孕症应与暗产相区别。暗产指受孕早期，胚胎初结而流产者，因无闭经，一般患者不易觉察，通过西医的诊断方法，可以作出鉴别诊断。此外，在临床上还应区别不孕症属原发或属继发。因为如属原发，当按本病辨证治疗；如属继发，则先治原发病，原发病治愈后仍不孕者，才按不孕症施治。

【治难方药】

1. 肾阳虚衰，宫寒不孕

证候：婚久不孕，月经后期、量少、色淡，甚则闭经，面色晦黯，腰酸腿软，小腹冷坠，性欲淡漠，带下清稀，小便清长，大便不实，舌质淡，舌苔薄白，脉沉细或沉迟。

治法：温肾阳，补气血，调冲任。

方药：用《景岳全书》毓麟珠（人参 10g，白术 12g，茯苓 10g，炙甘草 4g，当归 15g，川芎 10g，白芍 12g，熟地 12g，菟丝子 10g，杜仲 12g，鹿角霜 10g，川椒 2g）加紫河车、丹参、香附。

方中四物补血和血；四君健脾益气；丹参、香附理气和血调经；菟丝子、杜仲、鹿角霜、紫河车温养肝肾，调补冲任，补阴益精；川椒温肾助阳。全方既能温养先天肾气以生精，又可培补后天脾气以生血，并佐以调和血脉之品，使精血充足，冲任得养，胎孕易成。若肾阳虚甚，小腹发冷，腰痛如折者，可加补骨脂、附子、肉桂以温肾壮阳；若带下清稀量多者，加金樱子、桑螵蛸以固涩止带。

2. 肾阴虚弱，精血亏少

证候：婚久不孕，月经先期量少，或月经后期量少，色红无块，形体消瘦，腰酸腿软，头晕眼花，耳鸣，心悸失眠，五心烦热，舌红少苔，脉细数。

治法：滋阴养血，调冲益精。

方药：养精种玉汤（当归 12g，白芍 12g，熟地 15g，山萸肉 15g）加女贞子、麦冬、玄参、丹皮。

阴虚生内热者可加知母、黄柏；或用知柏地黄汤加味。

阴虚有热，症见口干咽燥，性情急躁，午后低热者，亦可用清骨滋肾汤加味。方中地骨皮清肾中虚火；丹皮清肝火；沙参、麦冬、玄参滋阴壮水；五味子敛阴；白术、石斛健脾以滋其化源；加黄柏清热；龟板滋润填精。全方具有清火滋水，养精种玉之功。

3. 肝郁气滞，气血失和

证候：婚久不孕，月经先后无定期，经量时多时少，经血夹有小血块，胸胁或乳房胀痛，时欲叹息，精神抑郁，或烦躁易怒，舌黯红，舌苔薄白，脉弦。

治法：疏肝解郁，养血理脾。

方药：开郁种玉汤。当归 12g，白芍 12g，白术 10g，茯苓 10g，丹皮 6g，香附 10g，天花粉 10g。

方中当归、白芍养血柔肝；白术、茯苓健脾益气；丹皮凉血活血；香附理气解郁调经；天花粉清热生津。全方具有舒肝健脾、养血种子之功。乳房胀痛者，加橘叶、青皮、王不留行理气行滞；乳房胀痛灼热者，加川楝子、蒲公英清热泻肝。

若经来腹痛，行而不畅，有小血块，则为气滞血瘀，可用疏肝解郁汤。方中香附、青皮、柴胡、郁金、金铃子炭疏肝理气解郁；丹参、川芎、泽兰活血调经；元胡行气活血止痛。诸药合用，则能行气活血，调经种子。

4. 痰湿内生，闭阻胞宫

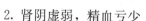

证候：婚久不孕，经行后期，经量少，或闭经，带下量多

质稠，形体肥胖，面色㿠白，头晕心悸，胸闷呕恶，舌淡，舌苔白腻，脉滑。

治法：燥湿化痰，理气调经。

方药：苍附导痰丸（茯苓 12g，半夏 10g，陈皮 36g，甘草 3g，苍术 10g，香附 10g，胆南星 8g，枳壳 10g，生姜 5g，神曲 10g），加当归、川芎。

方中苍附导痰丸燥湿化痰，理气行滞；加当归、川芎养血活血调经。全方共奏燥湿化痰，理气调经，启宫种子之功。若经闭不行者，加红花、泽兰、益母草、丹参、仙灵脾、巴戟天活血温肾；带下量多者，加山药、扁豆、薏苡仁健脾渗湿止带；心悸甚者，加远志化痰宁心安神；胸闷呕恶甚者，加厚朴、竹茹宽中降逆化痰；湿盛浮肿者加茯苓皮、冬瓜皮、车前子健脾利湿；痰瘀互结成癥者，加昆布、三棱、莪术软坚化痰消癥。

5. 胞宫瘀血，不能摄精

证候：婚久不孕，经期错后，经行不畅，经量多少不一，经色紫黯有块，经行腹痛，得热则减，手足冷以两足为甚，舌紫黯或有瘀点，脉沉弦或沉涩。

治法：活血化瘀，温经散寒。

方药：少腹逐瘀汤。小茴香 8g，炮姜 5g，元胡 10g，五灵脂 10g，没药 8g，川芎 10g，当归 12g，蒲黄 10g，官桂 3g，赤芍 12g。若气滞导致血瘀，除上述症状外，则见精神抑郁，烦躁易怒，胸胁胀满，少腹胀痛拒按，可用膈下逐瘀汤（当归 12g，五灵脂 10g，川芎 10g，桃仁 10g，丹皮 6g，赤芍 12g，乌药 8g，延胡索 10g，甘草 3g，香附 10g，红花 6g，枳壳 6g）理气化瘀种子。《医林改错·少腹逐瘀汤》：“更出奇者，此方种子如神。每经初见之吃起，一连吃五付，不过四月，必成胎。”

少腹逐瘀汤治疗血瘀型不孕症的临床报道颇多。实践证明，王氏对自己处方的评语是有根据的。

在不孕症的治疗方面，张学文教授特别重视“调月经”与“补肾气”，认为：“妇人无子，皆由经水不调。”又说：“求子之法，莫先调经。”《素问》有曰：“肾气盛，天癸至，任脉通，太冲脉盛……阴阳和，故有子。”在这种理论的指导下，张教授非常强调“补肾气，益精血，养冲任”的重要性。不孕症虽根本在肾，但由于证有虚实，而且虚者又有阳虚与阴虚的差异；实者亦有肝郁、痰湿、血瘀的区别；又有虚实夹杂者。如此证候，均当评审。既不能泥于肾阳虚而一味温补，亦不可拘于肾阴虚而专事滋腻。另外，在药物治疗的同时，男女双方均须注意起居房事有节，以保养肾精，要掌握“氤氲”、“的候”期交媾，以增加受孕机会。还要注意情志舒畅，《沈氏女科辑要·求子》说：“子不可以强求也，求子之心愈切而得之愈难。”患者首先应该保持良好的精神情绪，解除思想压力，积极配合治疗，亲属不应歧视或指责患者，否则，因气郁而更难受孕。

【效方览胜】

1. 张淑亭方

组成：醋柴胡、香附、赤芍、白芍、苍术、白术、青皮、陈皮、川芎各10g，全当归、云苓各15g，芡实米12g，炒山药30g，炙黄芪24g，炙甘草6g。每日1剂，水煎服。

功能：疏肝理气，健脾化湿。

主治：肝郁脾虚，湿邪下注所致不孕者。症见带下淋漓不断，色白无臭。或经前易怒，乳房作胀，腰酸腹痛。平素身倦嗜卧，大便时溏。舌淡苔薄，脉弦而细。（录自《男女不孕不育症的中医诊治》.河北科学技术出版社，1990）

2. 韩百灵方

组成：熟地25g，白芍、川断、寄生、杜仲各20g，山萸肉、龟板、山药、牡蛎（先煎）、牛膝、丹皮各15g。隔日1剂，水煎2次，将2次煎取的药液混合，分2次温服。

功能：补肾滋阴。

主治：先天禀赋不足，肾气未充的原发性不孕及数堕胎后，肾精亏损的继发性不孕，并见有一派阴虚证者。（录自《中国当代名医验方大全》.河北科学技术出版社，1992）

3. 陈沛嘉方

组成：大熟地、杭白芍、女贞子、阳起石、紫石英、桑寄生各15g，全当归、鹿角霜、仙灵脾各10g，蛇床子3g。每日1剂，水煎服。若气虚者加党参、黄芪；痰湿者加半夏、陈皮；气滞者加香附、逍遥丸；血瘀者加穿山甲、皂角刺。陈沛嘉认为，女子不孕以冲任不足，肾气虚寒者居多，治疗当温补暖宫，春气温和则万物发生。然温暖胞宫，应忌大辛大热之品，以防灼耗阴血，故一般不用附子、肉桂等药，而选用鹿角霜、紫石英、阳起石之类。全方用药，紧紧围绕“血足宫暖”这一宗旨。

功能：补肾阳，调冲任，暖胞宫，促排卵。

主治：冲任不足，肾阳虚弱，宫寒不孕。通过长期临床观察，发现本方能使基础体温由单相变为双相，从而促使排卵，增加受孕机会。（录自《陕西中医》1984〈9〉）

4. 施今墨方

组成：生地、熟地、杭白芍、当归身、陈阿胶（烊化）、炒远志、鹿角胶（烊化）、巴戟天各10g，醋柴胡、酒川芎各5g，川杜仲、川续断、蕲艾叶各6g，炒山萸12g，淡苁蓉20g，炙甘草3g。每日1剂，水煎服。

功能：补肝益肾，养血调经。

主治：肝肾亏损，月经不调之不孕症。症见经行无定期，时前时后，月经量多，只能睡卧不能行动，时有带下，腰酸身倦，目眩耳鸣，睡不安，多噩梦，婚后多年不孕，舌淡，脉沉细而软。（录自《名医妙方精华千首》. 北京科学技术出版社，1981）

5. 庞泮池方

组成：当归、熟地、川芎、红花、生茜草、石菖蒲、路路通、皂角刺、赤白芍各9g，生薏苡仁、桃仁各2g，海螵蛸、制香附各12g，败酱草、红藤各15g。每日1剂，水煎服。

功能：清热凉血，散瘀通络，缓消瘀积。

主治：因盆腔炎症引起的输卵管阻塞性不孕症。（录自《名

医名方录》. 华艺出版社，1990)

6. 红花孕育蛋 鸡蛋 1 个，藏红花 1.5g。将鸡蛋打一个口，放入藏红花，搅均蒸熟即成。经期临后 1 天开始服用红花孕育蛋，1 天吃 1 个，连吃 6 个。然后等下一月经周期临后 1 天再开始服用，持续 3～4 个月经周期。若服后下次月经未来就暂停，去医院做妊娠试验看是否怀孕。此方适用于体虚不孕的患者。(录自《偏方治大病》)

【疑难病案】

例 1：于某，女，29 岁，已婚。1972 年 4 月 10 日初诊。

主诉：婚后四年未孕，月经后期，量少色淡，间或有块。经前两乳作胀，腰酸，小腹冷痛。素日食少，便稀，小溲清长，四末不温，下肢畏寒，体倦乏力，白带量多质稀，小腹阵痛，关节疼痛。

诊查：妇科检查，宫颈轻度糜烂，宫体前位，子宫发育略小，输卵管通畅。曾连续两个月测基础体温，均为单相型。经前刮宫检查为增殖期子宫内膜。

诊断：无排卵性月经，原发性不孕。

辨证：脾肾阳虚，寒湿阻胞，肝郁血滞。

治法：温补脾肾，散寒通络。

处方：狗脊（去毛）15g，桑寄生 15g，炙黄芪 15g，仙茅 15g，巴戟天 15g，云茯苓 12g，仙灵脾 12g，炒白术 9g，海桐皮 12g，威灵仙 9g，川茜草 9g，香附 9g，油肉桂 4.5g，5 剂。

另配服加减暖宫丸。

二诊（4 月 18 日）：药后腰痛、关节痛均减，白带已少，食纳略增。惟仍少腹胀痛，大便不实，脘痛，偶或泛恶。仍守前法，兼予和胃，养血通经。

处方：仙灵脾 12g，巴戟天 12g，覆盆子 12g，石楠叶 12g，秦当归 15g，大熟地 12g，太子参 15g，炒白术 9g，清半夏 9g，仙茅 9g，香附 9g，广陈皮 6g，刘寄奴 12g，苏木 6g，5 剂。

另配服加减暖宫丸。

三诊（4 月 26 日）：今晨月事如期而至，量少色淡红，腰酸腹痛，大便稀薄，日一二行。此经血下趋，肝木失滋，乘侮脾土。再拟温补脾肾，养血调经为治。

处方：巴戟天 15g，补骨脂 15g，覆盆子 15g，淫羊藿 15g，菟丝子 12g，怀山药 12g，炒白术 9g，桑寄生 12g，金狗脊（去毛）12g，仙茅 9g，香附 9g，泽兰叶 9g，粉甘草 6g，4 剂。

四诊（5 月 2 日）：月经 6 天而止，量中等，色可，仍有血块，腰酸腹痛诸症均较前为轻。按嗣续之事，非指日可待，拟用丸剂缓调，俾月事正常，则孕育可望。予金匮肾气丸、得生丹各 20 付，每日各 1 付，上、下午分服，白开水送下。

五诊（5 月 20 日）：近日腰酸腹坠，少腹隐痛，两乳微胀，乃经汛欲潮之征。脉弦滑，舌淡红，舌苔薄白。拟补肾养血，理气调经，稍佐益气，因势利导。

处方：桑寄生 15g，金狗脊（去毛）15g，川续断 12g，巴戟天 12g，秦当归 9g，杭白芍 9g，野党参 12g，香附 9g，川芎 6g，醋青皮 4.5g，三棱 9g，莪术 9g，穿山甲 4.5g，制乳没各 4.5g，6 剂。

上方药服 4 剂，月事来潮，此次周期 28 天，色量均可。嘱经后仍服丸药同前，经期即服五诊方药 3～5 剂。调理数月，基础体温呈双相型，1973 年 2 月 13 日复诊时，月经已五旬未至，口淡无味，喜酸厌油。此乃孕育佳兆，嘱做妊娠试验，果为阳性，遂予益肾保胎，理气和胃之剂，调理月余停药。1973 年 10 月娩一婴儿，母子均安。

按：本例西医诊为无排卵性月经、原发性不孕，证属脾肾阳虚，化源不足，寒凝胞宫，经脉不畅，故见月经后期、量少、色淡，腰酸腹痛，肢冷畏寒，白带清稀，便溏溲清诸症。方用狗脊、仙茅、仙灵脾、巴戟天、覆盆子、肉桂等温肾散寒，补肾填精；归、芍、寄生、熟地、石楠叶等滋补肝肾，养血调经；参、芪、术、苓、山药等健脾益气，以滋化源。使肾阳得温，精血得养，则系胞有力，冲任旺盛；脾运健则气血自充，血海得盈。兼以柴胡、香附、寄生、茜草、泽兰等理气活血，疏利经脉，使气血畅行则月经自调。此后经期服汤剂，补脾肾，和气血，补而兼疏；平时服丸剂，温肾阳，调经血，生中有化。则使冲任通盛，月事循常，则必能孕育矣。（《中国现代名中医医案精华·哈荔田医案》）

例2：来某，女，24岁。1983年9月11日初诊。

主诉：结婚近三年未孕，以往月经周期、量、色均正常，惟夏季月经常推后。近几个月来，月经推后十余天，量少、色红，有小血块，无腹痛，每经前一天头面浮肿，见红后浮肿消退，平素头昏、纳差，较一般人怕冷，带下正常，二便尚可。妇科检查：子宫核桃大小，附件（—）。末次月经8月15日。曾到处求医治疗年余无效。舌质淡，苔薄白，脉沉细，两尺迟弱。

辨证：精亏血少，病在肝肾，肾阳不足，脾气亦虚。

治法：养精血，益肝肾，温肾益气。

处方：党参12g，白术15g，当归10g，熟地20g，枸杞子10g，菟丝子10g，鹿角霜15g，龟板20g，仙灵脾10g，川椒4.5g，香附10g，白芍12g。

二诊（10月6日）：服上方药近20剂，一般感觉尚好，上次月经9月22日来潮，推向近一周，这次月经还未潮，怕冷感明显减轻。舌质淡红，苔薄白，脉细。继服上方加紫河车30g。

三诊（12月12日）：末次月经10月25日，现停经48天，无不适，惟晨起稍感恶心，嗜睡。妇科检查：子宫近鸭蛋大，质软，妊娠试验（+）。诊断：早孕。停止服药。随访：1984年7月顺产一男婴。

按：不孕的关键在肾虚。或肾阳不足，命门火衰，造成宫寒不孕；或肾阴不足，精亏血少，不能摄精成孕。从症状表现来看，月经后期量少，无腹痛之苦，并非瘀血所致，乃精亏血少之象，病在肝肾；经行浮肿，纳差，乃脾虚，血之化源不足。又素畏寒怕冷，可见肾阳不足，命门火衰。《辨证录》云："夫寒冰之地不生草木，重阴之渊不长鱼龙，胞胎寒冷，又何能受孕哉?”拟温润添精之法，以毓麟珠加减。方中用熟地、枸杞子、菟丝子补肾养精，熟地大补精血。用鹿角霜、龟板养任督，鹿角霜咸温通督脉之气，补督脉即补一身之阳；龟板咸平，得阴气最足，峻补阴血，善补任脉，补任脉即补一身之阴，龟鹿相配，一阴一阳，均为血肉有情之品，《经》曰：“精不足者，补之以味”是也。又加仙灵脾温肾助阳。在补肾精的同时，注意养肝血，以四物汤去川芎易香附。又加党参、白术健脾益气，补后天以养先天。紫河车俗称人胞，禀受精血结孕之余液，得母之气居多，故能从其类以补之，峻补营血。黄老认为人胞本人血气所生，用此精血所化之物，以补精血，则精血足而诸症除。综观全方，重在养精血，温肾益气，俟阳回阴生，有如春风化雨，万物资生，故毓麟可期。(《中国现代名中医医案精华·黄绳武医案》)

例3：大石某，日本专家，女，年40许，已婚。1976年夏初诊。

主诉：婚后12年未孕，夫妇双方均做过生殖系统检查，已排除器质性病变，惟女方子宫稍有后倾，虽经日本、中国许多著名妇科医生诊治，仍无奇效，今求子心切。望其形体不丰，面色黯滞，神情抑郁，舌苔微黄。询知急躁多怒，经期乳房胀痛，月经按期，血量涩少，色紫黑成块，呃逆便结，手足干烧。诊其脉象，弦涩有力。

辨证：肝郁气滞，疏泄失常，胞脉受阻，以致不能摄精成孕。

治法：疏肝解郁，理血调经。

处方：百灵调肝汤加减。当归15g，赤芍15g，川牛膝15g，川芎15g，王不留行15g，通草15g，川楝子15g，瓜蒌15g，丹参15g，香附15g，皂角刺5g，3剂，水煎服。

二诊：服药3剂后，自觉食欲不振，体倦乏力。又加白术、山药各15g以健中实脾。

三诊：再服药3剂，诸症减轻，饮食有味，乳胀消失，但现腰痛不适。遂守原方减瓜蒌、皂角刺，加川断、寄生各15g，嘱其久服。

1977年，大石夫妇在黑龙江大学任教期满，返回东京。翌年春大石夫人产一女婴，取名大石花，借松花江的“花”字，祝愿中日友谊源远流长。

例4：赵某，女，28岁，已婚。

主诉：婚后3年余未孕。

诊查：观察赵某神形，全无病态；问其配偶，答曰健康；再询月事，云：18岁初潮，3～6个月一行，至今如是。诊其脉象，弦细而数，两尺尤沉。

辨证：肾虚不孕。

治法：补肾填精。

处方：熟地20g，山萸肉20g，枸杞子15g，山药15g，菟丝子15g，白芍20g，杜仲20g，川断20g，寄生20g，鳖甲15g，龟板20g，水煎服，隔日1剂，连服药2个月。

后获知，赵某回原籍后，服药不及两月即身怀有孕，足月顺娩一男婴，特来函致谢。

按：中医治疗不孕症，重点在于调经，具体有调肝、补肾、化痰诸法，王清任更有逐瘀一说。肝郁、肾虚导致的妇女不孕，在临床中较为常见。

例3为肝郁不孕症，治以百灵调肝汤。方中当归、赤芍、牛膝、川芎活血调经，除陈生新；川楝子、瓜蒌、丹参、香附疏肝解郁，理气调经；王不留行、通草、皂角刺上通乳房，下达胞宫，为通郁散结之要药。例4为肾虚不孕症，方用百灵育阴止崩汤，减去塞流之品，加入龟板、鳖甲、菟丝子、枸杞子等，大补真阴。（《中国现代名中医医案精华·韩百灵医案》）

【名医经验】

男女之无子者，非情不洽，则神不交也。何谓情不洽也？

或男情已动，而女情未洽，则五体方交，琼浆先吐，阳精虽至，而阴不上从乎阳，谓之孤阳；或女情已动，而男情未洽，则桃浪虽翻，玉露未滴，阴血虽至，而阳不下从乎阴，谓之寡阴。两者不和，若春无秋，若冬无夏，故不成胎也。何谓神交也？夫媚其妇，妇依其夫，身虽未合，心已先孕，此神产也。或男子外慕而不专，女子善怀而不怡，事出勉强，中多抵牾，故亦不成胎也。凡若此者，服药何益？（《医暇卮言·卷上》）

生子之道，不在于药石也。设使情欲之感不节，交合之神不交，虽汤丸竟进无益也。必于平日，男子清心寡欲以养其精，女子忍性戒怒以养其血，至于交合之时，男悦其女，女悦其男，两情欣洽，自然精血混合而生子也。（《育婴秘诀·胎养以保其真》）

经血行后，血海已净，然后男女交合，阳精阴血，二五妙凝，合而孕，孕而育。（《陈素庵妇科补解》）

弱阴不能摄阳，谓女人阴血衰弱，虽投真阳，强盛之精，不能摄入子宫，是以交而不孕，孕而不育。或因病后产后经后，将理失宜，劳动过节，亏损阴血所致。治宜调经养血。（《广嗣要语》）

肥盛妇人不能孕育者，以其身中膜脂闭塞子宫而致经事不能行，可用导痰汤之类。瘦怯妇人不能孕育者，以其子宫无血，精气不聚故也，可用四物汤养血养阴等药。（《金匮钩玄·子嗣》）

冲为血海，任主胞胎，二者相资，故令有子。（《女科百问·第七问》）

求嗣之道，惟在寡欲。交接必乘其时。盖妇人一月经行之后，必有一日细缊之时，气蒸而热，如醉如痴，有欲交接不可忍之状，乃天然节候。（《医学集成·求嗣》）

【研究进展】

目前除先天性生理缺陷者外，一般的不孕症多可在通过现代医学手段明确诊断的基础上进行辨证施治。在不孕症的治疗方面，近年来取得了一定的成果与经验，现综述如下。

（一）痰湿不孕的辨证施治

1. 从阴阳辨治　痰湿不孕症大多虚实夹杂，而以本虚标实的证型最为常见。①阳虚痰湿型：阳虚为本，痰湿为标。此型最为多见，以脾肾阳虚为主。治宜温阳涤痰，用温经导痰汤（经验方）加减，选用官桂、鹿角片、仙灵脾、仙茅、巴戟天、苍白术、姜半夏、胆南星、椒目、泽泻、山楂等。②阴虚痰湿型：本为阴血不足，标为痰火过盛。治当清热化痰，养血调经。先用清腑导痰汤（经验方）加减，使腑气通畅，痰热得以清化，阴血渐盈。继则化痰消脂，养血补肾，使冲盛任通，经调而种子。常用生军、芒硝、竹沥、半夏、胆南星、天竺黄、黄芩、茜草、赤芍、桃仁、红花、益母草、天花粉、川石斛、马鞭草、菟丝子、潼蒺藜等。

2. 从脏腑辨治　痰湿不孕，不仅由于痰湿内阻，而且多与脾肾有关，因为肾主水，脾主运化水湿。水湿内停是发生痰湿不孕的原因，而肺主通调水道，为贮痰之器，故痰湿的形成亦与肺有关。痰湿虽塞于局部，却能阻碍脏腑整体功能。治疗上，在化痰疏通的基础上，辨明何脏受病，寓补于攻，先使经水通利，继则培补脾肾，使肾精充盈而种子。对肝郁脾虚，痰湿内阻者，当先疏肝扶脾，化痰调冲。待经水通利后，再加入补肾之品以助孕。常用姜半夏、陈胆星、化橘红、保和丸、炙鸡金、川椒目、香附、山楂、川朴、丹参、当归、仙灵脾、菟丝子等。

3. 从气血辨治　阳气不足的情况下，常导致血行不畅而成瘀，津液凝聚而成痰，痰瘀同病，壅塞胞宫胞脉而致不孕。治疗时，尤应重视调理气血，处方中长期佐用丹参、泽兰、益母草、香附、郁金等药，犹添增效之剂。临床所见，痰瘀同病不孕的部分患者有实质性病灶，较多见的为多囊卵巢综合征。部分患者瘀血症状不甚典型，亦当辨病与辨证相结合给予治疗。法当益肾涤痰祛瘀同施。常用仙灵脾、鹿角片、菟丝子、巴戟天、半夏、胆南星、化橘红、石菖蒲、海藻、夏枯草、皂角刺、炙山甲、三棱、莪术等。

（二）按月经周期分段用药调治不孕症

1. 经后期（增殖期） 重在滋补肝肾，佐以调养气血，促进子宫内膜生长。常用熟地、枸杞子、白芍、山药、首乌、山萸肉等。若伴输卵管阻塞者则以理气活血、祛痰通络为主，配用软坚散结或清热解毒之品。

2. 经间期（排卵期） 重在温阳通络，佐以行气活血。常用仙灵脾、紫石英、泽兰、丹参、王不留行等，使卵子顺利排出。

3. 经前期（分泌期） 重用补肾壮阳之剂，如附子、菟丝子、肉苁蓉、锁阳等，以健全黄体功能。

4. 月经期（行经期） 治宜行气活血调经，以加味四物汤（当归、川芎、泽兰、白芍、生地、益母草）为主。痛经者加延胡索、小茴香，乳胀加橘核、川楝子，经量少者加桃仁、红花。输卵管不通的不孕症，由于脉络瘀阻，病程缠绵，难消难解，故用攻消力较强的虫类药，以搜风解毒，活血化瘀，攻坚破积，通经透络。常用蜈蚣、地鳖虫、水蛭、穿山甲入汤剂煎服。穿山甲配路路通为疏通脉络之要药，引药达病所，故每方必用。

（三）按生物钟服药治疗不孕症

据报道，用此法治疗不孕症 208 例，其用药方法及治疗结果如下。

1. 肝郁气滞型 19 例。治以舒肝解郁，理气调经。方用《千金》瓜蒌散合逍遥散化裁。全瓜蒌 25g，当归、白芍、茯苓各 15g，醋柴胡、白术、莪术各 12g，薄荷、川贝母各 10g，炙甘草 6g，生姜 3 片。若乳房胀甚者，加紫菀 15g，青皮 12g，橘叶 6g；小腹胀痛或经来不畅者，加小茴香、橘核各 15g，五灵脂、蒲黄各 12g。服药时间宜在月经来前 1 周开始。每日 1 剂，可连服 3～7 剂。

2. 血瘀型 67 例。治以活血化瘀，行气止痛。方用少腹逐瘀汤加减。当归、赤芍各 15g，川芎、延胡索、五灵脂、蒲黄、小茴香各 15g，制没药、官桂、姜炭各 10g，益母草 30g。若腹痛甚者，加苏木、红花、生姜、红糖；偏寒者，加附子、肉桂；兼气滞者，加香附、乌药、橘核。服药宜在月经开始来潮时，连服3～4剂。

3. 宫寒型　35例。治以温宫散寒，养血调经。方用温经汤。当归、白芍、麦冬、党参、阿胶各15g，川芎、半夏、丹皮各12g，桂枝、吴茱萸各10g，炙甘草6g，生姜3片，大枣5枚。服药宜在月经过后2周开始，可连服3～4剂。

4. 血热型　26例。治以清热凉血，佐以调经。方用清经散加减。地骨皮、青蒿各20g，白芍、生地各15g，黄柏、茯苓、丹皮各12g。肝郁化热者，可加黄芩、栀子、柴胡；阴虚内热者，可加女贞子、旱莲草、玄参等。服药宜在两个月经周期之间，连服3～5剂。

5. 肾虚型　46例。治以养血补肾。方用自拟养血补肾汤。当归、白芍、熟地、川断、菟丝子各15g。川芎、山萸肉、阿胶、杜仲各12g，桑寄生20g。偏肾阳虚者，加肉桂、附子、肉苁蓉；偏阴虚者加麦冬、生地、知母、女贞子、旱莲草等。服药宜在月经过后，连服4～6剂。

6. 气血虚弱型　15例。治以益气养血，补益心脾。方用归脾汤加减。党参、当归、茯神、炒枣仁各15g，白术、龙眼肉、远志各12g，黄芪20g，木香、炙甘草各6g，生姜3片，大枣5枚。服药时间不限。

治疗结果：208例中，治愈134例（已生育或已怀孕），有效43例（症状比治疗前有改善，但还在继续治疗），无效31例。受孕时间为治疗后1～18个月，一般在6个月以内。

近年来，人们还试图对不孕症通过临床及实验研究，逐步阐明现代医学与中医辨证的关系。有人已初步提出：幼稚型子宫、无排卵者以肾虚居多；输卵管不通、慢性盆腔炎、子宫内膜异位症以肝郁气滞为多；内分泌功能失调，辨证多为肾虚或肾虚夹痰湿。同时指出，补肾能促进卵泡发育和排卵，并恢复低雌激素水平；肝郁气滞证，体内雌激素升高，经疏肝后，可随症状改善而下降。另外，根据月经的周期性，不少人应用中药人工周期疗法治疗本病，也都获得可喜的疗效。如有人提出：经净5天以补冲任为主；排卵前期或排卵期以补肾或活血化瘀、温肾暖宫为主；月经前期以活血调经为主。同时有许多人还探讨了补肾恢复排卵功能的机制，以及肾阴肾阳消长转化与排卵的关系。认为补肾燮理阴阳，是恢复排卵功能的根本治法。对于因输卵管阻塞而致的不孕，有人分别以理气活血法、祛瘀止痛法、软坚散结法、清热解毒法治疗均获效。还有用少腹逐瘀汤加减获效者。有人认为疏通输卵管就是通任脉，用自拟通任种子汤治疗有效。也有用中西医结合疗法，或用其他疗法者，也都取得了良效。总之，在不孕症的治疗上，方药不一，治法众多。有人总结出本病治疗八法，为调经求嗣法、疏肝理气法、补肾益精法、温经暖宫法、健脾养血法、清化湿热法、消瘀软坚法、经前经期经后调治法。还有人根据病变部位总结出助长发育法、通经通窍法及益血荣经法。有人对久治不愈，年龄在30岁以上者用自拟调补冲任汤随症加减，效果良好。还有人认为本病属下焦营血阻滞，用《金匮》薏苡附子败酱散、大黄牡丹汤合方化裁治之。这些研究内容大大地丰富了不孕症的理法方药，为今后进一步开展研究奠定了良好的基础。

痹　证

【概述】

痹证是由风、寒、湿、热等邪气侵袭人体后，导致经络闭阻，气血不畅，日久引起肢体关节疼痛、麻木、重着，甚则活动不利为主要特点的一种病证。它具有渐进性和反复发作的特点，日久则气血失荣，肝肾不足，可形成久治不愈的顽证，故痹证属于疑难病证。

痹证的最早的文献记载，可见于《素问·痹论》，其曰：“风寒湿三气杂至，合而为痹也。”这种观点一直为后世医家所遵奉。张仲景《伤寒杂病论》有“历节”、“中风历节”之病名，其所记载的乌头汤、桂枝芍药知母汤等方，至今仍是治痹良方。《普济本事方》有白虎历节之病名，突出了关节剧烈疼痛如虎啮的特点。《圣济总录》记载有“热痹”一证，宋代治痹多用虫类搜剔药。《临证指南医案》将之分为湿热痹和风寒湿痹论治。王清任创“身痛逐瘀汤”，用活血法治痹，等等。这些都为痹证的理论和临床奠定了基础。

痹证系一类疾病，西医学中之风湿性关节炎、类风湿性关节炎、骨关节炎、坐骨神经痛、肩关节周围炎、痛风等疾病，多按痹证论治。其他一些胶原性疾病波及到关节而具有痹证表现者，也可按痹证论治。

【病因病机概要】

痹证的病因主要分内外两方面。内因为劳倦过度，正气耗伤，或体质虚弱，气血不足，导致外邪乘虚而入，日久痰凝血瘀，阻滞经络。或肝肾虚弱，抗邪无力，致痹证深入，久治不愈。外因方面主要是风、寒、湿热等邪气，在机体抵抗力下降之时乘虚侵入。往往数种邪气同时侵入而有所偏重。时间一长，则外邪与正虚交混，血停为瘀，湿凝为痰，风寒湿热夹痰瘀闭阻经络，致使气血痹闭不利，甚或不通，则成为久治不愈的疑难之证。其病因病机，概括起来主要为：

1. 外邪入侵，正虚邪恋　风寒湿邪或湿热之邪由于多种原因而侵入人体，如居处潮湿，涉水淋雨，野外露宿，睡卧当风受寒，过劳感冒风寒，汗出体虚，入水当风，房事后马上涉水下河，产后体虚感受外邪等众多原因，致外邪入侵，由表入里，由浅而深。由于正虚不能驱邪外出，或者失治、误治，导致邪气久留，由轻及重，逐渐发展而成。或者直接感受风湿热邪，或风寒湿痹郁久化热，导致风湿热数邪合一，痹阻经络关节等处，发生痹证。

2. 痰瘀阻滞，气血不畅　风寒湿邪等阴寒凝滞侵入机体后，轻则受邪的某一局部经络不利不畅，甚或痹阻不通，津液不能敷布而凝滞成痰，加之外邪内舍，内外合邪，气血日渐不利或闭塞，则瘀血内阻。天长日久，风寒、湿痰、瘀血等多种因素相互交混裹滞而成痰瘀阻滞、气血不畅之病机。如《张氏医通》所说："多因风寒湿气乘虚袭于经络，气血凝滞所致。"近代用化痰通络、活血祛瘀法治疗多获得良效，也说明了痹证"痰瘀同病"的存在。

3. 肝肾亏虚，久病入络　痹证后期，由于痹证日深，痹着筋骨，加之不少病人由于年老体弱，肝肾日虚，无力抗邪外出，导致筋骨痿废，关节变形，腰膝痿软，其治疗很难奏效。且肾阳虚者，卫外不固，寒邪易入；阴虚者，内有虚热，肝阴肝血不足者，筋骨失于濡养。在这些因素基础上，加之风寒湿邪侵袭，痹阻经络，日久虚实夹杂，病机错综，络脉不利，就会出现一系列疼痛、麻木、拘挛等痹证表现。古之治痹良方"独活寄生汤"就既有祛风湿药物，又有补肝肾药物，从一个侧面说明了正虚邪恋病机的存在。许多顽痹，多从补肝肾、化瘀血着手，才能取得较理想疗效，这实际说明肝肾亏虚，久病入络，实为痹证的主要病机之一，尤其在久治不愈的痹证患者身上，表现更为突出。

【疑难剖析】

痹证之所以被称为疑难病，主要在于它辨证分型较多，且证多兼夹，治疗尤其难收速效等几个方面。

（一）辨证分型较多

痹证如按虚实分型，则有实痹和虚痹。实痹之中，如按临床表现来划分，则有行痹、痛痹、着痹；如按病邪偏重情况来划分，则有风痹、寒痹、湿痹、热痹。虚痹之中，又有气血虚痹、阳虚痹、阴虚痹之别。按兼类证候及合邪杂至的情况来划分，则有风寒湿痹、风湿热痹、痰瘀阻滞久病顽痹、肝肾亏损正虚久痹，等等。特别是顽痹，由于历时较长，反复发作，骨节僵硬变形，活动功能障碍，更属难治之证型。

根据痹证的病因病机与临床表现来看，痹证包括的病种较多，大体上包括了西医的风湿热、风湿性关节炎、类风湿性关节炎、坐骨神经痛、骨质增生性疾病（如增生性脊柱炎、颈椎病、大骨节病等）；其他疾病，如布氏杆菌病、血栓闭塞性脉管炎、硬皮病、结节性红斑、结节性脉管炎、系统性红斑狼疮、多发性肌炎等，在其病程中均可出现类似痹证的临床表现。由于痹证分型较多，证多兼夹，涉及病种较多，这对初学者来说，辨证治疗就相对难一些。

（二）治疗难收速效

痹证初起，由于正气尚未大虚，病邪轻浅，如能及时治疗，不难获愈。但是，如果初起失治或误治，或病后将护失宜，可使病邪深入，由经络、肌肤而渐至于血脉、筋骨，次至进一步损害到内脏，引起种种病变，转成难治之证。失治或误治的常见原因：①痹证初起而失治，未能乘机体整个情况尚好、病邪尚在肌表之时，就驱邪外出，从而导致病邪深入，使治疗难收速效。②风寒湿邪多“先后杂至”，“合而为痹”。湿邪黏滞缠绵，非同风寒之邪一汗可解，医生与病者于此往往忽视，于是湿邪得以盘踞体内，成为邪气入侵的内应，从而给治疗造成困难，难收速效。③病邪尚未驱之外出，或旧病初愈，卫阳不固，又再度或反复感受风寒湿邪，从而给治疗增加了难度。④风寒湿邪在体内久留，可郁而化热，以至风寒湿热之邪胶合不分，难以驱除。⑤初治时过用汗法伤正，使表里阳气受损，或不分虚实，不管新病久病，长期大量使用祛风燥湿散寒之药，以致劫伤气血津液，从而使正气难愈，无力驱邪，难收速效。⑥患者作息无规律性，不能劳逸结合，不能改善生活工作条件，起居无常，劳倦过度，房室不节，以及饮食偏嗜浓煎厚味，皆可损伤人体正常生理功能，而致正气驱邪外出之力减弱，用药难收速效。另外，痹证晚期的病变：①全身情况较差，痹病不愈或反复发作。②骨与关节变形，甚至弯腰驮背，渐至足不能行，手不能抬，久卧床第，连日常生活也难自理。③在关节疼痛、肿胀、畸形的同时，渐渐出现内脏广泛性虚损表现，如心跳心慌、汗出气短、腰酸肢软、遗精乏力、食少便溏等症。以上情况均给治疗造成困难，使用药难收速效。

【辨疑思路】

（一）首辨病因风寒湿热，尤重合邪

引起痹证的病因，早期主要是风、寒、湿、热四种邪气，其表现各具特点，应抓住其特点仔细辨析。凡风气偏盛者，其疼痛多呈游走性。时在上肢，时在下肢，此处痛一阵，彼处痛一阵，无明显固定部位，且具有发作快、消失也快、疼痛部位偏上、苔薄白、脉浮等风邪致病的特点。若湿邪偏盛者，多疼痛、重着、浮肿，肢体困重，病位偏下，伴舌苔腻、脉濡等。寒邪偏重者，表现为疼痛较剧、部位固定、拘挛恶寒、遇寒痛甚、得温痛减及舌苔白、脉紧等寒象。自《黄帝内经》时代人们就已经认识到以上特点，故在《素问·痹论》中指出："……风气胜者为行痹，寒气盛者为痛痹，湿气盛者为著痹也。"这些理论一直沿用到现在。

临床上不但要分辨邪气的偏重，更要注意风寒湿合邪致病。在风寒湿三种邪气同时入侵机体，引起痹证时，要兼顾三邪，突出主因，以便用药时有所侧重。另外，后世对热与湿合邪所致之热痹多有发挥，吴鞠通《温病条辨》中就指出："因于寒者固多，痹之兼乎热者亦不少。"热痹或湿热痹主要表现为疼痛而关节红肿热灼肿胀，甚则剧痛而不可触按，后世称之"白虎历节"。同时伴有发热、口渴、舌红、舌苔黄、脉数等症状，与西医急性风湿性关节炎、痛风等类似。

（二）再辨病情新久虚实，尤重虚实夹杂

痹证初期多为风寒湿邪中单独或合邪乘虚侵入人体，闭阻经络，壅滞气血，不通则痛，由浅及深，由轻转重，以邪实为主，治重驱邪。若失治误治，迁延日久，则原本正虚，加之痹阻日久，营卫凝涩，气血无以化生，筋脉失去荣养，正虚更为显著，日久肝肾亦亏，邪实正虚，正不胜邪，或夹痰瘀，则成胶着难解之势，尤其是虚实夹杂证，诚为痹证中的主要病机和治疗难点。

（三）辨痰凝血瘀，审肝肾阴阳

痹证日久不愈，气血长期不利或不通，势必酿生瘀血、痰浊、痰瘀留阻，更加重了痹证的疼痛、麻木，日久可导致关节肿大、变形、拘挛、痿废。此时既有风寒湿邪留着未去。又有痰瘀滞着经脉，再加气血、肝肾不足，致成久痹顽证。

临证凡痹证日久，用一般治痹常法效果不显时，都应考虑痰瘀致病。痰瘀存在，其症状多为：①病程长，多法治疗日久不愈；②关节肿大、麻木，痰甚者多漫肿绵软，瘀重者多剧痛而部位较固定；③舌苔浊腻，舌边有紫斑紫点，舌下静脉曲张、粗张，脉多细涩、沉涩或濡。

除痰瘀交结外，肝肾虚弱，阴阳两虚亦不可忽视。若表现为年岁偏大，腰膝酸软，痿软无力，阳痿怕冷，耳鸣眼花，脉沉迟者，多兼肝肾不足。其偏于阴虚或偏于阳虚者亦有相应症状。对这些都应仔细辨别，不可忽视。

【治难方药】

痹证治疗，早期实证为主时，一般按风、寒、湿、热的偏盛，以驱邪为主，兼以扶正；病久正虚，或兼痰、兼瘀者，应补气血、益肝肾与祛风除湿散寒并重，或主用扶正，兼顾祛邪；必要时参以化痰、活血之法。

1. 风寒湿痹

证候：肢体关节肌肉疼痛，其痛多呈游走性，且偏于肩、肘、背、项等部位，并有恶风发热、舌苔白、脉浮者，多为行痹。凡疼痛剧烈，遇寒加重，遇热稍减，关节有冷感，舌苔白，脉迟者，多为寒痹。若痛处肿胀，有重着、麻木感，舌质淡，舌苔白腻，脉濡缓者，多为湿痹。凡三种痹证症状并见者，则属风寒湿痹。

治法：祛风除湿，散寒镇痛。

方药：行痹以蠲痹汤为主加减；痛痹可用乌头汤加减，湿痹用薏苡仁汤为主化裁。

蠲痹汤：黄芪 20g，当归 10g，羌活 10g，防风 12g，姜黄

10g，赤芍15g，甘草3g。方中羌活、防风祛风除湿；当归、赤芍、姜黄养血活血，有“血行风自灭”之意；黄芪益气扶正。对营卫两虚，风湿痹痛偏于上半身者，本方可为首选。但此方祛风除湿散寒之力不足，必要时可加独活、秦艽、威灵仙、桂枝、豨莶草等品，以加强治痹之功。

乌头汤：麻黄8g，乌头6g（先煎），黄芪15g，白芍12g，甘草3g，羌活6g，桂枝10g。方中麻黄宣散风寒，川乌散寒镇痛，黄芪、白芍、甘草、蜂蜜益气养血，并缓解药物温燥及毒性。但是，此方仅示人治寒痹之大法，必要时应加入桂枝、羌活、细辛、乳香、没药等药。

薏苡仁汤：薏苡仁30g，苍术10g，羌活6g，独活10g，防风10g，麻黄6g，桂枝8g，当归10g，川芎10g，甘草3g，生姜10g，川乌6g。方中薏苡仁、苍术、羌活、独活、防风、川乌祛湿疏风镇痛，桂枝、麻黄温散寒邪，当归、川芎活血养血，甘草、生姜调药和胃。

上列三方均为风、寒、湿三气偏重而设。实际上均有祛风、散寒、除湿、活血等多种功能。验之临床，如属早期初病，痹痛不重者，用后都有一定效果。但一定要根据病情轻重化裁好方药，酌定好剂量，不可求速求快或用药和剂量过于孟浪。也有体质偏阳虚、阴虚、气弱、血亏者，均应相机兼顾。且初期可用汤剂，以荡涤为先；随着病情减轻，可将汤剂换为丸剂，久服以为巩固除根之计。此类痹证大多比较顽固，即使稍微减轻，也不可放松治疗，应坚持用药一段时间，防止复发。另外，若能喝酒者，浸酒药常服，亦为一治痹常法。

2. 风湿热痹

证候：关节红肿疼痛，有热灼感，疼痛较剧烈，发热，烦躁，小便黄，口渴，有汗不解，舌红，舌苔黄，脉数。

治法：清热通络，祛风除湿，消肿止痛。

方药：白虎加桂枝汤与四妙丸合方加减。石膏20g，知母12g，桂枝10g，防风12g，黄柏10g，薏苡仁20g，防已10g，川牛膝15g，忍冬藤30g，桑枝30g。

方用石膏、知母清泄热邪；桂枝、防风祛风通痹，解散表邪；黄柏、薏苡仁、防己清热利湿；川牛膝强腰膝，祛风湿，化瘀血；忍冬藤、桑枝除湿通络。若皮肤有结节红斑者，为有热瘀交结之势，可酌加凉血化瘀之丹皮、赤芍、生地；低热不退属阴虚有热者，可选加青蒿、秦艽、知母等品。

3. 痰瘀阻滞，久痛顽痹

证候：痹证久治不愈，反复发作，关节肿胀变形，疼痛剧烈，麻木拘挛，屈伸不利，遇寒加重，舌苔白，舌质紫，舌下静脉曲张，脉细涩或沉涩。

治法：活血化瘀，化痰通络，兼以扶正。

方药：身痛逐瘀汤或益肾蠲痹丸加减。

身痛逐瘀汤：桃仁10g，红花6g，川芎10g，当归12g，秦艽15g，羌活10g，香附10g，没药10g，五灵脂10g，地龙12g，牛膝15g，甘草5g。此方是王清任的五活血方之一，用桃仁、红花、川芎、当归活血化瘀，秦艽、羌活祛风除湿；香附、没药、五灵脂、地龙通络止痛；牛膝强筋骨化瘀血；甘草调和药性。适用于气血不畅，经络痹阻所致之肩痛、臂痛、腰腿痛，或周身疼痛经久不愈，气血痹阻较重而关节尚无变形等顽痹者。

益肾蠲痹丸为朱良春验方，用鹿衔草、仙灵脾、寻骨风、虎杖祛风湿，生熟地、当归、鸡血藤补血养血活血，全蝎、蜈蚣、乌梢蛇、蜂房、炙土鳖、炙僵蚕化痰通络，祛风止痛，淫羊藿、肉苁蓉等又可补肾助阳（此方剂量可参考原著）。因此，对于久痹顽症，痰瘀闭阻，关节肿大变形者，为丸长服，则有比较好的效果。如顽固痹证，久治难愈，用一般化瘀通络，祛风除湿方药而效果不显者，常加用一些虫类药，如僵蚕、全蝎、蜈蚣、土鳖、乌梢蛇、白花蛇、蚂蚁等，效果会明显提高。我们临床深切体会到“久病顽疾施虫药”，确有良好的效果。当然需视病情需要而定，最好是作丸散剂久服。剂量视病情而定，能耐受者可逐渐加量。若装入胶囊或部分药物浸酒，一可少伤脾胃，脾胃薄弱者可用胶囊；二是药借酒势，通经活络效果会更好一些。所以，不少祛风湿药多用酒剂，就是这个道理。但是，不能喝酒者不必勉强，妇女可用黄酒浸泡。

另外，古方大活络丹、小活络丹、华佗再造丸、史国公药酒、壮骨木瓜酒等成药或酒剂，视病情之需要也可酌情选用。

4. 肝肾亏损，正虚久痹

证候：痹证经年累月，久治不愈。痹痛时轻时重，或游走不定，或腰膝酸软，脊强腿麻，神疲乏力，或关节变形，或拘挛强直，短气自汗，面色㿠白，舌淡苔薄，脉细或细涩。

治法：益气血，补肝肾，强腰膝，祛风湿。

方药：独活寄生汤加减。建议剂量：独活 15g，桑寄生 15g，秦艽 10g，防风 12g，细辛 3g，川芎 10g，当归 10g，生地 12g，白芍 10g，桂枝 6g，茯苓 12g，杜仲 12g，牛膝 12g，人参 6g，甘草 4g。

独活寄生汤为唐代孙思邈《备急千金要方》所载治痹良方。此方扶正祛邪，两相兼顾，组方严谨，面面俱到，药性平稳，对久痹正虚者有较好效果。方中用独活、细辛、防风、秦艽祛风湿，止痹痛；桑寄生、杜仲、牛膝补肝肾，兼祛风湿；熟地、当归、川芎、白芍养血活血；人参、茯苓、甘草益气扶正；桂心温通血脉。故祛邪扶正，标本兼顾，可使气血足而风湿除，肝肾强而痹痛愈。若疼痛较甚者，可酌加川乌、白花蛇、地龙、红花以助搜风通络；湿邪偏重者，可酌加防己、薏苡仁等以利湿通痹。

几千年来，中医积累的治痹方法非常丰富，除了上面所举治痹四大法外，还有气血虚痹的黄芪桂枝五物汤证、肾阳虚痹之肾气丸证、肾阴虚痹之六味地黄丸证、邪初化热的桂枝芍药知母汤证等。若举古今之验方、酒剂，那就不胜枚举了。其治法良方虽多，但大法不外四证，关键在于辨证准确，处方精当，用法适宜，一切全在医家临证权衡。尽管如此，对于痹证，轻浅者易治，深重者难疗。尤其痹证日久不愈，兼见正虚，或内舍五脏，或关节肿大、变形、拘挛、痿废者，绝非短期可以奏效，必须采取持久治疗之战略，精心组织方剂，坚持长期用药，必要时辅以针灸、气功、按摩、锻炼，多种方法综合治疗，方可克治顽疾。

关于痹证的治疗方法及用药禁忌问题，前人有忌下、收敛、酸寒、苦寒，宜辛散、行气、燥湿、淡渗之说（《本草经疏》）。但这是就风寒湿痹未化热者而言。如已化热者，则不可拘执。冉雪峰氏曾指出："且风寒湿是言病之因，久之，寒化热，湿化燥，证既变，法亦变，不仅可用甘寒，必加苦寒方能与现实吻合。"（《八法效方举隅》）。又《医门法律》说："凡治痹证，不明其理，以风门诸通套药施之者，医之罪也。"《儒门事亲》亦批评医者治疗痹证时，不问经络，不分脏腑，不辨表里，便投乌、附、乳、没种种燥热之药，更加各种外治法，强攻其痹，往往使正气日衰，说"痹病本不死，死者，医之误也。"这些古训，值得吸取。

【效方览胜】

历代医籍中记载治疗痹证的方剂非常多，其中部分方剂至今仍用于临床，有一定的疗效，如以上所举的蠲痹汤、乌头汤、身痛逐瘀汤、独活寄生汤等即是有名的治痹古方。以下所选方剂，均为近代书刊中报道中病例较多、翔实可信、有统计分析者，以供参考和选用。

1. 顽痹合剂

组成：川断15g，桂枝9g，骨碎补、赤芍、威灵仙、当归各12g，独活、穿山甲、地龙、全蝎、乌梢蛇各10g，制马钱子2g。每日1剂，水煎分2次服。

功能：祛风除湿，活血通络。

主治：类风湿性关节炎。治疗96例，痊愈26例，显效28例，好转34例，总有效率为91.7%。（《江苏中医》1989〈2〉：22）

2. 柽柳功劳汤

组成：柽柳、功劳叶、虎杖根各30g，豨莶草、威灵仙各

15g，赤芍12g，防己、秦艽、地鳖虫、当归各10g。每日1剂，水煎分3次服，10天为一疗程。

功能：祛风湿，化瘀血，止痹痛。

主治：类风湿性关节炎。治疗50例，显效28例，有效19例，总有效率为94%。(《江苏中医》1989〈7〉：13)

3. 雷公藤合剂

组成：雷公藤25g，生川乌、生草乌各62g，当归、红花、桂皮、羌活、地枫皮各18g。上药加水2500ml，煎成1000ml过滤弃渣，加入冰糖250g溶化后，再加白酒1000g。成人每日3次，每次30～50ml，老人和儿童酌减。

功能：祛风通痹，活血止痛。

主治：类风湿性关节炎。治疗107例，有效100例，有效率为93.5%。(《陕西中医》1985〈9〉：399)

4. 逐痹汤

组成：麻黄10g，细辛5g，羌独活各15g，黄芪30g，全蝎10g，蜈蚣3条，䗪虫15g，丹参25g，天南星15g，徐长卿20g。每日1剂，文火煎煮，分2次温服，1个月为一疗程。

功能：祛风除湿，活血通络。

主治：类风湿性关节炎。治疗367例，痊愈191例，显效92例，有效63例，总有效率为95.4%。(《实用中医内科杂志》1988〈3〉：121)

5. 雷公藤汤

组成：雷公藤5g，红花8g，甘草10g(后下)，白花蛇2条(研极细末兑服)。先将雷公藤洗净、去皮、晒干、切片，煎2小时以上，首次用5g，连服3天，患者适应后，逐渐加大剂量至25g。每日1剂，水煎，加少许白糖，趁热服，7天为一疗程。

功能：祛风通络，活血祛瘀。

主治：类风湿性关节炎。治疗100例，显效21例，有效76例，总有效率为97%。(《江西中医药》1990〈3〉：24)

6. 蠲痹六虫汤

组成：炙全蝎、炙蜈蚣各1～1.5g（研吞），炙蜣螂、炙蕲蛇、甘草各4.5g，炙䗪虫6g，鹿衔草、寻骨风、钻地风、露蜂房各9g，当归15g。每日1剂，水煎，分2次服。

功能：通络搜风，活血化瘀。

主治：类风湿性关节炎。治疗157例，痊愈141例，显效12例，有效3例，总有效率为99.4%。（《江苏中医》1982〈6〉：24）

【疑难病案】

例1：韩某，男，24岁，教师。1978年1月20日初诊。

两月前，双膝关节开始肿痛，并伴全身发冷、发热、出汗等，在某医院检查血沉110mm/h，诊为风湿性关节炎。先后曾用抗生素、激素、抗风湿等类西药及羚羊角、高丽参、龟板等贵重中药治疗，体温有所下降，但关节红肿疼痛未减，且波及肘、腕、指（趾）各关节，疼痛较甚，并见纳呆、盗汗，舌黯红有瘀点，脉沉弦数。

辨证：风湿热痹，脉络瘀阻，肝肾亏损。

治法：清化湿热，活血通络，兼益肝肾。

处方：苍术9g，黄柏9g，薏苡仁24g，独活9g，当归9g，川芎9g，丹参15g，牛膝9g，山楂15g，巴戟天9g，桑寄生15g。每日1剂。

二诊（1978年2月6日）：上方连服16剂，热退汗止，关节肿痛稍退，唯膝关节遇风微痛，舌红略黯，脉细数。辨为风湿瘀结，余邪未清。处方：苍术9g，黄柏9g，薏苡仁24g，独活9g，当归9g，川芎9g，生地12g，桑寄生15g，牛膝12g，丹参30g，山楂15g，杜仲15g，玄参15g，甘草6g。15剂。

三诊（1978年3月12日）：近日外感风邪，体热复燃，右膝、踝关节又发肿胀热痛，纳少，口渴，咽痛，小便短赤，舌红绛，脉沉数。白虎桂枝汤加减，以清热通络，祛风胜湿。处方：生石膏60g（先煎），知母12g，桂枝9g，生地12g，丹参15g，桑寄生15g，黄芩9g，山楂15g，麦芽12g，神曲9g，川牛膝15g，甘草6g。6剂，水煎服。

四诊（1978年3月30日）：上方调治1周，体热已退，但关节肿痛如前，遂兼除湿热，用活血通络之品。处方：豨莶草15g，当归9g，川芎9g，丹参15g，乌梢蛇9g，地龙9g，姜黄9g，黄柏6g，桑寄生15g，苍术9g，薏苡仁24g，独活9g，山楂15g。14剂。

五诊（1978年4月28日）：始服上方，自觉胃脘不适，6剂后，反应减轻，关节肿痛消失，行走自如，惟觉乏力。继用上方去苍术加巴戟天9g以善后。同年9月随访，一切正常。

按：本例症见发热，关节肿痛较甚，脉沉弦数，诊为风湿热痹，瘀阻脉络，病已两月，兼肝肾亏损，故用清化湿热、活血通络、兼益肝肾而初获效果。后因复感外邪，与余邪相合，使热痹复发，重用清热通络之剂后，热退痹存，后以活血通络之品，使瘀去痹开而愈。此案说明，热痹之辨治，要抓住热、痹、虚、瘀四个病机，权衡进退变化而用药，虽缠绵而终获良效。

例2：王某，男，42岁，职工。1977年12月9日初诊。

患者3个月前曾住潮湿之室，渐感左侧腰腿疼痛，日趋加重，且左脚背外侧痛麻发冷。经西医诊为“坐骨神经痛”，迭经治疗，无明显效果。诊见：坐骨神经压痛点（+），抬腿试验：右腿70°，左腿45°，苔白，脉稍弦紧。

辨证：风寒湿邪，痹阻经络，气血受阻，发为痛痹。

治法：温经祛寒通痹，舒筋活络止痛。

处方：川乌6g，草乌6g，羌活6g，独活9g，全蝎1.5g，木瓜9g，当归9g，川芎9g，桂枝9g，乳香9g，台乌6g。4剂。以水加黄酒50ml煎服，每日1剂，并嘱用药渣趁热外敷左脚。

二诊（1978年1月1日）：经用上方后，腰腿疼痛明显减轻，自觉患肢温热，行走便利，但足背外侧仍有发冷感，苔薄白，脉弦稍缓。原方加川牛膝9g、丹参15g。再投3剂，煎法同前。春节随访，症状基本消失，临床治愈。

按：本例寒湿入络，凝涩气血为甚，寒主收引，湿则黏滞，气血不通，不通则痛。故用辛热之川乌、草乌配活血之当归、川芎，祛风除湿之羌活、独活、桂枝，通痹止痛之木瓜、乳香、全蝎、黄酒等。此方服后，收效显著。坐骨神经痛似属中医“痛痹”范畴，临床表现有偏风、偏寒、气虚、血瘀等不同类型。当用温经、祛风、除湿、补气、活血诸法以治之。疼痛剧烈时，可加用乳香、没药、三七等；久治无功时，亦可酌加全蝎、蜈蚣、乌梢蛇等虫类药物。

【名医经验】

风寒湿三邪致病，虽各有特点，但临床上往往合而成痹，不能截然划分。所以行痹以散风为主，佐以祛寒理湿；又治风先治血，血行风自灭，更须参以补血之剂；痛痹以散寒为主，佐以疏风燥湿，更参以补火之剂，大辛大温以释其寒之害；着痹以利湿为主，而佐以祛风散寒，更须参以理脾补气，俾土强而能利湿。(《医宗必读》)

顽痹具有久痛多瘀、久痛入络、久痛多虚及久必及肾的特点，拟方益肾蠲痹丸（熟地黄、仙灵脾、鹿衔草、肉苁蓉、全当归、露蜂房、蕲蛇、地鳖虫、僵蚕、蜣螂、炮山甲、全蝎、蜈蚣、广地龙、甘草等），共研末泛丸，每服 6g，每日 2 次，饭后服。(朱良春，见：《实用中医内科学·痹证》)

本病的发病原因为风寒湿外邪侵袭人体肌表经络所致，自拟乌头二仙黄酒汤（制川乌 5g（先煎），仙灵脾 15g，仙茅 15g，酒当归 10g，防己 10g，桂枝 6g，赤白芍各 10g，五加皮 6g，苍术 10g，牛膝 15g，黄酒 60g)。该方标本兼顾，温通气血，祛邪而不伤正，扶正而不留邪。(董建华，见：《中国当代名医验方大全》)

风寒湿邪，流注于经络关节，而以风邪为先导，阻碍气血之运行所致。但患者咽痛充血，舌边红，则系有蕴热无疑。如此病邪交错之证，用药自当细细斟酌。处方以桂枝芍药知母汤加减，寒温并投。用桂枝、川乌以祛风化湿散寒，赤芍、鸡血

藤以舒筋活血通络；知母、生地、炙甘草以清热润燥缓急，陈皮以理气健胃。（黄文东，见：《黄文东医案》）

痹证为临床常见的疾病。寒痹不外散寒祛风，除湿温经通络诸法，热痹又应宣痹清热。但病程有久暂，邪正有虚实，部位有上下，病性有寒热，故理法方药，又当灵活多变。如调气血，辨寒热，分上下等。（刘志明，见：《医话医论荟要》）

马钱子 30g，地鳖虫 3g，地龙 3g，全蝎 3g，朱砂 0.3g。先将马钱子用土炒至膨胀，再入香油炒之，俟其有爆响之声，外呈棕黄色，切开呈紫红色时取出，与地龙、地鳖虫、全蝎共研细末，后入朱砂、蜜丸 40 粒，每晚临睡前用糖开水送服 1 粒，服 1 周后，若不效，可于每晨加服半粒至 1 粒。主治各种痹痛，如肩背腰腿及周身疼痛，屈伸不利，肢体麻木等。（颜德馨，见：《中国当代名医秘验方精粹·痹证》）

治湿痹方：薏苡仁 30g，川芎 7g，当归 10g，桂枝 7g，独活 7g，党参 20g，黄芪 20g，川乌 7g，苍术 10g，木瓜 10g，秦艽 10g。水煎服，每日 1 剂。（盛国荣，见：《中国当代名医秘验方精粹·痹证》）

治热痹方：老桑枝 30g，生薏苡仁 30g，竹茹 15g，丝瓜络 15g，芦根 30g，冬瓜仁 30g，寮子竹 15g，豨莶草 15g，滑石 30g。水煎 30 分钟，每日 1 剂，分两次服。本方以清热化湿，通络止痛药为主，各药伍用，使湿热下利而去。其中老桑枝祛风通络，利关节，效力最宏。（刘赤选，见：《中国当代名医秘验方精粹·痹证》）

娄多峰在家传秘方的基础上研制出“隆苦乃停”（制川草乌各 100g，制乳没各 150g，制马钱子 50g，怀生地 200g，薏苡仁 100g）治疗寒痹；“痹隆清安”（萆薢 200g，怀生地 200g，制马钱子 50g，制乳没各 150g，薏苡仁 100g）治疗热痹。成人每次 5～7 片，每日 4 次，连服 3 个月为一疗程。经治 345 例，总有效率达 94.9%，未见明显毒性反应。（娄多峰，见：《河南中医》1985〈5〉：2）

【研究进展】

有关痹证的研究进展，主要有以下几个方面。

（一）用痹证的理法方药治疗类风湿性关节炎

对类风湿性关节炎的治疗，一般都认为要在辨证论治的基础上结合专药专方。根据肝主筋、肾主骨的理论，认为本病当定位在肝肾。本病的性质是阳虚、阴虚为其本，夹风、夹寒、夹湿、夹热、夹瘀、夹痰为其标。在标象较急较重时，常用大秦艽汤为基本方；正虚邪实，重在治本，兼祛其邪，以加减归芍地黄汤（当归、白芍、生地、苍白术、木瓜、丹皮、茯苓、泽泻、怀牛膝、车前子、桂枝、威灵仙、穿山龙）为基本方。偏寒者加附子，偏热者加生石膏，阴虚者重用生地，气虚者加黄芪、党参。根据其本在肾，久痛入络的理论，主张补肾强筋壮骨以治本，虫类药物活血通络以治标，朱氏拟有益肾蠲痹丸，即是其代表方，曾观察总结 155 例，痊愈率及显效率为 71%，总有效率达 96%。亦有人以大剂川乌、草乌、附子为主药，加干姜、细辛、麻黄、桂枝，成为温经散寒止痛的专方。湿热痹仍用川乌、草乌，但要辅以清热利湿药。亦有报道以桂枝芍药知母汤为专方，发热加石膏，血虚加鸡血藤，湿重肢肿加防己、萆薢，气虚加黄芪。有人以羌活、独活、桂枝、防风、苍术、当归、红花为基本方，偏寒者加川乌、草乌，偏热者去羌活、独活加知母、黄芩，气虚者加黄芪，血虚者加芍药。根据情况，如秦艽、桑枝、丝瓜络、姜黄、海桐皮，络石藤、千年健等祛风通络之品，亦可酌加。有人以独活寄生汤为基础方，偏寒者加附子，重用防风、桂枝；偏热者重用秦艽、生地、赤芍，去桂枝，加桑枝，再加黄芩、防己、忍冬藤；湿重者去地黄，加苍术、薏苡仁、白术；瘀重者加桃仁、红花、赤芍；病在上肢加姜黄、威灵仙；痛在下肢加牛膝、木瓜。以上均为在专方的基础上，再根据当时病情而灵活加减，以使处方更加切合病情。

在类风湿性关节炎的分型论治方面，认为有热型与寒型者，属热型者在临床上最为多见，而且治愈率及有效率均高于寒型。

热重湿轻者一般以白虎加桂枝汤为基本方，酌加忍冬藤、西河柳、赤芍、生地、防己、寒水石等；湿热者以四妙散为基本方。风湿热型者拟用风湿Ⅰ方（金银花、生地、土茯苓、白薇、丹皮、石斛、威灵仙、青蒿、秦艽、牛膝、桑枝）。湿热俱盛型主用风湿Ⅱ方（土茯苓、苍术、黄柏、海桐皮、薏苡仁、云苓、防己、威灵仙、萆薢、独活、赤芍、松节），曾观察116例，总有效率90%。但亦有人认为类风湿性关节炎大多数为寒型。曾观察149例，其中风寒湿型偏寒者即占142例，主张使用大剂量乌头、附子，以温经攻痹。这可能与报道者所在地区不同、观察对象不同有关。此外，部分医者还注意到虚痹的论治问题，认为不能与实痹同法，要跳出风寒湿的框框，不能一味祛风、散寒、逐湿，使气血更伤。有人对阳虚者用阳和汤加附片、当归为主方，酌加补肾壮督之品，如狗脊、桑寄生、巴戟天、川断、补骨脂等。阴虚者以养血柔筋为主，常重用生地、石斛、白芍、沙参、麦冬、木瓜、丹参、玉竹、牛膝、丹皮、钩藤、蒺藜、忍冬藤等甘寒柔润之品，配合鸡血藤、老鹳草、豨莶草、桑寄生等药以蠲痹通络。

（二）用痹证的理法方药治疗风湿热

中医认为急性风湿热多属热痹，常用白虎加桂枝汤为主方，酌加桑枝、莶草、秦艽、银花藤；热盛者加寒水石、知母、石膏、龙胆草、金银花、连翘；湿重者加苍术、滑石、蚕砂；痛甚者加乳香、没药、延胡索。湿热俱盛者，可用三仁汤、四妙散；若心悸、舌红、脉数者，多为风湿热合邪伤阴，则宜兼养心阴。有人认为对于风湿热、风湿性心肌炎，应按卫气营血辨证。临床所见，大多数已在气分或营血分，故以清气凉血解毒为治。在气热弛张阶段，以白虎汤为主方，加金银花、连翘、桑枝、牛膝、木瓜、防己、秦艽、桂枝、苍术、豨莶草、姜黄、西河柳；其他各阶段均按温病常法选用主方，并随证加味即可。有报道用金银花、板蓝根、秦艽、威灵仙、桂枝、羌活、独活为复方，水煎二次分服，治疗活动期风湿热，收到较好效果。

亦有报道用加味防己地黄汤（防己、地黄、防风、桂枝、甘草、蒲公英、野菊花、忍冬藤、西河柳、羌活）苦寒解毒以治病，辛温通痹以除关节症状；舌红、咽痛，关节红肿灼热，皮肤有环形红斑者，去桂枝、羌活，重用生地60～90g，加丹皮、赤芍、水牛角、紫草，高热者加生石膏，每日1剂。但是，西医诊断为风湿热的患者中，亦有属于风寒湿痹者，因此，有人认为不可受西医病名的约束，而应以中医辨证为依据。风湿热患者多有发热症状，而发热不一定皆属热邪，湿热相合固多，但寒湿郁而化热或阴虚内热者，亦复不少。因此，对于中医辨证属寒湿痹者，即使见到高热，仍可用乌头汤加味，以治其本。这就说明，对于西医诊断过的疾病，中医仍需辨证。亦有人认为：治疗风湿热，应该辨证与辨病结合，因为关节炎可以通过体检发现，而发现心脏病则往往须借助透视及心电图；而且在治疗后，虽然关节红肿消退，疼痛减轻，但心肌炎的好转却需要一段时间，因此，不可认为关节症状已好转，此时就可终止治疗。并认为恢复期的治疗，应以调补气血为主，一般须观察3个月以上。

（三）用痹证的理法方药治疗原发性坐骨神经痛

原发性坐骨神经痛，本病临床表现为腰椎、下肢持续性钝痛或刺痛、抽痛，常因天气变化、寒冷刺激、劳累等为诱因发作，发作时疼痛剧烈。以其局部无灼热，或自觉烧灼而扪之不热，故一般可按风寒湿痹及顽痹论治，从而选用有关治疗痹证的方药。有人用桂枝芍药知母汤治疗本病，但用量宜重。其常用剂量为桂枝24g，防风24g，芍药18g，甘草8g，麻黄12g，生姜30g，白术30g，知母24g，制附片60g（先煎2小时），服3～20剂。另用生川乌、生草乌各30g，吴茱萸9g为粗末，放入食盐，共炒至黑色，布包熨患处。另有报道，用复方乌头汤：川草乌各30g，金银花30g，牛膝30g，紫草30g，乌梅30g，白糖250g，白酒250ml，泡10天，过滤后服，每日2次，每次15ml，治疗坐骨神经痛50例，疗效满意，最短2周显效，4周基本痊愈；最长12周痊愈。此外，还有以乌头汤为基础方，或以乌头、附子为主药的复方、成药治疗本病者，如大活络丹、小活络丹、乌头桂枝汤、桂枝附子汤、白术附子汤、甘草附子汤等，均可收到较好疗效。有人强调，对于西医诊断为坐骨神经痛的患者，仍需辨证论治。有认为本病多以气虚、血虚或肝肾亏虚为本，肝肾虚者，常用独活寄生汤。素体血虚者，须在温经散寒方中，加入养血通脉之品或用当归四逆汤（当归、桂枝、赤白芍、细辛、木通、甘草、大枣）为基础方，加木瓜、牛膝、伸筋草、丹参、鸡血藤；偏于寒者加川草乌、附片；偏于湿者加苍术、防己；偏于风者加防己、威灵仙；病久痛剧，痰瘀交阻者加桃仁、红花、五灵脂、丹参、穿山甲、乳香、没药；伴腰痛及椎旁点明显压痛者，加狗脊、续断、杜仲、枸杞子、桑寄生、巴戟、淫羊藿、地鳖虫；气虚者加党参、黄芪。有人用补中益气汤加白芍、木瓜、杜仲、川牛膝、桂枝，以补脾益气，活血化瘀，温经通络；刺痛加丹参、鸡血藤、三七；湿盛加木瓜、薏苡仁。有用补阳还五汤加味（黄芪60g，当归、党参各30g，赤芍18g，地龙、桂枝各15g，川芎、鸡血藤各20g，桃仁、红花、甘草各9g）随症加减，每日1剂，分4次服，治疗100例，临床治愈（症状、体征消失，随访一年未见复发）89例，显效（疼痛明显减轻或消失，停药后症状稳定）7例，好转2例，总有效率98%。再者，坐骨神经痛不尽属寒属虚，亦有属热或湿热的，证见局部热灼，疼痛剧烈，用大剂白虎汤加白茅根、萆薢、竹茹、薏苡仁、桑枝；兼湿热者加木瓜、苍术、蚕砂；津亏者加生地、麦冬；筋脉拘急加地龙、牛膝。属于风寒湿郁久化热，湿热入络者，用四妙散加木瓜、蚕砂、茵陈、防己、苦参、萆薢、海桐皮、海风藤、络石藤、威灵仙、桑枝；如属外伤引起，用四物汤加牛膝、乳香、没药、丝瓜络、桃仁、红花、伸筋草、续断。

（四）用痹证的理法方药治疗血栓闭塞性脉管炎

本病晚期（坏死期）类似古代文献所谓的“脱疽”，而早期、中期（局部缺血期、营养障碍期）表现为患肢发凉、麻木、疼痛，间歇性跛行者，也可参照痹证辨证论治。北京宣武中医院报道1290例，分为阴虚毒热型、虚寒型、气血双亏型、血瘀型。阴虚毒热型，方用金银花15～30g，黄芩10～15g，野菊花、石斛、紫背天葵、蒲公英、紫花地丁、玄参、赤芍、鸡血藤各15～30g，黄芪12～30g，口渴加花粉，痛剧加延胡索，热毒盛者加连翘，病在上肢加升麻，病在下肢加牛膝。虚寒型者，方用当归15～30g，熟地12～24g，鹿角12～30g，白芥子15～30g，红花10～15g，麻黄3～10g，官桂10～15g，桃仁15～30g，干姜15～30g，地龙10～18g，生甘草10～15g，患肢冰凉加附子，气虚加党参。气血双亏型，方用党参10～15g，茯苓12～30g，当归15～30g，黄芪12～30g，丹参12～30g，川芎12g，白术12～30g，北沙参12～30g，白芍、熟地12～30g。血瘀型者，方用银花藤15～30g，三棱10～15g，地鳖虫10～15g，干漆10～24g，红花10～15g，莪术10～15g，鬼箭羽10～15g，两头尖12～30g，地龙10～15g，当归12～30g，川芎12g，丹参10～30g，合并静脉炎者，加紫草、茜草。1290例中，痊愈526人，占40.8%；显效330人，占25.5%；有效401人，占31.1%；无效33人，占2.6%；应截肢而未截肢者189人；总有效率为97.4%。重庆市第一中医院报道，治疗82例，分为热毒蕴结型和寒湿凝滞型，前者治以养阴清热，解毒通络，用四妙勇安汤或知柏地黄汤、桃红四物汤加减；后者治以温经散寒，除湿蠲痹，方用当归四逆、真武汤加川乌、草乌等，配合外科处理，疗效满意。中国中医科学院广安门医院将其分为：①虚寒型（相当于缺血期）：用阳和汤加减；②瘀滞型（相当于营养障碍期）：用活血化瘀方（当归、牛膝、桃仁、红花、地龙、地鳖虫、水蛭、菖蒲、穿山甲）；③热毒型（相当于坏疽期）：用四妙勇安汤加减；④气血双亏型（相当于恢复期）：用十全大补汤、人参养荣汤加减。以上报道均说明了用痹证的理法方药可以治愈相当部分的血栓闭塞性脉管炎。

由于痹证范围很大，除上述者外，还有不少疾病可划属痹证范围，或在其病程的某一阶段，可按痹证辨证论治。如骨质增生症，一般认为，由于肝主筋，肾主骨，腰为肾之府，所以在治疗上以补肾养肝，辅以活血化瘀或祛风除湿为基本治疗方法。有关本病治疗情况的报道较多，总的看来，对于症状消除有效，且对新骨质生成有抑制，但对已增生的骨质作用不明显。可以按痹证辨证论治的疾病还有复发性肌炎、系统性红斑狼疮、布氏杆菌病、结节性红斑、硬结性红斑及结节性脉管炎、硬皮病等。

（五）治疗痹证时对乌头、附子及马钱子的使用问题

这三味有毒药物的使用，涉及到适应证、用量、用法、炮制、配伍等许多问题。现归纳如下，以供参考。

1. 关于乌头、附子的使用问题　乌头、附子治疗痹证的研究报道很多。如朱良春先生认为："乌头对于关节疼痛确有疗效，但若局部灼热，灼热红肿，或兼发热，口渴则非所宜。"由此可见乌头或附子汤的适应证为风寒湿痹。类风湿性关节炎的早期或中期均以风寒湿型居多，晚期则阳虚者居多，因此，乌头、附子的使用机会也就相对地增多。温经止痛用川乌、草乌，温补阳气用附子，但在临床上往往乌附同用，以增强其温阳散寒，通痹止痛的功效。乌附同用的方剂，如戴云波先生自拟的乌附麻辛桂姜草汤（川草乌 30～120g，制附片 30～120g，麻黄 12～20g，细辛 6～12g，桂枝 30～60g，干姜或生姜 30～90g，甘草或炙甘草 30～60g）。部分医家主张对久病、重病，以大剂量的川乌、草乌、附片为主药，量轻则无效。戴先生认为，无论寒热，必用乌头，寒湿痹当用上方，若是湿热痹则以制川乌配合黄柏、滑石、薏苡仁、竹叶、连翘、白蔻仁、茯苓皮等，取其镇痛除痹之特长。朱先生常用川乌、桂枝、仙灵脾、当归、细辛、独活等药为汤剂，寒轻体弱者用制川乌，寒重者则用生川乌。并认为草乌治痹痛之功胜于川乌，重症者可以川乌、草乌并用。但川乌、草乌的用量要从小量开始，一般以成人每日 3～5g 开始，逐步增加至 10～15g，如此用法，方为安全有效。

部分医家认为：乌头、附子不可大剂使用，否则药过病所，且久用耗气伤血。由于地有高下，气有温凉，体有强弱，病有轻重，对药物的耐受性不一样，医生用药习惯也不同，因此，在乌头、附子的用量上差别很大，这也是历来争论较多的重要问题。对此，部分医家赞同朱氏提出的从小剂量开始，根据病情，然后逐渐加量，以达到目的为标准，或见效后，再根据情况递减用量。在煎煮方法上，乌头、附子均须久煎。久煎之后，毒性基本消失，而有效成分不致破坏。一般要求，乌头须煎 3 小时，附片须煎 2 小时，并以口尝至舌间无麻感为度。川乌、草乌、附子的主要毒性成分为乌头碱，其毒性反应主要是抑制心脏传导系统。经过较长时间煎煮后，因乌头碱水溶性大，遇热易分解，因此，只要煎足时间，一般问题不大。有人曾根据国外研究，把乌头、附子经过加热，高压处理，使其生物碱双酯分解，破坏其毒性而保留强心、利尿成分，因而临床使用时也就较为安全。这一经验，可供参考。另外，乌头、附子的使用，在方剂配伍上亦很重要，一般常常配伍大剂量甘草、蜂蜜、干姜等药，这样配伍成方剂，既可发挥其止痛作用，又可制约其毒性。如果病人服用含有乌、附的方药后，感到唇舌发麻、头晕，即为中毒之表现。处理的方法是立即停药，并以大剂蜂蜜（90～120g）或淘米水，或大剂量防风、甘草、绿豆煎汤口服以解毒；如晕厥、心悸、脉迟或歇止，则按急症处理。

2. 关于马钱子的使用问题　在治疗痹证的方剂中，含有马钱子的方剂时有报道。有人以马钱子为主药治疗坐骨神经痛及各种关节痛，如郑州市卫生局所编《中医资料汇编》载有黄芪首乌汤（黄芪 30g，生首乌 30g，制马钱子 1～3g，全蝎 3～5g，鸡血藤 30g，甘草 30g）；上海杨浦区中医院用风痛散（马钱子与等量麻黄一同煎煮后，去麻黄，取马钱子砂炒或油炙，研末为散剂，每晚服 1 次，首次剂量 0.6g，以后可以逐渐加到 1.5g，黄酒或温开水送下）。马钱子含番木鳖碱（士的宁），有剧毒，不可多服。如服药后 12 小时出现头晕、抽搐等反应，他们的经验是让病人多饮冷开水，或用巴比妥类药物，即可解除这种不良反应。

在治疗骨质增生症的方剂中亦有使用马钱子的。如黑龙江省祖国医学研究所用骨金丹治疗骨质增生症 213 例，其中，血瘀型用骨金八号（炙马钱子 9g，白芍 10g，延胡索 15g，三七 9g，木香 15g，没药 5g，红花 15g，郁金 10g，秦艽 20g，乳香 15g，血竭 9g，怀牛膝 15g，桂枝 15g）按以上比例配方，烘干（马钱子须用砂炒至黄褐色），为细末，蜜丸，每丸重 6g，每日 2 次，早晚各空腹服 1 丸。寒湿型用骨金十四号（炙马钱子、炙川乌、炙草乌各 15g，威灵仙、乳香、没药、桑寄生、赤芍各 30g，茜草 20g，丁公藤 20g），制法、用法同上。结果：有效 198 例，有效率 93%，其中显效 54 例，好转 144 例，其余 15 例无效。以上方剂中因有马钱子，内服后有少数人出现胃不适感或个别人出现头晕、口干、周身发紫等症状，但尚未发生明显中毒反应。这是由于方中一次服药量中之士的宁仅为 3mg（安全限度为 6mg），因此，临床证明是安全的。另外，在炮制方法上，马钱子用砂炒，操作简单，易于掌握，测验士的宁含量为 0.71%～1.28%，与古法炮制之含量相近。

李春杰治疗痹证用马钱子丸（马钱子、白花蛇、川乌、草乌、当归、杜仲、苏叶、木瓜、桂枝、牛膝、元胡、胆南星、地龙、蜈蚣）。每晚睡前服 1g，并逐日增服 0.05g，如出现轻度头晕、肌肉紧张或关节一时强直等现象，药量不能再增，可继续服维持量，即有效治疗量。行痹用防风汤加减送服，痛痹用乌头汤加减送服，着痹用薏苡仁汤加减送服。治疗 1890 例，痊愈 1227 例，好转 538 例，无效 125 例，总有效率为 93.4%。（见《浙江中医杂志》1984〈2〉：62）

以上简要地综述了马钱子等药的用量、用法、炮制及其有关方剂。怎样才能用好这些毒性中药并驱除疑难顽疾，这就要求医家必须不断地吸取前人和别人的成功经验，并结合自己临床实践，以期探索出最佳的用药方法。

痿证

【概述】

痿证，是指肢体筋脉弛缓，手足痿软无力的一种病证，以下肢不能随意运动及行走者较为多见，故有“痿躄”之称。根据其发病原因、部位及临床表现不同，又有皮痿、肌痿、筋痿、肉痿、骨痿“五痿”之称。

有关痿证的记载，首见于《黄帝内经》。《素问·痿论》是讨论痿证的专篇。治疗上提出了“治痿独取阳明”等重要法则。汉代张仲景《伤寒论》与《金匮要略》均提及了痿证。隋代巢元方《诸病源候论》“风身体手足不随候”对痿证的病理作了阐发。《丹溪心法》有专篇论述痿躄证治，分有湿热、湿痰、气虚、血虚、瘀血五个证候，并按不同证候提出了相关治法及具体方药，还创制了治痿名方虎潜丸。明清以来，在本病病因病机认识及治法方面有了较大进展，论述了火热、湿热、湿痰、气血亏损、瘀血、情志失调等在发病中的重要作用。不少医家从各自的临床实践出发，提出了滋阴清火、清肺润燥、补益脾胃、调补肝肾、活血化瘀等方药，使治疗痿证的方法日趋丰富。

痿证，特别是其中的虚证及慢性病例，病势缠绵，短期内不易获效，功能恢复亦较困难。年老体衰而患痿证者，预后较差。由于痿证中的相当一部分病例病因病机比较复杂，加之治疗时间长，疗效慢，康复难，故属于疑难病。

现代医学所谓的多发性神经炎、急性脊髓炎、进行性肌萎缩、重症肌无力、周期性麻痹、肌营养不良症、癔病性瘫痪和其他中枢神经系统感染并发软瘫的后遗症等，其临床表现均与痿证颇为相似，故可参考本篇进行辨证施治。

【病因病机概要】

参考历代有关文献和医家的论述，结合我们的临床实践，将痿证的主要病因病机概括为热伤肺津、肝肾亏虚、脾胃损伤、湿热浸淫、瘀血阻络5个方面。

1. 热伤肺津，筋脉失养　温热邪气，从外入侵，上受犯肺，每致肺热熏灼，热伤肺津，筋脉失润，因而成痿。此即《素问·痿论》:“肺热叶焦，则皮毛虚弱急薄，著则生痿躄也。”其余脏腑的内热亦可累及于肺，火热克金，肺津被耗，筋脉失润，从而亦可致痿。此类痿证，多见于温热病中或某些疾病的晚期。还有燥邪伤肺，津枯成痿者，如《素问玄机原病式》指出:“手足痿弱，不能收持，由肺金本燥，燥之为病，血液衰少，不能营养百骸故也。”肺主一身气化，朝会百脉，将津气输布于全身，筋骨经脉得其濡养，则能活动自如。若邪热犯肺，或燥邪伤肺，致水之上源枯竭，津气生化无源，以致筋脉失其濡润，所以手足痿软不用，发为痿证。

2. 肝肾亏虚，精血不足　或久病体虚，或房劳过度，伤及肝肾，致精血亏损，元气败伤，从而形成痿证的主要原因。《素问·痿论》指出:“思想无穷，所愿不得，意淫于外，入房太甚，宗筋弛纵，发为筋痿。”中医认为：肝藏血、主筋；肾藏精，主骨。精血充盛，则筋骨坚强，活动正常，如因房劳、久病导致精血亏损，精虚则不能灌溉，血虚则不能营养，又因阴虚火旺，更加灼液伤津，筋骨经脉因而失去濡养，发为痿证。

3. 脾胃损伤，气血不足　素体脾胃虚弱或因久病致虚，使脾胃运化功能失常，气血化源不足，四肢肌肉皆无以充养，从而痿软无力，丧失活动功能。这正如《证治汇补》所言:“气虚痿者，因饥饿劳倦，胃气一虚，肺气先绝，百骸溪谷，皆失所养，故宗筋弛纵。”再者，若过食肥甘厚味，饮食不节，损伤脾胃，以致湿热蕴积，壅滞脉络，气血运行不畅，亦可渐渐成痿。《症因脉治》说:“脾热痿软之因，或因水饮不谨，水积热生，或因膏粱积热，湿热伤脾，脾主肌肉，故常不仁，脾主四肢，故常痿软。”由此可见，饮食不节，过食膏粱厚味亦是痿证成因之一。

4. 湿热浸淫，气血阻滞　或久处湿地，或淋雨涉水，感受外来之湿邪，湿邪积留不去，郁而生热，浸淫经脉，以致筋脉弛缓不用，成为痿证。《素问·生气通天论》指出："湿热不攘，大筋緛短，小筋弛长；緛短为拘，弛长为痿。"《素问·痿论》还指出："有渐于湿，以水为事，若有所留，居处相湿，肌肉濡渍，痹而不仁，发为肉痿。"总而言之，湿热伤筋，络道不利，均可导致痿证。

5. 瘀血阻络，肢体失养　或因跌仆损伤，或因某些疾病，使血液瘀阻，不得畅行，以致四肢肌肉失其滋养而成痿证。《丹溪心法》、《类证治裁》等古代医籍均将"瘀血"作为痿证的病因之一。《医林改错》论痿废用黄芪五物汤，并按气虚血瘀论治。历代医家对瘀血致痿的重视，由此可见。尤其中风以后，因经络血液凝聚不行，常可使手足麻木不仁，痿废不用，日久难愈。

总之，对于本病病因病机的认识，有不少医家根据《黄帝内经》及丹溪之论，多偏重从火热立说，并认为其病位在肺。但证之临床，痿证多由热、虚、痰、瘀诸因而成，其病位则与肺、胃、肝、肾等脏腑关系最为密切。《临证指南医案·痿》邹滋九按对痿证之病机作了较为详尽的分析，认为："夫痿证之旨，不外乎肝肾肺胃四经之病，盖肝主筋，肝伤则四肢不为人用，而筋骨拘挛；肾藏精，精血相生，精虚不能灌溉诸末，血虚则不能营养筋骨；肺主气，为高清之脏，肺虚则高源化绝，化绝则水涸，水涸则不能濡润筋骨；阳明为宗筋之长，阳明虚则宗筋纵，宗筋纵则不能束筋骨以流利机关，此不能步履，痿弱筋缩之症作矣。"

【疑难剖析】

痿证所涉及的西医病种包括多发性神经炎、急性脊髓炎、进行性肌萎缩、重症肌无力、周期性麻痹、截瘫、肌营养不良症、癔病性瘫痪、小儿麻痹症和其他中枢神经系统感染并发软瘫的后遗症等。由于痿证涉及的病种较多，而且这些病大多为难治之病，其中部分虚证及慢性病例，病势缠绵，短期不易获效，功能恢复亦较困难。年老体衰发病者，预后较差。有的患者由于长期卧床，日渐消瘦，抵抗力差，往往并发其他疾病，病死率较高。

【辨疑思路】

痿证的辨证较难，初学者或经验不足者往往不得要领。应根据其不同的临床表现，辨为以下五痿：①脉痿：证见四肢关节如折，不能举动，筋骨纵而不收，足胫软弱，不能站立着地。②肉痿：证见肌肉麻痹不仁、瘦削，四肢不能举动。③骨痿：证见腰脊不能伸举，下肢痿弱。④筋痿：证见筋纵拘挛，渐至痿弱不用。⑤皮躄（皮痿）：证见皮毛枯萎或见呛咳气逆等。五痿之辨，首见于《素问·痿论》，此处仅是根据原文内容归纳出辨证要点。

另外，痿证应与下列病证鉴别。①痿证与痹证的鉴别：痹证亦有关节活动障碍，肌肉萎缩，但痹证多由正气不足，感受风寒湿邪，痹阻于经络关节之间，而致骨节重着、麻木、疼痛，部分患者因痹证日久，瘀痰互结，导致关节畸型、肿大，活动障碍，严重者发展为肌肉萎缩。但痹证有明显的疼痛症状，而痿证肢体软弱无力，活动障碍，甚至肌肉萎缩，痿废不用。②痿证与痱证的鉴别：《灵枢经·热病》：“痱之为病也，身无痛者，四肢不收，智乱不甚，其言微之，可治；甚则不能言，不可治也。”《医学纲目·总论》：“痱病有言变志乱之证，痿病则无之也；痱病又名风痱，而内伤外感兼备，痿病独得于内伤也；痱病发于击仆之暴，痿病发于怠惰之渐也。凡此皆明痱与痿，明是两疾也。”由此可见，两者的主要鉴别是：痱有神志病变，起病突然；而痿证无神志症状，起病缓慢。③痿证与偏枯的鉴别：偏枯亦称半身不遂，多由营卫俱虚，真气不能充于全身，或兼邪气侵袭，因而发病。症见一侧上下肢偏废不用，或兼疼痛，久则患侧肌肉枯瘦，神志无异常变化。《灵枢经·热病》：“偏枯，身偏不用不痛，言不变，志不乱，病在分腠之间。”故与痿证有别。

根据张学文教授的临床经验，现提出解决辨证难的几点思路。张老师认为：痿证由于肺热熏灼所致者，多发生在温热病中或病后突然肢体痿弱不用；由于肝肾阴虚者，起病缓慢，渐渐下肢痿弱不用；由于脾胃气虚者，多见四肢困倦、痿弱无力；由于湿热浸淫者，多见两足痿软或微肿；由于络脉瘀阻者，多见手足麻木不仁，或痿废不用。临证时，应求病因，审证型，辨虚实。所谓求病因者，就是要注意病史特点，临床所见，各型痿证与其成因关系至为密切，故审证求因是辨证的重要依据和思路。现据古医籍中的有关论述，分列于下，以供辨证时之参考。①有无五脏受热史：《张氏医通·痿痹门》指出："痿证，脏腑病因虽曰不一，大都起于阳明湿热，内蕴不清，则肺受热乘而曰槁，脾受湿淫而日溢，遂成上枯下湿之候。"《儒门事亲·指风痹痿厥近世差玄说》认为"总因肺受火热叶焦之故，相传于四脏，痿病成矣"。②有无房劳伤肾史：《素问·痿论》说："思想无穷，所愿不得，意淫于外，入房太甚，宗筋弛纵，发为筋痿。"《儒门事亲》亦指出："大抵痿之为病，皆因客热而成，好以贪色，强力过极，渐成痿疾。"③有无居处湿地史：《素问·痿论》："有渐于湿，以水为事，若有所留，居处相湿，肌肉濡渍，痹而不仁，发为肉痿，故下经曰：肉痿者，得之湿地也。"④有无情志失调史：《素问·痿论》说："悲哀太甚则胞络绝，胞络绝则阳气内动……故《本病》曰：大经空虚，发为肌痹，传为脉痿。"⑤与岁运变化有关：《素问·气交变大论》说："岁土太过，雨湿流行，肾脉受邪，民病腹痛……足痿不收。"《素问·五常政大论》说："阳明司天……筋痿不能久立。"了解痿证的不同成因，对指导辨证和开阔思路很有帮助。

本病若起病急骤，病情发展较快，初起见发热等外感症状者，多属实证；若起病缓慢，经久不愈者，多属虚证。实证之中，如见初有发热，或低热未退，伴舌红、口干、脉细数者，多属肺热伤津；如痿见于下肢，有受湿等病史，伴舌苔黄腻、脉滑者，多属湿热浸淫。虚证之中，如以纳少、便溏、肌肉萎缩为主证者，多属脾胃虚弱；如以腰脊酸软，伴头眩、遗精为主证者，多属肝肾亏虚。

【治难方药】

痿证的治疗，一般分为以下几种类型。

1. 肺热伤津，筋脉失养

证候：两足痿软不用，渐至肌肉消瘦，皮肤枯燥，心烦口渴，呛咳无痰，咽喉不利，小便短赤热痛，舌红苔黄，脉细数。

治法：甘寒清上，清热润燥。

方药：《东垣十书》之清燥汤。黄芪 15g，苍术 10g，白术 12g，陈皮 6g，泽泻 6g，人参 8g，茯苓 10g，升麻 6g，当归 10g，生地 12g，麦冬 15g，甘草 3g，神曲 10g，黄柏 6g，猪苓 6g，柴胡 6g，黄连 6g，五味子 10g。

本方重在清金润燥，以麦冬、五味子保肺生津；当归、生地滋阴养血；黄柏、黄连燥湿清热；黄芪、二术、茯苓、人参、甘草、陈皮、神曲健脾燥湿，理气化滞；升麻、柴胡升清，猪苓、泽泻降浊，使湿热从小便出，则燥金清肃；并可酌加沙参、玉竹甘润生津之品，使肺金清润，则水津自能布散，枯痿之筋骨复得濡养，自能逐步恢复正常。

如痿证日久，面白少华，呼吸气短，为津伤而气血亦虚，可用《内外伤辨惑论》之麦冬清肺饮（紫菀 10g，黄芪 15g，白芍 12g，甘草 3g，人参 6g，麦冬 12g，当归 10g，五味子 10g）。本方既生津液，又补气血。若见食欲减退、口燥咽干显著者，证属肝胃阴伤，可用《温病条辨》之益胃汤（沙参 15g，麦冬 15g，生地 12g，玉竹 15g，冰糖 6g），还可酌加薏苡仁、山药之类养胃生津，从阳明论治。

2. 肝肾亏虚，精血不足。

证候：腿胫肌肉瘦削，膝胫痿弱不能久立，甚至步履全废，兼有遗精、早泄、遗尿、腰脊酸软、咽干、头昏、目眩等症，脉细数，舌红绛。

治法：滋阴清热，补益肝肾。

方药：虎潜丸加减。豹骨10g，怀牛膝12g，龟甲15g，黄柏15g，知母8g，熟地10g，陈皮8g，白芍10g，当归10g，锁阳6g，干姜3g。以此比例作丸剂。

本方所治之筋骨痿软等，系肝肾精血亏损，内生虚火，不能濡养筋骨所致。故治宜滋阴降火，强壮筋骨。方中重用苦寒之黄柏以泻肝肾之火，且能坚肾治痿；熟地、龟甲、牛膝、知母、白芍、当归补肝血，滋肾水而养阴敛阴；更以豹骨强壮筋骨，锁阳益精起痿，陈皮、干姜健脾理气和胃。诸药合用，泻火而不伤阴，滋养而不致呆滞，共济滋阴降火，强壮筋骨之功，故为治疗肝肾阴亏痿证之常见效方。本方若再加当归、牛膝、羊肉三味（即成《医方集解》所载之虎潜丸），作用更为显著。方中干姜辛温，仅取其温通行气，热盛者宜去之，并加入玄参、山药等养阴清热之品。足热枯痿，宜填精益髓，可用六味地黄丸加牛骨髓、猪脊髓、鹿筋胶、羊肉胶、龟甲、枸杞子等。

若病痿日久，阴损及阳，则阴阳俱虚，证见神倦，怯寒，舌质红，脉沉细无力者，配用仙灵脾、补骨脂、巴戟肉、鹿角胶等药，或用《医学正传》之鹿角胶丸（鹿角胶10g，鹿角霜8g，熟地15g，人参10g，当归10g，牛膝12g，茯苓10g，菟丝子15g，白术12g，杜仲15g，豹骨10g，龟甲12g），并可酌加黄芪、肉桂等以温养阳气。

3. 脾胃虚弱，气血不足

证候：平素食少便溏，或久病脾胃虚弱，食少，腹胀，气短，面色不华，渐渐下肢痿软无力，甚则肌肉萎缩，舌苔薄白，脉细弱。

治法：健脾益气，或滋养胃阴。

方药：补中益气汤加减。炙黄芪30g，白术10g，人参10g，升麻6g，柴胡6g，当归10g，陈皮6g，甘草3g，生姜6g，大枣6g。

本方以参、芪、术、草补益脾肺之气，升麻、柴胡升发脾胃清阳，陈皮理气，当归补血，姜、枣调和营卫，使脾胃得健，肢体肌肉得禀气于脾胃，而痿弱自除。若久病体弱，气血俱虚，伴见面白少华、心悸气短者，重用参、芪，并加枸杞子、龙眼肉；若见气阴两虚，伴有少气懒言、动则气喘等症者，重用参、芪，并加五味子、麦冬以补益气阴。若热伤胃阴，宜用琼玉膏（人参、茯苓、生地、白蜜）加玉竹、石膏、石斛、天花粉等药以治之。

4. 湿热浸淫，气血阻滞。

证候：肢体逐渐出现痿软无力，以下肢为常见，或兼见微肿，手足麻木、顽痒扪及微热，喜凉恶热，身重面黄，胸脘痞闷，小便赤涩热痛，舌苔黄腻，脉濡数。

治法：清热化湿，导湿下行。

方药：《丹溪心法》加味二妙丸加减。黄柏 12g，苍术 10g，当归 10g，牛膝 15g，防己 10g，萆薢 10g，龟甲 15g。甚者可加黄芩、茯苓、泽泻等药。

方中用黄柏清热，苍术燥湿，萆薢、防己导湿热下行，当归活血兼可行气，牛膝、龟甲强壮筋骨。加黄芩、茯苓、泽泻以增强其导湿热下行之力也。湿邪既除，即当清热滋阴，辛燥之药自当慎用。如形肉消瘦，两足奇热，心烦，舌边尖红，或中剥无苔，脉细数者，此为湿热伤阴，上方应加入薏苡仁、山药、沙参、天花粉、麦冬等以清热滋阴，或用《类证治裁》之神龟滋阴丸（龟甲、黄柏、知母、枸杞子、五味子、锁阳、干姜。为末，以猪骨髓为丸）。如阴虚湿热成痿，两足奇热难受，可用虎潜丸加减以治之。

5. 瘀阻脉络，血行不畅

证候：四肢痿软，手足麻木不仁，唇紫舌青，四肢青筋现露，脉涩不利。

治法：活血行瘀，益气养营。

方药：用《兰室秘藏》之圣愈汤加减。原方：熟地 15g，当归 10g，白芍 15g，川芎 10g，党参 15g，黄芪 30g。

方用四物调肝养血，参、芪益气。加桃仁、红花、牛膝活血行瘀，使气血充足，瘀去新生，筋骨得养，萎弱渐愈。如肌肤甲错，形体消瘦，手足痿弱，为瘀血久留，用大黄䗪虫丸缓中补虚。

此种类型的痿证，如有明显外伤史，外伤后或于顷刻，或于旬月即出现上肢或下肢，或单侧，或双侧，或局部的萎软无力，继之痿废。常在所伤之处有肿痛、麻木感，二便如常，或有大便黯黑。舌质有紫斑，脉沉涩。治宜化瘀通络。轻症者，选用成药七厘散，内服外敷。中症者，选用复元活血汤送服七厘散。重症者，选用补阳还五汤加味。病在上肢加桑枝、姜黄；病在下肢加牛膝、木瓜；病在腰胯加杜仲、狗脊、续断。伤势较重，有截瘫，二便失禁者，预后不佳。由于损伤部位不同，轻重不同，病程亦长短各异。

五痿的辨证论治如下。

1. 皮痿

证候：痿软易从上肢先发，或由臂至手，或从鱼际而始渐及肘臂。数日或数年后渐至头重不举，四肢痿废。病及部位毛发枯槁，脱落稀疏，皮肤粗糙少汗。伴有咽干，口燥，呛咳，声哑，小便黄少，便秘。舌红少津，脉浮细而数。

治法：轻症者养阴清热；中症者养阴润肺；重症者益气养阴。

方药：轻症者选用《温病条辨》之桑杏汤。中症者选用清代汪汝麟的肺热汤（玄参 12g，射干 10g，薄荷 10g，乌药 8g，升麻 6g，柏皮 10g，生地 10g，栀子 10g，竹茹 10g，羚羊角 3g），原方主治“肺热叶焦，令人色白，毛发败，为痿躄”。重症者选用补中益气汤加天花粉、石斛、枳壳。

2. 脉痿

证候：痿症易从上肢先发，或从臂至手，或从手至臂，渐及下肢，胫足软弱不能久立，病所肤色苍白，或黯紫，日久肌肤溃烂，伴有失眠，心烦，胸中懊侬，时强笑强哭，语言不利，小便黄少。舌萎小，舌红少津，脉细数。

治法：清热养阴通络。

方药：轻症者选用《七松岩》通治虚痿方（酸枣仁15g，茯神10g，麦冬15g，知母10g，生地15g，黄柏10g，五味子10g，山药15g），亦可加入竹叶、莲子、胡黄连。中症者选用《医宗金鉴》活血养筋汤（熟地15g，芍药12g，当归10g，麦冬12g，黄柏10g，牛膝15g，杜仲15g，苍术10g，薏苡仁30g，人参10g，川芎10g，防风10g，知母10g，羌活6g，甘草3g，五味子10g，生姜10g，大枣10g），治疗气血两虚，两足痿软，不能行动。重症者选用《医宗金鉴》鹿角霜丸（黄芪蜜炙、人参、白术、白茯苓、当归身、熟地、芍药、补骨脂、苍术、杜仲姜汁炒去丝各60g，川芎、肉桂、羌活、茴香炒、独活、槟榔、附子童便和面煨各30g，牛膝、木瓜、川乌、肉苁蓉酒洗、防风、乌药炒、续断、豹骨（酥炙）各4.5g，木香3g，甘草15g，鹿角霜500g。上为极细末，酒丸梧子大，空腹米汤送下），原治"气血虚弱，两足痿软，不能行动，久卧床褥之证"。

3. 筋痿

证候：痿弱易从下肢先发，或从足至股，或从股至足。初时筋急而挛，渐至痿废不用，病所爪甲枯槁，脆而变形。常伴有性急易怒、口苦，两胁胀满，长太息。舌边红少津，脉弦细。

治法：养血壮筋，补益肝肾。

方药：轻症者选用《温病条辨》加减复脉汤。中症者选用五兽三匮丸。此方见于《医部全录》，主治肝肾不足，两脚痿软。其方即：鹿茸（酥炙）、血竭、虎胫骨（酥炙）、牛膝（酒浸）、金毛狗脊（燎去毛）各30g。上药为末，即五兽也。另用附子1个，去皮，剜去中心，入辰砂细末30g填满，又用木瓜1枚，去皮，剜去中心，入附子于内，以附子末盖口，即三匮也。再以三匮正坐于瓷罐内，用汤蒸至极烂，取出和五兽末，捣丸芡实大，木瓜酒化下。重症，气血两虚，两脚痿软，不能行动者，用《医宗金鉴》养血壮筋健步丸（熟地120g，牛膝酒浸、杜仲姜汁炒、酒当归、苍术、黄柏盐水炒各60g，白芍酒炒

45g，黄芪盐水炒，山药、五味子、补骨脂盐水炒，人参、枸杞子、菟丝子、白术炒、虎胫骨酥炙、龟板酥炙各 30g，防风 18g，防己酒洗 15g，羌活酒洗 9g。上为末，猪脊髓 7 条，入蜂蜜和丸梧子大)，盐汤送下。

4. 肉痿

证候：痿弱易从下肢始，渐及四肢，痿前出现肌肉蠕动，约历旬月，蠕动停止即出现痿废，伴有嗳气，腹胀，纳差，口涎多，舌质淡，脉沉弱。

治法：补脾益气。

方药：轻症者选用补中益气汤加川断、牛膝、木瓜。中症者选用《医部全录》藿香养胃汤（藿香、白术、炒神曲、白茯苓、乌药、缩砂仁、半夏曲、薏苡仁、人参各 9g，毕澄茄，炒甘草各 30g，生姜 5 片，枣 2 枚，水煎服），本方主治胃虚不食，四肢痿弱，不能行立，皆由阳明虚，宗筋无所养，遂成痿躄。重症者选用《医部全录》起痿丹（炮附子、沉香、朱砂、枸杞子、母丁香、木香、阳起石、熟地、肉苁蓉、麝香、天雄、鹿茸、官桂、硫黄各 30g，腻粉 15g，白丁香少许。为细末，炼蜜为丸，如弹子大），每用 1 丸，以姜汁火上入药熔化，却用手点药于腰眼上，摩擦至药尽，用至 20 丸，大有神效。此方用于肾阳虚者，可补肾强督，壮阳起痿。

5. 骨痿

证候：易发于青少年，痿弱常从下肢起渐及腰胯，初如鸭步，渐至痿瘫，成人常有阳痿、闭经。舌红少津，脉沉弱，两尺尤甚。

治法：补肾填精。

方药：轻症者用《医部全录》牛膝丸（牛膝、萆薢、杜仲、菟丝子、白蒺藜、防风、肉苁蓉等分，官桂减半）为细末，酒煮猪腰子，捣和丸，如梧桐子大，空腹，用温酒送下。小儿用续骨丸（东垣），“治两脚软弱，虚羸无力及小儿不能行”。方用：天麻、白附子、牛膝、羌活、木鳖子各 15g，朱砂、炮乌头各3g，乳香、没药各6g，地龙6g。上以生南星末30g、无灰酒煮糊为丸，朱砂为衣，薄荷汤磨一丸，食前服。中症者用《医部全录》加减四斤丸（肉苁蓉、牛膝、菟丝子、木瓜、鹿茸、熟地、天麻、五味子各等分。上为末，蜜丸如桐子大，每服五十丸，温酒或米汤，食前送下。）治肝肾虚，筋骨痿弱，不自胜持，起居须人，足不任地，惊恐战掉，朝热时作，饮食无味，不生气力，诸虚不足。若房室过度者用续补益肝肾丸（《医部全录·东垣》），治后生、丈夫酒色过多，下焦虚惫，足膝软乏，小便滑数，外肾湿痒。方用：菟丝子、五味子各150g，石莲肉、山药、茴香各60g，白茯苓30g。上为末，糊丸如桐子大，每服40丸，温酒或盐汤下，空腹服。如脚膝无力者，木瓜酒空腹下五十丸，晚食前再服，立效。重症者用虎潜丸，如肢体发冷，则加附子，治痿厥，其效更佳。

痿证的治疗原则，由于肺热伤津者，宜清热润燥；由于湿热浸淫者，宜清利湿热；由于肝肾亏虚者，宜滋养肝肾，脾胃虚弱者，宜益气健脾。如虚实兼夹者，又当兼顾之。《素问·痿论》所言“治痿独取阳明”这一治则，一直为历代医家所重视。所谓独取阳明，一般指补益后天，或清化阳明湿热而言。足阳明者胃也，故健脾益气，益胃养阴，对痿证的治疗甚为重要。痿证日久，可导致气血不行。因此，在治疗痿证时，可酌情配合通经活血消瘀之品。若属元气亏损，气虚血滞成痿，又当补气化瘀，方用王清任补阳还五汤。风药表药对于本病自当慎用，如《丹溪心法》说：“痿证断不可作风治而用风药。”《景岳全书·杂证谟》说：“痿证最忌发表，亦恐伤阴。”这些论点均与实践相符，值得重视。

【效方览胜】

前人医籍中记载治疗痿证的方剂非常多，现选疗效较佳者，以供临证医师参考。

1. 振颓汤

组成：生黄芪18g，野台参9g，白术9g，干姜9g，当归

9g，没药9g，乳香9g，牛膝12g，威灵仙5g，知母12g。水煎服。

功能：健脾益气，活血通络。

主治：脾胃虚弱，气血瘀滞之痿证。热者加生石膏，寒者去知母加乌附子，筋骨受风者加天麻，脉弦硬而大者加龙骨、牡蛎，或更加山萸肉亦佳。骨痿废者加鹿角胶、虎骨胶，手足痿者加桂枝尖。(《医学衷中参西录·医方》)

2. 振颓丸

组成：人参60g，炒白术60g，当归30g，酒制马钱子30g，乳香30g，没药30g，全蜈蚣（大者）5条，蛤粉炒穿山甲30g。共轧细过箩，炼蜜为丸，如梧桐子大，每服6g，无灰温酒送下，日再服。

功能：健脾益气，活血通络。

主治：前证之剧者。可兼服此丸，或单服此丸亦可，并治偏枯痹木诸证。(《医学衷中参西录·医方》)

3. 加味金刚丸

组成：萆薢30g，杜仲30g，肉苁蓉30g，菟丝子15g，巴戟天30g，天麻30g，僵蚕30g，蜈蚣50条，全蝎30g，木瓜30g，牛膝30g，乌贼骨30g，精制马钱子60g（严格炮制，以解其毒），蜜丸3g重，每服1～2粒，每日1～2次，或单用或与汤药合用，白开水化服。若见早期马钱子中毒症状，如牙关紧闭，可即停药，并服凉水。

功能：补肝肾，强筋骨，通脉络。

主治：肝肾虚弱，经络阻滞，肢体痿废。(《赵锡武医疗经验》)

4. 益髓汤

组成：生黄芪、熟地、鸡血藤各15g，党参、白术、当归、白芍、鹿角胶、补骨脂、川续断、川牛膝各9g，龟板、枸杞子、菟丝子各12g，知母、黄柏各6g，甘草3g。水煎服。食欲不振加陈皮、枳壳、炒麦芽、六曲各9g，去熟地、补骨脂；腰背酸胀加杜仲9g；心慌加茯神、柏子仁、酸枣仁各9g；大便干加肉苁蓉12g。

功能：补肝肾，益气血，强筋骨。

主治：肝肾亏虚，气血不足，筋骨痿软。(方药中主编《实用中医内科学·痿证》)

5. 烤干牛骨髓粉300g，黑芝麻300g。略炒香，研末，加白糖适量合拌。每服9g，每日2次。

功能：补肾填精益髓。

主治：肾虚筋骨痿软无力。(方药中等主编《实用中医内科学·痿证》)

【疑难病案】

例1：赵某，男，31岁。

辨证：湿热久蕴，营卫受阻，气血无以润养诸筋，腘肉消瘦，筋骨痿软，下肢不能伸缩，脉象濡细，舌苔白薄。

治法：气血并补，舒筋通络。

处方：炙黄芪15g，酒炒当归12g，桂枝尖2.4g，炙广地龙9g，炒天虫9g，老钩胶12g，丝瓜络15g，红花3g，伸筋草12g，酒炒川断9g，千年健6g。

二诊：《经》云："气主煦之，血主濡之。"气血俱亏，不能温濡肌肉筋脉，故渐而成痿。脉证如前，仍守原意出入。

处方：炙黄芪15g，酒炒当归9g，熟地15g，红花3g，炙地龙9g，桂枝尖2.4g，赤白芍各6g，泽泻9g，怀牛膝9g，茯苓12g，炒黄柏4.5g。

三诊：湿热浸淫，气血不充，无以濡养肌筋，两足痿软，肌肉消瘦，伸缩活动略有好转，苔薄黄，脉仍濡细。再仿丹溪加味二妙散法。

处方：炒黄柏6g，炒苍术4.5g，酒炒当归9g，防己9g，川萆薢9g，怀牛膝9g，炙龟板15g，熟地15g，炙黄芪15g，炙甘草4.5g，茯苓12g。

四诊：前方服后，湿热日渐清化，筋脉得气血之濡养，下肢痿软好转，尚能任地移行，伸缩已趋正常。再拟补气血、填肝肾继之。

处方：米炒上潞参 9g，炙黄芪 15g，酒炒当归 9g，熟地 24g，怀牛膝 9g，炒黄柏 4.5g，酒炒川续断 9g，炒白芍 9g，炙甘草 4.5g，防己 6g，盐水炒杜仲 15g，健步虎潜丸 12g（分吞）。

按：《经》云：“湿热不攘，大筋緛短，小筋弛长。緛短为拘，弛长为痿。”邪阻气血无以荣筋故也。治痿之法，病起中焦，独取阳明；病起厥阴，填补肝肾。本例病在厥阴太阴之间，故于两补气血之中，增入化湿清热之味，此治痿之又一法也。（《中国现代名中医医案精华·叶熙春医案》）

例 2：单某，女，20 岁。1984 年 11 月 13 日初诊。

主诉四肢逐渐痿软无力两月余。经神经科诊断为“重症肌无力”。

诊查：症见手指无力握笔写字，下午走路常易跌倒，右眼皮下垂，倦怠嗜睡，舌苔薄白，脉沉细。

辨证：气血不足，脾虚肾亏。

治法：益气养血，温补脾肾。

处方：炙黄芪 15g，炒当归 12g，炙甘草 6g，丹参 30g，红花 9g，川芎 12g，白菊花 12g，枸杞子 12g，制黄精 15g，制玉竹 15g，桂枝 6g，鹿角片 15g。

二诊：前方连服 3 周后，四肢无力，嗜睡倦怠已有好转。原方续进。

三诊：继进 7 剂后，右眼皮复常。能举手梳发，步履较稳，胃纳稍差，口淡，舌苔薄白，脉沉细。原方去白菊花、甘草、红花，加制巴戟肉 9g、肉苁蓉 9g、制苍术 9g、炒薏苡仁 30g 续服。

按：重症肌无力，以手足弛软无力为主症，属中医痿证之类。其上睑下垂，中医称之为“上胞下垂”。综合病情，属脾肾两虚，气血不足，故用补益气血，健脾温肾法，以期肌肉筋骨

得其所养，而渐趋恢复。（《中国现代名中医医案精华·杨继荪医案》）

例3：洪某，男，10岁。1975年8月16日初诊。

主诉：自幼食欲不振，消瘦体弱，未引起重视，渐渐肌肉萎缩，行走无力，髋膝屈伸受限，活动不便，直至卧床难起，但不疼痛。曾到遵义医学院检查，诊断为“进行性肌营养不良”。脉濡细，舌质淡、苔薄白，面色萎黄。

辨证：脾胃虚弱，气血两虚。

治疗采用内服药和外包药相结合，分3个疗程。

第一疗程（8月16日～9月25日）：以健脾和胃为主。

处方：潞党参12g，白术12g，莲子12g，薏苡仁12g，红豆蔻6g，谷芽9g，大枣6g，桔梗6g，枳壳9g，陈皮9g，法半夏9g，茯苓12g，甘草3g，木香6g，砂仁6g。

服药15剂后，精神好转，食欲增进，面色红润。

第二疗程（9月26日～10月25日）：以舒筋活络，健脾除湿为主。

处方：麻黄9g，桂枝9g，桔梗9g，枳壳9g，苍术9g，陈皮9g，厚朴9g，当归12g，川芎9g，赤芍6g，桃仁6g，红花6g，法半夏9g，茯苓12g，干姜3g，大枣6g，甘草3g。

服药8剂，能慢慢自行下地行走，但活动还欠自如。

第三疗程（10月26日～11月19日）：以养血益肾为主。

处方：当归12g，党参15g，黄芪15g，枸杞子20g，炒枣仁12g，枣皮9g，白术12g，龙眼肉20g，杜仲12g，甘草3g，大枣6g。

服药12剂，患儿精神康复：肌肉较前丰满，活动自如，能自行到校上课。

三个疗程中，坚持外治法，每4天换一次药。

处方：吴茱萸60g，香附60g，羌活180g，细辛30g，共为细末，加面粉500g，调开水、酒、蜂糖外包尾骶部。

尾骶部为督脉循行之道，督脉总督全身之阳气，用温通气血，舒筋活血之药直接外包，有鼓动阳气通达之功。

3个疗程，总计90余天，随访1年多，发育正常。

按：此例患儿因脾胃虚弱，气血两虚而发病。《素问·太阴阳明论》说："脾病不能为胃行其津液，四肢不得禀水谷气，气日以衰，脉道不利。筋骨肌肉皆无气以生，故不用焉。"用健脾、舒筋活血和益肾养血之法治疗，配合舒筋活血之药外包，全身得到充足的水谷精气之濡养，脉道通利，筋骨肌肉皆有所养。故病得痊愈。（《中国现代名中医医案精华·石玉生医案》）

【名医经验】

痿者，手足痿软而无力，百节缓纵而不收也。（《证治准绳·杂病·痿》）

五痿皆因肺热生，阳明无病不能成。（《医宗金鉴·杂病心法要诀·痿病总括》）

痿躄一症，原因有六：一气虚痿，二血虚痿，三阴虚痿，四血瘀痿，五湿痰痿，六食积痿。设不细审致痿之因，未有不偾事者矣。（《全国名医验案类编·四时六淫病案·湿淫病案》）

初痿取之阳明，久痿当取肝肾，是治痿的两大法门。（刘强等《名老中医医话·谈痿证治疗》）

治痿独取阳明……此"取"字，有教人补之之意，非所谓攻取也。（《医旨绪余·痿论》）

治痿必须戒厚味，节嗜欲，庶可保其全安也。（《古今医鉴·痿躄》）

治痿之法，不外补中祛湿，养阴清热而已矣。（《医学心悟·痿》）

痿者萎也，如草木之萎，无雨露以灌溉；欲草木之荣茂，必得雨露之濡润；欲两足之不萎，必赖肺液以输布，能下荫于肝肾；肝得血则筋舒，肾得养则骨强，阴血充足，络脉自清……五脏之热，皆能成痿，书有五痿之称，不独肺热叶焦也。（《丁甘仁医案》）

【研究进展】

运用中医治疗痿证的理、法、方、药对现代医学诊断的多发性神经炎、重症肌无力等疾病进行临床研究，积累了一定的经验，取得了较好的疗效，现综述如下。

(一) 重症肌无力

根据本病患者眼睑下垂、咀嚼与吞咽困难、四肢肌肉无力等主要临床表现，认为属于痿证范畴。中医治疗本病，以健脾益气、补肾壮阳或脾肾并治为主，专方专药则以马钱子制剂起痿振颓，开通经络，透达关节。

1. 调补脾胃　重症肌无力发病急者，多以脾虚湿热为主，治以清热化湿，健脾益气之法，选用茵陈 30g，茯苓 10g，栀子、党参、白术、苍术各 10g，黄柏 6g，藿香 6g 等。慢性患者，多因久病而脾气下陷，表现为少气懒言，舌胖苔白，脉细弱等，则以补中益气汤为主方。有人认为重症肌无力属于气血不足，特别是与阳气不足有关。且唇舌、四肢、肌肉及眼睑都以脾胃二经为主，因此在治疗上当着重调补脾胃，补阳益气。选方以补中益气汤为主，重用黄芪以益气，选用附子、巴戟天等壮命火以助脾胃气血生化之源，间用人参养荣汤及阿胶、玉竹、麦冬等调补气血阴阳，从而达到治愈本病之目的。

2. 固肾涩精　对于肾气不固，遗精滑泄，腰腿酸软，四肢肌肉无力者，可用固益肾气之法。有人报道治疗重症肌无力，先用新斯的明效果欠佳，改用金锁固精丸，每次 12g，1 日 3 次，两周后即明显好转，4 个月后停药，随访 6 年未见复发。

3. 补益脾肾　据报道用中药治疗重症肌无力 100 例，以培补脾肾为总治则，再随证加减。将临床见症分为三大类型，第一型以脾肾虚为主（又分为脾虚气弱，脾肾气阴两虚，脾肾阳虚）；第二型脾肾虚兼有其他脏器虚证者（严重呼吸无力，痰涎黏滞或呼吸衰竭）；第三型兼有其他杂病（如急性时邪感染、甲状腺肿大，糖尿病，高血压等）。治疗效果统计：眼肌型 57 例中，临床痊愈 19 例，显效 4 例，有效 25 例，无效 9 例；延髓型 13 例，临床痊愈 1 例，显效 4 例，有效 6 例，无效 2 例；全身型 30 例中，临床治愈 6 例，显效 1 例，有效 14 例，无效 3

例。此100例中，临床痊愈26例，显效15例，有效45例，总有效率86%，无效14例（内2例延髓麻痹死亡）。认为补益脾肾法对本病治疗有积极意义。调补脾肾，调动机体的积极因素，似与内分泌系统平衡及增强免疫机制有关。并认为补脾肾药物如黄芪、党参、鹿角胶、熟地、枸杞子等能起到一定的免疫作用。有人报告中药治疗重症肌无力41例，其中眼肌型22例，眼肌加肢体型4例，延髓加肢体型1例，全身型14例。疗程最短半个月，最长3年，平均3～4个月。主要治法：健脾益气，补肾壮阳。以附子理中汤、补中益气汤和葛根汤加减化裁。处方：台参15～30g，白术12～18g，生黄芪24～60g，升麻12～16g，柴胡9～18g，熟附子15～150g，葛根12～30g，当归12～24g，陈皮9g，麻黄6～15g，炙甘草6g，水煎两遍约250ml，分两次服。治疗结果：41例中临床治愈12例，明显好转17例，进步9例，无效3例，总有效率为92.7%。

除以上分型论治外，还有以下分型论治。①邪热灼肺型：热邪灼肺伤津，津液不能敷布于周身，以致筋脉失养。治以清热润燥，养阴益肺，方用清燥救肺汤。至于气阴两伤者，又当以益气养阴，活血通脉之剂，处方：黄芪、党参、玉竹、丹参等；②肝肾亏虚型：肝肾两亏则精血不足，筋骨肌肉失于濡养。治以养血滋阴，补益肝肾。处方：鹿角胶、熟地、龟甲、菟丝子等；③湿热浸淫型：湿热浸淫筋脉，气血阻滞。治以清热渗湿。处方：苍术、黄柏、防己、茯苓、龟甲等。

4. 马钱子制剂　据报道，以制马钱子为主治疗重症肌无力3例（内2例有效，1例发生危象无效），认为制马钱子有增加肌力的作用，其增长和持久性与药量和时间有关。开始时日量为0.47g，肌力即有所增加，用量渐加至每日1.0g或1.25g时，肌力的增进达到接近正常，长期服用可保持肌力的强度，并认为制马钱子和新斯的明的疗效比较，后者疗效发挥较快，持久性差；前者作用比较缓慢，持久性较好。

(二) 急性感染性多发性神经炎

本病起病急骤，患者除发热等症状外，多呈弛缓性或对称性瘫痪，严重者在20小时内死亡，多发于夏秋季，气温高及多雨年份易有流行，辨证多属暑热伤气，湿热浸淫筋脉肌肉而致弛缓不用。急性期易并发胃肠或肺部症状，以实证为主；恢复期则以虚证为主。自采用中医为主的中西医结合治疗后，取得了明显的效果，亦降低了病死率。其方法如下。

1. 四妙丸加味　苍术9g，黄柏9g，萆薢9g，生薏苡仁9g，牛膝9g，蚕砂9g，汉防己9g，丝瓜络6g。治疗湿热留滞，经络受阻，肢体软弱无力之症。一方祛湿效果好，用后腻苔易化，但瘫痪恢复较慢。

2. 马钱子制剂配合西药治疗　有的医院应用复方马钱子汤为主治疗本病264例，取得了较好疗效。①急性进展期：病机为湿热留着，经络受阻。治法：清热利湿，通经活络。用复方马钱子汤Ⅰ号：金银花、板蓝根、大青叶各30～60g，黄芩、仙灵脾、桑寄生各9～15g，马钱子0.9～9g，甘草9～30g。本方一般用3～5剂，待病情停止发展后即改用复方马钱子汤Ⅱ号。加减法：痰多者加竹沥30～60g。肢体疼痛者加延胡索、乳香、没药各9～15g。出现呼吸或心血管功能不全时，加用红参、白芷各9g，麝香0.09g。痰稠者加全瓜蒌、莱菔子各15～30g。延髓麻痹加玄参、牛蒡子、玉蝴蝶各9～15g。②恢复期：病机为脾肾两虚，肢萎髓少。治以补脾益肾，益气壮骨。用复方马钱子汤Ⅱ号：黄精、黄芪、枸杞子各15～16g，仙灵脾、桑寄生、葛根各9～30g，马钱子0.9～9g，甘草9～30g。临床观察到，急性期直接用Ⅱ号方较Ⅰ号方疗效为优。治疗结果：痊愈及基本痊愈149例（56.4%），好转98例（37.2%），无效（均死亡）17例（6.4%），平均住院日25天左右，最长140天，最短3天，大部分病人服药后24～48小时即可使病情停止发展，少数病人服药后数小时病情即见稳定，甚至好转，能下床独立行走，一般病人服药后3～5天进入恢复期。

3. 据报道一组急性感染性多发性神经炎 91 例，单纯西药组共 23 例，中西医结合组共 68 例，后组除西药治疗外，加用中药治疗。①急性期处方：金银花 30～60g，板蓝根 30～60g，黄芩 15～30g，仙灵脾 9～15g，桑寄生 9～15g，大青叶 30～60g，马钱子 0.3～9g，甘草 9～30g。②恢复期处方：黄精30～60g，黄芪 15～30g，枸杞子 15～60g，桑寄生 9～15g，仙灵脾 9～15g，怀牛膝 9～15g，马钱子 0.3～9g，甘草 9～30g。尚有 3 例危重病人加红参 9g、麝香 0.03g。单纯西药组病死率 47.8%，中西医结合组病死率 7.3%，并认为马钱子治疗本病效果较好。

4. 中药配合穴位注射　20 天为一疗程。治疗方法：①抗感染：板蓝根、鱼腥草、金银花各 30g，水煎服，连用 7 天。②穴位注射 B_1、B_6：选外关、曲池、足三里、环跳、三阴交等穴。③内服中药：黄芪、牛膝、杜仲、菟丝子、木瓜、白术、熟地、茯苓，日服 1 剂。用上方治 30 例，经 2～4 个疗程，治愈 27 例，显效 2 例。

（三）小儿麻痹症

本病又名脊髓灰质炎，是一种特殊的嗜神经病毒所引起的急性传染病，主要损害中枢神经系统的运动神经元。近年各地运用中医中药防治本病积累了一定的经验。

今人以古人论痿的叙述为依据，结合临床体会，命名本病为“湿温痿痹”。认为是由湿热灼肺、金燥水亏、筋骨精髓受损，致使筋脉失养，弛纵不收，累及肺胃肝肾四经。认为须早期诊断并分期治疗。

初热期：指第一次发热阶段，治以解表渗湿，苦寒泄热，芳香化浊。用《温热经纬》之甘露消毒丹，组方为：连翘、薄荷、滑石、木通、茵陈、黄芩、藿香、菖蒲、白蔻、射干、川贝母。

痿痹期：指从第二次发热至热退，疼痛消失，治以清热除湿，舒筋活络，佐以强筋骨，用《温病条辨》之宣痹汤，组方为：防己、杏仁、滑石、连翘、栀子、薏苡仁、半夏、晚蚕砂、赤小豆皮。

纯瘫期：指诸症消失而遗留单纯瘫痪，前半期治以补脾益胃，佐以滋补肝肾，强壮筋骨，舒筋活络；后半期则以滋补肝肾为主，用《医学心悟》之五痿汤，组方为：人参、白术、茯苓、当归、薏苡仁、麦冬、黄柏、知母、甘草。或用朱丹溪虎潜丸（虎胫骨、当归、熟地、白芍、陈皮、龟甲、锁阳、黄柏、知母、牛膝、干姜），或用《医林改错》之补阳还五汤。

枯痿期：指瘫痪未愈，而出现肌肉萎缩，宜滋补强壮，温通经络，虎潜丸加肉桂、制附片、五加皮、白术、鹿角霜、川萆薢，共研细末，羊肉为丸。

有人根据中医辨证论治的方法，应用中药治疗本病 38 例，取得良效。处方如下。

麻痹合剂：乌蛇 90g，当归 15g，西红花 15g，独活 15g。先将乌蛇用砂子炒黑（用酒洗过），其余药物日下晒干，共为细末，装瓶备用。服法：每日 3 次，黄酒为引。6 个月～1 岁一次服 0.94g；1～2 岁一次服 1.57g，2～3 岁一次服 3.125g；3 岁以上同样一次服 3.125g。

加味黄芪桂枝五物汤：黄芪、桂枝、杭芍、生姜、大枣、蜈蚣、全蝎。以水 2000ml，煎至 1000ml，早晚空腹用。加减法：发烧加大青叶、板蓝根、黄芩、黄柏；烦躁加钩藤、龙胆草；痛者加天麻、没药、乳香；通络加地龙、僵虫；抽风加钩藤、全蝎、天麻、蜈蚣；风湿加牛膝、续断、桑寄生、杜仲；病在上肢者加羌活、川芎；病在下肢者加独活、牛膝；虚甚者加人参；出冷汗加牡蛎。此方须重用黄芪，应超过诸药的 3～5 倍，其效才佳。

有人用家传净腹汤治疗小儿下肢瘫痪 15 例，仅 1 例无效，其余服 4 剂，痊愈者 8 例，症状好转者 6 例。其方为：柴胡、三棱、莪术、青皮各 4.5g，知母、地骨皮、胡黄连、鳖甲、龟板、牛膝、杭芍、党参或白糖参、陈皮各 6g，白术、焦三仙各

9g，甘草3g，芦根为引。一般情况下，药味不增减，而用量则根据年龄等情况适当增减。

总之，痿证的治疗，除服药以外，亦须配合针灸、推拿，并及时适当加强肢体活动，使经脉气血流通，以助提高疗效。

以上所介绍之方，只是给处于难治之际的医者临证时提供一个思路，一种方法，实际上全在于医者认真辨证，精确选药组方，坚持治疗，切不可拘泥于此。

崩 漏

【概述】

崩指不在经期突然阴道大量出血，来势急骤，出血如注；漏是出血量少，淋漓不止，或经期血来，量少而持续不止。在发病过程中，崩与漏两者可以互相转化，如崩血渐少，可转成漏；漏势发展可转为崩。临床不易截然分开，故概称崩漏。

《黄帝内经》首先记载了“崩”，认为“阴虚阳搏谓之崩”，通过脉象阐明崩的病理是由于阴血亏损，虚火炽盛，迫血妄行所致。“漏”的记载首见于《金匮要略》，书中列举了漏的4种情况：“妇人有漏下者”，“半产漏下”，“妇人宿有癥病，经断未及三月，而得漏下不止”，“年五十所，病下血，数十日不止”，说明一般的妇人漏下与产后漏下及绝经期妇女漏下是不同的，应加区别。张仲景还记载了治疗此病的方剂，如温阳补虚的胶艾汤等。隋唐以前把崩与漏分开论治，认为其病机主要是劳伤致冲任损伤，五脏亏虚，治疗以补为主，对瘀血等其他病因有了初步的认识。《济生方》曰：“崩漏之疾，本乎一证，轻者谓之漏下，甚者谓之崩中。”首次确立了崩漏之病名。宋元时期在前人笼统论述五脏亏虚的基础上具体阐发了某些脏腑的病理机制，并认为肝脾肾三脏与本病关系最为密切，对临床治疗具有指导意义。《丹溪心法附余》曰：“治法初用止血，以塞其流；中用清热凉血，以澄其源；末用补血，以复其旧。”提出了塞流、澄源、复旧治崩三法，作为治疗崩漏的总原则。沈金鳌将崩漏病因归为六类，为火热、虚寒、劳伤、气陷、血瘀、虚弱。

依据传统认识，举凡阴道下血证，其势如崩似漏者，均属崩漏范围。也有指出崩漏为“经乱之甚”的，本节所述即指后者，属于月经疾病范畴。崩漏的病因病机比较复杂，辨证类型亦比较繁多，严重者常常因崩而气随血脱，故属于妇科疑难重症之一。

崩漏作为一个症状，可见于西医的多种疾病。如功能失调性子宫出血、女性生殖器官炎症、子宫肌瘤、子宫内膜瘜肉、血小板减少、再生障碍性贫血等所引起的阴道出血，都可归属崩漏范围。功能失调性子宫出血，是指由内分泌失调引起的子宫异常出血，经诊查无器质性病变，多发生在青春期及更年期。女性生殖器炎症，主要指急慢性子宫内膜炎、慢性子宫肌炎（子宫肥大症）、急性盆腔炎等，均有可能引起月经紊乱。子宫肌瘤导致的出血，主要由于壁间肌瘤和黏膜下肌瘤所致。子宫内膜瘜肉由子宫内膜增生过盛引起，多发性弥漫型者可出现经多如崩，或漏下不止。此外，如血小板减少、再生障碍性贫血等全身性疾病也可引起非正常的子宫出血。

【病因病机概要】

自《黄帝内经》之后，历代医家对崩漏的病因病机续有探讨，立论各有侧重。如《诸病源候论》认为是由于“冲任气虚，不能统制经血”所致。《兰室秘藏》有脾虚及湿热之论，如说：“脾胃有亏，下陷于肾，与相火相合，湿热下迫，经漏不止，其色紫黑。”《陈素庵妇科补解》则主张由多种因素所致，如说：“同一血崩症，有属虚寒者，有属实热者。有因怒动肝火而崩者，有因劳役过度而崩者，有阳虚下陷不能摄血而崩者，有瘀血久留胞门而忽然崩者，有湿热相乘者，有风热相搏者，有痰涎壅塞而卒然暴崩者。”综合诸说，崩漏的发生多由脾虚、肾虚、血热、血瘀等因素，损伤冲任二脉，经血不得约束所致。

1. 脾虚气陷，统摄无权　脾统血，即血液运行于经脉之中，全赖脾气统摄。若忧思过度，或饮食劳倦，或因久病，损伤脾气，致中气下陷，统摄无权，冲任失固，则经血失于约制，而成崩漏。

2. 肾阳虚弱，封藏不固　由于先天禀赋不足，肾阳稚弱，天癸初至，冲任未盛；或年届七七，精亏于下，精不化气，冲任虚衰；或房劳过度，产多乳众；或手术不当，损伤胞宫；或因久病不愈等，均可导致肾阳虚弱，肾气不足。肾虚则封藏失司，冲任失固，不能约制经血，乃成崩漏。

3. 肾阴亏虚，虚火动血　若是肾阴亏损，水亏则火旺，火旺则动血，动血则血溢，血溢妄行而成崩漏。如《兰室秘藏》云："妇人血崩，是肾水阴虚不能镇守胞络相火，故血走而崩也。"

4. 阳盛血热，迫血妄行　或过食辛辣香燥之品，酿成实火；或外感热邪不解，均可导致热伏冲任。由于实热内蕴，损伤冲任，血海沸腾，迫血妄行，发为崩漏。

5. 肝郁血热，冲任不调　由于素体阳盛，肝火易炽；或平素抑郁，郁久化火，均可导致肝郁血热，冲任不调，血海蓄溢失常而成崩漏。

6. 胞宫湿热，灼损血络　经行产后，胞脉空虚，若因摄生不洁，或因久居阴湿之地，湿邪乘虚而入，蕴而化热，或肝经湿热下注，或因热毒蕴蒸，均可伤及冲任，灼伤血络，迫血妄行，崩漏不止。如《医学入门》云："有因膏粱厚味，以致脾湿下流于肾，与相火合为湿热，迫经下漏。"

7. 虚火内炽，动扰血海　由于素体阴虚，或更年期阴精渐亏；或久病失血伤阴；或多产房劳，阴精暗耗，皆能导致虚火内炽，动扰血海，冲任失约，经血非时妄行。如《沈氏女科辑要笺正》说："阴气即虚，则无自主之权，而孤阳乘之，搏击肆扰，所以失其常轨，暴崩直注。"血崩则阴愈亏，冲任更伤，以致崩漏反复难愈。

8. 血瘀胞宫，血不归经　七情内伤，肝气郁结，气滞则血瘀；或经期、产后余血未尽，复感外邪，以致成瘀；或经行未净，产后未复而不禁房室，污物与血相搏，则致血瘀。《临证指南医案·卷九·崩漏》指出："又有瘀血内阻，新血不能归经而下者。"亦有因高处坠落或闪挫受伤，损及冲任，以致恶血下流者。又有气虚推动无力，血行不利，经血迟滞而瘀，以致崩漏者。

总之，崩漏的病因病机，从脏而论，则与肝脾肾功能失调有关。以肝不藏血，脾不统血，肾失封藏而致崩漏。就气血而言，不外气虚下陷，血失统摄，血热妄行或瘀血阻滞，血不归经。但其发病原因却非一端，如肝郁化火之实热崩漏，既有肝不藏血，冲任失调的一面，又有火热扰血，迫血妄行的一面。同时，肝病则乘脾侮肾，又可致脾运失司，肾失封藏，使病情复杂化。又如肾阴虚之崩漏，阴虚失守，虚火动血是其主要病机，而肾水不足，木失涵养，又可导致肝阴不足，肝阳偏旺，致肝不藏血，或肝之疏泄失常，而致肝郁血凝的病变；以及水不济火，心火上炎而致血热妄行，成为心、肝、肾同病的崩漏之证。再如肾阳虚之崩漏，其主要病机为封藏失职，血海不固，然阳虚不能温脾，则致脾虚，从而表现脾肾两虚的病变。此外，无论何种原因所致的崩漏，由于失血耗气，日久均可转化为气血俱虚或气阴两虚，或阴阳俱虚。故崩漏为病，即使是由某一原因所引起，但在发病过程中也常是气血同病，多脏受累，因果相干，致使病情反复。正如《女科证治约旨》所言："盖血生于心，藏于肝，统于脾，流行升降，灌注八脉，如环无端。至经血崩漏，肝不藏而脾不统，心肾损伤，奇经不固，瘀热内积，堤防不固，或成崩，或成漏，经血运行，失其常度。"

崩漏的病因病机，虽有在气、在血、属肝、属脾、属肾的区别，但"经本于肾"、"五脏之伤，穷必及肾"。又据现代对肾的实验研究，中医之"肾"涉及了西医之生殖系统、泌尿系统、神经系统、内分泌系统和免疫系统大部或一部分功能，而月经恰恰与这些系统有着十分密切的关系。因此，崩漏一证，病本在肾，位在冲任，变化在气血，表现为子宫非时下血，或为崩或为漏，或崩漏互见，或相互转化。

【疑难剖析】

崩漏属妇科疑难病，亦是急重病症，正如《女科证治约旨·崩漏门》所云："崩中者，势急症危，漏下者，势缓症重，其实皆属危重之候。"久崩不止，气血耗竭，可转化为漏；久漏不止，病程日进，亦可成崩，病情多反复，缠绵难愈。其发病机理复杂，常见因果相干，气血同病，多脏受累。日久不愈，体虚易感外邪，或久漏致瘀，证见虚实夹杂。若病程历久，又每致失血伤气，引起气血两虚，或气阴双亏证。若暴崩下血，血随气脱，常可危及生命。以上就病理而言，其复杂多变的病理过程，是初学者必须首先了解或掌握的病理特点，也是疑难的关键之一。

从病因病机的辨析上看，现多分为：脾虚气陷、肾阳虚弱、肾阴亏虚、阳盛血热、肝郁血热、胞宫湿热、虚火内炽、血瘀胞宫等类型，而其临床上多为诸多病机同时存在，不过有时以某一种病因病机占主导地位而已。以上病因病机的分型，从理论上还比较好分，而在临床具体实践中由于病情变化错综复杂，并不是一下子就能分辨得很清楚、很准确的。这就给辨证立法增加了难度。又因为是危急重症，医者必须果断地采取有效的对策，否则，将耽误治疗时机。

就治疗而言，《景岳全书·妇人规·崩淋经漏不止》指出："暴崩者，其来骤，其治亦易；久崩者，其患深，其治亦难。"从临床情况来看，新病易治，久病难疗。一般止血稍易，调整月经周期，使之恢复正常，则较困难。由于崩漏证多兼夹，有时多脏受累，气血同病，加之病情轻重不同等原因，而很难用一方而统治之，即使按常规治法而用相对固定的方剂作基础，对每一个具体病人来说，也须根据当时的病情，作一些必要的加减变化。"五脏之伤，穷必及肾"，如崩漏日久，势必肾虚，元气大伤，故治疗难收速效。这也是将崩漏归为疑难病的一个重要原因。

【辨疑思路】

由于崩漏病因繁多，病机复杂，证多兼夹，又属急病重病，要熟练地掌握其辨证方法，给以恰当的治疗，这对初学者或经验不足者来说，实有一定困难。为使临床医生在崩漏的辨证方面，能纲举目张，抓住要领，分清疑似，启迪思路，现根据张学文教授多年的临床经验和体会归纳总结出下述辨证要点。

（一）辨血证，重视量、色、质变化

崩漏的主症是胞宫出血，对于出血应当重视其量、色、质的变化，以分别其寒、热、虚、实。如经血非时而下，量多势急，或淋漓不止，色淡质清，证多属虚；血色鲜红或紫红，血质黏稠，证多属热；色紫质稠，多属虚热；色紫黑有臭或有块，多属湿热。经来无期，时来时止，或先有闭经，又忽然而下，或久漏不止，多属瘀滞；若血色黯褐而质清稀，多属虚属寒。出血急骤而色淡质稀者，多属气虚；淋漓不断，多属血滞。久崩久漏多是气血虚弱或兼瘀滞。久崩不止，气血耗损，可转为漏；久漏不止，病势日进，可转为崩。

（二）辨本证，须与兼证分主次

崩漏的病因病机比较复杂，且在疾病的发展过程中，常互相转化，互为因果，往往出现气病及血，血病及气；阴损及阳，阳损及阴；以及一脏生病，多脏受累等复杂证候。如血热而致的崩漏，由于热随血去，气因血脱，则可出现血热兼气虚的证候；血为热炼，凝结成瘀，则可见血热兼血瘀证，或气虚、血热、血瘀兼而有之，当辨其主次。再如气虚崩漏，由于气脱血亦脱，阴血亏虚，可出现气阴两虚之证；气虚运行无力，血行不畅则又可见气虚兼血瘀的症状。又如脾虚之崩漏，旷日持久，影响于肝，波及于心，牵涉于肾，则可见脾虚兼肝郁、脾虚兼心血不足、脾虚兼肾虚之证。凡此种种，临证均宜详细审查，明辨本证与兼证，分清主次关系，抓住主要矛盾，确定恰当的治疗原则。

（三）辨年龄，青春期更年期有别

《素问病机气宜保命集·妇人胎产论》说："妇人童幼天癸未行之间，皆属少阴；天癸既行，皆从厥阴论之；天癸已绝，乃属太阴经也。"故患者不同的年龄阶段对崩漏的辨证也有参考意义。如青春期患者，多属先天肾气不足；育龄期患者多见肝郁血热或兼血瘀；更年期患者多因脾气虚弱或肝肾亏损。人有生、长、壮、老年龄阶段之不同，体质强弱有别。因此，即使患同一种病，也会表现出各种各样的证型。对此，要具体情况，具体分析，因人而异，治各不同。万万不可胶柱鼓瑟，不知变通。

（四）辨类证，疑似崩漏要分清

崩漏须与月经过多、月经先期、月经先后无定期、经期延长、胎漏、异位妊娠、赤带、产后恶露不绝、外伤等所引起的阴道出血相鉴别。

1. 与月经过多相鉴别　月经过多者，经量虽多，但不似崩中之涌猛，周期、经期均正常。

2. 与月经先期相鉴别　月经先期者，周期提前，经期、经量均如常，以此为辨。

3. 与月经先后无定期相鉴别　周期时前时后，而无经量和经期的异常。

4. 与经期延长相鉴别　经期持续时间延长，但非淋漓不尽，一般不超过半个月，且周期正常。若行经终月难尽，则属漏下。

5. 与胎漏相鉴别　有停经史或早孕反应，阴道出血量少，或伴轻微腹痛。妇科检查子宫增大符合妊娠月份，妊娠试验阳性。

6. 与异位妊娠相鉴别　有停经史，可有早孕反应，急腹痛病史，阴道出血或大量或点滴出血，血色黯褐。妇科检查少腹一侧可扪及包块，子宫无明显长大，宫颈摇举痛。或伴剧烈腹痛拒按，较快出现晕厥或脱证。

7. 与赤带相鉴别　阴道黏液中带有血性分泌物，见于未行经时期，月经的期、量均正常。

8. 与产后恶露不绝相鉴别　阴道淋漓出血发生于产后，从病史及发病时间上可资鉴别。

9. 与外伤出血相鉴别　外伤者，有外伤史，且可查见伤处，以此为别。

【治难方药】

1. 脾虚气陷，统摄无权

证候：经血非时而至，下血量多或淋漓不断，血色淡红而稀薄，气短神疲，面色㿠白或面浮肢肿，手足不温，或饮食不思。舌质淡，苔薄白，脉虚大或沉弱。

治法：补气摄血，养血调经。

方药：固本止崩汤加减。人参 10g，黄芪 30g，白术 15g，熟地 15g，炮姜 4g，升麻 6g，山药 15g，大枣 6g，乌贼骨 15g，仙鹤草 20g。

固本止崩汤由人参、黄芪、白术、当归、熟地、黑姜组成。方中人参、黄芪补中益气以固冲；白术健脾而助生血之源；熟地滋阴养血；炮姜温中止血；当归性味辛温，虽补血和血，但走而不守，故去之，以防动血。《傅青主女科》谓此方“妙在全不去止血而惟补血，又不止补血而更补气”。加升麻以升提气机，山药、大枣补中益气；乌贼骨、仙鹤草涩血固冲。诸药合用，阳生而阴长，气充而血沛，冲脉得固，崩漏自止。

本证若兼血虚，见有头晕眼花、心悸失眠等症者，上方加阿胶、首乌、龙眼肉等补血之品；若气虚日久，运血无力，而致血瘀，症见经血夹有瘀块，小腹疼痛，血块排出后则痛减，舌质色黯者，加三七粉、茜草炭、蒲黄炭、炒五灵脂等以化瘀止血；若脾虚肝乘，肝失条达，见有胸胁、乳房、少腹胀痛，脘闷不舒，经血夹块等症者，加柴胡、炒枳壳、炒香附、黑芥穗以疏肝开郁止血。

本证日久，脾病及肾，症见腰脊酸楚、小腹空坠、面色晦黯等，则宜补脾益肾，用补肾固冲丸。方用党参、白术、大枣、砂仁益气健脾；当归、熟地、枸杞子、阿胶、鹿角霜填精补血，并益冲任；杜仲、菟丝子、巴戟天、续断补益肾气。全方补脾肾、益气血、固冲任，以奏补肾固冲，安血调经之功。本证于血止后，常见心脾不足，气血两虚之症，可用归脾汤善后固本。若见血崩不止，元气虚脱，病情急重者，可用独参汤，或中西医结合治疗，以期转危为安。

2. 肾阳虚弱，封藏不固

证候：经来无期，出血量多或淋漓不尽，色淡质清，精神萎靡，畏寒肢冷，面色晦黯，腰膝酸软，小便清长。或五更泄泻，舌质淡，舌苔白滑，脉沉细或迟弱。

治法：温肾固冲，止血调经。

方药：右归丸加减。制附子 6g，熟地 15g，山药 15g，山茱萸 15g，枸杞子 15g，菟丝子 10g，鹿角胶 10g，杜仲 15g，赤石脂 10g，黄芪 15g，覆盆子 12g，焦艾叶 10g，炮姜炭 3g。

本方用右归丸去肉桂、当归，加黄芪、覆盆子、赤石脂、焦艾叶、炮姜炭组成。方中右归丸温补肾阳、填精补血。肉桂温血，当归辛温行血，故去之。加黄芪补气摄血；覆盆子、赤石脂固肾涩血；焦艾叶、炮姜炭温肾止血。全方共奏温肾固冲，止血调经之效。若肾阳虚，脾阳失煦，症兼面浮肢肿，腹胀纳减者，加茯苓皮、砂仁、干姜等健脾温中；若阳虚内寒，虚寒滞血，症见出血量多黯红有块，小腹疼痛者，加乳香、没药、五灵脂、蒲黄炭等温经活血止血之品。

3. 肾阴亏虚，虚火动血

证候：经血非时而下，量多或淋漓不尽，色鲜红，质稍稠，头晕耳鸣，腰膝酸软，或五心烦热，失眠盗汗，或脚跟痛，舌红少苔或无苔，脉细数。

治法：补肾滋阴，止血调经。

方药：左归丸加减。熟地 20g，山药 15g，枸杞子 15g，山茱萸 20g，菟丝子 10g，鹿角胶 10g，龟甲胶 10g，女贞子 12g，旱莲草 15g。

方中左归丸滋肾填精，“吐衄必降气，下血必升举”，恐牛膝引血下行，故去之。加女贞子、旱莲草滋养肝肾，凉血止血。诸药合用，具有补肾滋阴，止血调经之功。

本证若为肾阴不足，水不涵木，导致肝阴不足，阳亢火动，症兼头晕目眩，咽干口燥，胁痛者，加夏枯草、白芍、黄芩、地榆炭、牡蛎等清降肝火、酸敛肝阴、固涩止血之品。若水不济火，心火上炎，症兼心烦失眠者，于本方中加五味子、生地、黄连、夜交藤等药以清心火，安心神。本证若是肾阴不足，肝失涵养，肝气郁结，症兼经血夹块，两胁胀痛，烦躁易怒者，加柴胡、香附、川楝子、白芍等疏肝柔肝之品。若属阴虚火旺者，可按虚火崩漏证治疗。若为肾阴肾阳俱虚者，可根据两者孰轻孰重，综合上述两法，灵活运用。

4. 阳盛血热，迫血妄行

证候：经血骤然大下，或淋漓日久不净，忽又增多，血色深红或鲜红，质黏稠，口渴心烦，或有发热，小便黄，大便干，舌红苔黄，脉洪而数。

治法：清热凉血，止血调经。

方药：清热固经汤。（生黄芩 10g，焦栀子 10g，大生地 15g，地骨皮 10g，地榆 12g，阿胶 10g（烊化），生藕节 10g，陈棕炭 10g，炙龟甲 8g，牡蛎粉 10g，生甘草 3g）加沙参 10g、大蓟 12g、小蓟 12g、贯众 10g。

方以黄芩、栀子清热泻火；地榆、藕节凉血止血；生地、地骨皮滋阴凉血；阿胶养血止血；龟甲、牡蛎育阴潜阳；陈棕炭收涩止血；生甘草调和诸药。加大蓟、小蓟凉血止血；贯众清热解毒兼能止血；沙参清气养阴。全方寓滋阴敛血于清热凉血之中，使热除血止。

若热邪搏结于血，煎炼成瘀，兼见下血有块，小腹疼痛或胀痛，块下痛减者，加贯众炭、茜草炭、大黄炭、三七粉等凉血活血止血之品；如实热耗气伤阴，症见气短懒言，倦怠无力，口干咽燥等气阴两虚者，加生脉散。

5. 肝郁血热，冲任不调

证候：经乱无期，崩与漏交替发作，或时来时止，血色鲜红或黯红，质稠有块，两少腹胀痛，或乳胁胀痛，心烦易怒，口苦咽干，舌质红，舌苔黄，脉弦数。

治法：清肝开郁，止血调经。

方药：平肝开郁止血汤（白芍 15g，白术 12g，丹皮 10g，三七 3g（研末），生地 15g，黑芥穗 10g，柴胡 6g，当归 6g）加夏枯草 10g、益母草 20g、茜草炭 10g。

方中柴胡疏肝清热解郁；白芍、当归养血柔肝；生地、丹皮凉血止血；三七化瘀止血；黑芥穗引诸药入肝并具止血作用。《傅青主女科·郁结血崩》谓此方“妙在白芍之平肝，柴胡之开郁，白术利腰脐，则血无积住之虞。荆芥通经络，则血有归还之乐。丹皮又清骨髓之热，生地复清脏腑之炎。当归、三七于补血之中，以行止血之法，自然郁结散而血崩止矣。”加夏枯草清肝热，益母草、茜草炭凉血化瘀止血。诸药合用，肝郁开，肝热清，则冲任得固，崩漏自止。

若肝郁乘脾，脾气不足，脾失统摄，兼见气短懒言、神疲乏力、纳少脘闷等症，加黄芪、白术、山药以益气实脾。如郁热伤阴，兼见口渴喜饮，大便干结，舌红苔黄而干，治宜滋阴清肝，方选滋水清肝饮加仙鹤草、益母草、玄参。方中熟地滋肾填精；山萸肉养肝涩精；山药、茯苓补脾渗湿；泽泻清泻肾火；丹皮清泄肝火；柴胡疏肝解热；栀子清热止血；当归、白芍养血柔肝；大枣补脾固气；加仙鹤草清热止血；益母草化瘀止血；玄参养阴生津，清热泻火。诸药共奏滋阴清肝，止血调经之功。本证血止后，可用滋水清肝饮调理善后，可酌加首乌、桑寄生等。

6. 胞宫湿热，灼伤血络

证候：经血淋漓，甚者终月不止，或骤然量多，旋复淋漓，血色深红或紫黑，质黏稠，或有块，或夹黏液，气臭秽，崩漏前后带下绵绵或赤白相兼，少腹胀痛，甚则拒按，或有发热，或困倦肢重，或口渴不欲饮，大便干结或大便溏而不爽，舌质红，舌苔黄腻，脉濡数。

治法：清热除湿，止血调经。

方药：三妙红藤汤。黄柏 10g，苍术 10g，薏苡仁 20g，红藤 30g，败酱草 20g，大蓟 10g，小蓟 10g，仙鹤草 15g，益母草 20g，香附 10g，夏枯草 10g。

本证之崩漏，盖因外感湿热之邪，或脾失健运，积湿化热，湿热熏蒸胞宫，灼损血络而致。故以黄柏清热燥湿；薏苡仁、苍术健脾除湿；红藤、败酱草清热解毒；大蓟、小蓟、仙鹤草清热凉血止血。诸药合用，清热除湿以正本清源，凉血止血而血海自安。然湿热胶结，难免留瘀，故用益母草、夏枯草以化瘀阻，香附理气调经。全方清热除湿而无通利动血之嫌，凉血止血而无涩滞留瘀之弊。

若热盛者，用本方加白花蛇舌草、土茯苓清热解毒；如湿热与血搏结致瘀，兼见经血有块，腹痛较甚，块出痛减等症，用本方加赤芍、丹参、香附炭以化瘀理气止血；若脾失健运，湿热内生，兼见腹胀便溏，食欲不振，倦怠乏力者，加白术、山药、陈皮以健脾燥湿。

7. 虚火内炽，动扰血海

证候：经血非时而下，量少淋漓，或量多势急，色鲜红而质稠，五心烦热，或午后潮热，心烦少寐，小便黄少，或大便燥结，舌红苔黄，脉细而数。

治法：滋阴清热，凉血止血。

方药：保阴煎（熟地 15g，芍药 15g，山药 15g，续断 12g，黄芩 10g，黄柏 10g，生甘草 3g）加生地 15g、沙参 12g、麦冬 10g、五味子 10g、阿胶 10g。

方中生地养阴清热，凉血止血；熟地滋阴养血，调补肝肾；芍药柔肝敛阴，养血调经；续断补肝肾以固冲任；黄芩、黄柏清肝肾之虚火；山药补益脾肾；甘草调和诸药。加沙参、麦冬、五味子以双补气阴；阿胶补血止血。综观全方，以滋阴为主，清热为辅，使阴液精血充足，水旺而虚火伏热自退；虚火清退，血海得宁，冲任得固而崩漏自止。

如血多如崩者，加仙鹤草、乌贼骨增强止血之效；淋漓不断者，加三七、蒲黄以化瘀止血；若久下不止，气血亏损，症见面色苍白，气短倦卧，心悸头昏，血色淡而质清者，为气血俱虚之象，于方中加黄芪、枸杞子、首乌。必要时可输血以补血扶正。

8. 血瘀胞宫，血不归经

证候：经血淋漓不断，或骤然下血量多，或乍来乍止，或经闭数月又忽然暴下，色黯质稠，夹有瘀块，小腹疼痛，块下痛减，舌质紫黯或边有瘀点，脉沉弦或沉涩。

治法：活血化瘀，止血调经。

方药：四物汤（当归 10g，川芎 6g，熟地 15g，白芍 12g）合失笑散（五灵脂 10g，蒲黄 10g）加三七粉 3g、茜草炭 15g、乌贼骨 15g。

方中四物汤补血调经；失笑散活血化瘀，止血止痛；三七粉、茜草炭化瘀止血；乌贼骨涩血而不留瘀。诸药合用，共奏活血化瘀，止血调经之效。

若寒凝血瘀，兼见小腹冷痛，得热痛减，或畏冷、身痛等症，加艾叶炭、炮姜炭以温经止血；若瘀久化热，兼见口干苦、血色红而量多，舌苔薄黄，加仙鹤草、地榆、茜草根、夏枯草、贯众炭清热化瘀止血；如久漏不止，加桃仁、红花、益母草以增强活血化瘀之力；崩中不止，去川芎、当归动血之品，加党参、仙鹤草、益母草以加强益气化瘀止血之功；如兼见胁痛、乳胀、少腹胀痛者，此为气滞血瘀，用上方加柴胡、香附炭、川楝子以疏肝理气。血瘀日久，崩漏不瘥，可转化为气血俱虚或阴阳俱虚或气阴俱虚，可参照前述各证型出现气血虚及气阴虚变证以加减用药。如瘀去血止，当以四物汤合归脾汤养血和血，调经固冲，以善其后。

在崩漏的治则治法方面，张学文教授特别强调如下几点。

1. 年龄不同，治法各异。对不同年龄阶段的崩漏患者，治法各有侧重。青春期患者，重在补肾气，益冲任；育龄期患者，重在舒肝养肝，调冲任；更年期患者，重在滋肾调肝，扶脾固冲。

2. 病证复杂，治分主次。崩漏患者常表现为虚实相兼的复杂证型，因此，在治疗时宜分清主次。首先要抓住主要病因病机及主症，兼顾其他症状。用药方面，清热而不可过用寒凉，止血而不可过用固涩，须根据病情，选择恰当的方药，才能取得理想的疗效。

3. 急则治标，缓则治本。清代魏荔彤《金匮要略方论本义·卷一》曰："所谓缓急，原缓其不可死之证而急其可死之证而已。是以生死为缓急先后而已矣。此治病之大经大法也。"这一治则也同样适合于崩漏患者。崩漏发病，缓急不同。暴崩之际，急须止血以救重危；崩止势缓，则宜审证求因，缓图其本，以防反复。若是缓急不分，主次不别，临证迟疑，心无定见，此乃医者之大忌也。

4. 谨守病机，活用古法。"塞流"、"澄源"、"复旧"是前人总结的治疗崩漏的三种方法。对此三法，张老师强调应谨守病机、灵活运用。方约之《丹溪心法附余》曰："治法，初用止血，以塞其流；中用清热凉血，以澄其源；末用补血，以复其旧。"对这段话的意义，张学文教授结合自己的临证经验，进行了明确深刻的阐释，现介绍如下。

所谓塞流，即是止血，杜塞其流。止血之法，各有不同，又须视其寒、热、虚、实，于主方中加入相应的止血药，但不可专事止涩。凉血止血法，可选生地、大蓟、小蓟、黄芩、侧柏叶、地榆、槐花、白茅根、炒丹皮、贯众炭等药。养血止血法，可选阿胶、旱莲草、地黄炭、龟甲胶等药。化瘀止血法，可选三七、益母草、蒲黄炭、花蕊石、炒五灵脂、茜草炭、大黄炭等。温经止血法，可选艾叶炭、炮姜炭、百草霜、鹿角胶等药。固涩止血法，可选乌贼骨、龙骨、牡蛎、赤石脂、乌梅炭等敛涩药，或用十灰散（大蓟、小蓟、荷叶、侧柏叶、白茅根、茜根、栀子、大黄、丹皮、棕榈皮各等量，各烧炭存性。共为细末。藕汁或萝卜汁磨京墨适量，调服9g。诸药炒炭存性，目的在于增强收敛性能，加强止血作用）。补气摄血法，可选党参、人参、黄芪、大枣等药。暴崩之际，急当止血防脱，用补气摄血法。气为血之帅，血为气之母。留得一分血，便是留得一分气。有形之血不能速生，无形之气所当急固，可用独参汤以补气固脱，或用生脉散，有气阴双补，气固阴复血止之效。若血失气脱阳衰，见有四肢厥逆、脉微欲绝等症时，则于生脉散中加附子，去麦冬，或用参附汤（人参、附子）加炮姜炭，或中西医结合治疗，共挽危急。

所谓澄源，即是澄清本源。木必有根，水必有源。而病亦必有本，本者所以致病之根源也。审证求因，治病求本，辨证论治，为治疗崩漏的重要方法。一般在血止后，或出血稍缓时即须根据不同证情辨证论治。大法如寒者温之，热者清之，虚则补之，实则泻之，切忌不辨证情，概投寒凉或温补，致犯虚虚实实之戒。

所谓复旧，即是固本，为善后调理之法。固本之含义有二：一为补先天，一为补后天。一般出血既久，气血两虚者，重在调理脾胃以固后天之本，取后天养先天之意。若失血伤精，肾元大亏，不能温运脾阳者，重在补先天以助后天。然病本在肾，故总以益肾固冲为要。

以上三法的运用不可截然分开，如塞流可与澄源并举，澄源可与复旧合用。总之，欲明治法，须明病理；欲明病理，须知病机；谨守病机，活用治法，方可取效。张教授的这些精辟医论，值得我们深入研究。

【效方览胜】

功能失调性子宫出血（功血）多因卵巢功能异常引起，但无生殖器官的器质性病变。有月经周期紊乱，或出血持续时间延长，经量增多。临床上表现为突然大量出血或淋漓不断。属中医学“崩漏”范畴。本节所选治疗“功血”效方均为近代杂志或著作中报道，病例较多，有统计分析者，供临床医师参考。

1. 益气固肾汤

组成：黄芪 60g，旱莲草 30g，女贞子、生地、熟地、覆盆子、白芍各 15g，炒荆芥 10g，升麻 6g。水煎服。

功能：滋阴补肾，益气摄血。

主治：功血。治疗 214 例，痊愈 194 例，好转 20 例，痊愈率为 90.7%，总有效率为 100%。(《陕西中医》1990〈7〉:306)

2. 清热止血汤

组成：当归 15g，荆芥穗 15g，白芍 10g，连翘 15g，白茅根 20g，黄柏 10g，川军 7.5g，侧柏炭 15g，丹皮 15g，栀子 15g。血虚加阿胶 15g；气虚加黄芪 40g，肾虚加枸杞子 30g；血流不止，川军、栀子均炒炭。水煎服。

功能：清热泻火，凉血止血。

主治：功血。治疗 45 例，痊愈 42 例，有效 3 例，总有效率为 100%。(《辽宁中医杂志》1983〈1〉:27)

3. 变通安冲汤

组成：黄芪、生地、阿胶各 12g，白术、茜草各 10g，白芍、川续断各 9g，乌贼骨、生龙牡各 15g，炒蒲黄、五倍子各 5g，血余炭 3g，参三七 2g。气虚加党参，重用黄芪；血虚者加当归、熟地；阴虚加龟甲、女贞子、旱莲草；阳虚加仙茅、仙灵脾、肉桂；脾虚加山药、扁豆；肾虚加菟丝子、桑寄生、巴戟天、紫河车（研吞）；肝虚加山萸肉、枸杞子、首乌、龙眼肉。每日 1 剂，水煎服。

功能：安冲止血。

主治：功血。治疗 144 例，痊愈 75 例，显效 15 例，好转 53 例，无效 1 例，总有效率为 99.4%。(《陕西中医》1989〈8〉:366)

4. 四物芪归汤

组成：黄芪、贯众炭各 30g，当归、杭芍、三七（另冲）

各10g，熟地、益母草各15g。水煎服。

用法：每次月经来潮3天后开始连服3～6天。

功能：补气、养血、止血。

主治：功血。治疗100例，痊愈79例，显效11例，好转5例，无效5例，总有效率为95%。(《陕西中医》1989〈1〉：14)

5. 断红汤

组成：红参10g（或党参20g），熟地20g，乌贼骨10g，当归6g，阿胶15g（烊化），制香附10g，参三七末3g（体弱甚者用血竭3g，均冲服），重楼15g，炮姜炭4～9g，艾叶炭5～10g。脾肾阳虚者加淫羊藿12g、吴茱萸5g、肉桂3～5g；肝肾阴虚者去炮姜、艾叶炭，加生地15g、旱莲草15g、茜草12g、龟板30g（先煎）；气虚夹瘀者加泽兰12g，益母草20g，焦山楂15g；瘀甚者加红花6～9g，失笑散10g；虚热甚加地骨皮12g，银柴胡6g，丹皮6g。每日1剂，水煎，早晚2次分服。

功能：益气，补血，止血。

主治：功血。治疗100例，痊愈64例，有效19例，好转10例，无效7例，总有效率为93%。(《中医杂志》1988〈3〉：56)

6. 黄芪失笑散

组成：白芍15g，黄芪、白及各30g，夏枯草、炒蒲黄（布包煎）、炙五灵脂各9g。热甚者加牡丹皮15g；寒甚者加干姜炭3g；肾虚者加山茱萸、阿胶各10g。水煎服。

功能：益气、化瘀、止血。

主治：崩漏（功能性子宫出血）。临床治疗50例，痊愈38例，显效7例，好转4例，无效1例。痊愈率为71%，总有效率98%。(《湖南中医杂志》1989〈4〉：43)

7. 崩灵汤

组成：生白芍15g，金樱子根、苍耳根各30g，公兔1只（饲1年以上）。

用法：先将生白芍晒干，研为细末。再将公兔宰杀后去毛皮及内脏，洗净切块，与金樱根、苍耳加油盐等佐料，放锅同炒（以焦黑为度），加水 2 碗煎煮，取汤冲白芍末服。每日 1 剂。

功能：补中益气，收敛止血。

主治：崩漏（功能性子宫出血）。临床观察 300 例，痊愈率达 100%。（《陕西中医》1987〈11〉：513）

8. 陶平方

组成：紫草、乌贼骨、棕榈炭、阿胶（烊化）各 20g，生地、青蒿、地骨皮各 15g。水煎服。

功能：收涩、凉血、止血。

主治：血热崩漏，血色鲜红，量多无块者。据陶平医师报道治疗功血 100 例，其中血热型 32 例，治愈 31 例；阴虚血热型 48 例，治愈 45 例；气虚血瘀型 20 例，治愈 11 例，无效 7 例。本方立意以收涩止血为主，配以清热凉血止血。若体虚有瘀者，不宜用，以免由于收涩反而造成瘀血内停，从所治气虚血瘀型 20 例，无效 7 例就足以说明。（《奇难杂症效方精选》. 广西科学技术出版社，1990）

9. 张瑞文方

组成：生晒参、阿胶珠各 60g，蒲黄 52g，艾叶、川芎、当归、白芍各 6g。

用法：先将生晒参 60g，加水 200ml，煎取汁 100ml。阿胶珠研末。其余诸药用水浸泡 30 分钟后，煎取 100ml，复煎 1 次，共取汁 200ml。先服生晒参煎液 100ml，后将阿胶珠末冲入药汁冲服。每日 2 次，每次 100ml。

功能：益气养血，温经止血。

主治：崩漏。伴见头昏眼花，面色苍白，双目失神，心悸气短，甚则四肢厥冷，冷汗淋漓，小腹绞痛，舌质淡，舌苔薄白，脉沉涩或细数无力等。本方系四川省内江市中医医院张瑞文主任医师方。临床运用数十年，效果颇佳。（《中国当代名医验方大全》. 河北科学技术出版社，1992）

【疑难病案】

例1：周某，女，32岁，已婚。1977年2月10日初诊。

主诉：月经来潮，淋漓不止已历3年。经色淡红，少腹时感冷痛，精神疲惫，面色㿠白，四肢不温，腰酸腿软，大便溏泄，小便清长，舌质淡边紫，苔白，脉沉细涩。曾用西药仙鹤草素、维生素K等，也曾服过中药数十帖，均效果不著。

诊查：视患者形体虚胖，重裘裹体尚手足不温，口唇淡紫。余症如上所述。

辨证：脾肾阳衰，虚寒夹瘀。

治法：温补脾肾之阳为主，稍佐活血祛瘀。

处方：党参15g，黄芪15g，熟地15g，淫羊藿9g，当归9g，祁艾叶9g，肉苁蓉9g，益母草9g，枸杞子9g，杜仲9g，制附子6g，黑姜6g，水煎服6剂。另嘱以藏红花3g和猪肝适量炖服。

二诊（2月18日）：崩漏淋漓稍止，少腹冷痛感减轻，余症尚存。药已见效，勿庸更弦，守前法，于上方加贯众炭9g，另以三七粉2.1g、肉桂粉3g，各分2次兑入中药汤服。藏红花炖猪肝续服。

三诊（3月2日）：诸症明显好转，崩漏已止，精神转佳，但感疲乏，四肢不温。嘱以桂附地黄丸淡盐水送服，每次9g，早晚各服1次，以巩固疗效。

按：盛老认为少腹冷痛在本案中是辨证的重要依据。因冲任二脉皆起于少腹部之胞中，而肾为冲任之本，今肾阳虚则冲任不固，故见少腹冷痛。再根据脉舌及其余诸症而辨证为脾肾阳虚。故处方以张景岳之右归饮加减。然离经之血，停蓄胞宫，瘀积不散，故见舌边色紫，脉涩，是病亦虚中夹瘀。故治疗妙在以藏红花和猪肝炖服，红花能活血祛瘀，推陈出新；猪肝系血肉有情之品，取其以脏补脏也。综观此案治法及方药，意在使瘀血去而新血生，肾阳温而脾气强，冲任固而崩漏止矣。（《中国现代名中医医案精华·盛国荣医案》）

例2：王某，女，34岁，已婚。1984年8月9日初诊。

主诉：1984年6月2日经来潮后，至今两月余未净，曾在某医院住院治疗，诊断为“子宫内膜炎”，用止血药及抗炎药治疗，好转出院。出院后，阴道仍出血不止，于1984年7月28日住入我院。妇科检查：子宫后倾，略大于正常，双侧附件增厚，压痛（+）。

诊查：现阴道仍有少量出血，色黯，无血块；小腹疼痛坠胀，拒按；腹痛甚则出血多，痛缓则血少；有时腰痛；口唇发麻，睡眠多梦易惊。舌淡黯少苔，脉弦软滑（70次/分）。

辨证：瘀血阻络。

治法：活血化瘀。

处方：自拟活血化瘀方。蒲黄炭9g，五灵脂9g，泽兰9g，桃仁9g，红花9g，莪术9g，甘草3g，卷柏9g，赤芍15g，川芎9g，续断9g，枳壳9g，阿胶12g，4剂。

二诊（8月13日）：服上方2剂，阴道出血即止。现仍感少腹疼痛，坠胀拒按，唇麻腰痛，睡眠好转，纳食尚可，二便正常。舌淡黯少苔，脉软滑（70次/分）。继守上方，去阿胶、红花、加延胡索12g，柴胡12g，7剂。

三诊（8月20日）：服前方后，腰腹疼痛减轻，余无明显不适。舌黯苔薄白，脉弦数（70次/分）。继守上方，服药7剂。

四诊（8月27日）：昨晨月经来潮，量中等，色黯红，有血块，腰腹不疼不胀。舌淡黯苔少，脉弦软（70次/分）。仍守原方，服药5剂。

此次月经色量均属正常，5天净，无何不适，于1984年9月1日带药3剂出院。

按：崩漏日久，常见血瘀，其特征为少腹疼痛拒按，块出痛减；舌质紫黯或淡黯，舌边有瘀点。但患者体质强弱不同，病之新久有异，或虚中夹瘀，或瘀中有虚；瘀而实者易治，虚实夹杂者难医。尤以久崩久漏患者，虚象易见，而瘀象隐约难明，细心抓住病机，庶几可起沉疴。

本例患者，小腹疼痛，坠胀拒按，腹痛甚则出血多，痛缓则出血少，为瘀血阻滞胞脉，正邪奋争而瘀血难下之典型症状。其唇麻腰痛，仍属血液循行不畅之征。患者虽崩漏两月有余，然年龄尚轻，体格尚盛，邪去则正自安。故继续守方服药，23剂而愈。(《中国现代名中医医案精华·刘云鹏医案》)

例3：邓某，女，16岁。

患崩漏两年之久，初潮即有此疾，月经三五个月一潮，潮则崩漏不止，延续月余，非药不止。止则停久不行，行而其崩益甚，多方求医，治皆罔效。形体消瘦，弱不禁风，惟借输血苟全性命。市某医院无奈，劝其手术切除子宫，邓某不从。遂经人介绍前来就医。余见其言语断续，气力不接，体瘦如柴，面白如纸，唇淡无泽，想是沉疴重症，难以治愈。然医乃仁术，扶困救危，在所不辞，遂问之曰："诊断若何？"答曰："功能失调性子宫出血。"余喜而慰之："吾能治之，勿急！"诊脉验舌，一派阴亏之象。

处方：育阴止崩汤加味。生地25g，白芍20g，鹿角胶25g，山药15g，川断20g，桑寄生20g，杜仲20g，海螵蛸25g，蒲黄炭20g，炒地榆50g，黄芪15g，当归15g，山萸肉15g，10剂，水煎服。

二诊：半月后，邓某与其母来舍复诊，告曰：病势大转，虽流血未止，但其量减半，精神日振，饮食知味。经诊脉辨证，处以原方，炒地榆加倍，嘱其再服数剂，其血当止。

三诊：一周后复诊，果如所言，遂减去塞流之品，加入五味、龟甲、巴戟天各15g，令其连服药月余后配成丸药久服。

经一年余，邓某月经以时而下，量质正常，病体康复，重返学校。

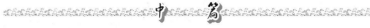

按：初潮女子患崩漏者，以肾虚为多。本案从肾阴不足，封藏失职论治者，其因有二：一则初潮即血崩，示肾气尚未充实；二则证见腰膝酸软，头晕耳鸣，五心烦热，乃阴亏之象也，

其舌必红而少苔，其脉必弱而细数，此乃水亏火旺，正合《黄帝内经》“阴虚阳搏谓之崩”之旨。及其治也，澄源，塞流，先止其血；固本，澄源，再善其后。育阴止崩汤中有地、芍、山萸以育阴；杜、断、寄生以补肾；当归和血，鹿角胶止血，桑螵蛸涩血；黄芪、山药补气摄血；蒲黄、地榆凉血止血。全方大剂滋阴养血，且重用地榆百克以止血塞流，致使重病大有转机。随病情之好转，减去塞流之品，加入益肾之药，并改汤为丸，以缓收全功也。（董建华主编《中国现代名中医医案精华·韩百灵医案》）

【名医经验】

原其致病之由，有因冲任不能摄血者，有因肝不藏血者，有因脾不统血者，有因热在下焦，迫血妄行者，有因元气大虚，不能收敛其血者，又有瘀血内阻，经血不能归经而下者，医者依此类推，仿叶氏用药灵活，于崩漏治法，无余蕴矣。（《临证指南医案·崩漏》）

妇人崩中之病，皆因中气虚，不能收敛其血，加以积热在里，迫血妄行，故令经血暴下而成崩中。崩久不止，遂成漏下。（《万氏妇人科·崩》）

崩之为患，或脾胃虚损，不能摄血；或肝经有火，血热妄行；或怒动肝火，血热沸腾；或脾经郁结，血不归经；或悲伤胞络，血崩下脱。（《张氏医通·妇人门·崩漏》）

崩证一条，有阳虚者，有阴虚者。阳虚者何？或素禀不足，饮食不健；或经血不调，过服清凉；或偶感风寒，过于宣散；或纵欲无度，元气剥削。如此之人，定见起居、动静、言语、脉息、面色，一切无神。元气太虚，不能统摄，阴因暴下，故成血崩，实乃脱绝之征，非大甘大温，不可挽救，如大剂回阳饮、甘草干姜汤之类。切切不可妄以凉血止血之品施之。因阴虚者何？夫阴之虚，由于火之旺，或忿怒而肝火频生，或焦思而心火顿起，或过饮醇醪而胃火日炽，如此之人，精神、饮食、动静、起居，一切有余，缘以火邪助之也。火动于中，血海沸腾，伤于阳络，则妄行于上，伤于阴络，则妄行于下，卒然暴注，若决江河，急宜凉血清热以止之，如十灰散、凉血汤之类。切切不可妄用辛温。要知此刻邪火动极，候火一去，即宜甘温甘凉以守之复之，又不可固执。须知道血下既多，元气即损，转瞬亦即是寒，不可不细心体会。(《医法圆通·女科门·崩》)

治崩次第，初用止血，以塞其流；中用清热凉血，以澄其源；末用补血，以还其旧。若止塞其流而不澄其源，则滔天之势不能遏；若只澄其源而不复其旧，则孤子之阳无以立。故本末勿遗，前后罔紊，方可以言治也。（《丹溪心法附余·妇人门·崩漏》)

凡崩漏初起，治宜先止血，以塞其流，加减四物汤、十灰散主之；崩漏初止，又宜清热，以清其源，地黄汤或奇效四物汤主之；崩漏既止，里热已除，更宜补气血，以端其本，加减补中益气汤主之。要知崩漏皆由中气虚不能受敛其血，加以积热在里，迫血妄行，或不时血下，或忽然暴下，为崩为漏。此证初起，宜先止血，以塞其流，急则治其标也；血既止矣，如不清源，则滔天之势必不可遏；热既清矣，如不端本，则散失之阳，无以自持。故治崩漏之法，必守此三者次第治之，庶不致误。(《叶氏竹林女科·崩漏标本证治》)

世人一见血崩，往往用止涩之品，虽亦能取效于一时，但不用补阴之药，则虚火易于冲击，恐随止随发，以致经年屡月不能全愈者有之。是止崩之药，不可独用，必须于补阴之中行止崩之法，方用固本止崩汤。(《傅青主女科·血崩》)

血脱益气，古圣人之法也。(《万氏家传保命歌括·血病》)

若去血过多，血脱气竭者，当速用独参汤提握其气，以防脱绝，或用当归补血汤。(《景岳全书·妇人规·经脉类》)

凡妇人女子，初得崩中暴下之病者，宜用止血之剂，乃急则治其标也。四物汤调十灰散服之，以血止为度。（《万氏妇人科·崩漏》)

血崩一证，最属危险，治不得法，生死反掌。（王汝霖《治

病法轨·妇人杂症》）

崩证热多寒少。若血大至，色赤者，是热非寒；倘色紫黑者，出络而凝，其中有阳虚一证……渐渐变紫变黑，然必须少腹恶寒，方可投温。（《沈氏女科辑要·血崩》）

崩虽在血，其源在气。气有一息不运，血有一息不行。欲治其血，先调其气。（《续名医类案·崩漏》）

余治血崩，惯用红花童便炒研酌服，以为独创之奇。20年前，遇同道王某，结识倾心，交为契友。一日坐谈，王言其师高学良出诊归来。弟子问何病？师曰：血崩。问用何药？曰：四两红花。因有客，未及下问。事后亦未提及，今师已故去，问津无由矣。余笑曰："此药或另有制法。"王谔然曰："请勿言。共猜其制法。"于是相背默写。余有恃无恐，仅写"童便"二字。王曰："吾猜得矣。"覆纸案上。余视彼所写则"童便炒焦细研。"彼看余所写仅"童便"二字。相与大笑。虽然意相同，但不意其必是也。余曰："是吾试用屡屡矣。"王佯怒曰："何不早言，费我老多神思。"余服王之敏捷目虚必也。后遇女医刘某，云其师僧下，善用童便拌炒红花止血。乃知余与王某俱猜中也。今王某已死，俟当为文祭而告之。余常用此法颇效。有瘀，童便引；无瘀，黄酒引。无须多费群药也。（《中国现代名中医医案精华·高式国医案》）

【研究进展】

有关崩漏理法方药的研究，其进展较快，报道颇多，并取得了一定的成果，现就其主要方面综述如下。

（一）止血法与有关方药的研究

崩漏以出血为主症，因此医家特别重视对止血法的研究与治崩方药的探讨。这些止血法包括补肾止血法、补血止血法、补气止血法、活血止血法、凉血止血法、固涩止血法六类。常常是把止血与其他方法结合起来运用的。

（二）分型施治与有关方药的研究

根据文献报道来看，对崩漏的分型有：实热型、虚寒型、肾虚型、血热型、气虚型、血瘀型、气阴两虚型、气虚夹瘀型、热伤胞脉型、瘀阻胞脉型、脾不摄血型、冲任不固型，等等。在治疗上则按证型的不同，使用相应的专方。也有不少以某方为基础，再根据证情的变化而灵活加减者。

功血100例分型治疗疗效分析：流血期间，属实热型者用止血丹：旱莲草、当归、蒲黄炭、侧柏炭各1g，丹参、香附炭、黄柏炭各0.5g，丹皮、女贞子、生地各1.5g（按比例配伍，下同）；虚寒型者用止血丸：女贞子、党参、白术各1.5g，旱莲草、当归、蒲黄炭、侧柏炭各1g，黄柏炭、丹参、香附炭各0.5g。均每次10g（1丸），每日3次，出血多时加服1丸，血止停药。血止后，属肾阳虚者服女宝丹：仙茅、仙灵脾各2.5g，女贞子、菟丝子各0.5g，旱莲草、枸杞子各1g，阿胶2g；属肾阴虚者服女宝丸：何首乌、仙灵脾、生地、桑椹子各1g，女贞子、旱莲草、阿胶各2g，用法同上。治疗60例，结果痊愈29例，有效10例，无效21例，有效率65%；另中西医结合组40例，有效率90%，以后者为优。（董克勤等.《中西医结合杂志》1984〈4〉：205）

崩漏240例辨证论治疗效分析：将本证分为肾虚型、血热型、气虚型、血瘀型。肾虚型用二仙汤加桑菊二至汤：仙茅、仙灵脾、当归、巴戟天、黄柏、知母、桑叶、菊花、女贞子、旱莲草、黄芩；血热型用丹栀逍遥散加二至汤：丹皮、栀子、当归、芍药、柴胡、茯苓、白术、甘草、女贞子、旱莲草、黄芩、生地、益母草；气虚型用当归补气汤：太子参、黄芪、茯苓、甘草、当归、熟地、白芍、阿胶、香附、丹皮、杜仲；血瘀型用桃红二丹四物汤：桃仁、红花、丹皮、丹参、当归、生地、赤芍、川断，另加益母草、茜草、五倍子、台乌药、香附。结果：痊愈33例，显效88例，好转110例，无效9例，总有效率96.3%。（郑惠芳等.《山东中医杂志》1981〈2〉：85）

崩漏132例分型施治与实验研究：气阴两虚型101例用1号方，气虚夹瘀型31例用2号方。1号方组成：党参、黄芪、生地、五味子、旱莲草、蒲黄、白芍、补骨脂、生侧柏叶。2号方组成：生黄芪、丹参、炒五灵脂、马齿苋、益母草、蒲黄、枳壳、枸杞子。水煎服。结果：气阴两虚型速效24.75%，显效66.33%，总有效率94.05%；气虚夹瘀型速效与显效均为45.16%，总有效率96.77%。通过动物实验，综合推测，1号方是通过提高血凝功能及加强子宫收缩而达到止血效果的；2号方可能起到使子宫内膜剥脱，激活凝血因子，起到纤溶与血凝平衡，从而发挥止血作用。（孙立华等.《福建中医药》1985〈6〉：15～17）

崩漏118例用地榆苦酒煎加味分型施治：方药组成：生地榆、乌贼骨各30g，益母草20g，黄芪、枳壳各15g，当归10g，苦酒150ml（即陈醋）。先将药物置沙锅内，加入适量之温水与陈醋100ml，浸泡半小时，继以文火慢煎，以醋味挥发为度，取药液顿服。二煎，将药渣内加陈醋50ml，温水适量，余法同前。每日1剂，早晚服。5日为一疗程。如未效，继服药1疗程。热伤胞脉型，生地榆增至45g，另取贯众炭10g。瘀阻胞脉型，益母草增至30g，另加茜草炭10g。脾不摄血型，黄芪增至45g，另取荆芥炭6g，改生地榆为地榆炭。冲任不固型，乌贼骨增至45g，另加山萸肉10g，生地榆易地榆炭。结果：近期治愈91例，近期有效13例，无效14例，总有效率88.1%。（胥桂生.《陕西中医》1989〈5〉：204）

下列方剂治疗崩漏的疗效分析：①春血安治疗青春期功血335例的临床观察：春血安：地黄、山药、附子、黄芩、茯苓、五味子、海螵蛸、丹皮、三七、肉桂。打成细粉，装入胶囊，每次6粒（出血量多者则加倍），每日3次，1个月为一疗程。结果痊愈34例，显效149例，有效137例，无效15例。（张丽蓉等.《北京中医》1986〈5〉：38）②黄芪地榆汤治疗崩漏150例：基本方剂组成：黄芪50g，生地榆20g，党参25g，茜草15g，血见愁20g。属血热者加生地40g、黄柏20g、鳖甲30g；脾虚者加白术20g、山药20g、升麻15g；肾阴虚者加女贞子

20g、山萸肉20g；肾阳虚者加杜仲20g、菟丝子20g；血虚者加当归20g，熟地20g、白芍15g、阿胶15g。结果：痊愈113例，好转28例，无效9例，总有效率为94%。（韩建方等.《吉林中医药》1988〈1〉：16）③益气固肾汤治疗崩漏214例：方药组成：黄芪60g，旱莲草30g，女贞子、生地、熟地、覆盆子、白芍各15g，炒荆芥10g，升麻6g。腰痛者加炒川断15g；出血久者加乌贼骨30g、五倍子15；血色污浊者加马齿苋30g；瘀甚者加炒蒲黄10g；出血量多者加炒贯众30g、三七粉3g（冲服）；头晕心悸，睡眠不佳者，加首乌15g、合欢皮15g，或酸枣仁15g。每日1剂，加水适量，文火煎沸30分钟，滤汁，留渣，再重复煎法，共留汁400ml混匀，早晚分服。结果：治愈194例，好转20例，总有效率100%。（刘润侠等.《陕西中医》1990〈7〉：306）④调理冲任汤治疗功血436例：方剂组成：女贞子、旱莲草、桑寄生、川断、菟丝子、枸杞子、巴戟天、肉苁蓉各15g，炒山药30g。症见口苦咽干，目眩易怒者，加柴胡、黄芩各10g；经血紫黑有块，舌有瘀点者，加生蒲黄、五灵脂各10g；心烦失眠，烦热者加黄连10g、肉桂3g。结果：服药2剂而血止者42例，10剂而血止者18例，无效者44例，总有效率为89.91%。建立正常月经周期者317例，复发者占119例，继以调理冲任汤而血止，建立正常月经周期者35例，无效者84例，总有效率达80.73%。（党铎. 中西医结合杂志，1990；10（2）：95）

脱　疽

【概述】

脱疽是指气血运行阻断，脉络痹塞不通，久之手足或手指、足趾紫黑溃烂、坏死、脱落的一种外科疾病。本病好发于四肢末端，下肢较为多见。其临床特点是：多发于青年男性，有吸烟史，冬季发病率高。初起时，手足畏寒，皮色苍白，趺阳脉搏动减弱或消失，呈间歇性跛行，疼痛剧烈；晚期，手指足趾呈青紫色或腐烂变黑，坏死脱落。

脱疽如果失于早期治疗或误治，使病情发展到晚期，或合并消渴病，来势迅猛，中毒情况严重，又非药物所能力及，为挽救生命，必须行截肢手术。因为部分病例，治疗时间长，疗效慢，康复较为困难，故属于中医外科疑难病之一。

本病相当于西医学血栓闭塞性脉管炎、闭塞性动脉硬化症、糖尿病性坏疽等疾病。而本节主要讨论血栓闭塞性脉管炎。

【病因病机概要】

本病的文献记载，最早见于《灵枢经》。《灵枢经·痈疽》云："发于足趾，名曰脱痈。其状赤黑者，死，不治；不赤黑不死；不衰，急斩之，不则死矣。"对本病的证候及治疗作了描述，并对其预后和治则，提出了正确的认识。晋·皇甫谧《针灸甲乙经》首先提出"脱疽"这一病名，将《灵枢经》中脱痈，注解为脱疽。南北朝·龚庆宣《刘涓子鬼遗方·黄父痈疽论》云："发于足趾名曰脱疽，其状赤黑，不死；治之不衰，急斩去之；治不去，必死矣。"明·陈实功《外科正宗·脱疽论》云："夫脱疽者，外腐而内坏也。此因平昔厚味膏粱，熏蒸脏腑，丹石补药消烁肾水，房劳过度，气竭精伤……多致阳精煽惑，淫火猖狂，其蕴蓄于脏腑者，终成燥热火症，其毒积于骨髓者，终为疽毒阴症。"对脱疽的病因病机进行了精辟的论述。

1. 湿热内蕴，化生火毒　由于过食膏粱厚味，致脾失健运，湿热内蕴，瘀久化火，火毒内生，损伤脉络，侵袭筋骨，四肢气血瘀阻，失于濡养，发为本病。

2. 肝肾阴亏，火毒蕴结　由于情志不畅，郁怒伤肝，肝火旺盛致肝阴不足，或过服丹石药酒及温肾壮阳等淫热药物，消烁肾水，或房劳过度，气竭精伤，以致水亏不能制火，火毒猖狂，荣卫气血壅塞阻滞，不得周流，而成本病。

3. 寒湿侵袭，气血凝滞　寒为阴邪，易伤阳气，寒主收引，其性凝滞；湿为重浊之邪，其性黏腻。因此，寒湿侵袭，易致气血凝滞，脉络痹阻不通，阳气不能通达于四末，肢体失其濡养而发生脱疽。因此，寒湿的刺激是发生脱疽的重要外因之一。

4. 气血两虚，肢体失养　因久病伤及气血，元气虚弱，阴阳俱损，气血不能濡养全身，故表现为全身虚弱状态。又局部的伤口缺乏气血的营养，故见肌肉枯槁，趾甲干燥变厚，伤口肉芽色黯或淡，生长缓慢，久不收口之局部表现。

【疑难剖析】

陈实功《外科正宗》："凡患此者，多生于手足，故手足乃五脏枝干。疮之初生，形如粟米，头便一点黄泡，其皮犹如煮熟红枣，黑气侵漫，相传五趾，传遍上至脚面，其痛如汤泼火燃，其形则骨枯筋练，其秽异香难解，其命仙方难活。"从陈氏确切逼真地描述，可知此病之临床表现，势急症危，极为难治，不同一般。

此病用四妙勇安汤治疗，确有很高疗效，是治疗脱疽的主要方剂。中医中药治疗本病，免除了截肢（趾）的痛苦。但是如果失于早期治疗或治不得法，使病情恶化，发展到晚期，或合并消渴病，来势迅猛者，又非四妙勇安汤所能力及。因为病在末梢偏僻之处，气血罕到，药难导达，况攻毒之剂，必先伤脾胃，反损元气。此时，药物难以发挥作用，为挽救生命，不得不行截肢手术。因此，自古至今，历代医家均将脱疽视为难治之病。

【辨疑思路】

为了准确地掌握脱疽的诊断与辨证技能，帮助初学者或经验不足者抓住要点，分清疑似，现就其辨疑要点介绍于下。

（一）辨疑要点

1. 本病一般见于男性，女性比较少见。

2. 趾（指）疼痛，夜晚尤甚，常抱足而坐，彻夜不眠。

3. 间歇性跛行，行路时小腿胀痛或抽筋，休息后缓解，重复发生。

4. 肢体畏寒怕冷。

5. 患肢皮肤粗糙干燥，趾（指）甲生长缓慢、增厚变形，肌肉萎弱。

6. 中晚期病人发生坏疽、溃疡、趾（指）节脱落。

（二）鉴别诊断

1. 闭塞性动脉硬化症　此症多见于50岁以上男性患者，有高血压、高血脂、冠心病史。单侧或双侧下肢同时发病，病程短，进展快，坏疽出现较早而广泛，可累及小腿及大腿，呈干性坏死，一般两周左右坏死组织与健康组织分界明显。X线片显示患肢动脉壁内钙化阴影。

2. 肢端动脉痉挛症（雷诺病）　此病多发于青壮年女性，手指发病较足趾为多，常呈双手对称性发病，以阵发性肢端对称的间歇苍白、紫绀和潮红为其临床特征，常为情绪激动或受寒而诱发。发作过后即恢复正常，很少发生溃疡或坏死，肢体动脉搏动正常。

3. 糖尿病性坏疽　患者有消渴病史，一般有多食、多饮、多尿、身体消瘦等症状，来势凶猛，发展很快，病情急剧，多呈湿性坏疽，气味臭秽。

4. 无脉症　此症多见于青年女性，肢体麻木、发凉、酸胀乏力，伴有头痛，眩晕，视力减退，血压很低或测不出，肢端无坏疽发生。

【治难方药】

在临床上，脱疽分为虚寒或寒湿、血瘀、热毒、气血两虚四型。在治疗上，以温阳通脉散寒、活血通络止痛、清热解毒止痛、补气养血和营为治疗大法。

1. 虚寒或寒湿

证候：此型相当于患肢缺血期，表现为面色黯淡无华，喜暖畏冷，患肢沉重，皮色苍白冷感，触之冰冷干燥，酸痛或麻木，小腿腓端部有抽痛感，常伴有间歇性跛行，行走时突然小腿疼痛，肌肉抽搐，迫使患者跛行或停止行走，休息后，疼痛逐渐消失，但行走后又发作，趺阳脉搏动减弱或消失，舌质淡，舌苔白腻或薄白，脉沉细而迟。此乃寒湿内盛，凝寒不通，气血不足，正气虚弱所致。

治法：温经通络，散寒祛湿。

方药：阳和汤或独活寄生汤加减。

阳和汤（熟地 30g，肉桂 3g，麻黄 3g，鹿角胶 9g，白芥子 6g，姜炭 2g，生甘草 2g）功用温阳补血，散寒通滞，主治阴疽属于阳虚寒凝者。在运用时，如兼气虚者，可加党参、黄芪以补气；如阳虚阴寒甚者，可加附子以增强温阳散寒之力。此方原为阴疽的良方，对脱疽寒湿型或虚寒型加减服用后有良效。

独活寄生汤，在此主要取其祛风湿、散寒凝、益肝肾、补气血之功。在应用时应加入丹参、桃仁、红花、附子、乳香、没药等，以达到温经散寒祛湿及活血化瘀止痛的目的。

2. 血瘀

证候：此型相当于营养障碍期，表现为足背及足踝处颜色渐变成黯紫色，尤以患病趾节更为明显，下垂时更甚，抬高则变成苍白色，其疼痛剧烈，呈持续性，夜间尤甚，彻夜不眠，常抱膝而坐，步履困难，蹋趾汗毛脱落，肌肉萎缩，趾甲变厚，触之冰冷，趺阳脉搏动消失，有时可出现黄色水泡，一旦破溃则流出淡黄色液体。舌质红或紫黑，脉沉细而涩。此乃寒邪深袭脉络，络脉痹阻，气血瘀滞所致。

治法：活血化瘀，通脉止痛。

方药：桃红四物汤加减。桃仁 10g，红花 10g，川芎 10g，当归 15g，熟地 20g，赤芍 15g，丹参 15g，元胡 10g，鸡血藤 30g。寒甚者加川乌 6g、桂枝 10g 以温经散寒，通络止痛。

3. 热毒

证候：此型相当于患肢坏疽期，表现为患趾皮色黯红，犹如煮熟红枣，呈浸润蔓延状态，甚至可五趾相传，波及足背、踝部及小腿部位，肉枯筋痿，呈干性坏死，或自行脱落，疼痛异常剧烈，入暮更甚，如汤泼火烧，彻夜不眠，常须弯膝抱足，按摩而坐。全身症状可出现不同程度的发热、口干、食欲不振、便秘、溲赤，舌质红，舌苔黄腻，脉洪数或细数。上述诸症均因脉络痹阻，气血凝滞，寒湿之邪，瘀久化热，由阴转阳所致。若兼消渴者，除上述表现外，局部多呈湿性坏死，发病迅速，蔓延很快，脓液较多，形质较为稀薄，臭秽异常，不易收口，另外兼有一系列全身症状。

治法：清热解毒，活血止痛。

方药：四妙勇安汤。金银花、玄参各 90g，当归 30g，甘草 15g。

药仅四味，但量大力专，妙到好处，且金银花、玄参、甘草均具清热解毒作用，合用则其效更强，玄参又能散结，当归活血祛瘀。诸药合用，共奏清热解毒，活血止痛之功。用治脱疽，可使热清毒解，瘀去络通，病除人安。本方在临床应用时，如痛剧者可加乳香、没药等活血止痛药；如瘀甚者可加丹参、赤芍、桃仁、红花等活血化瘀药；如热毒血热偏盛者，可加野菊、紫花地丁、生地、丹皮等凉血解毒之品。此病下肢较为多见，欲活血通络，引药下行，故牛膝亦常加入。

4. 气血两虚

证候：面色无华，形体憔悴，精神倦怠，心悸气短，畏寒自汗，患肢肌肉枯槁，皮肤干燥脱屑，趾甲变厚，伤口肉芽黯红或淡红，生长缓慢，久不收口，舌质淡或胖嫩，舌苔薄白，脉沉细无力或细涩。

治法：益气养血和营。

方药：十全大补汤或人参养荣汤。人参 8g，白术 10g，茯苓 10g，甘草 3g，熟地 15g，当归 15g，赤芍 15g，川芎 10g，肉桂 3g。

清代名医陈士铎在《洞天奥旨》指出："（脱疽）大补气血，益以泻毒之品，往往奏效如响，何必割指始能存活乎？"

还须指出，脱疽有不同的证候表现，并非概用一方。如瘀血明显者着重活血祛瘀；寒湿显著者，侧重温经散寒；虚证显著者，侧重大补气血。虽然如此，但也须兼顾清热解毒。上引陈氏医话，实为经验之谈。

脱疽外治法

1. 未溃　患肢冷感麻木，皮色苍白，可选用冲和膏、红灵丹油外敷；红灵酒外搽，每日 2 次，每次 10 分钟；或用毛披树根 100g，水煎浸泡患肢，每日 1～2 次；若患处出现红、肿、热、痛者，选用金黄膏敷于局部，每日换药 1 次。

2. 溃后　宜用生肌橡皮膏外敷疮面，坏死组织难以脱落者，可用“蚕食”方式清除坏死组织，但须在患肢炎症、肿胀逐渐消失情况下，方可进行。清除时，好坏组织已经分离、易脱落的先剪除，好坏组织尚未分离、不易脱落的后剪除；坏死的软组织先剪除，腐骨则后剪除。若呈干性坏死者，用雷夫奴尔纱条外敷，直至健康组织与坏死组织界限分明而且有分离的情形，可进行截肢术。凡疮面腐肉脱落后，肉芽不鲜或生长缓慢者，均可使用生肌散，再外敷生肌橡皮膏。

3. 手术　对晚期患者的肢体坏疽，经治疗无效，可根据具体情况，行局部截指（趾）或低位、高位截肢术，但必须在感染得到控制的情况下，患者无明显中毒症状时，方可行截肢术。

本病多发于男性青壮年，在治疗中，要求患者禁烟，节制房事，否则会促使病情恶化。肢体要注意防寒，因寒冷刺激是诱发本病的重要因素，尤其冬季要防止冻伤，鞋、袜、手套要软暖合适，不宜过小、过紧，以免影响肢体气血运行。还要注意避免肢体外伤，因为外伤也是本病发病的诱因。饮食应当保证营养丰富，多样；忌偏食，忌腥膻、忌辛辣。中老年后，病情发展缓慢。本病治疗以采用中西医两法为好。

【效方览胜】

1. 金银花 100～200g，丹参 50g，乳香、没药、红花、牛膝、蕲蛇、汉三七各 15g，当归、玄参各 25g，三棱 20g。

用法：每日 1 剂，每剂煎 3 次，分 2 次服。

功能：清热解毒，活血祛瘀，通络止痛。

主治：血栓闭塞性脉管炎。本方为辽宁省沈阳市第五医院唐星阁之经验方，由根据四妙勇安汤变化而来。曾报道用本方治疗百余例患者，治愈率达85.6%，有效率达92.4%（见《中国当代名医验方大全》，河北科学技术出版社，1992）

2. 金银花、玄参、蒲公英、野菊花、天花粉、石斛、鸡血藤各30g，当归、赤芍各15g，延胡索9g，黄芩、生黄芪各12g，紫花地丁13g。

用法：每日1剂，水煎服。

功能：清热解毒，滋阴通络。

主治：热毒型脉管炎，证见患肢青紫，肢冷加重，疼痛剧烈，昼轻夜重，屈膝抱足，彻夜不眠，烦躁不安；甚则患肢溃破，局部灼热，潮红肿胀，伤口分泌物较多，甚则脓水淋漓，有严重臭味，病情恶化时可伴有全身症状，如发热、口渴、纳少，舌赤，苔黄燥或黄厚腻，脉弦数。（见《北京市老中医经验选编》第二集，北京科学技术出版社，1986）

3. 党参、白术、当归各15g，黄芩25g，乳香、没药各10g，熟地20g，炮姜、肉桂、熟附子各5g。

用法：每日1剂，水煎服。若有感染者加金银花、蒲公英、白芍；瘀血重者加赤芍、红花。

功能：温经散寒，活血化瘀。

主治：寒湿入侵脉络，气血瘀滞，营卫不和所致之脱疽（血栓闭塞性脉管炎）。（《长春中医学院学报》1987〈3〉）

4. 炮附子、当归、牛膝各15g，赤芍、鸡血藤、丹参各30g，干姜6g，地龙12g，炙甘草6g，蜈蚣1条（研冲）。

用法：每日1剂，水煎服。炮附子先煎1小时。

功能：温经散寒，活血化瘀。

主治：血栓闭塞性脉管炎。本方促使血液循环障碍得到改善和纠正，以解除全身或局部的血行不畅，增加血流量，有利于血管扩张，从而达到“通则不痛”之目的。（《山东中医杂志》1988〈1〉）

5. 金银花 30g，玄参、当归、丹参各 20g，红花、蒲公英、紫花地丁各 10g，制乳香、制没药各 7.5g，生甘草 5g。若热盛伤阴，加麦冬、石斛；偏于血瘀者，加赤芍、丹皮、桃仁；创面愈合阶段，正气虚者加黄芪、党参。

用法：每日 1 剂，用水 800ml 煎至 500ml，分 2 次口服。

功能：清热解毒，活血止痛。

主治：血栓闭塞性脉管炎。坏死期，主要表现为局部红肿热痛，坏死溃烂，肢端紫绀，肢体结节等症，用本方清热解毒、活血止痛之功，从而控制肢端坏死的感染，又可改善肢体缺血坏死的症状。(《中国医药学报》1987〈3〉)

6. 六虫散

组成：地龙、地鳖虫、炮山甲、生水蛭各 30g，全蝎 15g，蜈蚣 10 条（10g）。

用法：共研细末，和匀。以上为 1 料，每次 2g，每日 2～3 次，约服 1 个月。

功能：攻毒活血，通络止痛。

主治：血栓闭塞性脉管炎。(《浙江中医杂志》1985〈5〉：212)

7. 脱骨散

组成：大蜘蛛 1 个焙干，朱砂 1g，冰片 0.1g。

用法：共研细末，撒于朽骨之端，每日 1 次。

功能：脱骨祛腐。

主治：脱疽死骨尚未脱落者。(《中医外科学》)

8. 芒硝外敷方

组成：芒硝 60g，乳香、没药各 20g，露蜂房 20g，水蛭 15g，紫花地丁 30g。

用法：诸药共研细末，以猪油调和外敷患处，每次 1 小时，早晚各 1 次。

功能：活血祛瘀，清热解毒。

主治：血栓闭塞性脉管炎。(《辽宁中医杂志》1989〈9〉：28)

9. 蜂房醋膏

组成：土蜂房 30g，米醋适量。

用法：蜂房研为末，醋调，涂患处，每日 3～4 次。

功能：散结消肿。

主治：脱疽。(《新中医》1984〈5〉: 7)

10. 葱姜液

组成：生姜 120g，甘草 60g，葱根 7 个。

用法：煎汤，乘热熏洗患处。

功能：散寒通阳。

主治：脱疽未溃，患处发凉麻木，皮色苍白或青紫，或有结节肿块。(《中医外科学》)

【疑难病案】

例 1：程某，男，49 岁。1975 年 4 月 16 日初诊。

主诉：四年前冬季在瓷土矿挖瓷土，左足大踇趾被瓷石压伤，后又受冻，自此左足开始间歇性疼痛，患肢怕冷发凉，足部不易温暖，走路时患肢小腿酸胀，呈跛行。经外地某医院诊断为“血栓闭塞性脉管炎”。服汤药半年余，病情未见好转，疼痛逐渐加重，静止及夜间疼痛加剧，踇趾末端溃烂，并有少量脓性分泌物。近二月来病情恶化，患足红肿，大踇趾腐烂，创面日益扩大。喜冷而畏热，终日剧痛，抱膝呻吟，晚上只能坐睡 3～4 小时。

诊查：面色晦黯，痛苦表情，全身皮肤枯槁，体形瘦长，扶足抱膝，坐卧不安。左小腿肌肉松弛；全足枯燥，粗糙不润，汗毛脱落，趾甲变厚；左足跖及足背红肿；踇趾自第一节表皮红肿光亮，近跖部有环形青紫斑；足趾远端溃烂，脓水较多。疮面脓液涂片培养，见金黄色葡萄球菌、大肠杆菌生长。脉象沉细，左足趺阳脉未扪及，太溪脉搏动微弱。舌质红，舌苔黄腻。

辨证：脱疽（血栓闭塞性脉管炎）。为郁热伤阴，血瘀蕴毒。

治法：清热解毒，养血活血，镇痛。

处方：金银花 30g，当归 30g，玄参 15g，天冬 9g，赤芍 9g，川牛膝 15g，桑枝 10g，制乳没各 10g，黄芪 15g，生地 15g，蕲蛇 15g，蒲公英 15g，大活血 10g，蚤休 15g。

外用药：红肿处外敷以蚤休膏清热消肿，溃烂处用黑龙膏、八将散以祛腐拔毒。

二诊（4 月 27 日）：连服上方 10 剂，疼痛稍减，足趾和足背红肿略退，溃烂面腐肉未脱，脓水较多，脉舌同前。守上方加党参 15g 继服，外治不变。

三诊（5 月 10 日）：疼痛减轻，晚上基本能入睡，精神状态大有好转；红肿消退，坏死组织与正常皮肤分界明显，腐肉尚未全脱。改以补气托毒，活血通络为治。

处方：当归 30g，玄参 15g，生地 15g，黄芪 30g，蚤休 15g，白术 9g，党参 15g，川牛膝 9g，桑枝 10g，大活血 10g，赤芍 10g，蕲蛇 10g，制乳没各 6g，甘草 15g。

外用药：八将散、黑龙膏继续祛腐拔毒。

四诊（5 月 20 日）：疼痛大减，精神大振；疮面腐肉大部分已脱，脓水极少，肉芽新鲜，足趾部紫斑已消，舌苔薄润，脉濡细。上方不变，继服药 30 剂。外敷：九一丹、生肌玉红膏以生肌长肉。

共治 3 个多月，疮面收敛，临床痊愈。

按：脱疽相当于西医的血栓闭塞性脉管炎。始为寒凝血滞，久则热毒伤阴为患。在本案热甚肉腐，热毒鸱张，势将蔓延之际，汪老采用大队清热解毒之金银花、蚤休、蒲公英、乌梢蛇等为君，用当归、赤芍、大活血、制乳没等活血通络止痛，用生地、玄参、天冬滋肾养阴，黄芪补气托毒；又用川牛膝、桑枝以调气血下行。服药 20 剂后，热毒之势渐平，而久病气血双亏之象显露，故后期改用调补气血，活血通络，兼以清热解毒为治，于短期内临床治愈。汪老指出：诊脱疽病人脉时，足跟太溪脉、腘窝委中脉、足背趺阳脉都应候到，因为这三部脉的强弱与有无，可帮助医者确定病情的轻重与病变的范围。趺阳脉不明显，是诊断脱疽的主要指征。因趺阳脉为阳明脉道，阳明多气多血，故阳明不显，必气血受阻。委中脉及太溪脉，因部位高低不同，故可以帮助诊断血管闭塞部位的高低。另外，在外治方面亦应辨证施治，如红肿者可用蚤休膏外敷，以清热解毒消肿；已溃有脓腐者可用八将散、黑龙膏以提脓拔毒；若腐肉已脱，脓液已尽，肉芽新鲜者，可用生肌散、生肌玉红膏收敛疮面。（董建华主编《中国现代名中医医案精华·汪渭忠医案》）

例 2：郭某，男，43 岁。1962 年 11 月 7 日住院。

主诉：左足中趾、右足小趾因战斗负伤，患趾部位已坏死脱落；左手 3、4、5 指因溃破坏死，3、4 指远端已行截除术；右下肢疼痛，夜间尤甚，今年八月因洗澡修脚后局部疼痛加剧，趾端溃烂，并有少量脓性分泌物，病情日益恶化，患足红肿，踇趾腐烂范围日益扩大，终日剧痛，抱膝呻吟，每日只能坐睡 1～2 小时，故住院治疗。西医诊断：血栓闭塞性脉管炎Ⅲ期，右踇趾湿性坏死，截指畸形，合并右上肺结核硬结期。

诊查：舌苔黑而厚，舌质红，脉象沉细，左足趺阳脉沉细，右足趺阳脉、太溪脉未扪及。

辨证：屡受风寒，阳气受损，血涩气滞，郁久化热，耗灼阴津而致脱疽。

治法：养阴解毒，佐以通络。

第一阶段（1962 年 11 月 7 日至 11 月 26 日共 19 天）：经脉久闭，郁久化热，毒邪炽盛，串腐坏死，治以清热解毒，益气养阴托毒。

处方：当归 10g，金银花 15g，玄参 10g，紫花地丁 15g，野菊花 15g，石斛 15g，丹皮 10g，黄芪 10g，党参 10g，牛膝 15g，生甘草 10g。

外用 1%链霉素水溶液纱条外敷。

经过治疗，10 天后，每日可入睡 5～6 小时，疼痛显著减轻，胃纳日渐好转，患足红肿消退大半，腐筋烂肉大部脱落，疮面分泌物减少。

第二阶段（1962 年 11 月 26 日至 1963 年 2 月 6 日共 73 天）：毒邪已解，腐肉大部已除，但腐骨未脱，再以养阴扶正，佐以温通活血托毒为法。

处方：石斛 15g，赤芍 10g，金银花 15g，炒皂刺 10g，白芷 6g，甘草 10g，川牛膝 15g，白芥子 6g，人参末 3g（分冲）。

外治法同前。

经服上方，1 个月后（12 月底）太溪脉隐可触及，病足转温，夜间疼痛减轻，入睡如常。疮面嫩肉新鲜，死骨暴露趾端约 1.5cm。疮缘形成角化瘢痕。每日换药，随时清除残存坏死组织。11 月 29 日趾甲脱落，至 1963 年 6 月 14 日开始加服象牙末每次 3g 冲服，每日 2 次。1 月 24 日，暴露在蹈趾远端的死骨松动，自然分离脱落，断端基底已见薄层肉芽组织，活检为角化上皮及扁平上皮。

第三阶段（1963 年 2 月 6 日至 3 月 8 日）：毒秽已除，久病气血两亏。治以双补气血，温经回阳。

处方：黄芪 10g，熟地 15g，赤白芍各 10g，党参 10g，白术 15g，当归 10g，牛膝 15g，白芥子 10g，茯苓 10g，甘草 10g。

外治法同前。

2 月 23 日经服上方 17 天后，疮面完全愈合，疼痛消除，患足皮肤润泽，并见毳毛新生，残存甲根逐渐生长厚甲，太溪脉沉伏。至 3 月初，精神日佳，胃纳好，二便调，已能下地活动。X 线摄片右蹈趾第二节趾骨骨质正常，断端边缘不锐利。继续观察到 1963 年 3 月 8 日，临床治愈出院。追踪一年半，局部愈合良好，趾甲覆盖，病未复发。

按：血栓闭塞性脉管炎，特别是对Ⅲ期坏死的病变，西医多采取高位截肢。本例患者未作手术，用中药治疗，使暴露的右蹈趾的死骨脱落，坏死疮面愈合，效果比较满意。

赵老认为本病多由于肾虚外受寒湿而致。因为“肾主骨”，肾阴虚则髓空，骨质失养；肾阳虚则阴寒湿邪，乘虚而入，以致气滞血凝，经络阻隔；又因病久，元气损伤，阴血亏耗，体质日衰。阴寒湿邪郁久化为热毒，致使患足焮肿，肉腐筋败，朽骨暴露，气阴被耗。所以在第一阶段用养阴解毒为主。方中金银花、紫花地丁、野菊花、生甘草清热解毒；当归、牛膝补血活血；石斛、丹皮、玄参养阴凉血；黄芪、党参补气托毒。服药10剂后，毒热渐减，正气有所恢复，疼痛减轻，已能入睡。然本病的实质是由于阴寒凝滞脉络而致，所以第二阶段佐以白芥子、炒皂刺、白芷温通托毒，并配合服用象牙末（象牙末甘寒无毒，具有拔毒生肌脱死骨之功）。10天后，朽骨松动，自然分离而后脱落。最后，第三阶段，以双补气血、温经回阳为主，方中未用大温大热之剂，而以补气血扶正为主。

在朽骨暴露的第二阶段，是否需要做截趾手术，这是有争论的。赵老坚持尽量不要截趾，而使用象牙末脱骨，把这称为“脱骨疗法”。在补气托毒的基础上加服象牙末，结果朽骨脱落，疮面愈合。另外，服用象牙末后，不但朽骨可以脱落，而且往往是与具有生机的骨质自然脱离，健侧端表面还有自然修复的趋势。（董建华主编《中国现代名中医医案精华·赵炳南医案》）

【名医经验】

古书谓丹石温补，膏粱厚味太过，脏腑燥热，毒积骨髓，则生脱疽，盖富贵之疾也。然农夫童稚，间或有之，岂亦得于丹石温补膏粱厚味乎……又感严寒涉水，气血冰凝，积久寒化为热。始则足趾木冷，继则红肿之色，足跗肿热，足趾仍冷，皮肉筋骨俱死，节缝渐久裂开，污水渗流，筋断肉离而脱……有落数趾而败者，有落至踝骨不败者，视其禀赋之强弱。要皆积热所致，以养阴清火为主。（《马培之外科医案》）

脱疽多生足指间，黄疱如粟黑烂延，肾竭血枯五败证，割切仍黑定归泉。［注］此证多生足指之间，手指生者间或有之。盖手足十指，乃脏腑枝干。未发疽之先，烦躁发热，颇类消渴，日久始发此患。初生如粟，黄疱一点，皮色紫黯，犹如煮熟红枣，黑气侵漫，腐烂延开，五指相传，甚则攻于脚面，痛如汤泼火燃，其臭气虽异香难解。由膏粱药酒，及房室丹石热药，以致阳精煽惑，淫火猖狂，蕴蓄于脏腑，消烁阴液而成。斯时血死心败，皮死肺败，筋死肝败，肉死脾败，骨死肾败，此五败证，虽遇灵丹亦难获效。初起宜服解毒济生汤（当归、远志、川芎、花粉、柴胡、黄芩、犀角、麦冬、知母、黄柏、茯神、金银花、红花、牛膝、生甘草），外用大麦米煮饭，拌芙蓉叶、菊花叶各五钱，贴之止痛。消之不应者，必施割法，须患者情愿，将死生付于度外，遵古法，毒在肉则割，毒在骨则切……若割切之后，复生黑气过节，侵漫好肉，疼痛尤甚者，属逆。（《医宗金鉴·外科心法要诀》）

【研究进展】

在用中医药治疗血栓闭塞性脉管炎（脱宜）方面，各地医务工作者积累了丰富的经验，取得了一定的成果。其中有对古方的研究，亦有对新方的探索；有临床疗效的分析，亦有实验结果的报道。这些经验与成果，值得我们吸取和利用。现就有关内容，摘要归纳如下。

（一）对四妙勇安汤的研究

据各地实验及临床报道，本方具有如下几个作用：能疏通及促进血液循环，使未闭塞的血管及侧支循环的血管变粗、增多，从而减轻症状及避免坏疽继续进行。本方具有抗菌消炎、镇静镇痛、消肿退热、促进溃疡愈合等作用。部分病例有可能使闭塞的血管恢复疏通。（《中医杂志》1964〈2〉：24，《天津医药杂志》1960〈1〉：1，《中华外科杂志》1958〈3〉：237）

杜迈等指出：本方使小白鼠对热刺激时间延长，证明其能抑制脊髓以上部位，有镇痛作用。临床报道血栓闭塞性脉管炎病人在服用四妙勇安汤后疼痛减轻，晚间能够安眠，作者所得结果与临床观察相一致。血栓闭塞性脉管炎发病机制未明，但一般谓系神经功能扰乱、血管痉挛等引起。四妙勇安汤具有抑制脊髓以上部位和镇痛作用，使中枢神经系统产生抑制，则本方促使疾患痊愈的机制或可由此予以推论。(《浙江医学》1960〈创刊号〉)

王锦云用四妙勇安汤加减（玄参 30g，金银花 30g，当归 12g，陈皮 9g，乳香 12g，没药 12g，白扁豆 12g，苍术 9g，甘草 3g。）治愈 9 例血栓闭塞性脉管炎，随访 1～2 年未见复发。9 例中 6 例有间歇性跛行，平均服中药 10～15 剂后症状减轻，行程逐渐增远，20 剂后症状消失。服药最少 2 剂，最多 33 剂时疼痛消失。服药 1～5 剂后，一般局部温度即有显著升高。9 例中 8 例有创口，其中最少服药 21 剂，最多 50 剂，创口愈合。(《中医杂志》1958〈4〉：263)

有人用加味四妙勇安汤治愈静脉炎右髂静脉栓塞性静脉炎和四肢多发性静脉炎，药用：当归 30g，金银花 60g，丹参 15g，玄参 30g，薏苡仁 30g，红花 3g，乳香、没药各 4.5g。连服 7 剂，下肢肿痛减轻，原方加减共 30 剂，近愈出院。出院后继续服用前方而愈。(《新中药》1973〈5〉：33)

(二) 中药治疗血栓闭塞性脉管炎 413 例临床分析

崔公让对 413 例用中药治疗血栓闭塞脉管炎的临床资料作了分析。发病年龄以 21～40 岁者最多（占 34%）；41～50 岁者次之（占 27%）。发病诱因以吸烟、寒冷、外伤为主；病人绝大多数为男性（占 98%）；发病部位以下肢最多。该组病例绝大多数为二期与三期病员。临床分为四型：①虚寒型用阳和汤及四逆汤。②气血瘀滞型用化瘀汤（当归 20g，丹参、赤芍、陈皮、甘草 30g，大黄 12g）。③湿热型用化湿祛痹汤（茜草、泽兰、防己、泽泻各 20g，赤芍、薏苡仁、萆薢各 30g，佩兰 15g，木通、甘草各 6g）。④热毒型用四妙勇安汤。以上四基础方根据病情进行加减。配合熏洗、湿敷、蚕食清除、植皮、远红外线照射等外治方法。治疗效果：治愈 244 人（占 59%），显效好转 107 人（占 26%），减轻 41 人（占 10%）；无变化 5 人（占 1%），恶化 16 人（占 4%）。(《山东中医杂志》1981〈2〉：91)

（三）有关验方治疗本病的疗效分析

1. 脉得康　药用党参、牛膝、石斛、金银花、鸡血藤、当归、甘草各30g，丹参20g，桃仁、红花、焦白术各10g。水煎服，每日1剂。虚寒型加附子、干姜、桑寄生各10g；气滞血瘀型加地鳖虫、乳香、没药各10g；热毒型加土茯苓、蒲公英各20g。治疗各期脉管炎。治疗30例，治愈28例，显效2例，总有效率100%。（《河北中医》1989〈3〉：7～8）

2. 当归四逆汤　药用当归15～20g，桂枝8～12g，白芍10～20g，细辛2～6g，木通、甘草各6g，川牛膝10g，丹参15g，赤芍12g，生黄芪12～30g。水煎服，每日1剂。寒凝型者重用桂枝、细辛，加肉桂、制附片；血瘀型者酌加炮山甲、刺猬皮、红花、桃仁、泽兰；郁火型者去细辛，加金银花、玄参、蒲公英、连翘、黄芩；气血亏损型者重用黄芪、当归，加党参、鸡血藤；疼痛剧烈属寒凝者加制川乌，血瘀者加制乳香、制没药；火郁者加元胡、忍冬藤，重用玄参至30g；寒热错杂，虚实并见或有各种兼症，则可在上述分型基础上随症加减。治疗各型脉管炎15例，治愈13例，显效、进步各1例，总有效率100%。（《浙江中医学院学报》1985〈5〉：24～27）

3. 脱疽3方△（有“△”标志者，表示该方名称系笔者所加）

脱疽Ⅰ号：桂枝、怀牛膝、制川乌、干姜各10g，当归、赤芍、川芎、熟地、黄芪各15g，制乳没各6g，鸡血藤30g。用于Ⅰ期患者。

脱疽Ⅱ号：玄参、金银花、当归、赤芍各15g，红花、制乳香、没药、蜈蚣各6g，牛膝、泽兰、石斛各10g，紫花地丁30g。用于Ⅱ期患者。

脱疽Ⅲ号：银花藤、紫花地丁、赤小豆各30g，连翘、当归、玄参各15g，赤芍、牛膝、川楝子各10g，红花、生甘草各6g。用于Ⅲ期患者。

以上三方均为每日1剂，水煎，早晚分服。

治疗80例，Ⅰ期患者34例，痊愈20例，有效14例；Ⅱ

期患者22例，痊愈6例，显效14例，有效2例；Ⅲ期患者24例，痊愈20例，有效3例，无效1例。总有效率为98.7%。(《北京中医学院学报》1985〈5〉：27～28)

4. 保脱汤　薏苡仁、白术、土茯苓各30g，茯苓60g，车前子15g，桂心3g。水煎服，每日1剂，分两次服。另外，土蜂房30g煅为末，醋调，搽患处，每日3～4次。治疗脉管炎。用药1～4日，痛减，夜能安睡者5例，其余均在5～10天疼痛减轻，夜能安睡，精神好转。大多连服60～100剂即腐脱新生而告愈。随访所治患者，无一例复发。(《新中医》1984〈5〉：7)

5. 麻黄附子细辛汤　制附子60g，细辛6g，麻黄10g。以水1500ml，先煮附子减液至1000ml（约2小时），再纳细辛、麻黄煮取300ml（约30分钟），分早晚2次服。用于脉管炎初期。治疗21例，治愈15例，好转4例，无效2例。《浙江中医杂志》1988〈6〉：254

6. 脉管炎四方

(1) 温经通络汤：当归、红花各15g，鸡血藤30g，白芥子、桂枝各10g，炮姜、川芎、苏木、生甘草、元胡各12g。适用于寒凝血瘀型。

(2) 理气活血通络汤△：当归、红花各15g，三棱、莪术、地龙、元胡、川楝子、川芎、生甘草各12g，干漆10g。用于气滞血瘀型。

(3) 清热解毒通络汤：金银花、蒲公英、玄参、鸡血藤各30g，黄芩10g，丹参、红花各15g，连翘、生甘草、川楝子各12g。适用于热灼血瘀型。

(4) 益气活血通络汤：太子参、云苓、金银花、蒲公英、赤芍、玄参、野菊花各30g，生芪、白术、丹参各15g，川楝子、生甘草各12g。用于气虚血瘀型。

以上四方均为每日1剂，水煎服，3个月为一疗程，疗程间隔10日。

用上述方药治疗1290例，近期疗效：痊愈526例（占

40.8%），显效330例（占25.6%），有效401例（占31.1%），无效33例（占2.5%）。远期疗效：随访5年以上460例，痊愈190例（占41.3%），显效123例（占26.7%），有效122例（占26.5%），无效14例（占3.1%），复发11例（占2.4%）。（《中西医结合杂志》1988〈10〉：625）

7. 脉炎灵：十大功劳、金毛狗脊、威灵仙、木瓜、白芍、生地、乌梢蛇、老鹤草、黄芪、伸筋草各60g，血竭、桂枝、海桐皮、粉丹皮、川牛膝、汉防己、当归、川附片、槟榔、红花、白花蛇、防风、乳香、没药、石菖蒲各30g。上药研末过筛，炼蜜为丸，20天为一疗程，可连服1～3个疗程。服药期间，忌酸、辣、烟、酒、房事。用于脉管炎患者，共治11例，痊愈9例，无效1例，因故中断治疗1例。（《湖南中医杂志》1986〈2〉：49）

8. 化瘀通下汤：当归21g，丹参30g，三棱20g，桃仁12g，红花、甘草各15g，厚朴10g。水煎服，每日1剂。血瘀重者加乳香、没药、土鳖虫；湿热盛者加苍术、薏苡仁；热毒盛者加金银花、连翘；气血两虚者加黄芪、党参；大便秘结者加大黄30～40g（后下），芒硝15～20g（冲）。用治脉管炎坏死期患者。治疗12例，临床治愈10例，显著好转1例。随访2～5年，11例中，情况良好9例，复发2例。（《天津中医》1985〈5〉：11～12）

第八章　西医难治病中医辨治验案

西医也有不少难治病，诊断容易明确，但疗效难得。张学文教授对这些难治病，勇于运用中医辨治，摸索出一些规律和经验。兹介绍一些成功的案例，望能对读者有所启发。

慢性肾炎

慢性肾小球肾炎（简称慢性肾炎）是泌尿系统的常见病。由于病程漫长，容易反复，治疗乏效，中西医均视为难治之病。中医治疗本病甚有特色，《金匮要略》中记载的“风水”、“虚劳”、“水肿”就包括本病，书中所载的“五苓散”、“越婢汤”、“麻黄连轺赤小豆汤”、“猪苓汤”等方，若辨证精确，运用得当，均有一定疗效。兹就临床治疗本病验案及体会略述一二。

【病案 1】

石某，女，成人，兰州军区某医院住院病人。1974 年 11 月 28 日会诊。病人已确诊为“慢性肾炎”，先后住院治疗 5 年之久。现有“高血钾症”，浮肿，乏力，食欲不佳，两胁疼痛，头部刺痛，五心烦热，月经已 1 年未来，舌质淡红，舌苔白润，脉沉细、尺弱。化验：大便潜血阳性，尿蛋白（+++），血钾 42.4mol/L，非蛋白氮 262mg%。

此证病情复杂，病虽在肝肾，涉及脾胃，不但有水肿，还有大便出血。辨证属水肿，兼脾虚血瘀。处方：丹参 30g，益母草 30g，党参 24g，白术 15g，生黄芪 30g，茯苓 15g，当归 12g，白芍 12g，郁金 12g，神曲 10g，鸡内金 10g，焦山楂 15g，枸杞子 12g，半夏 10g，桂枝 6g。

上方服近 1 个月，浮肿消退，余症亦缓，纳食增加，胁痛减轻，大便潜血阳性已转阴，尿蛋白（±），白细胞由 3.0×10^9/L 上升到 5.0×10^9/L。

1974 年 12 月 21 日二诊：令继服上方去半夏、桂枝，加鳖甲 24g、丹皮 10g。

1975 年 1 月 27 日患者来信诉，服上方后，胁痛大为减轻，不甚疲乏，头已不刺痛。现食欲仍不佳，有时胸闷气短，四肢关节疼痛，五心烦热，下午尤甚，腹胀，小腹有下坠感，脉象沉细，舌苔正常。处方：黄芪 30g，当归 12g，党参 30g，益母草 30g，丹参 30g，三七 4g（冲服），茯苓 24g，生草 3g，竹茹 12g，焦山楂 24g，白术 15g，白芍 12g，郁金 15g。

至 1975 年 4 月 25 日病人中途曾有呕吐，吐出咖啡色液体 20ml，黑便等反复，经治疗后好转。一直坚持治疗 1 年之久，临床基本治愈，其间西药照常使用。

按：此病人病情十分复杂，“慢性肾炎”已导致一系列严重病变，住院数年，收效甚微。兹抓住正气虚、血瘀之关键，用大剂扶正化瘀之品，兼以消食和胃，舒肝养血，终于获得较好疗效。但此证药量甚大，不得已而用之，只能按特殊法处理，一般病不可妄套。

【病案 2】

周某，女，16 岁，西安某高中学生。1993 年 10 月 17 日初诊。

1992 年 9 月患病，初起眼肿，小便不利，在上海诊断为“肾炎”，住院多次，约 1 年余，症状好转。病人现在经化验尿蛋白（＋＋），其他基本正常，但每天需用泼尼松 6 片（30mg）。接诊时病人身体胖大，满月脸，水牛背，鼻下胡须明显发黑，月经不调，疲倦，易感冒，余无明显不适，惟纳差，脉沉弱，舌质红，舌苔黄。证属肾气亏虚，血行不畅。治以益肾活血。处方：生熟地 12g，山药 30g，山萸肉 10g，茯苓 15g，丹皮 10g，泽泻 12g，萆薢 12g，白茅根 30g，桂枝 6g，制附子 6g，桃仁 10g，红花 10g，川芎 10g，当归 10g，益母草 30g，川牛膝10g。

1993年11月11日：上方服6付后，并嘱逐渐减少激素用量，自觉良好，无浮肿，纳食仍不佳，脉沉细，舌质红少苔，激素用量已减至每日2片（10mg）。继用上方去附子、萆薢、川牛膝，7付。

1993年11月21日：尿常规化验一切正常。继用上方加枸杞子10g、菊花10g，7付。

1993年11月28日：坚持服药，自觉一切良好。有精神，脸明显变小，月经正常，小便量增多，近日感冒，除稍有打喷嚏外，无浮肿，有时胃痛，脉舌如前。处方：生熟地12g，山药15g，山萸肉10g，茯苓15g，泽泻15g，丹皮10g，猪苓15g，白茅根30g，桂枝10g，桑寄生15g，杜仲15g，益母草15g，山楂15g，川牛膝12g，蝉蜕10g，7付。

按：此例病人因长期大量应用激素，病情虽得以控制，但副作用比较大，16岁少女已出现满月脸、水牛背、长胡须。此时治疗，主要为控制病情，减少激素用量，尽量减少副作用。中医辨证为肾虚血瘀。用金匮肾气丸加减，补肾气，利水湿。方中加大茯苓、山药、萆薢、泽泻的用量，以利于水湿浊邪之排除；并用桃仁、红花、当归、川芎、川牛膝活血祛瘀，消除肾中瘀血；白茅根，益母草利水活血消肿而不伤正气，坚持用药月余，症状明显改善，后稍加桑寄生、杜仲补肾强腰，山楂、蝉蜕活血并消除尿中蛋白。因方甚平稳，取效明显，感冒亦未见反复。益肾活血一法，对慢性肾炎及老年肾亏引起的中风、冠心病，能明显改善症状，对一些久治无功的顽固之症，可供一试。

脑积水

脑积水是由多种疾患引起的颅腔内脑脊液量的异常增多。常见的病因有先天性脑积水、颅内占位性病变引起的阻塞性脑积水、颅内感染引起的交通性脑积水。中医对此病的认识和论述较少，偶见杂志上有零星报道用中医药治疗脑积水的验案。临床所见以小儿先天性脑积水较多。

【病案】

闫某，男，半岁。1975年1月23日初诊。

出生后即头颅较大，前额向前突出，肢体活动障碍，智力较弱，大便常稀，查手心发烧，面色㿠白，囟门突出，头颅明显较其他正常儿为大，呈上大下小形状，头皮脉络怒张，精神差，吐乳，指纹青紫。证属先天不足，水瘀互结。处方：赤芍3g，川芎3g，桃仁3g，红花3g，茯苓24g，红枣7枚，生姜3片，麝香1g（分10次冲服），泽泻6g，川牛膝6g，葱白6g，丹参6g，黄酒60g为引（分10次入煎）。

上方服10付，精神好转，面色转润。大便日二三次，较稀，不能站立，指纹仍紫。上方已效，水瘀之证有所减轻。继以上方加减：赤芍3g，川芎6g，桃仁4.5g，红花3g，茯苓24g，泽泻6g，川牛膝6g，琥珀3g，麝香1g（分10次冲服），山楂6g，生姜3片，大枣7枚，黄酒60g（分次入煎）。

上方共服30付，头颅外形明显缩小，会坐，会站，但不能走，能自动抬头，会叫爷爷、爸爸，精神好，但晚上睡觉不好。继以上方去姜、枣，加车前子9g、丹参9g。继续服用1个月。病情大为好转，1年后随访，一切正常。

按： 脑积水，中医称为“解颅”，其主证为头颅大。颅内清空之地，不容邪居。其水源多为瘀血阻滞所生。水湿既成，进而影响血脉流通，故此病属颅内水瘀互结之证较多。用王清任通窍活血汤为基础化裁，方中赤芍、川芎、桃仁、红花、丹参活血化瘀，推动血行，牛膝引血下行，麝香开通脑窍，重用茯苓，合泽泻，引水湿从小便而消，黄酒温养通达血脉，促进血行，姜、枣调和营卫。用后效果明显，故一直以此方加减，终于取得较好效果，此后又用此方治20余例，均有明显疗效。

肾下垂

肾下垂主要表现为腰痛、浮肿、小便频数等症状，同时大多伴有消瘦、纳差、气短乏力、泄泻，表现出中气虚陷的特点，故中医一般按中气下陷论治。然此病位在肾，与中气下陷又不完全相同，且变化较慢。故用何法治疗，值得深入探讨，下附一例病案，并稍作探讨。

【病案】

时某，女，33岁，护士。1975年1月8日初诊。

经西医检查为肾下垂2度，肾的最低边缘下降到第4腰椎最低边缘，接近骨盆，轻度肾盂积水，腰痛，右侧为甚，小腹胀满不适，小便频数，心慌，心跳，每到下午四肢肿胀，黎明泄泻，小便黄，舌质淡红，脉沉细。辨证为中气下陷，肾虚水瘀。治以补气升阳，益肾活血利水。处方：生黄芪30g，炒升麻6g，茯苓15g，枳壳12g，益母草15g，柴胡6g，苍术10g，桑寄生15g，狗脊12g，薏苡仁20g，丹参30g，当归10g，甘草3g。

此方连续服用近2月，症状减轻，四肢已不肿。3月28日以上方去茯苓、薏苡仁、苍术、甘草，加白术15g、陈皮10g、杜仲15g、泽泻10g。

1975年7月20日来信说，3月28日方服10余剂后，腰痛、小便频数、泄泻诸症大减，继续服用后已上班。有时腰痛，下午较甚，心慌、心跳。仍以该方化裁，加强补肾化瘀之品以巩固疗效。

按：肾下垂一病，临床比较少见。补中益气汤方后虽云可治脏器下垂，但收效较慢，西医目前也无特效疗法。探索用中医药治疗此病，甚有必要。此例病人不仅有中气下陷的病机，且与肾水蓄血瘀有密切关系，故以补中益气汤加减，加益母草、薏苡仁、茯苓以利水消肿；桑寄生、狗脊性甚平稳，以补肾强腰；丹参、当归以养血活血化瘀。使中气足，清气升腾，肝肾强，腰脊稳固。方中益母草可利水化瘀以消散水瘀互结之证，坚持用药前后达半年之久，诸症减轻，取得较明显效果。如果单用补中益气升阳，水瘀不消，清阳难升；单消水瘀，中气不升，气化难行，故须两相兼顾。另一方面，此病用药应选平稳不燥不腻之品，久服方显功效，若图速效，往往欲速不达。

脑 萎 缩

脑萎缩发病常在不知不觉中进行，使许多人失去早期及时诊治的机会，大部分病人求诊时，已至中晚期，疗效甚微。近年来杂志上常有治疗获效的个案报道，大多归为肝肾不足，痰浊阻窍或血瘀窍阻等，可供借鉴和参考。

【病案 1】

张某，男，64 岁，陕西咸阳某纺织厂工人。1992 年 2 月 11 日初诊。

头右侧及头后空痛，记忆力减退，前说后忘，思维逻辑混乱，全身无力，怕冷，血压正常，食欲不佳，脉沉细，舌质黯，苔薄白，经 CT 检查，诊断为“脑萎缩”。证属气虚血瘀，髓海不足。治以益气活血，填精益髓开窍。处方：炙黄芪 30g，当归 12g，川芎 12g，赤芍 10g，桃仁 10g，红花 10g，地龙 10g，益智仁 15g，菖蒲 10g，鹿衔草 30g，焦三仙各 15g。

1993 年 3 月 4 日二诊：服上方 18 剂后头痛减轻，纳食增加，舌质淡，有瘀点，舌苔白稍厚，脉细弦。继用上方加柏子仁 10g，桂圆肉 10g。

1993 年 3 月 14 日三诊：诸症减，服药则轻，停药则感不适，脉舌同前。继服上方加桂枝 6g、桑寄生 15g、淫羊藿 10g。

此后即常服此方，患者自述效果良好，记忆力改善，头已不痛，说话较前清楚。

按：脑萎缩之中医辨证，大多按老年肾虚髓海不足立论，此即常也。此例病人肾虚虽有，但更主要表现为气虚血瘀窍闭之特点。由于气虚，清气无以上荣清窍，血瘀窍闭，清窍被阻，气血不荣；加之肾虚髓海不足，故头空痛、记忆力减退等。所以脑萎缩，不能一概责之肾虚，应该具体病情具体分析。

【病案 2】

魏某，女，60 岁，陕西省咸阳市城区六小职工。1992 年 4 月 26 日初诊。

主诉近两个月来头顶抽痛，有沉重压迫感，说话时头顶有抽动感，纳食可，梦多，二便自调，脉沉弦，舌质黯，舌苔灰白，舌下静脉曲张，经针灸 11 次治疗后症状有所减轻，停针后症状如初。证属肝热血瘀。治以清肝活血。处方：天麻 10g，钩藤 12g（后下），川牛膝 15g，地龙 10g，草决明 30g，菊花 10g，豨莶草 30g，栀子 10g，磁石 30g（先煎），川芎 12g，丹参 15g，生甘草 6g，6 付。

1992 年 5 月 3 日二诊：自觉头顶有重物压迫感。有时恶心欲吐，精神睡眠正常，舌红苔白腻，脉沉弦。仍用上方去栀子、生甘草，加夏枯草 15g、山楂 15g、僵蚕 10g，6 付。

1992 年 5 月 11 日三诊：病史同前，记忆力减退，反应迟钝，经 CT 检查提示“脑萎缩”，头顶仍沉重瘀痛，二便正常，舌色黯，舌体胖，舌苔灰白，舌下脉络迂曲，脉沉细。证属肾虚血瘀。处方：枸杞子 10g，菊花 10g，熟地 15g，山萸肉 10g，泽泻 10g，丹皮 8g，山药 15g，川芎 12g，生山楂 15g，磁石 30g（先煎），五味子 10g。

上方服 6 付后，自感诸症减轻，头痛、头重明显减轻，遂以此方为基础常服达 1 个月，症状进一步好转，瘀血症状消退，除记忆力仍不佳外，其余均有显著改善。

按：脑之所以萎缩，必有其内在原因。脑位最高，赖气血精气以濡养，若一旦有肾亏髓海不能充盈，或气虚血弱，脑海失养，或瘀血痰浊阻闭，清窍为之壅塞，或各种因素同时存在，则脑失充养，必逐渐萎缩，记忆思维功能也随之减退或丧失。

此病发展较慢，一般多认为是老年人本身功能衰败所致，实则多为病态，早防早治，加强锻炼，特别是科学用脑，防止血管硬化都是需要注意的。

上述病案，先予清肝活血，其症状虽未明显改善，但却是补肾前必须做的工作，清其肝火，以防邪火上窜清空，散其瘀血，以改善脑部血液供应，辅以镇潜降压、降血脂之品，均为改善症状之重要措施。继以杞菊地黄丸加减补益肝肾之阴，川芎、生山楂活血化瘀，五味子、磁石潜镇收敛耗散之精气，故久服而收效。

心肌炎

病毒性心肌炎按其证候表现，属于中医学怔忡、心悸等范畴，其病因病机早期多为温热邪毒侵袭，中后期多呈心阴不足、气阴两亏、阳虚夹瘀等类型。

【病案 1】

李某，男，10 岁，咸阳某小学学生。1992 年 5 月 30 日初诊。

主诉：胸闷、心慌、乏力、纳差 1 年余。患者因“心肌炎”在西安某医院住院 40 多天，多次作心电图示“心律不齐”、“心肌损害”、“心肌供血不良”，病情时好时坏。现除上述症状外，尚易出汗，大便干，数日一行，一般情况可，心率 89 次/分，律齐，心瓣膜未闻及病理性杂音，肺（一），舌尖红，舌苔薄白，脉沉细。证属气阴两虚，心血瘀阻，心失所养。治以补益气阴，化瘀养心。处方：玉竹 10g，麦冬 10g，玄参 10g，太子参 10g，丹参 10g，苦参 10g，炙甘草 5g，三七 1g（冲服），鹿衔草 10g，瓜蒌 10g，生山楂 10g，炒枣仁 10g，当归 6g，6 付，水煎，每日 1 剂，分 2 次内服。

此后每周诊治 1 次，基本以上方为基础，曾加炙黄芪、薤白、茯苓等数味，服至 1992 年 6 月 19 日，胸闷已消失，精神好转，乏力减轻，有时心慌，纳差，口淡无味，汗较多，大便时干时溏，小便可，舌质红，少苔，脉较前有力。继服方：太子参10g，麦冬10g，五味子6g，炙甘草5g，炒枣仁10g，白芍10g，柏子仁10g，苦参6g，茯苓10g，瓜蒌10g，鹿衔草10g，焦三仙各10g，稍事调理。

按： 此证因热毒久留，灼伤气阴，加之瘀血所阻，心失所养，故心肌炎症状未除，迁延1年余未愈。用太子参、玄参、丹参、苦参为基础（即“四参安心汤”中的“四参”，改西洋参为太子参），益气养阴，化瘀清热，以针对“气阴两伤，瘀热未清”的病机；加玉竹、麦冬以养阴生津；炒枣仁、当归养心安神；瓜蒌、鹿衔草宽胸强心；生山楂、三七助丹参活血化瘀，改善血液供应。坚持用药不及1个月而诸症自除。方中苦参一味，能清热、解毒、除湿，现代研究证实其可纠正心律失常，鹿衔草有较好的强心抗风湿作用，生山楂可改善冠状动脉血液循环，故属经验用法。

【病案2】

边某，女，35岁，咸阳某旅社职工。1991年12月21日初诊。

1988年曾患“心肌炎”，在咸阳某医院住院43天，症状减轻出院后，此后常感心悸、胸闷，有时心前区疼痛。心脏多项功能检查提示“心肌损害”、“心肌缺血”。现下肢浮肿，胸闷，胸胁部胀满，心慌，月经量少，身体发胖，疲乏无力，舌质黯红，舌苔白，脉沉细。证属血虚血瘀，气化不利。治以补血活血，益肾利水。处方：当归10g，川芎10g，赤芍10g，桃仁10g，红花10g，丹参15g，生山楂15g，桂枝10g，益母草30g，泽泻10g，川牛膝12g，桑寄生15g，鹿衔草15g，12付，水煎，每日1剂，分2次内服。

1992年1月18日二诊：上方共服18剂后，腿肿明显减轻，气短、疲乏无力等症状已除，胸胁胀满及腰痛诸症锐减，走路畅快不喘，心慌，舌质黯红，舌边尖红，脉沉细。仍以桃红四物汤加益母草、桂枝、丹参、桑寄生、瓜蒌、金钱草、香附。至4月11日再诊时，前后共看9次，服药近4个月，诸症痊愈。

按：病毒性心肌炎，易复发，不易根治，常迁延不愈。此患者病已4年时发时止，未能根除。久病心气、心血、心阴、心阳均暗耗，心失所养，不能正常发挥其主血脉的功能，且症状错杂，甚难辨证。

治疗时以当归、丹参补血养血，桂枝、鹿衔草振心肾之阳气，桃仁、红花、赤芍、川芎、山楂活血祛瘀，川牛膝、桑寄生补肝肾，益母草、泽泻利水消肿。方中鹿衔草具有强心作用，性温而不燥，与桂枝同用，能明显振奋心阳，益母草利水消肿而不伤阴，与泽泻同用消肿甚捷，故坚持服用而诸症全消。

乙型肝炎

对病毒性乙型肝炎中医仍然按传统的胁痛、肝郁等辨证论治，对其病机多认为是湿热毒瘀、脾虚肝郁所致。治疗上除辨证分型施治外，多加除湿解毒化瘀健脾滋阴舒肝之品。

【病案1】

陈某，男，34岁，陕西兴平县干部。1993年3月7日初诊。

患“乙肝”半年之久，经多次化验，“两对半”中一、三、五项阳性。现上腹部疼痛，脘腹胀满，阵发性加剧，两胁疼痛，伴头昏，失眠，口干引饮，纳差，大便稀，巩膜轻度黄染，舌质红，舌苔薄白少津，脉弦缓。证属脾虚肝郁，毒瘀互结。治以健脾舒肝，解毒化瘀。处方：太子参12g，白术12g，茯苓15g，炙甘草3g，五味子10g，丹参15g，三棱10g，板蓝根15g，香附12g，猪苓12g，大腹皮10g，焦三仙各15g，7付。

1993年3月13日二诊：服上方后腹痛、腹胀、头昏、头胀、口干、纳差等症状明显减轻。近两天感上腹部痛、腰痛，舌质红，苔薄白，脉弦缓。仍用上方加鳖甲 15g（先煎）。因患者服此方症状改善明显，即长期应用约 3 个月，病情逐渐好转，精神大振，纳食增加，腹痛、胁痛均除，肝功“两对半”化验已转正常。

按：此例辨证为脾虚肝郁，毒瘀互结，用四君子汤健脾益气。方中用太子参者，其性平而偏凉，久用无化热恋邪之弊，属清补之品；香附舒肝解郁；丹参、三棱活血消瘀；板蓝根清热解毒；五味子敛阴护肝；大腹皮、猪苓行气化湿；焦三仙消导化食。其中，三棱对顽症瘀血较好，猪苓经近代研究证实有提高细胞免疫力及抗癌活性，故久服收效显著。

【病案 2】

王某，女，38 岁，陕西咸阳市沈家小区居民。1992 年 3 月 29 日初诊。

主诉：胃脘部不适，泛酸嗳气，纳差 7 天，既往有“乙肝”病史 1 年多。“两对半”中一、三、五阳性。但患者自觉症状不明显，未引起重视，曾断断续续服中西药物。近 1 周来情绪不佳，时觉胃脘部胀满不舒，饮食减少，泛酸嗳气，眼睛干涩，大便不调，小便黄，睡眠不安，月经正常，舌质黯红，舌苔薄黄，脉弦细。证属肝气郁结，肝胃不和。治以舒肝解郁，调和肝胃。处方：柴胡 10g，白芍 15g，枳壳 12g，甘草 3g，川芎 10g，香附 10g，陈皮 10g，焦三仙各 15g，鳖甲 15g（先煎），三棱 10g，三七 3g（冲），女贞子 10g。

1992 年 4 月 6 日：服上方后效果明显，胃脘不适、泛酸、嗳气均减，食欲增加。后因未坚持治疗，半月后诸症又现。劝其认真对待，坚持治疗，仍以上方化裁，坚持治疗 2 月余，诸症全消。后以上方加炙黄芪 15g、白术 12g、黄精 15g 又服用 2 月余，化验“两对半”及肝功能正常，临床治愈。

按：乙肝病程长，反复难愈，良方虽多，一效难求。个人认为对乙肝应辨证与辨病相结合。辨证，可以根据每一个病人具体情况用药，以提高机体自身免疫力，主要依靠调动本身免疫功能，消灭和排除乙肝病毒，或者创造不利于乙肝病毒生长的环境；辨病，可以提高辨证的准确性，减少盲目性，检验治疗效果。此例主要表现为肝气郁滞、肝胃不和，故用柴胡舒肝散为主化裁。但考虑到患者病久气病及血，故加鳖甲、女贞子滋阴，三棱、三七化瘀，以改善肝脏血液供应，而不用过于苦寒清热解毒之品，用后效果较好。并且常用滋益肝肾之一贯煎加减治疗久病伤及肝肾之阴的乙肝患者，效果亦好。

溃疡性结肠炎

溃疡性结肠炎临床表现主要为慢性反复发作的腹泻、腹痛，有时大便有脓血，日久可有消瘦、乏力、纳差、贫血等症状，中医多从“泄泻”、“休息痢”、“滞下”等论治。相对而言，中医治疗此病疗效较好，有一定优势。

【病案】

陈某，女，30岁，陕西第一毛纺厂工人。1992年7月5日初诊。

左下腹隐隐作痛、腹泻3年，加重2个月。3年多来，经常腹痛、腹泻，大便时干时稀，小腹疼痛且胀，食后胀甚，纳差，有时恶心欲吐，身困乏力。查胃脘部、右胁下、右少腹部压痛，肠鸣音亢进。曾按“肝郁脾虚”、“寒热错杂”论治，并服“结肠炎丸”无效。近1个半月来，腹痛肠鸣加重，大便呈水样，严重时每日大便7～8次，伴纳差、疲乏困倦、自汗、精神差、头晕眼花、心慌气短，舌质淡，舌苔薄白，脉沉细无力。证属脾虚湿盛。治以健脾渗湿。处方：太子参12g，茯苓30g，白术15g，扁豆10g，陈皮10g，山药30g，莲子15g，砂仁6g，薏苡仁15g，焦山楂30g，肉豆蔻10g（去油），沙参12g，6付，水煎服。

1992年7月11日二诊：服上方后，大便次数明显减少，日行1次，尚不成形，心慌气短减轻，纳食增加，精神较前为佳，右少腹仍隐痛，伴泛酸嗳气，舌略红，舌根苔黄，脉沉弦。仍用上方，加荔枝核 15g，6 付。

1992 年 7 月 23 日三诊：服上方后，已不腹泻，腹部微胀、微痛，白带多，纳食可，舌红，舌苔薄白，脉弦细数。继续服用上方，稍事加减。服药近 3 个月，自觉症状消失，临床治愈。

按：溃疡性结肠炎表现形式多样，常有脾胃阴虚、肝胃不和、肝脾不和、寒热错杂、脾湿肝郁、脾肾两虚、中气下陷、热毒血瘀等多种证型，六证似无一定规律，主要根据病人当时的证候体征辨证论治。此例得病时间已久，久治未果，泄泻无度，正气大虚，湿邪下注，伤及气阴，故用参苓白术散为主方化裁。方中重用白术、茯苓、山药、薏苡仁健脾渗湿止泻，焦山楂、沙参消食养阴，肉豆蔻收涩止泻止痛。不用木香、枳实等耗气之品，皆因正气大虚，不耐攻伐，而重在甘淡渗湿，甘平健脾，以图恢复其运化、分利之职，故用后效果较佳。

慢性支气管炎

中医对此病的认识有悠久的历史，积累了丰富的经验，创造了众多的理论和方药。用之得当，均可取得改善症状、减轻痛苦的效果。一般初起者易治，久病者治愈较难。

【病案 1】

孙某，女，50 岁，陕西咸阳市文汇路居民。1985 年 10 月 20 日初诊。

主诉：咳嗽、咯痰、气喘 3 个月，入冬以来，一直咳嗽，夜间较重，胸闷气喘，背部、两胁处疼痛，怕冷，出汗，舌质红少苔，脉沉细。一般情况可，心率 68 次/分，律齐，未闻及病理性杂音，双肺可闻及小水泡音，呼吸急促。前医按“痰湿壅肺”治之未效。原有“胸膜炎”病史，迁延不愈，气喘更剧，咳嗽，痰灰白黏腻，口苦而黏，小便黄，大便干，舌质淡红，苔薄黄腻，舌下静脉曲粗怒张，病人自知不治，对治疗失去信心，心情烦躁欲死。证属心阳不振，肺气郁闭，血行不畅。治以温通心阳，开宣肺气，活血化瘀。处方：瓜蒌 15g，薤白 10g，桂枝 9g，姜半夏 10g，杏仁 10g，川贝母 10g（冲服），降香 10g，桃仁 10g，红花 10g，丹参 15g，橘络 10g，生山楂 15g，6 付，水煎服，每日 1 剂。另用丹参注射液 20 支，每次 1 支肌注，1 日 2 次。

1985 年 10 月 28 日二诊：服上方后，诸症大为减轻，胸闷、心痛已除，惟感肩部、颈部不适，气短，咳嗽，痰仍多，口苦口干喜凉，喜叹息，小便黄，舌质红，舌苔白腻，脉沉细滑略数。心痹已开，肺气仍为痰郁所阻。效不更方，继以上方去半夏加沉香 3g，6 付。

此后以上方加减，连续诊治 6 次，每次 6 付药。连服药近 60 天，至 1992 年 8 月 21 日随访，自述除偶有咳嗽外，余症多年未犯。

按：此病人有多种疾病：慢性支气管炎、胸膜炎、肺心病等，病机错综复杂，病因交织，辨证治疗颇费心思，这是疑难病的特点。辨证时抓住心阳不振、肺气郁闭、血行不畅三个病机要点，以温通心阳、宣肺化痰、活血化瘀为法。处方以瓜蒌、薤白、桂枝宣痹通阳；加姜半夏、川贝母、橘络、杏仁宣肺气，化痰涎；降香、桃仁、红花、丹参行气化瘀，改善心肺血液循环；方中用生山楂之意，仍在取其活血化瘀而非消食。由于抓住了主要矛盾，且坚持守法守方治疗，故前后服药 2 个月而愈。

【病案 2】

许某，男，45 岁，陕西兴平县某中学教师。1992 年 5 月 23 日初诊。

自幼经常反复咳嗽，呼吸急迫，遇寒加重，咯白色黏痰，背部经常发凉，盗汗，手足心发烧，舌质紫黯，舌下络脉紫黯，脉浮无力。证属肺虚气逆，痰郁生热。治以降气化痰，化瘀清热。处方：苏子 10g，白芥子 10g，莱菔子 10g，沉香 6g，白果 6g，五味子 10g，茯苓 15g，细辛 3g，狗脊 12g，甘草 6g，丹参

15g，鱼腥草15g，6付，水煎服，每日1剂。

1992年5月30日二诊：症状相同。仍以上方加干姜6g、黄芩10g、蛤蚧1对（研末冲服），6付，用法同前。

1992年6月6日：服上方后背凉、手足心发烧好转，盗汗减少。处方：苏子10g，白芥子10g，莱菔子10g，沉香6g，葶苈子10g，大枣5枚，茯苓20g，鱼腥草30g，黄芩12g，杏仁10g，瓜蒌15g，远志6g，五味子6g，6付。

1992年6月13日：服上方后喘促、胸闷减轻。仍以上方去莱菔子，加桔梗10g、牛蒡子10g、葶苈子12g。

此后患者又诊治3次，基本以上方加减，加减药物为麻黄、百部、紫菀、薤白、半夏曲、橘红等。至1992年7月4日时，胸闷喘促大减，背部已不发凉，已不吐痰，惟感气短，继以补肾纳气以固根本。

按： 自幼咳喘，肺肾两虚，宿疾日久，久治无功。察其证，虚实夹杂，以痰气壅肺、肺气失宣为主，次有肺虚、郁热等病机交织。辨证时抓住肺虚气逆、痰郁生热为本，痰多气阻兼有瘀阻为标。方用三子养亲汤加沉香、降香降气化痰，久喘肺虚，故加白果、五味子收敛肺气，细辛温散肺寒，狗脊补肾强腰，丹参化瘀，茯苓除痰，鱼腥草清痰郁之热。二诊时加蛤蚧以补肺肾纳气定喘，干姜助细辛温肺化痰，黄芩助鱼腥草清热。后又加葶苈子泻肺气之壅实，杏仁、瓜蒌、远志肃肺化痰养心。自始至终标本兼顾，虚实并调，故数十年之沉疴，治疗2个月即愈。

慢性气管炎，往往虚实夹杂，治疗时必须注意标本兼顾，注意处理好扶正与祛邪的辨证关系。药不可过于偏寒偏热，免生弊端。

梅尼埃综合征

梅尼埃综合征是内耳病变引起的发作性眩晕，常伴恶心、呕吐、耳鸣等症状，西医治疗常给镇静剂、安定剂、止吐剂等，但只能暂安一时。中医治此病积累了丰富的经验，常按湿痰、气虚、郁热、肾亏、阴虚等型辨证论治，可缓解症状，部分可根治。

【病案】

罗某，女，53岁，干部。1979年11月3日初诊。

因眩晕，不能站立，站立则眩晕欲倒而就诊，伴恶心呕吐。眩晕发作频繁，两三日发作1次。经西医多种检查，诊断为梅尼埃综合征，曾迭进中西医药无效。证属风痰上扰，虚瘀交加。治法：化痰通络，平肝益肾。处方：橘红10g，茯苓15g，姜半夏10g，磁石30g（先煎），丹参15g，川牛膝10g，桑寄生15g，菊花12g，钩藤12g，夜交藤30g，桂枝5g，女贞子10g，6付，水煎服。

服上方后效果非常明显，连服12付，症状皆除。后以此方授其他3位该病患者，服后也云有良效。患者经此治疗后15年未发。

按：梅尼埃综合征，有称内耳眩晕症，确切病因不明。临床表现虽异，但风痰上扰、虚瘀交夹者比较常见。此例用橘红、姜半夏、茯苓化痰除湿；磁石、钩藤、菊花清肝平肝；丹参、川牛膝、桂枝化瘀行血，引血下行；桑寄生、女贞子补益肝肾；夜交藤养心安神，通络祛风。临证用治多人，按证稍事加减，亦皆有效。

更年期综合征

本病用中医药辨证施治具有较强的优势，效果比较理想。

【病案】

张某，女，48岁，陕西咸阳市某纺织厂工人。1992年7月5日初诊。

头昏、急躁易怒、面部时有烘热感约2个月。平素腰痛，上肢发麻，颜面及下肢肿胀，胸闷，气憋，心慌，白带多，月经 2 个月未来，舌质黯，舌苔薄白，脉沉弦细。证属心肾阴亏，血瘀兼胸阳不展。治以养心补肾化瘀，宽胸理气。处方：甘草 8g，小麦 60g，大枣 6 枚，麦冬 12g，仙茅 10g，淫羊藿 10g，当归 18g，瓜蒌 15g，薤白 10g，丹参 15g，杜仲 12g，桑寄生 15g，川牛膝 12g，白薇 10g，磁石 30g（先煎），6 付，清水煎服，每日 1 剂。

1992 年 7 月 12 日二诊：服上方后烘热感、烦躁、头昏减轻，月经已来，量较多。继用上方加三七粉 3g（冲服），当归减为 10g，6 付。

1992 年 7 月 30 日三诊：服上方后诸症进一步减轻，胸闷、憋气、心慌均好转。嘱继服上方以巩固疗效，并加服归脾丸以资巩固。

按： 更年期综合征有多种病变类型，按其证候辨证施治，一般均可改善症状，获得较好效果。此例病人疑难之处在于不仅有心脾肾三脏功能失常，而且兼有胸闷、心悸、心慌等心脏症状，西医诊断有“冠心病”。两种病合病，增加了其病的复杂性。当此之时，仔细辨证，发现其以心肾两虚为主，兼有脾弱胸阳不展为次。故治疗时以甘麦大枣汤甘缓补心脾缓心急，加麦冬养心清热除烦，仙茅、淫羊藿、杜仲、桑寄生补益肝肾，当归、丹参、川牛膝养血活血，瓜蒌、薤白宽胸理气，白薇透泄郁热，磁石平肝阳之亢，故用后甚效，坚持治疗 20 日后，诸症明显减轻，冠心病症状亦减。

肺 结 核

中医治肺结核已有悠久的历史，积累了丰富的经验，特别是对一些属疑难证的病人，或久用抗生素而效果较差的肺结核患者，中医辨证施治仍具有一定的优势。兹举例如下以见一斑。

【病案】

李某，男，48岁，陕西咸阳市马庄乡农民。1993年5月9日初诊。

患者因头昏，头感麻木，全身乏困无力，纳差，进食胃胀，进行性消瘦恶寒发热，腹部硬痛，腰酸痛，气短，咳嗽，大便稀溏等多种症状，在西安某大医院就诊，经胸片等多种检查，诊断为：肺门结核、间质性肺炎、慢性支气管炎、肺气肿。经住院治疗有所好转，但上述症状仍在，因经济困难出院，求治于中医。查患者除上述症状外，舌质淡，舌苔白，脉沉细数，身体消瘦。证属脾肺两虚，兼有郁热。先拟培土生金，清泄郁热为治。处方：党参10g，茯苓12g，当归10g，炙甘草6g，焦山楂15g，沙参15g，百合12g，黄精12g，麦冬15g，五味子10g，鱼腥草15g，黄芩10g，柴胡6g，6付。

1993年5月13日二诊：服上方后乏困无力好转，已不发冷发烧，有精神。继服上方去柴胡，加生地10g、玄参10g，6付。

1993年6月2日再诊时，患者述回家后连服上方18付，自觉精神好转，头昏头木、纳差胃胀等均大为减轻，求方巩固。鉴于药已中病，而病情复杂，非一日能愈，嘱其坚持服用上方，并加杞菊地黄丸以资巩固。1年后拍片复查，结核已钙化吸收。

按：此病人以头昏、头木求治，而临床表现症状繁杂。患者进行性消瘦，疲乏无力，胃胀纳差，以前按胃病治疗，效果不显。西医检查确诊有肺结核、肺炎等多种疾病。辨其证，病位涉及脾、肺、肾、胃，其性质虚实夹杂，新病旧病交织。当此之时，抓脾肺两脏之主要矛盾，兼及肺部郁热，用药清补兼施，补脾益肺，补土生金，补益不峻，清热不猛。方中党参、茯苓、炙甘草、沙参、黄精补脾肺之气，培土生金；沙参、麦冬、百合益肺阴；当归养血；山楂、五味子收敛肺气，兼消食滞；鱼腥草、黄芩、柴胡清泄肺热。方中既有四君子意，又有生脉散之方，平和清淡，故可久服。以后益阴补肾以图根本，防止复发。若急躁冒进，用药偏燥偏热，均易发生他变，反不易用药矣。

毛细胞白血病

毛细胞白血病是极为罕见的疾病，故无成熟经验可供借鉴。临床上有时遇到此种罕见的奇病，只要我们怀着勇于探索的精神，发挥中医的特长，仍然有可能治愈。

【病案】

司某，男，40岁，工人。1992年5月16日初诊。

患者因头昏乏力，牙龈出血1年余，脾大4个月，曾在西安某医院住院5个月，经多次会诊，诊断为罕见的“毛细胞白血病”，经多方治疗，效果不著。出院时，心肺未见异常，肝由肋下4cm回缩至2cm，脾由肋下6cm回缩至2cm，表面光滑无压痛，余症无变化。求诊时头晕，面色无华，有时齿衄，唇色淡，皮肤发黄，舌苔薄腻稍黄，脉弦细数。血小板$81\times10^9/L$。反复推敲，似属脾肾两脏之证。证属脾肾两虚，阴亏血瘀。治以补益脾肾，养阴止血。处方：生熟地各15g，制首乌30g，鸡血藤45g，当归12g，怀牛膝12g，三七3g（冲服），鹿角霜12g，肉苁蓉12g，白芍12g，焦山楂15g，阿胶10g（烊化），麦冬15g，6付，水煎内服。

1992年5月24日二诊：上方服6付后精神好转，头晕消失，纳食可，但有时仍乏力，劳作后加剧，有时齿衄，面色少华，眼睑色白，二便调，脉较前有力。继以前方去生地，加巴戟天10g，狗脊10g。

此后每次来诊时，均以此基本方加减，曾加炙黄芪30g、五味子10g、党参15g、炙甘草10g、杜仲炭10g出入，守方继服，病情逐渐好转，至7月10日，服药历时2个月，病情稳定，精神佳，困倦乏力大减，化验血小板数上升至$120\times10^9/L$，纳食可。继用上方为丸善后巩固。

按：毛细胞白血症，是西医的诊断，治疗较难。尽管如此，由于患者表现出一派脾肾两虚征象，兼有阴虚血瘀症状，用中医理法仍然可以辨治。故自始至终以补益脾肾为主法，稍佐益阴止血之品，守法守方2月余，终于获效。此案说明，诊治疑难病，一要敢诊敢治，坚持用中医之所长，不为其他因素所惑；二要准确辨证，守方久服，不要朝三暮四，动辄改法易方。

类风湿性关节炎

类风湿性关节炎临床不易根治，但中医方药比较有效。

【病案1】

李某，女，59岁，陕西咸阳市某厂退休工人。1993年3月27日初诊。

全身关节疼痛4年多，疼痛有游走性，曾四处求医，服药甚多而效果不显。就诊时全身关节酸痛，阴雨天加重，颈部、背部、肘部等无处不痛，头晕，眼干涩，乏力，咽喉干痛，动则气喘，纳食尚可，二便调，舌黯淡，舌下脉络迂曲，舌边有溃疡，苔白少津，脉沉细。曾在某医院检测类风湿因子阳性，血沉增快。证属风湿痹证，肝肾不足，风寒湿侵袭，痰阻血瘀。治以祛风除湿，补益肝肾，活血通络。处方：羌活6g，独活10g，豨莶草30g，细辛3g，五加皮10g，川牛膝12g，桑寄生15g，杜仲12g，丹参12g，川芎10g，生山楂15g，甘草6g。

1993年6月26日二诊：上方曾连服2月多，自觉诸症减轻，尤其关节酸痛减轻，自觉四肢有力，余症如前。患者因有糖尿病史，故继用上方去羌活，加威灵仙10g、山药30g、制乳香10g。

半年后偶遇随访，言上方断续服用达3个月，关节已不疼痛，遇阴雨天偶有酸困，能干家务活。

按：类风湿关节炎属中医痹证范畴，顽固难治，幸此例病程虽长，而关节尚未变形，尚望可治。方中用羌独活、豨莶草、细辛祛风湿止痹痛；桑寄生、杜仲、五加皮补肝肾强腰膝；川牛膝、丹参、川芎、生山楂活血通络。由于患者年岁较大，祛风湿药物均选性质平和之品以免伤正，补肝肾之品补而不燥，故可久服而收功。

【病案 2】

张某，男，55 岁，陕西咸阳 4400 厂工人。1992 年 8 月 7 日初诊。

主诉：全身关节疼痛已 10 余年，近 2 年加重。现有关节冷痛，遇寒加重，伴胸闷心慌，气短乏力，口干呕心，纳差，小便黄，大便稀。既往有“萎缩性胃炎”史，近来心脏亦不好，怀疑有“冠心病”。舌质红，舌苔黄，脉沉弱无力。证属气虚血瘀，风寒湿痹，心肾两亏。治以补气通络，祛风散寒除湿，补心益肾。处方：炙黄芪 30g，当归 12g，川芎 10g，赤芍 10g，桃仁 10g，红花 6g，地龙 10g，独活 10g，细辛 3g，桂枝 10g，夜交藤 30g，炒枣仁 15g，淫羊藿 12g，生山楂 15g，三七 3g（冲服），6 剂，水煎内服。

1992 年 8 月 20 日二诊：患者诉服上方甚效，诸症减轻，继用上方去地龙，加瓜蒌 12g，薤白 10g。

1992 年 9 月 1 日三诊：诸症大减，自认为服此方效果显著，嘱用此方制成丸剂长服以图巩固。1 年后随访，言遵嘱服丸剂半年之久，诸症皆除。

按：此病人长期患风湿痹证，正气大虚，血脉不利，风湿仍在，又加胸中阳气不振，久病必及于肾。古方独活寄生汤曾开创用八珍汤合补肝肾之品以扶正，以独活、秦艽等祛风湿止痹痛之先河。然久病气虚络阻，经脉不利，加之风湿痹阻，虚实夹杂，正虚络阻尤重，故取补阳还五汤之意，重用黄芪补气以通络，以补为通，不伤正气；用桃仁、红花、当归、川芎、赤芍、三七、生山楂养血活血，化瘀通络；用独活、细辛、桂枝、淫羊藿祛风湿止痹痛，且淫羊藿又可补肾；炒枣仁、夜交藤养心安神，以稍顾兼症。所以全方补泻结合，以补为主，以治风湿痹证为主，兼顾心胃，久用收效显著。

风湿性心脏病

风湿性心脏病主要由于感染溶血性链球菌以后，继发慢性心脏瓣膜病变，引起二尖瓣狭窄等严重病变，临床并不少见。由于心脏发生器质性改变，单靠药力不能根治，但用中医药非手术治疗，有时可以改善临床症状，提高机体抵抗力，减轻患者痛苦，值得研究。

【病案】

赵某，女，16岁，西安市某中学学生。1993年1月10日初诊。

主诉：胸闷，心慌，心前区刺痛，低热，全身关节疼痛，头晕，月经量多。5个月前在西安某医大住院，确诊为“风心病”、“二尖瓣狭窄合并关闭不全”。舌尖红，舌苔白，脉细数。证属胸阳不振，气滞血瘀，兼有瘀热。治以宽胸理气，清热化瘀。处方：瓜蒌15g，薤白10g，丹参15g，炙甘草6g，苦参10g，桂枝10g，葛根10g，川芎10g，赤芍10g，当归10g，三七3g（冲服），生山楂5g，6付，水煎服，每日1剂。

1993年2月13日二诊：左胸偶有刺痛，肩关节疼痛，有时头晕，心悸，舌尖红，舌苔白，脉细数。仍用上方去葛根加姜黄10g、玉竹12g，6付。

1993年3月6日，病史症状同前。处方：桃仁10g，红花10g，当归12g，生地12g，赤芍10g，川芎10g，丹参15g，瓜蒌15g，薤白10g，益母草15g，生山楂15g，三七2g（冲服），桑寄生15g，6付。

1993年3月27日，胸闷心慌有所减轻，经常感冒，咽喉肿痛，动则汗出，脉细数，舌红苔黄。仍以上方为主，加太子参15g、麦冬10g、五味子10g。

1993年4月29日，自服药后心慌心悸大减，精神好转。今日又拍胸片，与2月前所拍胸片对照，心界明显缩小，患者信心大增，继用上方至6月26日。再诊时，心脏已无不适，有时关节疼痛，因纳呆、胃胀求治，病已临床治愈。

按：风湿性心脏病、二尖瓣狭窄合并关闭不全，是中西医共认的难治病。对此类疾病，有不少以补心养心、活血化瘀、养阴益气等法治疗获效的报道。此病初用宽胸理气、清热化瘀法治疗，以扩展胸中气机，清化心中郁热，再以桃红四物汤养血化瘀，化痰利水，消散水瘀互结，终用生脉散益气养阴，合桃红四物汤养血活血，终获较好疗效。始终坚持养血化瘀，并根据证情变化，分阶段分层次施治，不随便更改主方主法，故能取得良好疗效。

高血压病

【病案1】

刘某，女，61岁，陕西中医学院职工家属。1990年3月11日初诊。

头痛头晕头胀手麻已10余年，右腿痛，右耳鸣，睡眠差，精神萎靡，腰膝酸软，BP 180/100mmHg，舌色紫黯，脉弦。曾服不少中西药，症状时轻时重。证属阴虚阳亢，肝风兼血瘀。治以平肝，滋阴潜阳，息风化瘀。

处方：菊花12g，川芎10g，牛膝15g，磁石30g（先煎），丹参15g，豨莶草30g，赤芍10g，路路通15g，僵蚕10g，生地12g，夜交藤30g，生龙骨30g（先煎），6付，水煎服，每日1剂。

1990年3月25日二诊：症状如前，仍用上方加天麻10g、姜黄10g。

1990年10月21日：上方服20余付，诸症减轻，遂未再服药。半年来头又胀痛，双手发麻，睡眠差，耳鸣，脉沉细，舌质黯少苔。血压又达以前高度。处方：炙黄芪30g，当归12g，川芎10g，赤芍10g，桃仁10g，红花6g，地龙10g，炒枣仁

30g，夜交藤30g，川牛膝15g，磁石30g，生龙牡各30g，豨莶草30g，生山楂15g，6付，水煎内服。

1990年11月25日：头痛大减，手麻减轻，耳鸣已不发生，自觉诸症大减，惟因感冒求治。血压18.7/12kPa。仍以上方加葛根、菊花、薄荷、丹参等加减，并嘱长服杞菊地黄丸与复方丹参片以巩固疗效。

按：此证先以滋阴潜阳化瘀为主法，后以益气活血平肝潜阳兼安神为主。用药后均有显效。但由于年岁较大，除高血压外还有心、脑等部病变，故需抓住主症，兼顾次症，坚持用药，待血压下降后，又以补肾活血以资巩固，防止复发。

【病案2】

邓某，男，46岁，马来西亚庄氏集团总经理。1993年9月11日就诊。

自诉1年前因吃海鲜、喝酒后胸痛，经当地检查诊断为“冠心病”，同时查血压为160/90mmHg。此后一直胸痛，严重时不能平卧，有时两胁疼痛，偶向背部放散，体胖，大便常干，舌体胖有齿痕，脉弦而虚。证属心肾两亏，肝气郁滞。治以调补心肾，舒肝活血。处方：全瓜蒌15g，薤白10g，西洋参10g(另煎)，麦冬10g，五味子10g，杜仲12g，桑寄生15g，丹参15g，赤芍10g，鹿衔草15g，香附10g，豨莶草30g，生山楂15g。

该患者回国后，坚持服用此方1月余，写信来说，非常有效，心前区已不痛，血压下降，问是否可以做成丸药常服。据此方加天麻10g、草决明15g，嘱可做成丸剂坚持服用。半年后来信云，一如常人，身体健康，精力充沛。

按：此病人既有高血压，又有冠心病，其胆囊炎也未能排除。所以辨证时三方面均应考虑到。方中用瓜蒌、薤白宽胸散结，西洋参、麦冬、五味子益气养阴，杜仲、桑寄生、鹿衔草补益肝肾，丹参、赤芍、生山楂活血化瘀，香附理肝气之郁，豨莶草降血压之用，且方中生山楂、鹿衔草、丹参等可以降血脂，后加天麻以平肝止眩，草决明清肝降脂。整个方剂兼顾三病，补泻结合，药性平缓不峻，久服效果明显。高血压只是一个现象，其内在原因是十分复杂的，七情长期失调，肾中阴精不足，脾虚痰阻，血脉瘀滞均可导致此病，临证必须仔细辨别，方不致误。

胃柿石症

胃柿石是一种比较少见的奇难病证，中医辨证多属“积聚”范畴，由于过量食柿子，积聚中焦，中气被阻，脾胃受损。治法宜消积和胃，辛开行滞，不宜过猛攻伐荡涤。笔者治此病，偶有一得，故记于此。

【病案】

闫某，男，21岁，内蒙古石油普查大队工人。1978年12月2日初诊。

1年来胃脘部经常胀痛，初起并未介意，本年3月因便血在当地某医院按消化道溃疡出血治疗，尔后便血止，但胃脘仍痛，并摸到小儿拳头大小包块，纳差食减，每天进食约300g，且消瘦身痛日益加重。故转回内地治疗。同年11月又吐咖啡色物2次（每次约300ml），在某医院仍按消化道溃疡出血治疗，血虽止而胃痛仍不减，遂转某医院诊治，按其消瘦形态，摸其坚硬包块，观其反复出血，问其疼痛不止等，疑为胃癌，劝其手术治疗。家属不欲手术，故转中医试治。诊见患者面黄肌瘦，气短懒言，胃脘部有拳头大小质硬包块，按之作痛，舌体胖苔白，舌下瘀丝较多，脉沉涩，眼睑、指甲色淡白，面目稍浮肿，经详细追问病史，才知患者于病前（1977年10月份）下乡时，一次曾大量吞食小软柿子约25个，当时并未有异常感觉，以后逐渐胃痛，后经再次钡餐透视，诊断为“胃柿石症”。证属胃肠积聚，中气受阻，脾胃受损。治以消积和胃，化瘀导滞。处方：①黑木耳30g，温水泡软除去杂质，加入适量蜂蜜，吃木耳喝蜂蜜水。②胃脘部（包块处）外贴伤湿止痛膏。③每日肌内注射丹参注射液 2 支。

1978 年 12 月 11 日二诊：上方服用 4 天后，排下一如鹅蛋大小外坚内软粪块（剥开后为黏状柿色物），泻后精神清爽，饮食增加，胃脘硬块已无，胃痛未作，脉沉细，舌略红，舌下瘀丝全无。故再用上方半月后，上述症状全消，钡剂透视未发现异常。惟觉乏力，汗多，舌稍淡，脉沉。按气血双虚，中气不调论治，处方：炙黄芪 30g，当归 10g，白术 10g，焦山楂 15g，肉苁蓉 15g，党参 10g，元胡 10g，何首乌 30g，麦芽 15g，炙甘草 6g，浮小麦 30g，每日 1 剂分 2 次服。

1979 年 2 月底痊愈，返回内蒙工作，至今良好。

按：胃柿石属中医积聚范畴，因吞食大量柿子，性寒涩滞，阻滞中焦，凝滞不下，久而成积。黑木耳甘平质润，利五脏宣畅胃气，润燥利肠，用之有润下作用，加之丹参注射液活血祛瘀行气，伤湿止痛膏辛香走窜，活血止痛，故两年多的奇难病证很快痊愈。后用此法治愈 4 例此类病人，用此方均告痊愈，疗效十分显著，故录此供同道试用。

血小板增多症

血小板增多症为一种原因不明的骨髓增殖性疾病，中医治疗此病尚无成熟经验可供借鉴，一般根据患者全身症状综合辨证分析。

【病案】

赵某，男，45 岁，西藏某学院干部。1980 年 3 月 15 日初诊。

患者 1 年前在西藏工作时，时觉头昏，但血压不高，只作高原反应对待，未加重视，以后发现颜面浮肿，口周及舌发麻，检查血、尿、粪未发现异常，但症状逐日加重，随定时查血象，发现单项血小板增多，一般在 $400 \sim 900 \times 10^9/L$。在当地治疗无效，后转上海某医院诊治，确诊为“特异性血小板增多症”。采用西药和丹参片及血小板分离等方法治疗，效果仍不理想，在此期间，血小板曾高达 $1400\times10^9/L$ 之多，以后波动于 $600\sim700\times10^9/L$ 之间。出院后回咸阳找中医治疗。

观患者肤色晦滞，面颊虚浮，舌质黯淡，舌下有瘀点，精神萎靡，自觉口舌麻木，时感两胁不舒，饮食尚可，二便正常，脉象沉细，血小板 $600\sim700\times10^9/L$。证属气虚血亏，瘀血内阻。治以益气养血，活血化瘀。处方：黄芪 30g，当归 10g，桃仁 10g，红花 10g，丹参 30g，郁金 12g，川芎 10g，云苓 15g，赤芍 12g，川牛膝 30g，益母草 15g，鸡血藤 30g，每日 1 剂，水煎分 2 次内服。同时用复方丹参注射液肌内注射，每日 2 次，每次 2ml。

1980 年 3 月 23 日二诊：上方连服 7 剂，自觉浮肿及口舌麻木均有好转。按久病初效效不更方的原则，继进 7 剂，诸症继续好转，血小板降至 $500\times10^9/L$，再用上方 7 剂，血小板降至 $400\times10^9/L$，以后以本方为基础，稍事加减。

共服药 35 剂，注射丹参注射液 60 支，症状基本消失，血小板降至 $300\times10^9/L$，后因患急性黄疸性肝炎中断此病治疗。经询问，黄疸愈后，血小板仍在正常范围之内。

按：血小板增多症确属少见难治之病，笔者也无特异良方，但根据患者所表现的气虚血瘀病机，大胆施以益气活血法，终获显效。中医认为气为血帅，气虚血运无力，则血滞瘀生，更加重气机不畅，气血迟滞，可导致肝失疏泄，脾失运化，又可使上述症状加重。用益气养血活血之法，补中有活，活中寓补，可以调整气机，畅利血行，调整脏腑功能，故而有效。可知对于奇难病证，只要突出中医理论特色，大胆探索，也是可以有所作为的。

淋巴反应性增生症

淋巴反应性增生症是一种少见的奇难病证，中医按其症状脉舌可归为“痰核”一类，但又有其独特表现，辨治方面毫无成熟经验可供借鉴。临床曾治愈1例，特介绍如下。

【病案】

代某，男，52岁，西藏某教育厅干部。1981年6月13日初诊。

近1年来，颈及锁骨上、腋下等处淋巴结肿大如枣核，疼痛不适，抬肩扭头即著。且周身疼痛，以两肩为甚。伴有疲乏无力，下肢浮肿，食欲不振等。曾在西藏某医院化验检查，见白细胞 $30\times10^9/L$，淋巴细胞0.80，有异形（大淋巴细胞多见），故以淋巴结炎收住入院。治疗40多天，经用“青霉素、红霉素、罗旋霉素、激素”等药后，白细胞及淋巴细胞暂降，但停药3天即复回升。遂转内地咸阳、四川、南京、上海等西医院诊治，被确诊为“淋巴反应性增生症”，迭经治疗而症状如故，白细胞与淋巴细胞丝毫未降，即回咸阳找中医诊治。主症同上，舌质黯淡，舌底布有瘀点，舌苔白略腻，脉沉涩略数。证属气虚血少，血瘀湿聚，且有瘀久化热成毒之势。治以益气生血，活血化瘀，清热解毒，佐以燥湿。处方：炙黄芪30g，当归12g，赤芍10g，川芎10g，丹参15g，土茯苓12g，白花蛇舌草30g，连翘15g，苍术10g，白术10g，生山楂20g，生甘草6g，每日1剂，清水煎分2次内服。同时用丹参注射液肌内注射，每日2支。

1981年6月29日二诊：上方服用9剂，诸症大减，惟觉双肩及右膝盖疼痛依然，喉咽部有辛辣感，脉舌已见起色。气血初复，瘀血初去，湿阻之象初露，然药偏温燥，转以活血化瘀，胜湿解毒，佐以开结润肺。处方：丹参15g，姜黄10g，独活10g，薏苡仁15g，土茯苓15g，白花蛇舌草30g，连翘15g，玄参15g，麦冬12g，桔梗10g，焦山楂15g，生甘草6g。丹参注射液如前继续应用。

1981年7月13日三诊：上方服10剂，肿大淋巴结全消，不再疼痛，下肢已不浮肿，诸症基本痊愈，惟右膝盖略痛不舒。

血常规化验：白细胞 $4.9\times10^9/L$，中性粒细胞 0.58，嗜酸性粒细胞 0.01，淋巴细胞 0.36，单核细胞 0.05，红细胞 $3.7\times10^{12}/L$，血红蛋白 110g/L，血小板 $16.8\times10^9/L$，各项正常，遂以下方继服以巩固疗效。炙黄芪 30g，玄参 15g，麦冬 12g，桔梗 10g，丹参 20g，赤芍 10g，川贝母 10g，夏枯草 30g，白花蛇舌草 30g，土茯苓 12g，连翘 15g，生甘草 6g，服法同上。

1981 年 8 月 20 日四诊：肿消，精神好转，自觉诸症消除。查血：血红蛋白 120g/L，红细胞 $4.3\times10^{12}/L$，白细胞 $6.1\times10^9/L$，中性粒细胞 0.65，单核细胞 0.01，淋巴细胞 0.34，血小板计数 $14.4\times10^9/L$，血沉 26mm/h，化验结果基本正常。以上方稍事加减，带回西藏观察治疗。

按：淋巴反应性增生症以淋巴结肿大为主症，故可归于中医“痰核”范畴。但此案绝非寻常之痰核，其颈部肿大疼痛甚剧，且见舌黯有瘀点等，当属痰瘀凝结为主因。再加周身疲倦，下肢虚浮，可知气虚血损也存在。舌苔白而腻，湿阻也显。脉象兼数，瘀久化热，毒瘀内生。故以当归补血汤益气生血，四物汤去地黄加丹参养血活血，白花蛇舌草、连翘、土茯苓清热解毒，苍术、白术、山楂健脾燥湿。据病机而辨证处方，不着意寻求降低淋巴增生之药，而诸症痊愈。说明对于疑难怪病的治疗，仍应遵循辨证施治的原则。

关节炎

【病案】

胡某，女，55 岁。1999 年 12 月 6 日初诊。

全身筋脉拘挛、疼痛 2 年有余，觉关节僵硬不灵，怕冷极甚，遇寒加重，且疼痛有循经走行特点，无关节红肿、变形等，舌质黯红，舌苔薄白，脉沉细。证属寒凝肝脉，气滞血瘀。治以益气活血，通络止痛。处方：黄芪 30g，当归 12g，川芎 12g，鸡血藤 30g，赤芍 12g，红花 6g，益母草 15g，防己 10g，姜黄10g，制乳没各10g，甘草6g，白芍20g，路路通15g，桑寄生15g，杜仲12g，丹参15g，三仙各15g，7剂，清水煎服。

二诊：诉筋脉疼减半，拘挛缓解，活动自如，但仍怕冷畏寒，舌脉如前。前方去益母草，加山药30g、桂枝10g。

三诊：痹痛已大减，畏寒减轻。继以上方为丸服药1个月痊愈。

按：寒痹之证，临床甚为常见。而此证阳虚寒盛已达极点，追其病因，寒邪固甚，但肝脉瘀滞，阳气不达，乃为主因。所以，其治未用附子、桂枝、乌头之类，而重在益气活血通络，疏通其气血，使气血畅达，阳气通达四布，则寒痹自愈。临床治疗疑难病，必仔细探求其病因之根源，抓住矛盾之要害，不可见寒散寒，见热清热。

亚急性肝坏死

【病案】

吴某，女，48岁。

颜面黧黑2月余。两月前开始出现乏力，恶心，尿黄，并颜面及全身皮肤发黄，渐转为黧黑，伴消瘦，倦怠乏力加重，恶心呕吐，经四军大诊断为“亚急性肝坏死”，住院治疗月余，症状无显著改善而转诊中医。舌质黯红，舌苔黄厚腻，脉沉滑。中医诊断为女劳疸。证属肝热血瘀。治以清热解毒，活血化瘀。处方：柴胡12g，茵陈20g，栀子12g，郁金10g，蚤休15g，川牛膝15g，白术10g，白茅根30g，泽泻10g，益母草30g，白芍12g，丹参15g，连翘10g，生甘草6g，7剂，水煎服。

二诊：服药后颜面黧黑稍有减退，目睛及皮肤仍发黄，乏力倦怠稍有改善，尿黄同前，时恶心欲吐，不思饮食，大便3日未解，舌黯红，舌苔黄厚，脉滑。前方加大黄5g、焦三仙各15g，10付。

三诊：颜面、身、目发黄均较前明显减退，但眼眶处黧黑仍著，时心烦，面色较前有光泽，乏力倦怠减轻，食欲增强，尿黄，舌红苔黄，脉弦滑。前方加鳖甲10g（先煎）、知母10g、丹皮10g、蒲公英10g。

后诸黄均渐褪尽，眼周黧黑消失，但微觉乏力，腰困，尿微发黄，舌淡红苔薄白而润。处方：茵陈15g，郁金10g，蚤休12g，白芍20g，元胡12g，西洋参6g，焦三仙各15g，鳖甲10g，丹参15g，山药20g，杜仲10g，白术10g，砂仁6g，生甘草6g，尽剂而愈。

按：亚急性肝坏死，属于中医“急黄”，而面色黧黑，中医称之“女劳疸”，女劳疸之病，临床偶见，属于奇病之类。由于少见，其辨治少章法，缺方药，医者心中无数，多为试治探索。对此病之辨证，要抓住其面黄肤黄之要点，既有肝胆湿热毒邪壅塞，又有瘀血阻滞经脉，二者交互为患，其病危重且险恶。故立其治法清热解毒，活血化瘀，并佐疏肝健脾利湿之品。方中蚤休、连翘、栀子清热解毒，柴胡、郁金、牛膝、丹参舒肝解郁，活血祛瘀，兼散瘀热；茵陈、泽泻、白茅根、益母草，利肝胆之湿热，白术健脾燥湿，白芍敛肝阴，以防伤正。服后稍有效应，继之加大黄、焦三仙以成茵陈蒿汤之用，清利肝胆湿热以退黄，使热毒、湿热、瘀阻分消，故能收良效。

下　　篇

第九章　疑难病中药应用心得

丹参活血用途广，价廉效佳宜发扬

丹参是常用活血药，其用途广，疗效卓，性平无毒，药源广而价廉易得，是一味值得认真研究和推广的药物。

（一）化瘀活血疗诸疾，上下虚实皆可用

1. 治疗上部疾病　对突发性耳聋，因肝肾不足，血行不畅，耳窍失聪，经中西药物治疗久治难瘥者，治用知柏地黄汤加丹参、磁石、蝉蜕、川牛膝，临证屡验。治肝热上犯耳热怪症，则以丹参与磁石、菊花、夏枯草、生地、龙胆草、川牛膝等为伍，清肝火，化瘀滞，通窍络，临证用之，其效甚佳。治疗高血压者，多在辨证论治基础上选配丹参、磁石，效果卓著。动物实验表明，丹参有扩张外周血管，降低血压作用。对肺气不宣，血行不畅之咳嗽，常用丹参配杏仁、桔便、川贝母等，活血宣肺，降气止咳。

2. 治下部疾病　丹参通血脉，活血通痹，苦降下行，故对下部经脉久病瘀滞用之尤验。如治下肢关节风湿痹痛，常以丹参配川续断、独活、川牛膝、桑寄生之属；若风湿热痹，关节红肿热痛者，则以丹参配银花藤、苍术、川牛膝、黄柏、赤芍、松节等；治下肢脉管炎常以丹参配当归、鸡血藤、玄参、生草、金银花、桂枝、穿山甲等；对月经不调、经闭或产后血瘀腹痛者，丹参配当归、香附、益母草之类，或丹参一味为末白酒送服，皆有效。治疗肝肾郁（瘀）热之阳痿、早泄，则以丹参配生地、熟地、知母、川牛膝、黄柏、莲须、阳起石、山萸肉、郁金、羌活、白芍等，名曰固精启阳汤，疗效明显。

3. 治疗虚证　久病正虚，血行无力，久虚多瘀。丹参祛瘀生新，行而不破，前人有“丹参一药，功同四物”之说，《本草纲目》谓之“养血”。用之治疗虚证眩晕，本杞菊地黄汤之意创益肾定眩汤（杞菊地黄汤加丹参、磁石、川芎、天麻），对头晕，腰脊酸软，舌黯淡，脉沉细而涩等肾虚夹瘀者甚效。对血虚心悸失眠者，又常以丹参配炒枣仁、当归、生地、五味子等治之，此即《大明本草》所谓“养神定志”之意也。治气血大虚，肾气亏耗，瘀血不行之虚劳证，又惯以丹参配炙黄芪、当归、首乌、巴戟天之属取效。

4. 治疗实证　无论六淫七情，伤及机体日久，终可导致气血不畅，从而发生气滞血瘀之证。丹参活血行瘀，化滞消积，临床用于实证治疗也多有效验。如肝胃气痛者，常以丹参配檀香、砂仁、郁金取效，此乃气机郁滞，血行不畅，故理气活血，相得益彰。以丹参、茜草根、鸡血藤、紫草、红枣为伍，治疗过敏性紫癜屡效，此即丹参能“破宿血，生新血”，使离经之血归经是也。据报道：动物实验表明丹参具有抑制血小板聚集，降低血小板第3因子活性，使血浆凝血酶原时间延长等作用，进一步佐证了其功效。针对狂证病机多火、多瘀、多痰，在辨证遣方基础上，大量配以丹参可取效。动物实验证明：丹参能抑制环腺磷酸二酯酶活力，对大脑皮层有抑制作用。对水肿经闭者又常以五苓散配丹参、琥珀、益母草等收功。

（二）养心安神除虚热，止忡定悸保安康

丹参味苦性寒，入血归心，能清心火，除血热，安神志，定悸烦，故临证用之得当，则病瘥迅捷。如对血虚心悸失眠者，常用丹参与柏子仁、当归、生地、五味子、炒枣仁等相伍。而对心悸怔忡，属心气不足，气虚血瘀者，也可以补阳还五汤加丹参、炙甘草、麦冬等治之。对胸阳不振者，用瓜蒌薤白汤或宽胸通痹汤（丹参、瓜蒌、薤白、檀香、降香、桂枝、鹿衔草、山楂、川芎、麦冬、田三七、赤芍）。对气阴两虚者，用生脉散、益脉通痹汤（丹参、太子参、麦冬、五味子、瓜蒌、炙甘草、炒枣仁、降香、山楂、鹿衔草）。治胸痹胸痛、失眠惊悸、脉律不齐等症，用炙甘草汤之义创丹参安心汤（丹参、西洋参、苦参、玄参、炒枣仁、麦冬、炙甘草、桂枝、山楂、鹿衔草），临床运用皆获良效，对长期服其他方药治疗无效者，予以辨证处方，也可使心电图等检查较快好转或复常。细细思索其治病之理，无论胸阳不振或气阴两虚等，皆可致血行不畅瘀血阻滞而病，故按“不通则痛”之理，运用丹参寓化瘀于辨证方药之中，可增其效也。《本草纲目》谓之“活血，通心包络……去心腹痼疾结气”，《滇南本草》言其能“补心定志，安神宁志，治健忘、怔忡、惊悸、不寐”，可见丹参在治疗心胸部各种原因所致之瘀血证方面，是值得重视的药物。

（三）祛瘀生新通百脉，危笃痼疾显奇功

丹参活血化瘀，通利窍络，调和气血，故治疗危笃痼疾时合理用之，则功效倍增。如治中风，宗王清任补阳还五汤之意创通脉舒络注射液（主要成分为黄芪、丹参、川芎等）；治中风、脑肿瘤、脑积水等属颅脑水瘀证者，宗王清任通窍活血汤之意创脑窍通口服液（主要成分有丹参、桃仁、麝香、白茅根）；治中风先兆、预防中风发作，创清脑通络片（主要成分有丹参、桃仁），其动物实验和临床治疗疗效卓著，目前为止均未发现其毒副作用。治疗昏迷闭证属热闭者，可用安宫牛黄丸与丹参同煎灌服或鼻饲；对寒闭者，用苏合香丸与丹参同煎灌服或鼻饲；而无论寒热闭证皆常以丹参注射液兑入葡萄糖注射液中静滴。治脱证，常以参附汤加丹参之属煎服或丹参注射液兑入葡萄糖注射液中静滴，而昏迷凡属痰湿郁闭者又皆配以蒲金丹注射液（石菖蒲、郁金、丹参）肌注，每日 2～4ml，同时可用丹参注射液 4～20ml 兑入 500ml 葡萄糖注射液中静滴，常可使病人症状减轻或转危为安。实践证明，丹参在治疗心脑血管病及神志病变方面主要作用在于其活血通络达四末，去瘀生新利窍闭也。对出血性和缺血性中风常常配伍丹参以活血化瘀而均能获效。其理何在？药理研究证明，丹参可抑制凝血功能和增强纤溶活力，又据中医理论“宜行血，不宜止血”和“消瘀止血”，从丹参改善微循环血流和增加毛细血管网，致使出血部位血管压力下降，可解释其止血作用。因此，活血化瘀对出血性中风有其特殊的作用机制和治疗效果，此乃知常达变，用药之妙也。对癫痫的治疗，则常用丹参配石菖蒲、远志、白茯苓、僵蚕、南星之属治之。治肝肾阴虚阳亢，痰瘀深伏血络之惊叫证，又以丹参配龙齿、川牛膝、琥珀、女贞子、丹皮、羚羊角粉等。且对此等疑难怪症又常用辨证口服汤药另配丹参注射液每日 4ml 肌注，可使长期治疗无效者病情好转。

（四）清肝利胆畅郁滞，癥瘕积聚效堪赏

气滞、血瘀、水停积于腹中日久，形成癥瘕积聚之证。而丹参归肝经入血分，善行血中气滞，活络消肿，瘀去而水行，故可常用之。如乙型肝炎属肝肾阴虚者，以一贯煎加味必配丹参；黄疸各期，辨证用药也每配丹参；对鼓胀水湿瘀阻者，也常以丹参、柴胡、当归、鳖甲、牡蛎、鸡内金、大腹皮、云茯苓、三棱、莪术等相伍；治胆结石，则丹参配大黄、鸡内金、金钱草、柴胡、枳实等。如此处方，对改善肝功能、软化肝脾、缩小肿块、化瘀排石等，疗效皆较可靠。丹参的药理学研究表明，其具有降低 SGPT，保护受损的肝细胞，促进肝细胞再生和抗纤维化等作用，此正乃《神农本草经》所曰之丹参祛“寒热积聚，破癥除瘕”也，也与后人经验丹参可回缩肝脾的认识相同。

（五）化瘀利湿达三焦，阴水阳水咸可消

丹参通血脉，利水道，消水肿，故可治水停血瘀之水肿。动物实验证明，丹参有改善肾功能、降低氮质血症和消肿增加尿量等作用。下肢水肿及全身浮肿，腰酸乏力，属肾虚血瘀者（如慢性肾小球肾炎、慢性肾盂肾炎、肾病综合征等），用益肾化瘀利水汤（五苓散加丹参、黄芪、桑寄生、益母草、川牛膝、山楂、白茅根、通草）；治下肢浮肿，困倦乏力，脘腹胀闷疼痛，舌瘀黯，脉结代，系心阳虚弱，水湿血瘀所致者，常用真武汤合丹参、桃仁、黄芪、白茅根，肾阳不足者投以金匮肾气汤加丹参、白茅根、杜仲等，气滞水停者以柴胡疏肝散合五苓散加丹参等；阳水面目浮肿（急性肾小球肾炎等）属风邪遏肺，三焦气机不利者，越婢加术汤加丹参、云茯苓、车前子、连翘等，属肺气虚寒，水道不利者，苓甘五味姜辛汤加丹参等，皆可增强疗效。临床上只要辨证准确，合理运用丹参，常可有利于消除尿中化验之异常。

（六）凉血解毒消肿毒，痈毒疮疥皆可用

丹参尚有消肿止痛、凉血解毒、排脓生肌之功。如丹参配连翘、天花粉、蒲公英、瓜蒌等药消乳痈；配金银花、连翘、乳香、没药治痈肿疮毒；急性腹痛（急性阑尾炎等）以大黄牡丹汤加丹参、红藤等药效果甚好；慢性阑尾炎又常以丹参配柴胡、云茯苓、黄连、木香、延胡索、香附、蒲公英、神曲等；由于丹参还具有凉血解毒之性，故用绿豆甘草解毒汤（绿豆、甘草、连翘、石斛、丹参、大黄、白茅根）临证治疗多种中毒每可获效。对湿热毒瘀阴痒带下者（如尖锐湿疣、宫颈糜烂等），常以丹参配黄柏、苦参、生甘草、白术、苍术、怀山药、土茯苓、地肤子、野菊花、白果等内服外洗，疗效明显；对湿热瘀毒热痢者，又常以白头翁汤加丹参，兼高热神昏者另配安宫牛黄丸合丹参煎服，皆可使疗效提高，疗程缩短；对湿热疥疮，则以丹参、苦参、蛇床子等煎水熏洗患处。《大明本草》有：丹参治“恶疮痈癣、瘿赘肿毒、丹毒，排脓止痛，生肌长肉”之说。而现代药理学研究证明：丹参对葡萄球菌、大肠杆菌、变形杆菌有强有力的抑制作用，对伤寒杆菌、痢疾杆菌有一定抑制作用。

需要注意的是，凡脾虚便溏者、妊娠者均宜慎用丹参。另外，丹参之用量，古今差别很大，据笔者应用体会，一般成人常用量在 10～30g 之间，个别者可用至 60g，且先从较小剂量开始，逐渐加量。

黄芪用途广　益气为栋梁

黄芪是临床应用最广的一味补气中药，几千年来被广泛地用于多种病证的治疗，而且其作用不断有新的发现，所治病证，越来越多。兹就笔者应用此药的经验，谈几点感想和体会。

（一）补气升阳，用广效良

关于黄芪之甘温补气升阳，《神农本草经》即有类似记载。药理研究发现，其有类性激素作用和兴奋中枢神经系统，提高免疫功能的作用，因此应用很广，也确有很好的疗效。笔者应用黄芪几十年，体会到此药的补气作用和升阳作用非常显著，如辨证准确，配伍得当，往往可以收到理想效果。如：

1. 补气疗虚　主治久病元气虚损，身体羸弱之少气懒言、语言低弱、四肢疲乏、精神不振等。此时常与人参等配伍。古人认为，黄芪善补肌表气虚，人参善补五脏之气，两药合用，则内外表里气虚皆补，适用于元气虚损较重者。如保元汤、十全大补汤等均是参、芪并用，补力雄强。

2. 补气健脾　黄芪补气，尤长于补中益气。脾胃气虚，疲乏无力，四肢倦怠，食少便溏或泄泻者，炙黄芪配伍白术、茯苓、党参、山药等，有很好的益气健脾作用。如古之名方补中益气汤、黄芪健中汤等。

3. 补气生血　黄芪补气为主，而气血同源，故可用于气虚兼血虚之证，通过补气而生血。适用于劳倦内伤之肌热面赤，脉洪大而虚或血虚头昏头晕者。常配伍当归，如当归补血汤，也可配伍桂圆肉、鹿角胶、鸡血藤、阿胶等补血药。

4. 补气摄血　用于气虚不摄之便血、崩漏、月经过多等。常配伍人参、白术、桂圆肉、当归等，如归脾汤。

5. 补气助阳　气虚日久，可兼阳虚。黄芪甘温，如配伍附子、肉桂等，可用于气阳两虚之证。如再造散即益气助阳兼解表证之方，黄芪在方中可补元气，固肌表，助药势，有助于驱邪外出。

6. 补气升阳　黄芪补气，味薄而主升清，本身就有一定升提清阳作用，如配伍人参、白术、柴胡、升麻之品，则可升发脾胃清阳，主治中气下陷之久泄、脱肛、胃下垂、子宫脱垂等清阳下陷之证，如补中益气汤、升陷汤。

7. 补气生津　对气阴两伤、气化不行之消渴，亦可用黄芪之补气作用，敷布津液而治消渴，如玉液汤。

（二）补气活血，其功卓越

黄芪之益气作用，世所公认，而对其活血作用，尚认识不足。其实，早在《名医别录》中就有“逐五脏间恶血”的记载，《日华子本草》云其能“破癥癖”，《本经逢源》说可以“通调血脉，流行经络，可无碍于壅滞也”。

从临床实践看，瘀血证存在于众多疾病的各种阶段及证型中，而气虚血瘀又是造成血瘀证的一种常见病因。因黄芪能补气，气为血帅，气行则血行，气虚则血运无力，必然运行迟滞而瘀，故气壮则血畅行。《本经疏证》说：“黄芪利营卫之气，故凡营卫间阻滞，无不尽通，所谓源清流自洁也。”现代药理研究证实，黄芪有强心、增加心搏出量、扩张外周血管等作用。因此，黄芪的补气活血作用，不仅在理论上而且在临床实践中均是有充分根据的，以此来治疗疑难病证，用途甚广。

1. 补气活血，擅长治气虚血瘀中风　黄芪大补脾胃元气，使气旺以促血行，可用于气虚血瘀所致的中风。常用炙黄芪20～30g，配合当归、赤芍、桃仁、红花、川芎、地龙等，如补阳还五汤，用治半身不遂、口眼歪斜、言语謇涩、下肢痿废、小便频数等症。经多年临床运用，确有较好疗效。病久气虚甚者，黄芪用量可逐渐加大至60～90g。

2. 补气通滞，可治血痹　黄芪补气，使营卫气足，可推动血运，如配合养血活血药，可治血痹。如黄芪配伍桂枝、白芍、生姜、大枣，即黄芪桂枝五物汤，治疗血痹证之肢体麻木，现代用此方化裁，可用于坐骨神经痛等疑难病证，有较好疗效。

若以黄芪配伍姜黄、当归、赤芍、防风、羌活等即蠲痹汤，可用于上肢风湿痹痛，现用于肩周炎等，也取其补气活血通痹之功。故在临床上，凡属血痹证者可放胆用之。

3. 补气活血，可消癥散结　部分癥积、肿瘤病人，元气虚弱，不但因气虚无力推动气血运行而致血滞痰凝，而且因气虚血弱，无力抵抗病邪，驱邪外出，致成癥积、肿瘤。可用黄芪配伍其他扶正、活血、化痰软坚、消散癥积之品，用于肿瘤的防治，起到扶正祛邪，补气活血的作用。现代许多肿瘤防治方中均配伍黄芪，其意即在于补气扶正，消癥散结。

4. 补气活血，可治折伤、恶血凝滞肿痛　《普济方》有黄芪散（黄芪、白芍、生地、附子、当归、续断、桂心、干姜、大黄、花椒）可治跌打、骨折所致恶血瘀滞，凝滞疼痛，具有补气活血消肿之功。该书还用黄芪配桔梗治疗胸痹，也是此意。

（三）益气解毒，可用于慢性内脏炎症及疮痈破溃不收之症

现代药理研究已证实，黄芪的补气作用可以提高机体免疫功能，从而可用于多种因免疫功能低下之慢性炎症及疮痈溃后久不收口之症，能取得良好效果。

1. 益气解毒，可治慢性肝炎、“乙肝”、慢性胃炎、肾炎等疾病　黄芪补气作用显著，具有保护肝脏，防止肝糖原减少的作用，配伍白术、茯苓、五味子、甘草等益气健脾药及茵陈、板蓝根、白花蛇舌草、虎杖、蚤休等解毒利湿药，可治疗慢性肝炎及“乙肝”，现已广泛地运用于临床，效果良好。若配伍郁金、乌梅、金钱草，可治慢性胆囊炎；配伍黄柏、知母、蒲公英、芡实等，可治慢性泌尿系感染；配伍党参、白术、益母草、茯苓、白茅根、防已等可用于慢性肾炎，消除蛋白尿；配伍肉桂、吴茱萸、枳壳、桃仁、红花、三棱、莪术等，可用于治疗萎缩性胃炎，其他如慢性骨髓炎、阴性脓肿等的某些证型，也多有配伍黄芪的。

2. 益气托毒，可用于疮痈溃后久不收口等　黄芪有良好的益气托毒生肌之功，古今广泛应用它治疗气虚无力托毒外出之阴疽久不溃破或溃后久不收口者。如黄芪配伍当归、穿山甲、皂角刺、川芎（即《外科正宗》透脓散），用于疮痈已成脓，外不易溃破漫肿无头等症。若配伍人参、当归、熟地、川芎、茯苓、官桂等，可治疮疡溃后久不收口者，如内补黄芪汤。

（四）益气固表，为表虚自汗要药

黄芪具有很好的益卫固表作用，是治疗表虚自汗要药。如配伍防风、白术，即玉屏风散，专治表虚自汗、易感冒者。配伍牡蛎、小麦、麻黄根，即牡蛎散，可治表虚之自汗或盗汗；配伍当归、生熟地、黄连、黄柏、黄芩，即当归六黄汤，治阴虚火扰之盗汗。因黄芪最擅长益气走表，故表虚自汗者多视为必用之品。

（五）利水退肿，可治风水、皮水

黄芪的利尿作用较显著，用药后尿量可增加64%，已为实验证实。古方防己黄芪汤，以黄芪配伍防己、白术、甘草，主治汗出恶风、身重、小便不利之风水，防己茯苓汤，以黄芪配伍茯苓、防己、桂枝、甘草，主治水在皮肤之四肢肿属皮水者。现代对气虚水肿病人也常用黄芪，但以生者为佳。

总之，黄芪这味中药，补力强，用途广，既治表，又治里，是补气的上品，扶正的良剂，性甘温质柔和，为古今所称道，许多疑难病中凡气虚、气陷、气虚血瘀、气虚水肿、痈疡久溃不收等证，黄芪皆为首选。但用量差异很大，轻者10～15g即可，若配桂枝、甘草等可益气升阳升压；中等15～30g，可补中益气，降压摄血；大量30～60g，可补气化瘀。益气，固表宜炙用，托毒利水宜生用。另外，黄芪性总属甘温，用大量又欲避其温性时，可稍配知母等，以制其偏温燥之弊，以免化热助热。

漫谈鹿衔草在心血管疾病中的应用

鹿衔草，首载《滇南本草》，《植物名实图考》称为“破血丹”，陕西地区称之为“鹿寿茶”。此药甘平无毒，性柔和不峻。古之记载有补虚益肾、祛风除湿、活血调经等功效。我院以此作成鹿寿茶，经常当茶饮，经药理和临床观察，有良好的降血脂、降压、强心等作用，是中老年人预防心脑血管疾病的良药，经常服用，有健身防病之功效，在日本东南亚一带很受欢迎。笔者从上个世纪70年代起，试用于治疗心脑血管疾病，发现其作用广泛而平和，宜于久服，值得推广应用。

如治一张姓女工人，59岁，述经常发生胸闷胸痛气短约2年之久，近来胸痛加重半月，舌质黯，舌苔薄白，舌边有齿痕，脉细。辨证属心脉痹阻，宗气不畅。治法宣通胸气，畅行血脉，用鹿衔草15g加入瓜蒌、薤白、丹参、川芎、葛根、降香、赤芍、草决明、枳实、菊花等方中，连服12剂，胸痹症状大减，疗效十分显著，后以上方加减，继服30余剂而愈。此方用瓜蒌、薤白、枳实行气化痰，宽胸散结；丹参、川芎、降香、赤芍、葛根活血行气消瘀；鹿衔草、草决明、菊花清肝、降压、降脂、软化血管。此方用治多例痰阻血瘀血管硬化病人，都取得了比较理想的效果，于是便体会到鹿衔草对心脑血管疾病确有疗效。查古今资料，《植物名实图考》记载其有“通经，强筋健骨，补腰肾，生津液”之功；《陕西中草药》记载其“补肾壮阳，调经活血，收敛止血，治虚劳咳嗽，肾虚盗汗，腰膝无力，风湿及类风湿关节炎，半身不遂，崩漏，白带，结膜炎，各种出血”。

药理研究发现鹿衔草具祛风湿、强筋骨、抗菌、强心、降压作用。动物实验中它对衰弱的蛙心能增强心搏，调正心律，但对正常蛙心无明显作用；能扩张血管而使血压下降。叶的作用较根茎强。于是进一步认识到鹿衔草对老年性的心脑血管疾病确有疗效。它药源广泛，性平无毒，补泄兼能，物美价廉，宜于久服。笔者体会它补肾强腰膝祛风湿的作用也比较显著，可与杜仲、桑寄生、怀牛膝等配伍应用。它还有强心降压降血脂作用，强心可配伍附子、人参、桂枝等，降血压可配伍杜仲、豨莶草、夏枯草、钩藤等，降血脂常与草决明、生山楂等同用。老年人由于肝肾不足，血脂增高，血管硬化，导致心、肝、肾、脑等重要脏器供血不足，产生一系列病证，鹿衔草可以补肾强心，降血脂，降血压，很适合老年人应用，且久用而不温燥，值得推广。

水蛭可治中风痼疾

水蛭，咸苦平，有小毒，归肝经，首载于《神农本草经》，谓其“治恶血、瘀血、月闭，破血瘕积聚……利水道”。张仲景的大黄䗪虫丸以水蛭与大黄、䗪虫、桃仁、虻虫等药配伍，治五劳虚极羸瘦、干血内结、肌肤甲错，两目黯黑，妇女经闭不通等症。现用此方治肝硬化，亦有很好的疗效。在鳖甲煎丸、抵当汤、抵当丸中，均配有水蛭一药，以治疟母、蓄血证。细审仲景用水蛭所治之证，多为瘀血日久成积聚或癥瘕，需缓消渐化者，且多入丸散剂。查古代文献，水蛭所治之症虽较广，均言有破血逐瘀通经之功效，用于蓄血、癥瘕、积聚、妇女经闭、干血成痨、跌仆损伤、目赤痛、云翳等症。

由于前人记载中有力峻、有毒、破血等论述，故后人皆畏其药力，而不敢大胆应用。我们在临床中，遇到一些疑难久病属瘀血所致之证，久用活血通经药，如桃仁、红花、川芎等，力不足或久不收功者，便于方中加用水蛭一药，久而久之，发现其效果甚佳，且未见其毒副作用，故引起我们注意，专门进行理论和临床探讨，体会到水蛭治中风等脑部瘀血痼疾，应为重要药物。

如治一男性患者，57 岁，甘肃省西峰市农民。该患者从 1990 年 5 月 6 日半夜起，突然右侧肢体瘫痪、麻木、昏迷 5 天，在当地以“脑血栓”收住院治疗 4 个月，除右肢功能稍有改善外，症状依旧，已有 8 个月之久。查其脉左侧弦缓，右缓弱，上肢强直，右下肢稍能迈步，神志清，纳食可，二便正常，舌质红、苔薄黄，舌不偏歪。观其病历，已久用活血祛瘀中药未效。从其发病症状看，属中风证，风中经络波及脏腑，按气虚血瘀论治，处方：炙黄芪 30g，当归 10g，川芎 10g，赤芍 10g，桃仁 10g，红花 8g，地龙 10g，路路通 15g，水蛭 6g，川断 12g，桂枝 6g，豨莶草 30g，生山楂 15g，6 付，清水煎服，并嘱其用煎过的药渣加花椒 10g、艾叶 30g 煎水外洗。上方连服 12 剂，右手已能自主活动，麻木减轻，右下肢步履稍有力，自觉效果明显，嘱其携方回家长期服用。3 个月后来诉，瘫痪已大为改善，已不麻木，生活能自理。

此病人原已用过补阳还五汤之类的益气活血方药而未能收功，辨证时其证情未变，考虑到祛瘀方药力量不足，故加水蛭、路路通、桂枝、生山楂、豨莶草等祛瘀通络药物，加强其通络之力，而收效显著。后遇数十例此类病人，用一般药物效力不足时，均加水蛭后，效果明显增强。

《本草经百种录》记载："凡人身瘀血方阻，尚有生气者易治，阻之久，则无生气而难治。盖血既离经，与正气全不相属，投之轻药则拒而不纳，药过峻，又反能伤未败之血，故治之极难。水蛭最喜食人之血，而性又迟缓善入，迟缓则生血不伤，善入则坚积易破，借其力以攻积久之滞，自有利而无害也。"结合现代药理研究，水蛭主要含蛋白质，新鲜水蛭唾液中含有一种抗凝血物质水蛭素，水蛭素不耐热，稀盐酸易破坏，还有肝素、抗血栓素，能阻止凝血酶对纤维蛋白原之作用，阻碍血液凝固，其醇提取物抑制血液凝固的作用，强于虻虫、䗪虫、桃仁。

古今论述均说明，水蛭是一种较好的活血祛瘀药，其力较强，善缓化慢消人体之瘀血，而又不伤新血，故对疑难病中瘀阻较久，难以化除消散者，加用水蛭可以提高疗效，尤其是中风、心痛等心脑血管疾病中的顽病痼疾，水蛭不失为一种最为重要的选择，临床实践也证明了这一点。近年还报道水蛭可用于有肺心病、高脂血症、脑出血及颅内血肿、血栓性静脉炎等。

但水蛭总属力量比较强的化瘀消癥药。一般活血祛瘀药可以奏效的，不一定要用水蛭，一些易出血的病人也不宜用之。前人所谓水蛭有“小毒”的结论，笔者体会即指其活血化瘀之力较猛，用之不当可以产生出血等副作用而言，并非对人有毒害作用。另外，对水蛭用法，有主张焙干研粉冲服者，也有水煎内服者，当视其病情而论。笔者一般水煎用 3～6g，焙干冲服者 1～3g 即可，丸散剂也用 1～3g，未见毒副反应。

三棱化瘀止痛力宏性平

三棱，首载于唐代陈藏器的《本草拾遗》。其味苦性平，归肝脾两经。历代本草记载其能破血行气，消积止痛，可治癥瘕积聚、气血凝滞、心腹疼痛、胁下胀痛、经闭、产后瘀血腹痛、跌打损伤、疮肿坚硬等。习惯看法认为其为破血之品，或认为其攻破之力甚强，久服易伤正气，故临床多畏其力而少用。

临床治疗一些疑难重症或久病属瘀血所致者，如萎缩性胃炎、肝硬化、经闭日久等，用一般活血化瘀药而力嫌不足者，用三棱后往往能收到较好疗效。如一李姓老翁，65 岁，因口干口苦、纳差、胃脘部疼痛 10 余年而就诊，口中无味，脉弦缓，舌苔薄黄。视其病历，曾在许多大医院求治无效，胃镜示“萎缩性胃炎”，并有“气管炎”、“尿路感染”、“增生性脊柱炎”等病史。先以肝胃不和论治，继服六君子汤加白芍、乌梅、山楂、石斛、丹参而诸症减，久服则力不足，效力差。于是上两方不变，均加三棱 10g。服后胃脘疼痛锐减。此后则以柴胡疏肝散与香砂六君子汤两方为基础，交替加减，但每次均用三棱，调治 3 个月而愈。笔者以后每遇顽固之胃脘痛，时间经久不愈，有瘀血形症，用一般化瘀止痛药香附、丹参、元胡作用不佳者，均加三棱，收效较为理想，且未见不良反应，于是对此药的化瘀止痛之力印象颇深。

查《医学切要》，载其“破一切血，下一切气”，王好古认为其“破血中之气”，《本草纲目》认为其能“破气散结，故能治诸病，其功可近于香附而力峻，故难久服”，则知古今医家皆言其“破气破血，久服损真”的认识是一致的。然其力究竟峻焉缓焉，损伤正气强焉弱焉，主要还需临床验证。从李时珍所论，其功近香附而力峻之语可知其力并非十分峻猛，而近人多畏其破血破气，害怕一个“破”字，而不敢用。近览张锡纯《医学衷中参西录》三棱条下，谓其“气味俱淡，微有辛意，性微温，为化瘀之要药，以治男子痃癖，女子癥瘕、月经不通，性非猛烈而建功甚速，其行气之力，又能治心腹疼痛，胁下胀痛，一切血凝气滞之证”。笔者认为前人所谓“破气破血”之说，无非说明力强而已，而临床一些疑难久病，气滞血瘀顽固不化者，三棱又为其首选之品。笔者临证对萎缩性胃炎迁延日久，症见痛处不移，痛时拒按，夜晚较甚，舌下络脉曲迂或怒张，舌质淡紫者，常以香砂六君子汤加焦三仙、丹参、三棱等，收效甚捷。尤其对一般化瘀止痛药不效或初用有效久用无效者，加用三棱或莪术后，每见止痛之效甚显。其次对慢性肝炎肝硬化，脾大等久治乏效者，三棱均可应用。惟其剂量不宜过大，一般 6～10g 即可。

草果仁化腻苔立竿见影

草果，首见于《饮膳正要》，可见最早是作酢食调料之用，民间煮肉时常用草果一二枚，与大茴香、桂枝、花椒等共作调料佳品；调凉菜时如将上药泡水浇之，则味香扑鼻，能增强消化，增进食欲，且食后无碍胃壅气之弊。药中用之相对较少。吴又可治疗温疫的“达原饮”方中用草果，取其能芳香透达膜原湿浊之邪，古今皆知。笔者受其启发，在内科疑难杂病中，凡舌苔白厚板腻，中焦寒湿壅滞难化者，常于方中加草果仁5～6g，用效尤速。

于是进一步体会到前人用草果仁作调料的真正用意，乃用其辛温芳香之性，防止油腻滞气碍胃，寓有芳香化湿醒脾之目的。

查草果仁辛温，归脾胃经，具燥湿除寒、祛痰截疟、消食化积之功，用于疟疾、痰饮痞满、脘腹冷痛、反胃呕吐、泻痢、食积等症。然临证芳香化湿邪，每多求助于苍术、藿香、佩兰、砂仁、白蔻之类，常用后湿邪可化，难症可消。暗思草果仁所治上症虽多，皆取其气味芳香浓馥，辛香可化湿，温燥可散寒，其药力类于草蔻而强于草蔻，且其温燥之性又较草蔻为弱，故不甚伤阴。《本草求真》曰："草果与草豆蔻，诸书皆载气味相同，功效无别，服之皆能温胃逐寒，然此气味浮散，服之直入病所而皆有效。"说明此二药之力量强弱，温燥之性又有差别矣。值得注意的是化湿必须用草果仁，古人所谓"草果消膨胀，连壳反胀胸"之说，尚需进一步体会与研究。

三七化瘀有奇功，可治心痛与中风

三七是常用的化瘀止血药，其止血而不留瘀，活血而不破血，在瘀血与出血单独或同时出现之时，具有其他单味药不可比拟的优势。《本草纲目》首载其药，谓其有"止血、散血、定痛"的功效，可治金刃箭伤，跌仆杖疮血出不止者，亦主吐血、衄血、下血、血痢、崩中经水不止、产后恶血不下、血晕血痛、赤目痈肿、虎咬蛇伤诸病。其药力甚强，疗效显著，古代多作止血药应用，其主治无论跌打损伤，瘀肿疼痛，还是各种出血，皆以化瘀止血为主效，临床运用十分广泛。现代药理研究发现三七有很好的止血作用，可降低毛细血管通透性，并且能增加冠状动脉血流量，减少心肌耗氧量，有明显、迅速的降压作用等等。多年临床应用，体会到该药可用于下列病症：

（一）用于冠心病心绞痛

用三七粉 3g（冲服）配合瓜蒌、薤白、降香、丹参、桂枝、杜仲、鹿衔草、生山楂等，治疗冠心病心绞痛、痰瘀交阻者，有明显的缓解减轻疼痛、减少发作的效果。而且用一般化瘀止痛药效果不明显或作用不佳者，加用三七后其效果明显增强。有的服用心痛定、心得安或硝酸甘油片不能控制心绞痛发作，或效果不满意，加用三七后，均取得明显的缓解疼痛、减少发作的效果，证明其确有良好的化瘀止痛的作用。

（二）用于乙型肝炎

乙型肝炎气滞血瘀型者，可用三七加入柴胡、白芍、枳壳、川芎、香附、鳖甲、三棱、女贞子、焦三仙等，有活血止痛、改善肝血瘀滞症状的作用。一女性病人，患“乙肝”3年，经常胁肋、胃脘部胀满不适，嗳气，泛酸，纳差，大便不调，眼干涩，脉弦细，多方治疗，效果不显，辨为肝气郁滞，肝胃不和，用柴胡舒肝散加三七，6付后症状明显减轻，坚持用药1月余，症状基本消失。后遇到“乙肝”病人，凡属气滞血瘀或肝气犯胃，致胸胁胀满疼痛或胃痛者，均适量加入三七3g，止痛作用明显增强。

（三）用于风湿痹痛

常用三七配伍黄芪、当归、威灵仙、独活、细辛、川牛膝、桂枝、淫羊藿等，发现其能缓解疼痛，可能与其增强化瘀止痛作用有关。

（四）用于慢性结肠炎

一女性病人，61岁，左侧小腹隐痛7个月，有时大便脓血，镜检示“慢性结肠炎”。头晕，消瘦，舌质红，舌苔黄稍厚。断为下焦湿热，用白头翁汤加茯苓、地榆炭、猪苓、焦山楂、三七粉、白花蛇舌草。7付显效，10余付腹痛全除，他症锐减。三七对此例的主要作用是：一止血，二止痛。

（五）用于风湿性心脏病、二尖瓣狭窄

三七配伍丹参、炙甘草、苦参、桂枝、川芎、赤芍、当归、山楂等或加入桃红四物汤中应用。曾治一例16岁少女，患风湿性心脏病、二尖瓣狭窄，胸闷心慌，左胸部有时刺痛，关节疼痛，头晕，月经量多。以上方加减化裁，诊治6次，服药30余剂，两次心脏拍片对比，心界明显缩小，症状明显减轻，心慌心悸大减。

（六）咳血

一病人因肝火灼肺咳血，痰中带血2月余，伴乏力、失眠、大便干，舌质淡红，舌苔黄腻，脉弦滑。用龙胆泻肝汤加三七粉3g（冲服）、大小蓟各10g、大黄10g，6剂而诸症皆除。

（七）高血压病

三七可配合菊花、生地、草决明、葛根、地龙、川牛膝、豨莶草、路路通等应用，有明显清脑降压通络作用，尤适用于有动脉硬化、冠心病等心脑病变同时存在者，效果甚为明显，曾多次应用，均取得较理想疗效。

（八）可用于中风

三七治中风，应用较广，无论是对缺血性中风或出血性中风，皆为首选药物。脑血栓形成之中经络者，常以补阳还五汤加三七粉3g冲服，具有良好的益气活血化瘀之功；脑溢血者出血期，可单用三七粉化瘀止血；后遗症期，三七可配伍黄芪、当归、川芎、路路通、菖蒲、桑寄生等物，以消散瘀血。

（九）治瘀血头痛

可配伍川芎、地龙、蔓荆子、桃仁、红花等。对顽固性头痛，刺痛久治不愈者，用后可收化瘀止痛之效。

（十）可用于胃痛出血

三七对消化系统的肠胃出血有止血之功，特别是对胃脘痛（如慢性胃炎、胃溃疡等）或伴有黑便者，尤为适宜，它既可以化瘀生血，又可以化瘀止痛。可配伍蒲黄、五灵脂、丹参、元胡等应用。临床如此治疗多例，均有很好疗效。

至于古今之用于妇科崩漏、产后出血、刀伤、痈肿、跌打损伤、骨折等症，人皆尽知，此不赘述。

三七之用法，笔者多用三七粉冲服，每天3g。此样用剂量较小，节省药材，吸收较好，值得提倡。汤剂煎服，用量需大一些，一般6～10g为宜。曾有文章报道用三七粉一次冲服6g

引起房室传导阻滞者。笔者1993年曾治一例严重肝硬化腹水男患者，病人曾误将每日3g的三七粉用到每日30g，连服7日，不但未见毒副作用，反而诸症减轻，效果明显。故三七的标准用量尚需继续观察研究。

总之，三七化瘀、止血、止痛，内外上下疾患皆宜，内服外用皆可，既止血又化瘀，一药二用，对于出血兼瘀滞疼痛者尤宜。

牛膝当分川怀，补消两擅其长

牛膝，首载于《神农本草经》，其性平，其味甘苦酸，临床用途甚广。《神农本草经》载其“主寒湿痹痿，四肢拘挛，膝痛不可曲，逐血气，伤热火烂，堕胎”。现代药理研究已知其对子宫和肠胃有收缩作用，并能扩张心脑血管、降压、利尿等。此药性平，无寒热燥腻之弊，补消兼长，临床常用，每收较理想疗效，故作探讨。

(一) 活血祛瘀，引血下行，善治头部诸疾

牛膝之功，前人多谓其善补肝肾，强筋骨，善治腰膝酸痛和下肢无力，此诚然也。但验之临床，消多于补。其名牛膝既形容其形状象牛之膝，又善治腰膝部疾病之谓。然而，其活血祛瘀，引血下行，实属其主要功能。考“引血下行”之语，自《本草衍义补遗》提出以后，遂为后世所重视。《本草经疏》曰其“走而能补，性善下行”。尤其张锡纯《医学衷中参西录》说“牛膝善引上部之血下行，为治脑充血证之好品”，所以其镇肝熄风汤、建瓴汤中均重用此品至30g，临床收效颇佳。查《名医别录》有牛膝“填骨髓，除脑中痛及腰脊痛”之语，根据多年临床体会，认识到牛膝之活血祛瘀、引血下行，尤善治脑部诸疾。比如临床可用治①肝阳上亢：患者常有血压高，或不稳定头痛，头麻木，四肢困乏等症者，以川牛膝为主，配合菊花、磁石、天麻、川芎、豨莶草、地龙等，取其既可补益肝肾，又可引血下行，常用川牛膝15g左右，疗效较好。②中风证属风中经络者，常表现为肢体麻木、偏瘫、言语謇涩、手足痿废不用等，可用川牛膝配合丹参、赤芍、地龙、川芎、桃仁、红花，兼气虚者可加炙黄芪等，具有较好的活血化瘀止痛及引瘀血下行之功。③梅尼埃综合征：以眩晕、不能站立，甚则呕恶等症为主，用川牛膝配合二陈汤，加磁石、丹参、桑寄生、钩藤、天麻等，治疗多例，甚为效验。④老年性痴呆症：此病多表现为反应迟钝、记忆力明显减退等，若属肾虚血瘀者，可用怀牛膝配合熟地、山萸肉、菟丝子、巴戟天、菖蒲、川芎等品。⑤头痛：牛膝性平微苦，凡实火或虚火上冲之头痛、瘀血头痛均可以此作主药，引瘀热下行，而头痛可愈。实火头痛用川牛膝配黄连、石膏、龙胆草、栀子、菊花、川芎等；虚火头痛配生地、玄参、知母、黄柏、蔓荆子等；瘀血头痛可配川芎、白芷、丹参、桃仁、当归、赤芍等。⑥心绞痛、心肌炎、牙痛、龈肿、口舌生疮、吐衄、咽肿者，亦可在辨证方中酌加牛膝以引血引热下行。总之，牛膝之活血化瘀、引血下行之功，在头部及胸部等瘀热所致疑难病证中应用甚广，其证以实证或虚实夹杂证较多，故均用川牛膝为主。

（二）活血化瘀，引血下行，善治妇产科疑难之证

牛膝的活血化瘀、引血下行，对肝肾、冲任、胞宫等下部瘀阻之证也甚为常用，具有引血下行、引药直达病所、化瘀止痛等多种作用。①治经闭、痛经：牛膝配伍当归、丹参、桃仁、红花、元胡等，可治妇女经闭、痛经属瘀血阻滞者，有很好的化瘀止痛调经作用。②治产后恶露不行，瘀阻疼痛或倒经吐衄：李时珍曰："牛膝所主之病，大抵得酒则能补肝肾，生用则能去恶血。"其"祛恶血"之语，即包括牛膝可治产后恶露不行，瘀阻腹痛在内。张锡纯亦谓："重用牛膝，佐以凉泻之品，化血室之瘀血以下应月事，此一举两得之法也。"临床若以牛膝配伍生地、当归、白芍、栀子、白茅根之属，治经行吐衄属血热妄行者，用后多有显效。③治癥瘕积聚：牛膝药性较平和，虽化瘀而不太伤正气，故可久服。《日华子本草》及《本草备要》皆记载其“破癥结”。临床常以牛膝配丹参、三棱、莪术、䗪虫等品，可治癥瘕积聚，有缓化慢消之功。

（三）补肝肾，强筋骨，利水通淋，善治腰膝酸痛、水肿、下肢无力等

牛膝补肝肾、强筋骨之功，临床应用甚广，但对其补益之功强与弱，后人知之甚少。《本草正义》明确指出：“其所谓补中续绝、填骨髓、益精、利阴气诸说，皆壅滞既疏，正气自旺，万不可误认牛膝为填补之品。”由此看来，牛膝之补肝肾并非填精补髓，结合李时珍“得酒则能补肝肾”之语，知其补多为以通为补，通滞为主，补为次。笔者多喜用川牛膝，以其通滞化瘀之力强于怀牛膝故尔。①治腰膝酸软无力，属肝肾不足者，可用怀牛膝，但须配杜仲、桑寄生、续断、木瓜等品；若治痿证可配伍熟地、龟甲、锁阳、白芍、豹骨等。②治风湿痹者：常用于腰膝以下之风湿痹痛，此品有较好的通利血脉、破瘀导滞之功，如独活寄生汤中用之即属此意。③治肾炎水肿：牛膝活血化瘀畅行血脉而利水。《本草纲目》载其可治“五淋尿血，茎中痛”。《中药学》也记载其“能利尿、行瘀以通淋”。临床除用于淋证外，笔者常用于慢性肾炎水肿。如治一16岁中学生周某，患肾炎1年多，前后住院1年多，仍离不开激素维持，其形已有满月脸、水牛背，轻度浮肿不退。用牛膝配合萆薢、白茅根、益母草、桃仁、红花、肾气丸，6付显效，继服10余付，明显好转，浮肿消退，无任何不适。④治颈椎病：常配葛根、当归、赤芍、川芎、桑寄生、路路通等品。

牛膝有川牛膝、怀牛膝之分，补消之力各有擅长。川牛膝有活血化瘀、引血下行之功，擅长用治头脑部、心胸部瘀阻及下焦、肝肾冲任等处瘀滞之证，故认为其有引血、引热、引水下行之力。怀牛膝补肝肾、强筋骨之力稍强，善治腰膝酸软之疾，但多以通为补取效。

泛论价廉效佳之豨莶草

豨莶草是价廉易行的祛风湿药，首载于唐代《新修本草》，谓其“味苦，寒，有小毒”，“主金疮，止痛，断血，生肉，除诸恶疮，消浮肿”。迄至宋代《本草图经》始首次记载其有“治肝肾风气，四肢麻痹，骨间疼，腰膝无力者，亦能行大肠气”，“服之补虚，安五脏，生毛发，兼主风湿疮肌肉顽痹；妇人久冷，尤宜服用之”。已明显指出其具有祛风湿、补肝肾之功。明代《滇南本草》进一步明确指出其“治诸风，风湿症，内无六经形症，外见半身不遂，口眼㖞斜，痰气壅盛，手足麻木，痿痹不仁，筋骨疼痛，湿气流痰，瘫痪痿软，风湿痰火，赤白癜风，须眉脱落”。从其所列症状看，至少在明代又发现其具有治中风、通脉络的功效了。

笔者临床应用豨莶草多年，对于前人言其“有小毒”一语不敢苟同。它虽属苦寒之品，但药力比较平和，临床多用至每剂30g，亦未见有何毒副作用。豨莶草古人有生熟两种用法，生用则苦寒之性较强，主要用于痈肿疮毒，湿疹瘙痒，内服外洗皆可。若加黄酒蒸制，则苦寒之性降而温通之性加强，故可用于风湿痹证，代表方剂如豨莶丸、豨酮丸。但目前药房所供者，大多属生品，为加强治痹疗效，应让患者自己加黄酒蒸制为佳。《本草正义》说：“豨莶草生时气臭味涩，多服引吐，盖性本寒凉而气猛烈，长于走窜开泄……及其九次蜜酒蒸晒，和蜜为丸，则气味已驯，而通利机关，和调血脉，尤为纯粹。凡风寒湿热诸痹，多服均获其效，询是微贱药中之良品也。”真是对豨莶草作用的真知灼见之语。

豨莶草之临床主要用于：

（一）用于高血压病

豨莶草之浸液已被证实有降压作用，对于高血压病人四肢麻木、腰膝无力者尤宜。笔者临床常将之与川牛膝、天麻、草决明、地龙、菊花、生龙骨、生牡蛎等同用，剂量一般用30g左右，似有较好的改善肢体麻木、头晕等症状的作用。由于其性苦寒，对有肝阳上亢夹肝热者也甚相宜。

（二）用于中风

对豨莶草之用于中风，古人早有认识，临床体会主要用于风中经络之肢体麻木瘫痪、口眼㖞斜等属气虚血瘀型病人。常加入补阳还五汤中应用，配伍路路通、桂枝、水蛭等有较好作用。豨莶草因有祛血中风湿及解毒功用，似有活血畅通经络之作用，故缺血性中风用之甚当。朱良春认为“考之于古，验之于今，豨莶草有解毒活血之功，勿以平易而忽之。”

（三）用于风湿痹痛

实验已证实：豨莶草与臭梧桐组成的豨桐丸对实验性关节炎有明显抗炎作用，因此，临床主要用于治疗四肢风湿痹痛，尤其兼腰膝冷痛者，常配伍威灵仙、秦艽、桑枝、桂枝、川芎、当归、乳香、没药等。对虚寒性风湿痹痛一定要用黄酒蒸制，以改变其苦寒之性，加强温通之力。

至于豨莶草之其他功用，更有待探讨和发掘。

话说磁石

磁石就是磁铁矿石，是一味应用历史悠久的药物，从《神农本草经》到现在，已应用了大约2千年。此药的价值，随着科学的进步，已有了不少新发现，药理研究方面也有不少新进展。笔者应用此药于许多疑难病证，有不少心得体会。因此，很有必要对此药作一回顾和探讨。

磁石主产于磁州（今河北省磁县）。其吸铁能力强者，称“活磁石”或“灵磁石”，药力最佳，味辛、咸，性寒，归肝、心、肾经。

磁石之药用，与一般金石类药物不同。大凡一般石药皆质重而有毒，不可久服，独磁石性禀冲和，无猛悍之气，更有补肾益精之功。此古今早有认识，《名医别录》首载其“养肾脏，强骨气，益精除烦”，《本草衍义》也记载“肾虚耳聋目昏皆用之”。重坠辛寒之磁铁矿石，为何有补益肾阴之功效呢？古人虽从色玄（即黑色）入肾解释，但与理总不够深透。其性可吸铁，质重可下坠，故可镇肝阳上亢而安神。何故又可滋肾水明耳目呢？显然，磁石之补肾益精主要来自临床实践，从长期的临床实践中体会到此药的确有补益作用，这是千真万确的事实，而且认识到其作用主要与其具有磁性密切相关。

近年来磁疗保健品的兴起和发展，把磁石的作用机制进一步阐明了。磁化杯、磁疗护膝、磁疗保健腰带、磁化药枕等保健品相继问世，使人们加强了对磁化保健机制的研究。现在认识到，磁化后的水进入人体后可以激活人体的酶系统，提高机体免疫能力，从而提高机体抗病能力。这与磁石所具有的补益作用是相一致的，这只是从一个侧面说明了磁石治病的原因，全部的机制还待今后更深入地研究。

磁石运用于临床，确实可以治愈多种疑难病，特别是高血压、失眠、耳鸣耳聋、白内障、肾不纳气之虚喘、梅尼埃综合征、癫痫、癫狂、更年期综合征等。现例举如下：

（一）治阴虚阳亢型高血压

磁石质重入肾，既镇肝潜阳，又滋补肾水，用于肝肾阴虚，肝阳上亢之头晕目眩、头胀头痛、烦躁不宁等症兼血压高者，疗效十分显著，其作用胜于龙骨、牡蛎。常配伍平肝之生龙骨、生牡蛎、白芍、石决明及清肝滋阴之菊花、夏枯草、栀子、生地、川牛膝及丹参等。

（二）用于梅尼埃综合征

对眩晕不止，不能闭眼站立，甚则呕吐之梅尼埃综合征，磁石有良好的镇静平肝止眩之功。常常配伍橘红、姜半夏、茯苓、钩藤、天麻、丹参、川芎等药应用。笔者用此方加减，用治多例此类病人，均获良效。

（三）用于治肾虚耳鸣耳聋

古书中即有以磁石配伍猪肾治久患耳聋的记载。耳聋左慈丸即为治疗肾虚耳鸣耳聋的有效方剂。对于年老肾虚，腰酸乏力，头晕嗜睡，伴耳鸣耳聋者，可用磁石加入菊杞地黄丸中，再加丹参、山楂等活血之品，甚效。

（四）治失眠

磁石具有良好的镇静安神作用，质重性寒，兼可清热，有清镇安神作用。对于阴虚火旺、心肾不交、心虚胆怯等证的患者如出现心烦失眠、头晕耳鸣、心烦口苦等症时，均可在所拟方剂中酌加磁石，以取镇静、安神之效。

（五）治目昏不明

磁石治肝肾不足水火不济之视物昏花，常兼有心悸、失眠、耳鸣、耳聋等症状。王又原说："磁石直入肾经收散失之神，性能吸铁，吸肺之气归藏于水。"孙思邈之"磁朱丸"，即为治目昏不明之良方。我们临床常以磁石配熟地、枸杞子、女贞子、覆盆子、丹参、赤芍、菊花等同用。但此方效果较慢，须坚持用药才能取效。

（六）用于慢性咽炎

慢性咽炎属肺肾阴虚火旺者，咽部红、肿、疼痛，日久不愈，兼有急躁易怒者，玄麦甘桔汤中加入磁石、知母、白芍、丹参等，可以镇潜滋阴，引火下行。

（七）用于肾虚咳喘

如肺气肿，支气管哮喘等患者表现为呼多吸少、气短心慌、腰膝酸软等症时，磁石配伍五味子、胡桃肉、沉香、苏子、肉桂、代赭石、半夏等，有纳气定喘作用。

除以上所列以外，也可用于更年期综合征之烦躁失眠汗出及癫痫、癫狂等病证中，其作用仍不外重镇安神，滋潜平肝。

总之，磁石一药具有镇惊安神、滋补肾水、潜阳纳气等多种功效，为金石类药物中能补能滋之佳品，用之得当，的确可以收到较好疗效，其治病机制，还须进一步研究。

苦参虽苦有奇功

苦参，首载于《神农本草经》，谓其主“心腹结气，癥瘕积聚，黄疸，尿有余沥，逐水，除痈肿，补中，明目止泪”。后世对其认识，大多从味苦性寒，清火燥湿驱邪立论。如《名医别录》谓其“利九窍、除伏热、肠澼……小便黄赤，治恶疮、下部䘌，平胃气，令人嗜食”。《药性论》认为其“治热毒风皮肤烦躁生疮，赤癞眉脱，主除大热嗜睡，治腹中冷痛，中恶腹痛”。《本草正义》更为明确地指出苦参的性味特点：“苦参大苦大寒，退热降泄，荡涤湿火，其功效与黄芩、黄连、龙胆草皆相近，而苦参之苦愈甚其燥尤烈，故能杀湿热所生之虫，较之芩、连力量益烈。”

也有部分书载苦参有补益及安神作用，如《神农本草经》言其“补中”，《名医别录》谓其“养肝胆气，安五脏，定志益精”。从传统中药理论看，苦参味甚苦，徐灵胎认为其“与黄连功用相近”，李时珍说“苦参、黄柏之苦寒，皆能补肾，盖取其苦燥湿、寒除热也。”从其所论看，所谓补，实质上是“以清为补”，至于其安神等作用，尚未得到证实。但近年来药理研究中却发现了苦参尚有不少新的作用，给我们很多启示。如：

利尿作用：有人报道，苦参的利尿有效率为90%，其利尿效力与其他利尿药相比较毫不逊色。

抗心律失常作用：苦参对在体蛙心及大鼠心肌收缩力及心律无影响，并不增加心肌耗氧量，亦不加重心衰及休克。

升提白细胞作用：通过试验研究，证明苦参总碱有明显升提白细胞作用，并有显著促进小白鼠腹腔巨噬细胞吞噬功能的作用。

抗菌作用：对结核杆菌及某些皮肤真菌有不同程度的抑制作用。

我们临床用此药后，也体会到苦参作用的广泛性：

（一）用治期前收缩及心肌病的心律失常

用苦参10～12g配伍补气益阴之西洋参或太子参、五味子、麦冬、玄参，活血之丹参、赤芍，养心安神之炒枣仁、夜交藤等（详见四参安心汤），治早搏、心肌炎等心律失常，经数十例病人证实，均有较理想的疗效。苦参可清心热，减缓心律，改变心的异常搏动，近年来已有许多资料证实这一功能。

（二）用治黄带

凡湿热下注之黄带，色黄腥臭或下阴瘙痒者，用苦参10g配入二妙散中，或加车前子、土茯苓、野菊花、山药、栀子等，疗效显著。

（三）用治湿热痢疾

用苦参10g，配伍黄连、大黄、白芍、葛根、木香等，对于提高治疗效果，缩短疗程，改善腹痛下坠等症状，有明显效果，也可加入葛根芩连汤或芍药汤中应用。由于其又有利尿作用，故也可用治急性泄泻，具有“利小便、实大便”的燥湿止泻作用。

（四）治急性黄疸肝炎

苦参清热泻火，利湿燥湿，对湿热阳黄者，既降泄湿热，又可使湿热从小便排出。常用苦参10g配入茵陈蒿汤中，或再加虎杖、蚤休、郁金、赤白芍、丹参等，疗效显著。

（五）治皮肤病

苦参自古就是治疗湿热所致皮肤病的常用药，其清热燥湿之力甚强，可用于湿疹、阴部湿疮、外阴瘙痒及手足癣等，既可内服，也可外用。内服常配白鲜皮、地肤子、蛇床子、白芷、苍术、黄柏、栀子、车前子、土茯苓、野菊花等，外用亦可用上方加花椒、艾叶、芒硝煎水外洗。

（六）其他

苦参用途甚广，据资料报道，还可用于小儿肺炎、慢性肾炎、阴道炎、痫证、失眠、痔疮、麻风、白细胞减少症等。

总之，苦参由于味甚苦，性甚寒，其清热燥湿利湿作用颇强，用途也广。但多以湿热实证为主要适应证，若正虚久病，胃弱脾虚，用时宜慎。

另外，苦参味苦气浊，与黄连虽大同而实小异，前人所谓“补中”，实则取其“苦以燥脾”、“小苦以健胃”之意，所谓“补肾”，实质乃“泻火存阴”之意，如同黄柏、黄芩之“坚阴”，本身无补益之性。另外，此药因苦而治病，也因苦而致病，临床用量过大，可出现恶心、呕吐、胃部灼热感及疼痛、腹泻腹胀、鼻干、手指发麻等副作用及不适感，故用时常配伍一些健脾养胃护胃之品，内服用量一般 3～10g，不可过量或久服。

山楂消食又活血，心脑瘀血功不灭

山楂是常用消食药，传统认为其善消肉食油腻之积，但经多年临床实践及药理研究，发现其能扩张血管，增加冠状动脉流量，降低血压，降低血清胆固醇，强心及收缩子宫等，对心脑血管病作用广泛，疗效显著，值得认真研究总结。

（一）疑难病擅用活血化瘀，山楂可当重任

久病顽疾等疑难病，多有瘀血阻滞之势，或多痰瘀交加、痰水互结等病理，对此等疑难之病，欲求速效或遍求奇方绝招，绝大多数是不可能的，可能欲速而不达而制定持久之战略，建稳中求效之法，方为上策。

活血化瘀药中，其力峻较猛者如水蛭、虻虫、三棱、莪术之辈，久用易耗气伤血，对疑难病久病，邪盛正衰者，可暂用而不可久服。桃仁、红花、川芎之属，活血是为常用，其力亦稍嫌峻，但用于年老体弱者，若搭配不当仍有一定弊端，而丹参、生山楂等，药性平和，作用广泛，一药多能，活血化瘀功效确切，久用或较大剂量应用，未见副作用。久病顽疾属瘀血兼正虚所致者可首选之。我们用其治疗中风、胸痹、高血压、高血脂等，多收良效。

（二）活血祛瘀当防耗血伤血，山楂可避害趋利

瘀血现象存在于多种疾病多种证型之中，活血化瘀确能解决不少疑难之症，但对活血化瘀药可能带来的耗血伤血必须引起高度重视，特别是对疑难杂病需久用者，对其每味药的偏性、弊端必须有所了解，尽可能趋利而避害。李东垣在《珍珠囊》中所谓的“山楂之甘，益脾脏消食积而不伤于刻，行气血而不伤于荡”，是对山楂药力有深刻见解的评语。张锡纯也谓：山楂“若以甘药佐之，化瘀血而不伤新血，开郁气而不伤正气，其性尤和平也”。两位先辈均明确指出了山楂消食活血、药性平和的特点。

在治疗疑难病（如老年人血管硬化、高血脂所致的冠心病、高血压病、缺血性中风等）的疗程中运用山楂一药，既可以活血化瘀，又可以防止伤血，还有消食降血脂之功，故用之常可一举数得，肝阳上亢者，可配夏枯草、菊花、川牛膝；冠心病属胸阳不振，痰浊内阻者，可配伍瓜蒌、薤白、姜半夏、丹参等；妇女痛经，产后下腹瘀阻疼痛者，常配当归、川芎、延胡索、益母草等。

（三）择药当尽其所能，山楂一药多用

山楂是传统的消食药，历来主要将其炮焦（焦山楂），用来消导各种肉食油腻之积。山楂一药，酸甘可口，其性平和，生熟皆可消食，其对胃酸缺乏，小儿乳食不消，常服甚有效验。除此而外，生山楂还可活血化瘀以消瘀滞，西医学认为其能降血脂，扩张血管而降血压，对心脑血管疾病中瘀血症状、血管硬化、血脂高、冠状动脉供血不良及妇女痛经、产后腹痛等属瘀滞所致的，山楂一药可起多种治疗作用。其次，山楂炒炭配合三七、白芍、陈棕炭可治胃出血，配合三棱、元胡可治萎缩性胃炎之胃痛，具有活血止痛及酸甘化阴的双重作用。山楂还具有较好的抑制痢疾杆菌的作用也可配合肉豆蔻、木香治疗慢性结肠炎之腹痛腹泻，配枳壳治食滞脘腹痞满。山楂以上这些潜能，都是应该发掘的。

山楂酸味较甚，对胃酸过多常有泛酸者不宜。《本草纲目》认为“生食多，令人嘈烦易饥，损齿”。《随息居饮食谱》认为“多食耗气”。这些是应该注意的。

益母草水瘀互结可用

益母草在《神农本草经》即有记载，名曰益母、益明，《本草图经》始称益母草。在相当一段时间里，主要作为妇科常用药，治疗产后病、痛经、癥瘕、瘾疹瘙痒等，故有“益母”之名。后世用于治疗急性肾炎浮肿和血尿，取其有利尿祛瘀作用，服后水肿消退迅速，食欲增加。笔者据其所具有的活血利水双重作用，将之用于治疗脑水肿、小儿解颅，取得了比较理想的效果，故有必要作一探讨。

苏恭曾曰益母草捣汁服，主浮肿，下水，消恶毒疔肿、乳痈丹游等毒。李时珍认为其“活血破血，调经解毒，治胎漏产难，胎衣不下，血运血风血痛，崩中漏下，尿血泻血，疳痢痔疾，打扑内损瘀血，大便小便不通”。故可知益母草具有活血、利尿、解毒等多种功能，一药而兼能化瘀利水，水瘀互结可用之。

《本草汇言》载：“益母草行血养血，行血而不伤新血，养血而不滞瘀血，诚为血家之圣药也。”《本草求真》也认为：益母草“消水行血，去瘀生新，调经解毒，为胎前胎后要剂……味辛则于风可散，血可活，味苦则瘀可消，结可除，加以气寒，则热可疗，并能临证酌施，则与母自有益耳”。从以上这些论述，可知益母草的作用甚为平和，虽有活血利水解毒之能，而久服重用不伤正气，体虚体弱，对年幼年老之水瘀互结之证，甚为合适。

（一）治痛经

治气滞血瘀引起的痛经，常与元胡、当归、白芍、香附、川牛膝等补血养血行气止痛药物组合成方，益母草剂量要大一些，一般常用30g左右，大多有明显效果。

（二）治产后病

如产后出血或恶露不绝，腹部胀痛，出血量少，或夹杂血块，由子宫收缩无力引起者，常配合当归、酒芍、艾叶、川芎、焦山楂，偏寒者再加炮姜、台乌等，效果较为理想。现在已经证实益母草具有收缩子宫，显著增加子宫肌肉的收缩力和紧张性。对折伤内有瘀血者也可用，如《外台秘要》记载的益母草膏。

（三）治急性肾炎水肿、血尿

用益母草30～60g，生品用量可以更大一些，单用或加入辨证方剂中用，甚为有效。常配伍猪苓、茯苓、连翘、白茅根、丹参、浮萍、桑白皮之类，现已为临床所常用。治肾结石也可配伍冬葵子、石韦、鸡内金、海金沙等同用。有报道用益母90～120g治急性肾炎水肿，利水消肿作用显著，近期疗效较佳。

（四）治解颅

解颅多为西医之脑积水，病机多为水瘀互结证。益母草既可活血又可利水，甚合其病机。常配伍当归、赤芍、红花、川芎、葛根、丹参、白茅根、泽泻、琥珀、茯苓、麝香、车前子、山楂等，用后效果明显，已有多例治验病案。

（五）治高血压、冠心病

据报道，益母草水浸剂等静脉注射给麻醉动物后有降压作用，其乙醇制剂对在位兔心有轻度兴奋作用，还有抗血栓形成和促进血栓溶解作用，故用于高血压病，既可以因其利尿作用而降低血容量，又可因其活血、溶栓、强心作用，改善外周血循环。凡高血压病头目眩晕、心慌心悸或有轻度浮肿者，用之有较好效果。常配伍平肝清肝之菊花、天麻、钩藤、石决明、白芍、牛膝、磁石等应用。古方天麻钩藤饮中有益母草一药，不少人难解其作用，其实即通过其利尿活血作用降血压而已。

（六）治癥瘕积聚（如慢性附件炎、盆腔炎等）

取本品有活血祛瘀而性平可久服以缓化慢消之特点，常配伍当归、丹参、三棱、赤芍、红花、牛膝、小茴香、台乌等组方治疗癥瘕，但要久服方有效。

总之，益母草虽曰“益母”，但不止用于妇科，实则对内科水瘀互结之证疗效亦好。中医认为“血不利则为水”，而益母草既可活血消癥，又可利水消肿，两擅其长，对凡瘀血久留，水瘀互结之脑水肿、颅内压增高、急性肾炎、高血压等，均可以之治疗。但此药作用平和而力弱，用量一般需大，30～60g为成人常用量，治肾炎时干品用90～120g或鲜品180～240g，方有显效。

黑木耳食疗药疗两相宜

木耳一药，《神农本草经》中就已记载，附于桑根之后，名檽，有“益气不饥，轻身强志”之功。苏恭曰：“桑、槐、楮、榆、柳，此为五木耳，软者并堪啖，楮耳人常食，槐耳疗痔。”李时珍曰：“木耳各木皆生，其良毒亦必随木性，不可不慎。”可见古之木耳，早已入药，鉴于生于不同种木材，而具有不同功能。近代随着食用菌科学的发展，人工栽培的木耳产量、质量都大大提高，现今多人工培育菌种植于青岗木之上，已广泛用于各种宴席之上，多视为食疗保健之佳品，药用则比较少。

木耳之性，多云甘平，入胃、大肠经，古之记载有凉血、止血，治肠风、血痢、血淋、崩漏、痔疮之功。其生于桑树上者名桑耳，色黑，主女人漏下赤白汁，血病癥瘕积聚，阴痛，阴阳寒热，无子。其白者止久泻，益气不饥。其黄色者治癖饮积聚，腹痛金疮。孟诜认为黑木耳有“利五脏，宣肠胃气，排毒气”的作用。笔者受前贤论述的启发，鉴于黑木耳非常丰富，多年来试用于一些疑难杂病，收到较好效果，故愿抛砖引玉，作以简介：

（一）降血脂，治血行不利之麻木，有活血通络之功

黑木耳甘平，偏凉质润。据研究每 500g 木耳含蛋白质 53g，脂肪 1g，糖 35g，粗纤维 35g，钙 1.785g，磷 1.005g，铁 0.925g，核黄素 2.75g，尼克酸 13.5g 等物质，具有人体需要的多种营养物质和微量元素。故凡年老体弱，血脂高，手发麻，头昏，血行不利等，均可在炒菜时加用泡软洗净之木耳 30～60g，经常食用能明显改善症状，也可煮汤或研粉冲服，但要坚持长期应用。

（二）治误吞金属

以黑木耳 30g，温水泡软，洗净除去杂质，与韭菜同炒后食用，可因缓下作用带出金属物。

（三）治胃柿石

黑木耳 30g，泡软洗净，加入蜂蜜适量，吃木耳喝蜂蜜水，坚持服用 3～4 天，能排除胃柿石。笔者用此法已治愈 4 人。其机理可能是利用其“利五脏，宣肠胃气，排毒气”作用，润肠缓下。

（四）治血痢日夜不止

《太平圣惠方》记载：治血痢日夜不止，腹中疞痛，心神麻闷，取黑木耳一两（30g），水二大盏，煮木耳令熟。先以盐、醋食木耳净，后服其汁，日二服。

（五）治崩漏

验方用木耳 250g，炒见烟，为末，每服木耳末 6g 加头发灰 1g，共用好黄酒调服出汗。

现用木耳，多为人工培育的食用菌类，多寄生在青岗树朽木上，故无毒，食用药用均安全。但据报道，木耳采集后必须晒干后贮存备用，新鲜之品不宜食用，防止杂有它菌。

总之，随着老龄人增多，心血管疾病显著增加，黑木耳的食用药用价值必将得到进一步开发利用。

第十章　疑难病方剂应用体会

益肾化瘀利水汤

【组成】 茯苓15g，猪苓10g，泽泻10g，白术12g，桂枝10g，丹参15g，川牛膝12g，桑寄生15g，山楂12g，益母草30g，白茅根30g，通草10g。

【功能】 益肾化瘀，利水消肿。

【主治】 肾虚血瘀水肿。如肾小球肾炎、肾病综合征、慢性肾盂肾炎之水肿，小便不利，腰膝酸软，困倦乏力，脸色发黯，脘腹闷胀，舌瘀黯，脉沉涩。

【加减】 阴虚者加阿胶、女贞子；气虚者加生黄芪；气滞腹胀者加大腹皮、槟榔等。

【方义】 方中以五苓散为基础，化气健脾利水，加川牛膝、桑寄生益肝肾，丹参、山楂、益母草活血化瘀利水，白茅根清热利水而不伤阴。

【体会】 肾虚血瘀是许多疾病过程中的一个共同病机，它可以引发许多疾病。《血证论》曰："水与血相互倚伏……互相维系。"血气不利则为水，水阻则血不行，故水肿病证中，许多证候与血瘀密切相关。且肾虚蒸化无力，水湿易于停蓄，所以肾虚、血瘀、水停三者常同时存在，特别是在一些久治不愈的肾病患者中，尤为常见。所以，此方据此病理而拟定以补肾活血、利水消肿为法的益肾化瘀利水汤，用于肾虚血瘀水肿病人，经长期应用，观察到其疗效满意。

脑窍通方

【组成】 麝香 0.1g，丹参 15g，桃仁 12g，川芎 12g，白茅根 30g，赤芍 15g，菖蒲 10g，三七 3g 等十余味。

【用法】 上方经制剂，做成口服液，也可将丹参、桃仁、川芎、白茅根、赤药、菖蒲等煎汤，三七、麝香冲服。

【功能】 活血开窍，利水醒脑。

【主治】 脑溢血或其他外伤、热病所致之颅脑水肿，颅内压升高，神志昏迷，人事不省或小儿脑积水者，以及脑肿瘤等属于颅脑水瘀证者。

【方义】 方中取王清任通窍活血汤意，用丹参、桃仁、川芎、赤芍活血化瘀，消散瘀血；三七化瘀又可止血，防止出血；麝香、菖蒲芳香开窍醒神；白茅根清热止血利水养阴。全方合用，具有化瘀止血、开通脑窍、苏醒神志、利水降低颅压等作用。

【体会】 临床所见不少脑病患者，因颅脑络脉破裂，大量出血，致脑窍闭塞，神机失运，而中医无成熟对证之方；或因脑内水瘀互结，瘀而致水，水盛成瘀，致脑内压增高，神志不清，根据其病因病机、证候表现，拟定此方，名曰脑窍通方，此方便于服用，曾试制成口服液，有时亦作汤剂应用，经大量临床观察，证明对脑溢血、脑水肿、脑外伤、高热昏迷、中风后遗症、脑积水、脑肿瘤等有较好的疗效。

加减桃红四物汤

【组成】 生地 12g，川芎 8g，赤芍 10g，当归 10g，桃仁 10g，红花 8g，丹参 15g，益母草 15g，三七 3g（冲），阿胶 10g（烊化）。

【用法】 清水煎服，每日 1 剂。

【功能】 养血活血，调经止血。

【主治】 ①妇女月经提前，量多，色紫质黏稠或有血块，腹痛腹胀者。②各种疑难疾患中，属血热血瘀型者。

【方义】 本方在清《医宗金鉴》桃红四物汤基础上将滋腻补精血之熟地改为生地，养阴柔肝之白芍改为赤芍，使之更好地适用于血热血瘀之证。再加川牛膝、丹参加强活血化瘀之功，三七、阿胶止血化瘀，故对妇女月经过多属于血瘀血热者更为适用。曾用此方去阿胶加瓜蒌、薤白、益母草、桑寄生、山楂治疗多例风湿性心脏病二尖瓣关闭不全，症见左胸部隐痛或刺痛、心慌心悸等症者，也收到改善症状，缓解疼痛的明显效果。

【体会】 月经不调是妇科常见病，其月经量多夹热夹瘀之有血块、腹痛等为常见证型，其病机多实多瘀。桃红四物汤其用虽广，但对血热夹瘀之实证则总嫌其滋腻收敛，故变通之，加上丹参、牛膝加强化瘀之力，三七、阿胶增强化瘀止血之功，使单纯的补血活血之方，变为补血活血化瘀止血之方，临床用之更为恰当。我们曾用加减桃红四物汤治疗数十例血热夹瘀的月经不调病人，疗效满意。后又推广用于“风心病”之心悸胸痛等疑难病属于血热血瘀者，也取得较好疗效。此方具有补血而不滞血，止血而不留瘀的特点，但不宜于气虚不摄或肾虚失固之月经过多。

眩晕宁

【组成】 橘红 10g，茯苓 15g，姜半夏 10g，磁石 30g（先煎），丹参 15g，川牛膝 10g，桑寄生 15g，菊花 12g，钩藤 12g，天麻 10g，女贞子 10g。

【功能】 息风化痰，益肾定眩。

【主治】 梅尼埃综合征之眩晕或呕吐，时发时止，不能闭目站立，胸闷不舒，少食多寐，舌胖，舌苔白厚而润，脉弦滑等。

【加减】 胸闷较重者，可加砂仁、白蔻以芳香化湿浊，呕吐频繁者加旋覆花、代赭石、黄连、干姜，偏寒者合苓桂术甘汤或再加干姜、白芥子，偏热者加竹茹、黄芩，气虚症状突出者加白术、黄芪，瘀血较重者加桃红、红花。

【方义】 方中用橘红、茯苓、姜半夏燥化湿痰，兼以行气止呕；天麻、钩藤、菊花清肝平肝，以平息肝风之上扰；磁石、川牛膝、桑寄生、女贞子滋补肝肾之阴兼以潜阳；丹参与川牛膝共用，可散瘀并引虚热下行。合用成方，既化痰息风以治标，又益肾活血以治本，润燥相济，滋潜结合，可平风痰上逆，兼固肝肾之根本，故治风痰眩晕甚效。

【体会】 眩晕是临床常见症状，可由多种病因引起。内耳眩晕比较常见，而少对症之方。古方半夏白术天麻汤虽可应用，但难以适应复杂多变的证情。经多年探索，发现梅尼埃综合征之眩晕往往病因多端，病情复杂，常常一个人兼有风痰、肝阳、肾亏、血瘀及偏寒偏热、夹虚夹食等多种病机。因此拟成上方，经多年应用，收效比较满意。

如遇肝风上扰，每加羚羊角 3～6g，效果更佳。

强 胃 汤

【组成】 香附 10g，砂仁 6g，陈皮 10g，党参 12g，白术 12g，半夏 8g，白芍 12g，山楂 15g，石斛 10g，丹参 15g，三棱 10g，甘草 5g。

【功能】 益气健脾，养阴止痛。

【主治】 脾胃气虚阴亏，胃不能纳，脾不能运之脘腹隐痛，腹胀纳差，喜温喜揉，口干少饮，口中乏味，大便时结时溏，舌苔白微腻，脉弦缓或弦细等。

【加减】 有郁热者加黄芩、川楝子；寒热错杂者加黄连、干姜；肝气犯脾克胃者加柴胡、郁金；胃痛较重者加元胡；食积者加焦三仙；泛酸者，去山楂加煅瓦楞子；胃阴亏虚，口干少津者，可加乌梅。

【方义】 此方在香砂六君子汤基础上加减而成。方中用党参、白术、甘草益气健脾，作为健运中焦的基础；加香附、砂仁、半夏、陈皮行气消胀，化湿行痰，中驱脾弱湿聚之痰湿气滞；石斛养胃阴；白芍合甘草，酸甘化阴，使阴阳互济，生化有源；丹参、三棱、生山楂化瘀止痛，健胃消积。全方脾胃兼顾，益气又可养阴，行气化湿，兼除痰湿，扶正又可祛邪，补中有健，阴阳两调，刚柔互济，脾胃薄弱者长服可以健脾强胃，故名“强胃汤”。

【体会】 脾胃薄弱纳呆失运者，临床十分常见，气虚者“四君”、“六君”，阴亏者“益胃”、“麦门冬汤”，此医者常识，人皆知之。但经长期临床观察发现，所谓脾胃气虚、阴虚，只是相对而言，气虚者气虚为主，阴亦不足，阴虚者阴虚为主，气亦有不足，阴阳两虚亦甚常见，更有偏脾阴不足，胃阴亦不足者，气阴两虚同时并见等，不得不知。故以香砂六君子汤健脾益气化湿祛痰，作为基础；加白芍合甘草、山楂酸甘化阴，以使益气健脾之中兼养脾之阴液，使阳生阴长，生化无穷，此亦符合张景岳“善补阳者，必阴中求阳，则阳得阴助而生化无穷”之意；再加丹参合生山楂、三棱活血消瘀止痛，气虚阴亏络阻者，用之甚宜。

变通天麻钩藤饮

【组成】 天麻 10g，钩藤 10g，磁石 30g（先煎），菊花 10g，川牛膝 15g，地龙 10g，川芎 10g，生龙骨 30g（先煎），草决明 20g，杜仲 12g，桑寄生 15g，栀子 10g，炒麦芽 10g。

【功能】 平肝息风，益肾活血。

【主治】 肝肾不足，肝阳偏亢，肝风上扰，头痛，眩晕，头麻，耳鸣，腰酸，肢乏，烦躁易怒，手足肿胀，血压高，或睡眠不佳，脉弦数者。

【方义】 此方为针对肝肾阴虚，肝阳上亢而设。此类病人临床十分常见。镇肝熄风汤虽为常用，但其力甚猛，胃弱者不宜；天麻钩藤饮清肝安神虽优，平肝益肾活血之力不足。故变通此两方之义，结合现代中药研究成果而拟成此方。

方中用天麻、磁石、生龙骨平肝阳之上亢，钩藤、菊花、栀子、草决明清泄肝热，重用草决明还可通便泄热，杜仲、桑寄生补益肝肾以治本，地龙通经络而降血压，川芎、牛膝活血化瘀，引血下行，炒麦芽健脾护胃，防止重镇药损伤胃气。全方具有清肝平肝，益肾活血，通络降压之功效。

【体会】 肝肾阴虚肝阳上亢是临床许多病证的常见发病机理，高血压病中尤其多见。我们临床观察到，此类病人多在中年以后，肝肾日衰时发病，其病主因年老体衰，肝肾不足，肝阳偏亢，但其形成有一个较长的发病过程，且多有肝气郁结，肾虚血瘀、便难络阻等因素综合作用而成。针对瘀血阻络、便干腑气不通、血脂高、动脉硬化等因素，故方中选用草决明、地龙、牛膝等品。据实验研究三药均有较平和的降血压作用，草决明还可降血脂，磁石、杜仲、桑寄生补肝肾之阴而性不滋腻，故可久服以收功。

该方经数百人试用，证明疗效确著。当然由于体质因素差异，在具体应用时，应该结合病情轻重、体质强弱作相应的加减，以求方证更加贴切，取得更理想的疗效。

宽胸通痹汤

【组成】 瓜蒌 15g，薤白 10g，降香 10g，丹参 15g，三七 3g（冲），麦冬 10g，桂枝 6g，生山楂 15g，炒枣仁 15g，鹿衔草 15g，川芎 10g，赤芍 10g。

【功能】 宽胸散结，活血止痛。

【主治】 冠状动脉粥样硬化性心脏病、心绞痛属气滞痰阻血瘀证，表现为胸闷、胸痛，心慌气短，疲乏无力或下肢浮肿，眠差多梦者。

【加减】 胸闷属气滞者，可加檀香、枳壳；痰湿重苔厚腻者，加半夏、厚朴、陈皮；偏阳虚怕冷，四肢不温者，加制附子，并重用桂枝；浮肿较显著者加茯苓；眠差者加夜交藤、五味子；血瘀而胸前区刺痛者，再加琥珀、桃仁、红花；肝肾不足者加杜仲、桑寄生。

【方义】 方中瓜蒌、薤白宽胸利气，化痰散结，以驱痰浊之闭阻；降香、丹参、三七、生山楂、川芎、赤芍、鹿衔草活血行气，祛瘀止痛，以通心脉之痹塞，且此方药物皆性质比较平和之品，具有活血而不伤血的特点，久服可避其弊端；炒枣仁、麦冬养心之阴血；桂枝助心阳之布展并可通脉，使痰散脉通，胸痹可解。

【体会】 胸痹之证十分常见，治胸痹之方亦多。古有张仲景的瓜蒌薤白白酒汤，枳实薤白桂枝汤诸方，后有王清任的血府逐瘀汤，近有Ⅱ号方等，若辨证准确，用之均有良效。我们临床观察，胸痹或心痛病人中以胸阳不振，痰阻浊闭，阴乘阳位及心脉瘀阻病人最多。而这二者多相互并见，只是偏盛不同而已。故综合古今论述及自己临床体会，草拟宽胸通痹汤，作为治疗胸痹心痛之主方。临床凡病机属痰浊闭阻，心脉不通者，咸以此方加减，甚为得心应手。另外，凡病胸痹者，均非短时所成，而有一个较长的发生发展，由轻到重的过程。因此，除急证应迅速止痛外，大多应守法守方常服，才能除去病根，有彻底治愈之望。故此方择药多着眼于长远，不图速效，而求远期疗效。方中之药，性较中和，且加入养阴养血之品，防止偏颇出现弊端。经临床众多病人验证，只要辨证准确，用药得当，剂量合适，用之皆可收较理想疗效。

散结软坚汤

【组成】 夏枯草 30g，浙贝母 12g，露蜂房 12g，山慈菇

12g，穿山甲 6g，广郁金 12g，北柴胡 10g，生牡蛎 30g（先煎），制香附 12g，血丹参 15g，僵蚕 10g，海藻 10g。

【功能】 理气活血，软坚散结。

【主治】 凡因痰气交结所致血行不畅，表现为痰核、结节、肿块、癥瘕、积聚、乳腺增生、淋巴结核等。

【加减】 如疼痛明显者加三七 3g（冲服），乳香、没药各 10g；肿块在头颈部者，一般可用“独角莲膏药”外贴局部，因有毒，勿入口内；病处在腹部可贴“阿魏化痞膏”或“伤湿止痛膏”，膏内撒“七厘散”。其煎服后药渣可再加艾叶 30g、花椒 10g 热洗局部，有助症状减轻。

通脉舒络汤

【组成】 炙黄芪 30g，当归 10g，赤芍 10g，桃仁 10g，红花 6g，地龙 10g，丹参 15g，川芎 10g，鸡血藤 30g，桑寄生 15g，川牛膝 15g，路路通 20g，生山楂 15g。

【用法】 清水煎服，每日 1 剂。

【功能】 补气活血，益肾通络。

【主治】 气虚血瘀，肾亏络阻之中风。症见肢体麻木，半身偏瘫，患肢无力，或口角流涎，腰膝酸软，耳鸣，舌质紫黯，舌下静脉曲张，脉沉细。

【加减】 体肢麻木者加豨莶草；手足发凉者加桂枝；抽动者加全蝎、蜈蚣；言语不利者加天竺黄、菖蒲、郁金；肝肾阴虚明显者加山萸肉、生熟地；头颈麻木或疼痛者加天麻、葛根；大便干燥者加肉苁蓉。

【方义】 此方以王清任补阳还五汤加减而成。王清任发前人所未发，倡气虚血瘀理论，创制补阳还五汤，为后世治疗气虚血瘀之证如中风、偏瘫、痿证等奠定了基础，拟定了大法。此方临床上应用，的确有较好的疗效。但原方黄芪用量过重，而地龙、桃、红、归、芍又过轻，故宜宗其法而变通其方，以适应现代疑难病证，尤其是气虚血瘀络阻之中风。方中黄芪原用生，今用炙，其补力益大，初用30g可矣，久用力不足者可逐渐加重至60～90g，用以补气，使气旺以促血行。鸡血藤、当归补血，与黄芪相配，则有祛瘀不伤血之功。桃、红、芎、芍、丹参活血祛瘀，地龙、路路通通络；桑寄生、川牛膝补益肝肾，生山楂消食散瘀降脂。全方配合可补气、活血、通络、益肾，对中风中经络者用之疗效较好。中风恢复期、后遗症期用之亦佳。

【体会】 笔者用此方为主加减治疗风中经络之气虚血瘀型病人近千人，发病在3个月内者，均取得了较好疗效。以此方为基础缩减，制剂成为“通脉舒络液”，已广泛用于住院病人的治疗。并获国家中医药管理局科技成果乙等奖。临床体会，早期应用，坚持应用效果较好，一般在发病后3个月以后，最迟不超过半年者，用后效果最佳。对1年以上者，则只能改善部分症状。另需要坚持用药1～3个月，不要间断，它起效较缓，不可图速效而朝令夕改。在中风后遗症中，根据本方原则，辨证加减，亦能取得良好效果。

加减柴胡舒肝散

【组成】 柴胡12g，芍药10g，川芎10g，香附10g，枳壳10g，甘草3g，郁金10g，三棱10g，焦山楂15g，元胡10g，丹参15g，麦芽12g。

【用法】 清水煎服，每日1剂。

【功能】 舒肝解郁，活血止痛。

【主治】 肝气郁结，气滞血瘀或犯胃克脾之胸胁胀满不舒或胁痛、胃痛，乳房胀满，或走窜作痛，叹气或喜长出气，舌质黯红，舌下脉络粗张，脉弦涩。

【加减】 脾气虚者加白术、茯苓，胃阴虚者加沙参、玉竹、石斛，肝阴虚者加女贞子、枸杞子，肝郁有热者加黄芩、川楝子，肝气犯胃寒热错杂者加黄连、干姜，气郁血滞或痞积者加鳖甲、牡蛎。

【方义】 古今之舒肝解郁方剂甚多，诸如四逆散、逍遥散等，应用很广，各有优劣。张景岳之柴胡舒肝散，在四逆散的基础加减，侧重于舒肝解郁，和血止痛，其疏肝理气、和血止痛作用较强，临床用之效果较理想。我们在长期临床实践中发现，肝气郁结，实是众多疾病过程中的一个常见证型。故以柴胡舒肝散为基础，改造成为“加减柴胡舒肝散”。原方中陈皮和胃，主理脾胃气滞，与枳壳同类，故去之。因此，方中柴胡、香附、郁金三药，皆舒肝解郁之首选药物，用为主药；川芎、丹参、三棱、元胡活血兼可行气，以化气滞血瘀之主证，又可止痛；白芍敛肝阴；枳壳理脾气；焦山楂、麦芽消导健胃，又佐疏肝活血；甘草调和诸药。故方重在舒肝活血，兼可以敛阴止痛，对肝气郁结较重，甚至气滞血瘀，犯胃作痛者，疗效颇佳。

【体会】 加减柴胡舒肝散具有舒肝理气、活血止痛的功效。临床广泛用于各种肝气郁结，气滞血瘀较重所致的病证。如肝炎、肝硬化、肝气犯脾克胃之胃炎、胃神经官能症等。方中舒肝之药较多，量不宜过重，柴胡性升散，疏肝一般用6～10g即可。三棱、元胡行气活血止痛，肝区胃脘不痛者可去之，或只用一味即可。

新加杞菊地黄汤

【组成】 枸杞子10g，菊花10g，生地12g，山萸肉12g，山药15g，泽泻10g，丹皮6g，茯苓10g，磁石30g（先煎），川牛膝12g，决明子20g，川芎12g，山楂15g。

【用法】 清水煎服，每日1剂。

【功能】 益肾潜阳，清脑通络。

【主治】 肝肾阴虚，肝阳上越之头昏，目眩眼干涩，视物昏花，头麻头摇，反应迟钝，记忆力减退，腰膝酸软，兼血脂高，动脉硬化，血压高，舌质红，舌下静脉色紫而胀，脉弦硬者。

【加减】 肾虚甚者，可加杜仲、桑寄生；肝阳上亢重者，加石决明、龙骨、牡蛎；大便干者，草决明加到30g，并酌加大黄6～10g；血压高明显者，加豨莶草，川牛膝增至15～30g；失眠者加炒枣仁20～30g、夜交藤20～30g；头震摇者加天麻10g；记忆力下降者加远志10g、菖蒲10g。

【方义】 此方以杞菊地黄丸为主化裁改造而成。方用生地、山萸肉、山药、泽泻、丹皮、茯苓，即六味地黄丸补益肝肾之阴以治本；枸杞子、菊花补肝肾兼明目，清肝热兼清脑；磁石滋肾水以潜阳；决明子、山楂清肝降血脂；川牛膝、川芎益肾兼活血通络。全方合用，益肾潜阳，清脑通络之力较强，对肝肾阴亏阳亢，兼有肝热、血瘀之证颇为适宜。

【体会】 经多年临床发现，肝肾阴虚，肝阳上亢，肝热血瘀一证，十分常见，而苦于无一对症方药。杞菊地黄丸虽为良方，清肝活血之力不足，天麻钩藤饮清肝平肝虽善，补肾之力较弱，于是宗二方之义，取两方之长而成为“新加杞菊地黄汤”。此方即融会补肾潜阳、清脑通络之功，又具降脂降压之用，是脑病科常用之方。方中特别是磁石，既滋肾水而明目，又潜降肝阳而安神，诚为良药。川牛膝、川芎相配化脑中瘀阻而又引血下行，草决明降血脂润通大便，生山楂活血扩冠而消食，对心、脑、血管三方面均兼顾到，对老年性心脑血管病变，经多年临床实践，用后效果均较理想。

绿豆甘草解毒汤

【组成】 绿豆120g，生甘草15～30g，丹参30g，连翘30g，草石斛30g，白茅根30g，大黄15～30g（后下）。

【用法】 清水煎熬，日夜各1剂，必要时6小时服1剂，口服。昏迷病人可下胃管鼻饲。

【功能】 清热养阴，通利排毒。

【主治】 食物、药物（包括农药、毒药）等中毒后引起的呕吐、腹泻、昏迷、四肢逆冷，或高热、抽搐、惊厥、汗出等症。

【方义】 一般中毒的主要病机是毒热内聚，耗伤津液，伤及神明。绿豆甘草解毒汤中，绿豆性味苦寒，具有清热解毒利尿之功；甘草甘平，是解毒常用药；丹参苦微寒，能活血祛瘀，清热除烦安神；白茅根甘寒，清热养阴利尿，可防止出血，并加速毒物从小便排出；大黄苦寒降泄，荡涤毒物实热，使毒物从大便而泄；连翘苦寒，清心除烦，解毒安神；石斛甘寒，清热养阴，防止毒物伤阴。各药皆重用，以重剂抢救中毒病人，以免病重药轻，毒物吸收。综合全方，有强有力的清热解毒、养阴护胃、排泄毒素的作用，可用于多种药物、食物中毒病人。

【体会】 此方是笔者抢救一位误食大量商陆中毒病人所用之方。后来推广用于各种食物、药物中毒病人，表现为热毒伤阴证型者，皆取得了较好疗效。应用时，首先要问清何物中毒，时间久暂。病人神情清醒时，应先用催吐、洗胃等方法，尽量排除未吸收的毒物。若属神志昏迷的病人，应同时应用输液、洗胃，配合针对性较强的解毒剂等多种救治措施，综合治疗。据应用体会，此方可以直接排泄毒素，有加速毒素从大小便排泄的作用。如出现中毒性黄疸时，可加板蓝根 30g、茵陈 30g、郁金 30g；如遇抽搐惊厥者，可加羚羊角 6g（另煎）、钩藤 15g（后下）。

四参安心汤

【组成】 西洋参 10g（也可用太子参代替），丹参 15g，玄参 10g，苦参 10g，炙甘草 6g，炒枣仁 10g，麦冬 15g，生山楂 10g，桂枝 6g。

【用法】 西洋参另炖，余药加水煎，取两种药汁兑成，每日1剂，每剂服2～3次。

【功能】 补益气阴，活血清热。

【主治】 病毒性心肌炎所致之心动悸不安，胸闷心慌，疲乏无力，头昏自汗或有轻度浮肿，舌质红少苔，脉虚大而数或有结代。检查有“心肌损害”“心肌缺血”等。

【加减】 胸闷加全瓜蒌，气短汗出加炙黄芪、五味子，身微热者加白薇或地骨皮，胸痛者加赤芍、桃仁、三七，轻度浮肿者加茯苓、益母草。

【方义】 此方用西洋参（或太子参）、甘草益心气；玄参、麦冬养心阴；丹参、生山楂活血化瘀，改善心脏血液供应；苦参清热解毒，且能纠正心律失常；炒枣仁养心安神；桂枝振奋心阳。全方具有两调阴阳、益气养阴通阳复脉、改善心脏供血、纠正心律失常、营养心肌等多种作用。

【体会】 病毒性心肌炎后期，毒热已减，余热未净，而气阴两虚，血脉不畅症状突出。古方生脉散虽有很好的补益气阴作用，然无散余热、化瘀血等作用。故拟此方，针对病毒性心肌炎之心肌损害、供血不良、心律失常等病理，几方面兼顾。经治多例此类病人，凡坚持用药者，均有较好疗效，且比炙甘草汤效佳。但若心肌炎早期热毒炽盛者，应重用清热解毒之品，风湿性心肌炎者应重在清热除祛风湿，不可早用此方。

清脑通络汤

【组成】 草决明30g，川芎12g，赤芍10g，山楂15g，丹参15g，磁石30g（先煎），菊花12g，葛根15g，地龙10g，豨莶草30g，川牛膝15g，水蛭6g。

【用法】 水煎服，每日1剂，水煎分2次服。

【功能】 清脑降压，活血通络。

【主治】 中风先兆症（小中风），症见头痛，头昏，眩晕，耳鸣，肢体麻木，手足逐渐不利，疲乏无力，舌质淡紫，舌下脉络瘀阻，脉弦细等。

【加减】 肝肾不足加山萸肉、杜仲、桑寄生，语言迟钝者加胆南星、菖蒲、郁金、天竺黄，胸闷胸痛者加瓜蒌、薤白、三七，肢体不利者加鸡血藤、威灵仙。

【方义】 草决明、菊花清肝脑之热，水蛭、赤芍、川芎、山楂、丹参化心脑之瘀，磁石平肝阳之亢，川牛膝补肝肾之虚，地龙、豨莶草通络降压。草决明和山楂还可以降血脂，以软化血管。

【体会】 清脑通络汤是多年临床总结出来的针对临床常见的中风先兆症（俗称小中风）的经验方。高血压是危害人民身体健康的主要杀手，其形成有一个较长的发展过程，早期以头昏眩晕、肢麻舌麻、血压升高或上下波动、血脂增高等为主要特征。早期预防和治疗对减少脑溢血的发生有十分重要的意义。因此，我们针对早期病机肝热血瘀拟定的清脑通络汤，应用于临床取得了较满意的疗效，现已根据此方改造成“清脑通络片”，并已通过有关部门鉴定，即将投放市场。“高冠心”是临床常见疾病，此方加上瓜蒌、薤白、三七等，也可以运用于既有高血压又有冠心病的患者。

滋阴舒肝汤

【组成】 生地 20g，沙参 15g，麦冬 12g，当归 10g，川楝子 6g，香附 10g，丹参 15g，女贞子 10g，白术 10g，佛手 10g。

【用法】 每日 1 剂，清水煎，分 2 次内服。

【功能】 滋阴舒肝，清热活血。

【主治】 肝肾阴虚，肝气不舒，兼血热血瘀之胸胁胃脘胀痛，其痛绵绵，咽干口燥，或兼泛酸口苦，或腹胀纳差，或阴黄不退，舌红少津，脉细弦等。

【加减】 大便秘结者加瓜蒌仁，胁胀痛按之硬加鳖甲、牡蛎，腹痛者加白芍、甘草，血瘀重者加三棱、莪术，有黄疸者加茵陈，胆结石者可加金钱草、鸡内金。

【方义】 此方取一贯煎意而拟定。肝、脾病后期，阴虚肝郁十分常见，是一个带有共性的证候。前人多以一贯煎为主方。然此方大法虽备，临证多需加减化裁。故用生地、麦冬、沙参、女贞子滋补肝肾之阴，性甘平而不滋腻；川楝子、香附、佛手舒肝气之郁而无香燥之弊，且川楝子、佛手又可清热止痛；肝病久郁必犯脾胃，故方中用白术健脾益气，气郁日久必及血分，故用丹参化解血分之瘀。全方具有较强的滋阴舒肝之力，又可清热活血，健脾止痛，适应症颇广。

【体会】 一些慢性疑难病中，常见到病久肝肾阴虚气郁之证，尤其是像慢性肝炎、乙型肝炎、胆囊炎胆结石、慢性胃炎等疾病，阴虚气郁证更多。经临床多年应用证明，此方疗效比较理想。舒肝解郁，一般多用柴胡，但阴虚者多有虚热，柴胡性升散于虚火不宜，故用川楝子、香附、佛手舒肝而不化燥、不伤阴，且兼清热止痛之用，比较适宜。若肾虚症状突出者，菟丝子、沙苑子、山萸肉等品又可酌加。

清 解 饮

【组成】 生石膏 30g，柴胡 15g，黄芩 10g，金银花 15g，葛根 15g，野菊花 10g，薄荷 6g，丹参 15g。

【用法】 生石膏先煎 30 分钟，后下诸药，水煎内服。

【功能】 清气透表，卫气同治，解毒化瘀。

【主治】 温热病卫气同病，内外合邪，热毒较甚，兼有瘀滞之高热不退，烦渴，汗出不畅，或微恶寒，偶有神识不清，舌质红，舌苔黄，脉浮洪。

【方义】 方中重用生石膏为君药，取其辛寒清气、透表解肌，既可内清肺胃之火，又可透热于外，柴胡气质轻清，味苦最薄，可透表泄热，调畅三焦气机；黄芩苦寒，气味较重，直折内盛热毒，二药相伍，一清里，一透表，取和解表里之意，共为臣药。野菊花，芳香轻清，可清热解毒、疏风散热；葛根解肌退热、生津除烦；薄荷“味辛气清香窜，性平……使邪外达肌表，宣通经络”；丹参味苦性寒，入血归心，可凉血解毒，去瘀生新，一则内清血分之热，防其入营动血，一则又可化瘀，畅达气血运行，疏导热瘀，使毒瘀化解，以上药共为佐使。综观全方，以疏表清气、生津除烦、解毒化瘀为大法，用药气质轻清，辛散透达，表里兼顾。

根据现代药理学研究成果，结合该方的治疗效应，清解饮的治疗机制有以下几点：①抗病原微生物：该方中柴胡、金银花、黄芩、薄荷、野菊花、丹参均具有不同程度的体内外抗菌、杀菌、抗病毒作用。对革兰阳性、革兰阴性菌均有抑制杀灭作用，对流感病毒、疱疹病毒、流行性腮腺炎病毒亦有抑制作用。②解热、抗炎作用：该方除丹参外，余药均可使人工发热家兔的体温降低。③降血液黏度，改善微循环：方中葛根、丹参、黄芩可抑制体内血小板聚集，降低全血黏度、血浆黏度、纤维蛋白原含量等，从而使微循环“高黏状态”改善。④清除氧自由基：该方中黄芩、丹参、金银花具有抗氧化作用，可提高血浆SOD活性，降低血浆LPO含量，从而保护组织细胞免受氧自由基攻击。⑤提高机体免疫力：方中生石膏、柴胡、金银花、丹参经实验证明可提高小鼠吞噬细胞吞噬力及体液免疫、细胞免疫功能。

【体会】 临床常遇见温热病卫气同病，内外皆热，高热难退，颇费思量。古方白虎汤虽为清退气分之热名方，惜组成药物较少，难于适用近代；银翘散疏解卫分热毒颇效，气分热甚者则不宜；清营汤偏重于清解营分之热，透热转气之力不足；柴葛解肌汤三阳并治，重在阳明，然组成药物较杂；清瘟败毒饮气营血同治，清热解毒力甚强，但不宜于卫气同病者。数十年思索，结合现代外感发热性疾病的用药特点，综合白虎汤、小柴胡汤、银翘散、柴葛解肌汤等方之意，择清解之力优者组成此方，具有较强的清泄，透解之力，兼可解毒化瘀，对于卫气同病，内热不清外郁不达之证，有较好清解作用，故命之“清解饮”。临床用之，退热效果颇佳。

蒲 金 丹

【组成】 菖蒲12g，郁金10g，丹参15g。

【功能】 开窍豁痰，醒神化瘀。

【主治】 中风痰闭心神，突然昏倒不省人事，喉中痰鸣，或半身肢体痿废不用，或痰涎较甚，舌质淡紫而黯，舌苔白腻或灰腻，脉弦滑等。也可用于癫证、痫证中属痰迷神昏者。

【加减】 痰涎壅盛者加半夏、橘红、竹茹、生姜，眩晕者加天麻、钩藤、僵蚕，重者可冲服苏合香丸。

【方义】 本方是治疗中风闭证中偏于阴闭的一个基础方，如果痰热壅盛，舌赤便闭者不可用，脱证之汗出遗尿手撒者也不宜用。方中菖蒲辛苦温芳香，开窍醒神，化湿，药性平和不燥，宜久服，《神农本草经》载其“通九窍，明耳目，出声音”，是麝香以外一味常用开窍药。郁金既可活血行气止痛，又可解郁清心开窍。二者相配，化痰开窍醒神之力增强，且药性温寒相济，不致过燥伤阴。丹参为用途广泛的活血通经药，又可安神。与郁金、菖蒲相配，对痰瘀交加之证，有较好的作用。我们临床还用于内科杂证或疑难病中属于痰迷、神昏者，如痫证、癫证等。但此方只是一个基础方，力量较薄，临床必须根据病情，合理增减才不致误。

【体会】 杂病痰迷心窍之病机，临床比较常见，古方“三宝”之类，疗效虽好，药源缺，价格贵，且多用于热闭。苏合香丸虽用于寒闭，但也由于药源奇缺，基层实用不多。故笔者经长期探索，试组成“蒲金丹”一方，多用于神昏窍闭较轻者，甚为实用，药源广泛。数十年应用，比较有效，且副作用少，故录之供后人参考。